国家出版基金项目
NATIONAL PUBLICATION FOUNDATION

"十三五"国家重点图书出版规划项目

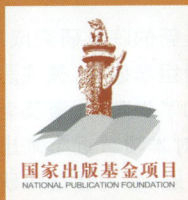

Precision
Medicine

精准医学出版工程

精准医学基础系列

总主编 詹启敏

代谢组学与精准医学

Metabolomics and Precision Medicine

贾伟 等

著

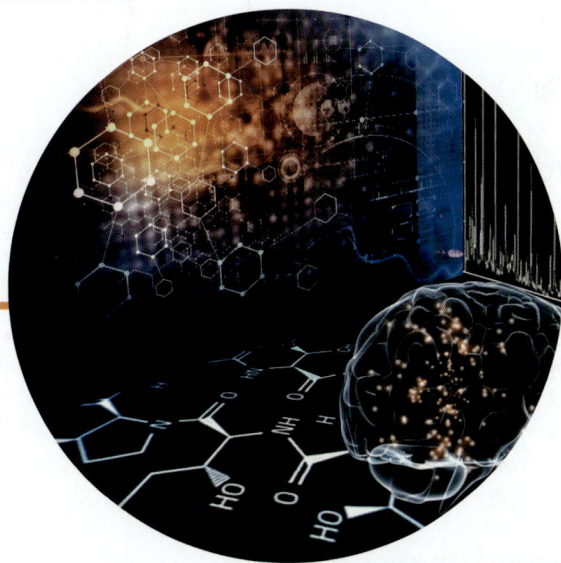

上海交通大学出版社
SHANGHAI JIAO TONG UNIVERSITY PRESS

内容提要

本书系统介绍了代谢组学在最近5年内的新进展,汇聚了国际代谢组学最新的临床研究成果,面向未来,引领精准医学研究的发展方向。本书重点聚焦在各类疾病的临床代谢组学研究,关注恶性肿瘤、代谢性疾病、药物不良反应、肝病、心脑血管疾病等传统方向的同时,还增加了生殖、儿童及老年性疾病以及脑疾病等新兴和热点领域的代谢组学应用和发展。同时,本书也针对本领域近年来出现的问题,详细介绍了所面临的挑战:现有方法学问题,数据标准化、行业标准化问题,各实验室和研究中数据的可重复性问题,以及如何整合等。

本书可以作为具有一定专业背景、从事代谢组学研究的临床医生和科研人员的参考书,也可作为相关领域研究生和高年级本科生的教材。具备一定临床医学、基础医学、生物化学和分析化学背景的读者可根据自己的兴趣选择性阅读部分章节。

图书在版编目(CIP)数据

代谢组学与精准医学/贾伟等著.—上海:上海交通大学出版社,2017(2021重印)
精准医学出版工程
ISBN 978-7-313-18400-9

Ⅰ.①代⋯ Ⅱ.①贾⋯ Ⅲ.①代谢病-数据处理 Ⅳ.①R589-39

中国版本图书馆 CIP 数据核字(2017)第 278594 号

代谢组学与精准医学

著　者:	贾　伟　等			
出版发行:	上海交通大学出版社	地　址:	上海市番禺路 951 号
邮政编码:	200030	电　话:	021-64071208
印　制:	苏州市越洋印刷有限公司	经　销:	全国新华书店
开　本:	787mm×1092mm　1/16	印　张:	24.5
字　数:	412 千字		
版　次:	2017 年 12 月第 1 版	印　次:	2021 年 6 月第 2 次印刷
书　号:	ISBN 978-7-313-18400-9		
定　价:	248.00 元		

《代谢组学与精准医学》
编委会

主　编

贾　伟（美国夏威夷大学癌症研究中心副主任，教授）

副主编

张永煜（上海中医药大学交叉科学研究院教授）

王晓艳（上海交通大学系统生物医学研究院副研究员）

编委会
（按姓氏拼音排序）

陈天璐（上海交通大学附属第六人民医院转化医学中心副研究员）

傅君芬（浙江大学医学院附属儿童医院副院长，教授）

黄荷凤（国际和平妇幼保健院院长，中国科学院院士）

李后开（上海中医药大学交叉科学研究院教授）

林景超［麦特绘谱生物科技（上海）有限公司研究员］

倪　艳（美国夏威夷大学癌症研究中心助理教授）

苏明明［麦特绘谱生物科技（上海）有限公司研究员］

王晓柠（上海中医药大学交叉科学研究院研究员）

吴　蔚（浙江大学医学院附属儿童医院主任医师）

谢国祥（美国夏威夷大学癌症研究中心助理教授）

徐晨明（国际和平妇幼保健院生殖遗传科主任，副研究员）

于浩泳（上海交通大学附属第六人民医院副主任医师）

郑晓皎（上海交通大学附属第六人民医院转化医学中心副研究员）

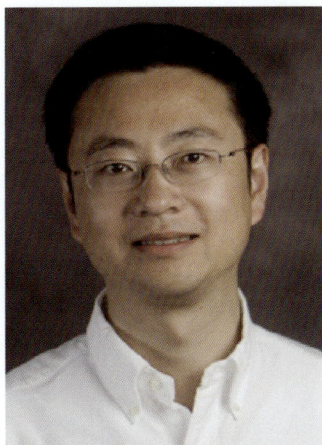

贾伟, 美国密苏里大学放射药学博士,现任美国夏威夷大学终身教授、夏威夷大学癌症研究中心副主任,同时兼任上海交通大学附属第六人民医院教授、转化医学中心主任。主要研究方向为肠道菌群和肝脏的代谢(相互)作用及其对肥胖、糖尿病与消化道肿瘤发病机制的影响。自2004年建立了基于质谱的医学代谢组学技术平台以来,其研究一直处于国际领先地位。现主持美国国立卫生研究院等机构资助的多项基金研究项目,曾担任国家科技部973计划项目"代谢性疾病的蛋白质功能和代谢组学研究"的首席科学家。目前担任美国国立卫生研究院基金项目等的评委,中国香港科技署基金、中国国家自然科学基金评委。同时担任9家国际学术期刊编委。迄今已在国际学术期刊发表科技论文200余篇,出版专著5部。

　　"精准"是医学发展的客观追求和最终目标,也是公众对健康的必然需求。"精准医学"是生物技术、信息技术和多种前沿技术在医学临床实践的交汇融合应用,是医学科技发展的前沿方向,实施精准医学已经成为推动全民健康的国家发展战略。因此,发展精准医学,系统加强精准医学研究布局,对于我国重大疾病防控和促进全民健康,对于我国占据未来医学制高点及相关产业发展主导权,对于推动我国生命健康产业发展具有重要意义。

　　2015年初,我国开始制定"精准医学"发展战略规划,并安排中央财政经费给予专项支持,这为我国加入全球医学发展浪潮、增强我国在医学前沿领域的研究实力、提升国家竞争力提供了巨大的驱动力。国家科技部在国家"十三五"规划期间启动了"精准医学研究"重点研发专项,以我国常见高发、危害重大的疾病及若干流行率相对较高的罕见病为切入点,将建立多层次精准医学知识库体系和生物医学大数据共享平台,形成重大疾病的风险评估、预测预警、早期筛查、分型分类、个体化治疗、疗效和安全性预测及监控等精准预防诊治方案和临床决策系统,建设中国人群典型疾病精准医学临床方案的示范、应用和推广体系等。目前,精准医学已呈现快速和健康发展态势,极大地推动了我国卫生健康事业的发展。

　　精准医学几乎覆盖了所有医学门类,是一个复杂和综合的科技创新系统。为了迎接新形势下医学理论、技术和临床等方面的需求和挑战,迫切需要及时总结精准医学前沿研究成果,编著一套以"精准医学"为主题的丛书,从而助力我国精准医学的进程,带动医学科学整体发展,并能加快相关学科紧缺人才的培养和健康大产业的发展。

　　2015年6月,上海交通大学出版社以此为契机,启动了"精准医学出版工程"系列图书项目。这套丛书紧扣国家健康事业发展战略,配合精准医学快速发展的态势,拟出版一系列精准医学前沿领域的学术专著,这是一项非常适合国家精准医学发展时宜的事业。我本人作为精准医学国家规划制定的参与者,见证了我国精准医学的规划和发展,欣然接受上海交通大学出版社的邀请担任该丛书的总主编,希望为我国的精准医学发展及医学发展出一份力。出版社同时也邀请了刘彤华院士、贺福初院士、刘昌孝院士、周宏灏院士、赵国屏院士、王红阳院士、曹雪涛院士、陈志南院士、陈润生院士、陈香美院士、金力院士、周琪院士、徐国良院士、董家鸿院士、卞修武院士、陆林院士、乔杰院士、黄荷凤院士等医学领域专家撰写专著、承担审校等工作,邀请的编委和撰写专家均为活跃在精准医学研究最前沿的、在各自领域有突出贡献的科学家、临床专家、生物信息学家,以确保这套"精准医学出版工程"丛书具有高品质和重大的社会价值,为我国的精准医学发展提供参考和智力支持。

编著这套丛书,一是总结整理国内外精准医学的重要成果及宝贵经验;二是更新医学知识体系,为精准医学科研与临床人员培养提供一套系统、全面的参考书,满足人才培养对教材的迫切需求;三是为精准医学实施提供有力的理论和技术支撑;四是将许多专家、教授、学者广博的学识见解和丰富的实践经验总结传承下来,旨在从系统性、完整性和实用性角度出发,把丰富的实践经验和实验室研究进一步理论化、科学化,形成具有我国特色的精准医学理论与实践相结合的知识体系。

"精准医学出版工程"丛书是国内外第一套系统总结精准医学前沿性研究成果的系列专著,内容包括"精准医学基础""精准预防""精准诊断""精准治疗""精准医学药物研发"以及"精准医学的疾病诊疗共识、标准与指南"等多个系列,旨在服务于全生命周期、全人群、健康全过程的国家大健康战略。

预计这套丛书的总规模会达到 60 种以上。随着学科的发展,数量还会有所增加。这套丛书首先包括"精准医学基础系列"的 11 种图书,其中 1 种为总论。从精准医学覆盖的医学全过程链条考虑,这套丛书还将包括和预防医学、临床诊断(如分子诊断、分子影像、分子病理等)及治疗相关(如细胞治疗、生物治疗、靶向治疗、机器人、手术导航、内镜等)的内容,以及一些通过精准医学现代手段对传统治疗优化后的精准治疗。此外,这套丛书还包括药物研发,临床诊疗路径、标准、规范、指南等内容。"精准医学出版工程"将紧密结合国家"十三五"重大战略规划,聚焦"精准医学"目标,贯穿"十三五"始终,力求打造一个总体量超过 60 本的学术著作群,从而形成一个医学学术出版的高峰。

本套丛书得到国家出版基金资助，并入选了"十三五"国家重点图书出版规划项目，体现了国家对"精准医学"项目以及"精准医学出版工程"这套丛书的高度重视。这套丛书承担着记载与弘扬科技成就、积累和传播科技知识的使命，凝结了国内外精准医学领域专业人士的智慧和成果，具有较强的系统性、完整性、实用性和前瞻性，既可作为实际工作的指导用书，也可作为相关专业人员的学习参考用书。期望这套丛书能够有益于精准医学领域人才的培养，有益于精准医学的发展，有益于医学的发展。

此次集束出版的"精准医学基础系列"系统总结了我国精准医学基础研究各领域取得的前沿成果和突破，内容涵盖精准医学总论、生物样本库、基因组学、转录组学、蛋白质组学、表观遗传学、微生物组学、代谢组学、生物大数据、新技术等新兴领域和新兴学科，旨在为我国精准医学的发展和实施提供理论和科学依据，为培养和建设我国高水平的具有精准医学专业知识和先进理念的基础和临床人才队伍提供理论支撑。

希望这套丛书能在国家医学发展史上留下浓重的一笔！

北京大学副校长

北京大学医学部主任

中国工程院院士

2017 年 11 月 16 日

序

　　精准医学(precision medicine)是一种预防和治疗疾病的新方法,它考虑个体基因差异、环境因素及个人生活方式差异等影响,目前主要在某些癌症筛查方面取得明显进展,但并未应用到其他大多数疾病的诊治中。

　　2003年,"人类基因组计划"宣布完成。之后,相继应运而生的"组学"如基因组学、转录组学、蛋白质组学和代谢组学等,为从基因组生物学进入精准医学时代奠定了基础,"个性化医疗"的医学实践对分子水平信息的使用将使医学更精准成为现实。

　　2015年1月,美国总统奥巴马提出的精准医学计划,将彻底改变医学现状并加快精准医学理念融入日常临床实践的步伐。在生物技术和信息技术与医学临床实践的交汇融合应用中,我国自2015年以来将精准医学作为医学科技发展的前沿方向,目标明确地强调:系统加强精准医学研究布局,对于加快重大疾病防控技术突破,占据未来医学及相关产业发展主导权,打造我国生命健康产业发展的新驱动力至关重要。在计划实施上,我认为其发展的本质是通过"组学"技术和医学前沿技术,对于大样本人群和特定疾病类型进行生物标志物的分析与鉴定、验证与应用,从而精确寻找到疾病的原因和治疗的靶点,并对一种疾病的不同状态和过程进行精确的亚分类,最终实现对疾病和特定患者进行个性化精准治疗的目的,提高疾病诊治与预防的效益。精准医学是因人因病而异的、更加精确的个体化医疗,其进步之处是将人们对疾病机制的认识与生物大数据和信息科学相结合,精确进行疾病分类及诊断(精准诊断),精确应用现有药物和创新药物(精准药物),为患者提供更具针对性和有效性的预防和治疗措施,最终让精准医学(精准医疗)更好地为患者服务。

　　如何精准认识"组学"并利用"组学"推进精准医疗的发展,是"组学"研究者的使命。

组学的特点就是数据量大,而研究其差异是难点,如能高效发现差异基因、差异蛋白、差异代谢物,就能对功能(原因、过程、结果)解释、新功能发现(治疗靶点)、新药物疗效(生物标志物)等提供可靠的指标。基因组学虽然在基因活性和疾病的相关性方面为人类提供了有力依据,但实际上大部分疾病并不是基因改变所致。并且,基因的表达方式错综复杂,同样一个基因在不同条件、不同时期可能会起完全不同的作用,基因组学对其后果是无法回答的,只有发现基因差异(突变)才能分析突变所致的可能性。蛋白质组学是通过寻找各种因素引起的蛋白质表达差异,解释细胞生理和病理机制,即主要通过比较分析不同状态下或近似物种间蛋白质的表达图谱,实现对体系内代谢调控的动态监测,从而揭示机体对内外环境变化产生反应的本质规律。代谢组学是继基因组学和蛋白质组学之后新近发展起来的一门学科,是系统生物学的重要组成部分。其后,代谢组学又迅速发展并渗透到多个领域,如疾病诊断、医药研制开发、营养食品科学、毒理学等与人类健康密切相关的领域。基因组学和蛋白质组学分别从基因和蛋白质层面探寻生命的奥秘,而细胞内许多变化是发生在代谢物层面的,如细胞信号释放、能量传递、细胞间通信等都是受代谢物调控的。代谢组学正是研究代谢组——在某一时刻细胞内所有代谢物的集合——的一门学科。基因与蛋白质的表达紧密相关,而代谢物则更多地反映了细胞所处的环境,这又与细胞的营养状态、药物和环境污染物的作用及其他外界因素的影响密切相关。因此,正如美国加州大学戴维斯分校的学者 Bill Lasley 所说:"基因组学和蛋白质组学告诉你什么可能会发生,而代谢组学则告诉你什么确实发生了。"

贾伟教授和他带领的团队坚持从事代谢组学研究 10 余年,从美国到天津,之后到上海,再回到美国,一直坚守这个阵地辛勤耕耘。即将出版的新作《代谢组学与精准医学》就是贾伟教授和他带领的团队辛勤耕耘的结晶。

本书系统介绍了代谢组学在最近 5 年内的新进展,汇聚了国际代谢组学最新的临床研究成果。新作的特点之一是,重点聚焦在各类疾病的临床代谢组学研究,既关注恶性肿瘤、代谢性疾病、药物不良反应、肝病、心脑血管疾病等传统方向,又增加了生殖、儿童及老年性疾病、脑疾病等新兴和热点领域的代谢组学研究成果。因此,它能面向未来,引领精准医学研究的发展方向。特点之二是,本书也针对本领域近年来出现的问题,详细介绍了代谢组学研究所面临的挑战:现有方法学的问题,数据标准化、行业标准化的问题,各实验室和研究中数据可重复性的问题,以及如何通过整合使其更具实用性的问题。

　　基于本书的上述特点,我真诚地将本书介绍给读者。对于具备一定临床医学、基础医学、生物化学和分析化学背景的读者,如有选择地阅读部分章节,更能达到事半功倍的效果。当然,对于具有一定专业背景并从事代谢组学研究的临床医生和科研人员来说,本书是一本难觅的参考书。此外,本书也可作为相关领域研究生和高年级本科生的教材。读者读后一定会真正认识"基因组学和蛋白质组学告诉你什么可能会发生,而代谢组学则告诉你什么确实发生了。"的含义。

　　研究对象的代谢组学研究结果告诉研究者确实发生了什么变化,更能体现代谢组学在精准医学中的作用,这是基因组学和蛋白质组学所不能替代的。本人自 2003 年接触代谢组学以来,一直倡导中国学者开展相关研究,自己也在此领域进行过一点试验性研究。本人认为代谢组学还处于发展阶段,人们能够了解的代谢物的数量还很有限(不到 10%)。也就是说,现实就是如此。相信随着研究方法的不断完善和优化,同行们会通过代谢组学研究使代谢组学成为人类更高效、精准诊断疾病和治疗疾病的有力工具。

　　回顾代谢组学的发展,欣喜于《代谢组学与精准医学》的出版,特以继往开来的心境写成此序,以资恭贺。

刘昌孝

天津药物研究院新药评价研究中心

中国工程院院士

2017 年 11 月于天津

前言

最近,代谢组学的创始人、英国帝国理工大学的 Jeremy Nicholson 教授一直在宣传"表型组学",即 phenomics。表型组学的概念目前还不是那么清晰,可以笼统地理解为研究某一生物或细胞除了基因组以外的所有组学的集合,而其中最核心的部分,就是代谢组! 2016 年 8 月复旦大学的唐惠儒教授告诉我,复旦的金力教授正在牵头开展基于表型组的大型队列研究。在队列研究的范畴内,他们把表型组定义为个体从胚胎发育到出生、成长、衰老及死亡过程中的形态特征、功能行为、分子组成规律,分成三个层面——生物特征、物理特征、化学特征进行系统的测量。

我个人很推崇这个表型组研究的策略,因为基因组学无法独力承担精准医学的任务。如果说疾病是遗传因素和包括生活方式在内的所有环境因素共同作用的一种结果的话,那么表型组反映的信息更接近疾病本身。

细胞内的生命活动是由众多基因、蛋白质以及小分子代谢物共同承担的,而上游的核酸、蛋白质等大分子的功能性变化最终会体现于代谢层面,如神经递质的变化、激素调控、受体作用效应、细胞信号释放、能量传递和细胞间通信等,所以代谢组处于基因调控网络和蛋白质作用网络的下游,所提供的是生物学的终端信息。如同在长江的上游建大坝或让江水改道,这些项目对生态的影响会在下游的河道和地域体现出来一样,我们经常说:"基因组学和蛋白质组学告诉你可能发生什么,而代谢组学则告诉你已经发生了什么。"

我们称细胞内的代谢物特征性变化为代谢指纹(metabolic fingerprints),分泌到细胞外的代谢物为代谢足迹(metabolic footprints)。与基因组学、转录组学和蛋白质组学相比较,代谢组学还具有以下特点。首先,基因和蛋白质表达在功能水平上的微小变化会在代谢物上得到放大,从而使检测更容易;其次,许多基因和蛋白质的非功能性变化不会在代谢物上反映出来,从而在上游信息向下游传递过程中达到"噪声过滤"的效果;再次,代谢物的种类数要远小于基因和蛋白质的数目,物质的分子结构也要简单得多,因而代谢组学研究所采用的代谢物信息库,远没有全基因组测序及大量表达序列标签的数据库那么复杂。另外,常见代谢物在各个生物体系[如植物(初级代谢)、微生物、动物]中都相似,所以代谢组学研究中采用的平台技术可以在不同的生物体系中得到应用。

唐代诗人孟浩然有两句诗:"人事有代谢,往来成古今。"从万物皆有兴衰代谢的角度来看,我们的生物世界其实是由代谢组组成的,是这些不同的代谢组让我们的生物界呈现出五彩缤纷、气象万千的表型。地球上的各种植物含有几十万种代谢物(25 万~50 万种植物化学分子),微生物界有几万种代谢物,而哺乳动物体内常见的代谢物(分子量小于 1 500)有 5 000~7 000 种。这三类代谢组相互渗透,植物和微生物的代谢物通过食物、营养补充、药物等形式进入我们人体的代谢网络,也使我们每一个人的代谢表型呈现各种不同的特征。

我曾经在以前的一篇博文中把人体的代谢网络比喻成我们所在城市的交通网络。从市中心(如上海市的人民广场)到城市外围的任意一点(如上海浦东国际机场)在理论上有无数条路径可走,但大家都知道最可行的路径也就是少数几条。而某一刻我们究竟通过哪条路径去机场,主要看这一刻的交通工具、交通状况,以及我们的时间和资金情况。生命活动其实也是一样的。人类有 3 万多个基因,尽管功能基因所占比例不大,但它们在排列组合之下,就会出现无穷多种可能。奇妙的是,在指挥系统近乎无穷多种可能的指令下,仅仅产生出几万种蛋白质。而下游的代谢物和代谢途径更少,尤其是主要的代谢途径(交通主干线)更是屈指可数,可以在一张白纸上画清楚。这说明什么呢?这说明再复杂的生物系统在它的功能层面都有着简单的、共性的一面。有人对收集到的各种癌细胞进行检测,发现了大约 500 万种基因突变方式,但这些变化再复杂还是有章可循的。它们无非是要在功能层面(如代谢层面)实施调整和转换,达到一个或几个简单的目的——要么获取更多的能量,要么获得更多的物质,或者设法排除更多的废弃物,或者增强自身的抗氧化、抗应激(抗药物)能力。总之,癌基因调控的目的明确——要生存、增殖、从周边掠夺资源并向周边扩散。如果我们能够这样看问题,就可以在寻找共性的变化中把复杂问题简单化。因此,代谢组学将是疾病分子表型和功能研究中的一门核心技术！

再举个例子说明代谢组学的重要性。现在,肠道菌群研究已经成为科研界最热门的领域之一。但是,这个领域目前采用的只有一个技术——测序,不是16S rRNA测序就是宏基因组测序。测序告诉我们的是什么呢？是肠道细菌的种类信息,从门到属和种(有时甚至能到株)的分类和丰度值。如同你要研究一个城市的安全问题,这个检测技术可以帮你得到一本覆盖全市大多数居民的花名册,仅此而已。两个肠道菌群组成相差很大的健康人站在一起,我们无法判断他们的肠道菌群结构差异意味着什么,如果两个人用同一种饮食,这些菌群差异会给两个人的代谢和生理带来什么功能性变化我们还难以预测。当然,菌群研究者们说,他们可以通过检索数据库获得功能信息,但怎么利用这些功能信息建模预测呢？将每一种代谢功能下的各种细菌进行相加或是加权后相加？那么互相抵消、互相干扰的怎么算呢？最简单明了的代谢功能表征方法就是测代谢组,由此获得的数据是各种细菌集成的功能及各种细菌与宿主共同作用的最终结果。

但是,代谢组学目前尚无法全面进入精准医学和相关健康领域提供产业化服务。其主要瓶颈有两个:一是标准化的问题,二是通量的问题。代谢组学向前发展的一个必经之路是定量化和标准化。基因测序技术目前已经成为转化研究和技术产业化的首选工具,其中一个重要原因是这种高通量检测技术的标准化已日渐成熟并正在行业内逐步普及。目前,国内测序行业的多家企业在基因组数据分析处理方面(包括测序采样与分析、碱基读出、载体标识与去除、拼接与组装、间歇填补、重复序列标识等)逐步建立了统一的标准和流程。我们可以把华大基因比喻成统一六国的秦国,它积极参与国际领域内大数据管理、整合和共享标准的建立,利用自身庞大的测序平台体量和技术实力,在技术标准方面成为行业内的执牛耳者。而代谢组学还没有发展成熟,还处于"春秋战国诸侯争霸时期"。

目前除了核磁共振仪外,代谢组学的主要分析仪器为质谱仪。而生产飞行时间质谱(TOFMS)、三重四极杆串联质谱(TQMS)、四极杆-飞行时间串联质谱(Q-TOFMS)、离子回旋共振质谱(ICRMS)、轨道离子阱(Orbitrap)等高分辨质谱仪的厂家有10家以上。这些厂家都有自己独特的仪器配置、数据处理软件及数据库。不同厂家用的工作软件和数据库之间都无法对话(cross-talk),因此一旦购买了某一个厂家的设备进行代谢组学研究,研究者往往只有照搬该厂家提供的全套分析工具,因而整个行业缺乏包括数据处理标准、数据分析途径、生物描述规范及报告标准在内的统一的代谢组学标准流程或标准协议。对于代谢物的鉴定，各个实验室的做法也是参差不齐，有的完全依赖国际数据资源库，有的用厂家自带数据库，有的用自己的标准品进行鉴定，以致数据的质量良莠不齐。

代谢组学如果要全面进入临床医学和健康产业的服务领域，就需要花大力气解决技术平台的行业标准化问题。从代谢组学设备生产厂家到各个实验室之间都需要逐步改变工作模式，从各自为战到相互合作、统一标准，共同建立行业内的技术规范，不同平台产生的数据可以相互验证（cross-validation），最终建立起一个行业内可以共享的代谢组学数据库。

也只有在行业普遍接受的技术标准下，才可能扩大检测规模。如果没有一定的检测通量，如一次检测数万或数十万样本的能力，代谢组学技术就很难在大型研究项目和精准医学领域扮演一个有意义的角色。前面说到复旦大学开展的基于大型队列的表型组学研究，目前已经纳入计划的队列达到 20 万人，以每个人在 6 个时间点采集样本计，总样本数就达到 120 万份，随着计划的推进，样本数将持续上升。可以想象，只有采用统一的技术标准和具备足够检测通量的代谢组学实验室才可能承担这类项目的研究工作。

我记得 20 世纪 80 年代读书的时候看过一部纪录片《话说长江》，当时这部电视纪录片播出后举国轰动，中国观众在信息闭塞了几十年后，通过对一条流淌了数千万年全长六千多公里河流的介绍，第一次直观地、全景地在电视中看到了自己国家广袤的大地、多彩的文化以及长江流域美丽的自然风光。同样地，尽管今天科学高度发达，人类对于自身几乎所有重大疾病发病机制的认知水平还处于黑暗时代（Dark Ages）阶段。随着基因组学的日趋成熟和表型研究工具如代谢组学的广泛应用，我们将会把基因和表型信息连接起来，有可能逐步打开一些疾病的"黑箱"，像了解一条古老的河流一样逐步认识我们的生命，一步一步地逼近疾病和生命的本质！

本书由美国夏威夷大学癌症研究中心副主任贾伟教授主持著述，上海交通大学系统生物医学研究院王晓艳副研究员任副主编。编写工作得到诸多科研院所、高等院校和临床医院的大力支持和帮助。衷心感谢刘昌孝院士为本书作序！编写组由美国夏威夷大学、上海交通大学、上海交通大学附属第六人民医院、国际和平妇幼保健院、上海中医药大学、浙江大学医学院附属儿童医院、麦特绘谱生物科技（上海）有限公司等单位的专家组成。其中第 1 章由王晓艳、林景超执笔,第 2 章由傅君芬、黄荷凤、吴蔚、徐晨明、周雪莲、黄新文、李淑元、王军娟、张玉执笔,第 3 章由王晓艳、王艼艼、孙艺凡、王镜程、李冬冬、陈少秋、范世浩、张霞执笔,第 4 章由于浩泳执笔,第 5 章由谢国祥、王晓柠执笔,第 6 章由张永煜、王洋、房军伟执笔,第 7 章由房军伟、张永煜执笔,第 8 章由李后开、何旭云执笔,第 9 章由郑晓皎、韩小龙、于浩泳执笔,第 10 章由陈天璐、倪艳、卫润民、王京晔、王守丽、游懿君执笔。

　　本书引用了一些作者的论著及其研究成果,在此向他们表示衷心的感谢!

　　书中如有疏漏、错谬或值得商榷之处,恳请读者批评指正。

贾伟

2017 年 11 月

目 录

1 代谢组学概述

代谢组学（metabolomics）作为 20 世纪 90 年代末新兴的一门学科，已经广泛应用于生物、医药、微生物及环境领域。在医学领域，代谢组学着重研究生物体、器官、组织或细胞中内源性代谢物受内在或外在因素影响的变化规律。本章着重介绍代谢组学在近 5 年的研究概况、学科发展现状、挑战，以及基于精准医学的分支学科和新兴技术。

1.1　代谢组学简介

代谢组学的概念、发展及其在系统生物医学中的地位和作用，笔者已经在 2011 年 1 月出版的《医学代谢组学》第 1 章中进行了详细介绍[1]。最近 5 年中，随着代谢组学研究在各学科领域，尤其是医学领域的深入推进，越来越多与疾病诊断、治疗相关的内源性代谢谱得到挖掘和展现。同时，代谢组学的平台技术凭借分析技术的更新升级及与多种分析方法的结合得到了进一步提升，方法学得以进一步细化。根据研究目标和研究对象不同，代谢组学分为全谱定量代谢组学（quantitative metabolomics）、靶向代谢组学（targeted metabolomics）、药物代谢组学（pharmacometabolomics）及具有中国特色的中医方证代谢组学等众多分支，1.2 节中将逐一进行介绍。

1.1.1　代谢组学的学科发展和研究现状

经过第 1 个 10 年（1999 年—2009 年）的快速发展，代谢组学研究已经从当初圈地式、重方法平台的粗放型发展阶段，过渡到最近五六年里形成的精细化、多学科合作及重在解决科学问题的相对成熟阶段。这种成熟不仅表现在方法、技术平台的日益完善，而且更多表现在研究者本身心态的成熟和平稳，因为大家逐渐意识到：不管是"metabonomics"，还是"metabolomics"（参见《医学代谢组学》第2～3页上"代谢组学的两大主流领域"部分），本质上都是研究代谢物（谱）在不同条件下的变化规律。因此，科学家和研究者们对这两个名称的认识越来越趋于一致，大家在发表英文论文的时候也不再纠结于到底该选哪一个名称。

最近五六年中，代谢组学的学术研究工作基本上延续了前10年的规律，国内外的研究总体呈现稳步上升的态势。笔者将中英文"代谢组学"作为关键词在 Web of Science 数据库、PubMed 数据库、Google 学术数据库及百度学术数据库中搜索，发现了一些有趣的现象。其中，在 Web of Science 和 Google 学术两个数据库中［见图 1-1（a）和（c）］，以"metabolomics"为关键词搜到的结果均具有压倒性优势，而且"metabolomics"在 Web of Science 中 2012 年至 2014 年的词频有明显增加。而在生物医学领域数据库［PubMed 数据库，见图 1-1(b)］中两种英文表述的搜索结果高度一致，metabonomics 稍占上风。这表明，绝大部分专业领域的学术活动倾向于使用 metabolomics。这可能是因为 *Metabolomics* 杂志及国际代谢组学学会（the Metabolomics Society)的影响力使得绝大多数学术会议均采用 metabolomics，而不用 metabonomics；也有可能是因为 PubMed 数据库已经把两个词设置为同义词，致使搜索两者的大部分结果相同。

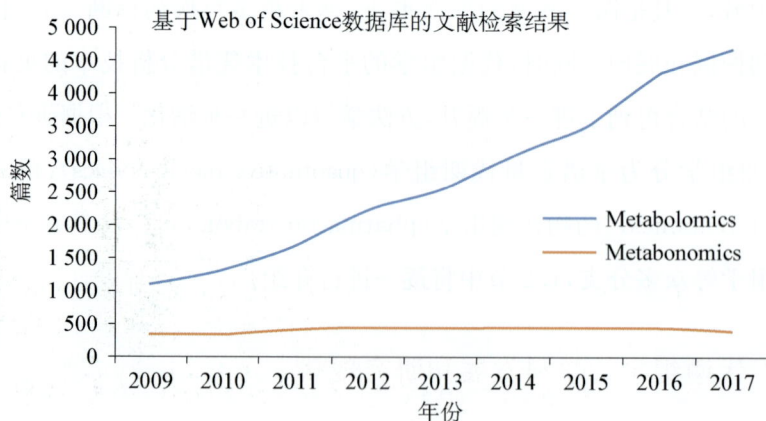

（a）

基于PubMed数据库的文献检索结果

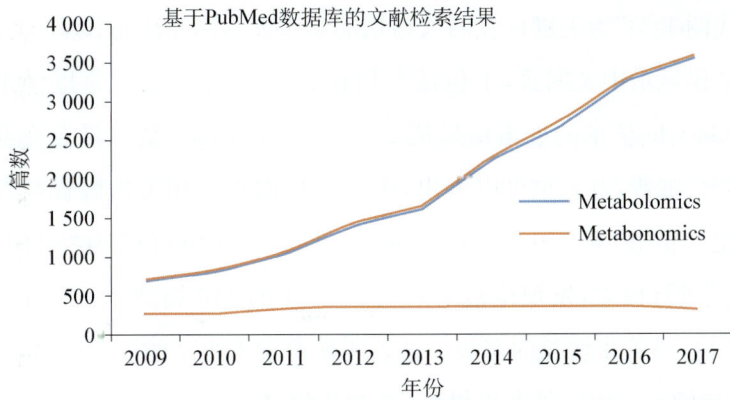

（b）

基于Google学术的文献检索结果

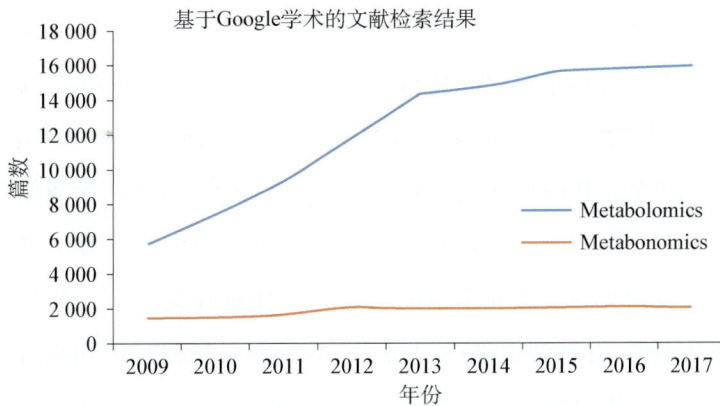

（c）

"代谢组学"的文献检索结果

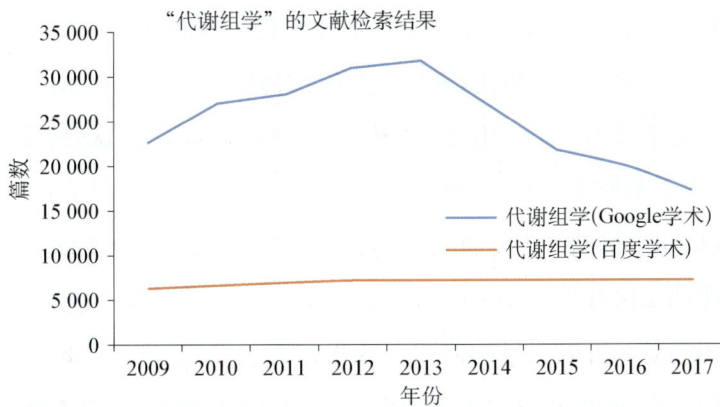

（d）

图1-1　代谢组学相关学术论文在各大检索系统的词频检索结果

（a）两种英文表述在 Web of Science 数据库中的检索结果；（b）两种英文表述在 PubMed 数据库中的检索结果；（c）两种英文表述在 Google 学术数据库中的检索结果；（d）中文"代谢组学"在百度学术和 Google 学术数据库中的检索结果

以中文"代谢组学"为关键词在两大通用的学术搜索网站进行搜索[见图 1-1(d),搜索结果设置为"仅显示中文网页,不包括专利和引用"],结果发现百度学术的搜索结果比较稳定,而 Google 学术的搜索结果从 2013 年起呈下降态势。结合专业领域内的检索数据库如知网、维普、万方也可以看出,中文的代谢组学相关出版资料在中国的发展一直比较稳定。但在 Web of Science 网站以"作者的身份"为"中国"、关键词为"metabolomics"进行检索,发现检索结果从 2011 年的 116 篇到 2012 年的 200 篇,再到 2015 年的 453 篇,呈稳步增长的态势。这表明随着学术水平的逐渐提高,国内的代谢组学研究者越来越倾向于向国外杂志投稿(被 SCI 收录)。

1.1.2　代谢组学的发展瓶颈和挑战

从"人类基因组计划"启动至今的近 30 年时间里,各种组学(omics)研究纷至沓来。伴随着鼓舞人心的大规模测序数据和结果的发表,科学家们已经意识到不管是基因组、转录组、蛋白质组甚至元基因组,一直都存在"只管提出问题,无法解决问题""缺乏科学假说驱动"等被人诟病的问题。这也越来越凸显了单一使用组学方法进行研究带来的瓶颈和不足,从发表论文的杂志和申请的科研项目便可窥见一斑。与其他组学技术一样,代谢组学在从诞生、发展到成熟的过程中,不断遇到各种问题和挑战。通过解决这些问题,代谢分析技术本身和相关领域的研究水平也得到了更大的提升。

首先,是分析方法本身的问题。一个与仪器和方法相关的问题是,现有小分子内源性代谢物的分析仪器和技术,最初主要是针对简单化合物的分析而设计的,并非适合复杂的生物样本[2]。与化学样本相比,来自人类的生物样本如血液和尿液,由于代谢酶和蛋白质的存在更复杂和不稳定。由于这些样本的基质效应(基质指的是样品中被分析物以外的组分,由于基质常常对被分析物的分析过程有显著的干扰,并影响分析结果的准确性,这些影响和干扰被称为基质效应。)非常显著,测定结果的精密度和准确度经常会受到影响。即使是以特异性强著称的质谱,也同样需要考虑如何避免基质效应,提高质谱分析仪器的响应。另一个与仪器和方法相关的问题是,现今代谢组学研究平台的技术非常多样化,仅进行色谱、质谱研究就有来自不同厂商的各种分析仪器,如 Agilent、Thermo Fisher Scientific、SCIEX、Waters、Bruker、PerkinElmer 等。每一家公司都有自己的分析软件和数据处理方法,但各质谱公司之间从来没有共享过数据处理软件,也没有使用统一的数据库对代谢物进行注释以便用于相互交叉验证[3]。以基于 GC-MS 的代谢组学平台为例,即使有相对标准的数据库,如美国国家标准与技术研究院(NIST)数据库、Mainlib 或者其他公共或商业数据库,如果没有化学标准品作为参考,鉴定出的化合物也是有很大误差的[4]。不同仪器平台之间的数据整合和可重复性已经有很大差异,更不要说来自不可靠的代谢物注释方法了[5]。因此,如何将不同仪器的软件和数据库以及产出数据进行标准化,建立统一的、可以移植的协议处理与分析样本和数据,成为代谢组学研究人员和仪器公司共同面对的挑战。

其次,在临床代谢组学研究方面,也存在一些具有挑战性的问题。第一,是临床样本筛查和纳入的标准化问题。由于代谢组学技术往往捕捉到代谢物的高度瞬间态,敏感地反映了微观代谢物之间的相互作用和宏观环境因素,包括饮食和肠道菌群。在基因突变、细胞增殖和肿瘤转移的过程中包含大量代谢物的变化[6],因此疾病样本收集的时间点将决定其是否具有较高的诊断价值。在没有事先制定样本纳入筛查标准的时候,一些错误的结果将来自其他条件的干扰。例如,在早期代谢组学研究中,往往由于缺乏或没有完整而详细的研究对象的临床信息包括病例病史、饮食和生活习惯,很容易造成假阳性或假阴性结果,因而可以发现许多类似的研究产生的结果是不一致的,甚至彼此相反[7]。与实验动物代谢相对稳定的样本相比,人类临床生物样本更容易受到影响,常见的影响因素包括饮食、营养和生活方式,如吸烟、饮酒,尤其是肠道菌群[8, 9]。因此,应鼓励明确定义的病例-对照研究及患者信息完整的纵向队列研究。第二,是样本收集和分析流程的标准化问题。尽管已经离开机体,在适合温度下生物样本中各种酶类或者微生物仍会继续工作,导致下游的小分子代谢物产生二次变化,以往的临床研究往往缺乏对样本采集、存储、处理的标准化程序,也会影响后续数据的准确性[10, 11],问题的核心是建立样本收集程序的规范。第三,传统代谢组学平台往往比较昂贵而且费时,需要专业人员操作程序,因而在常规临床中应用也是不现实的[7]。代谢组学的结果转化至临床,需要经过技术处理进行二次开发,将全谱分析得到的代谢物进行靶标检测。此外,由于一种代谢物往往是多个代谢途径的中间产物或终产物,不同疾病的代谢状态往往具有相似性,如恶性肿瘤、心脑血管疾病,人们发现在一种疾病诊断中得到的差异代谢物,可能在其他种类的疾病中都有变化,因而代谢标志物的特异性始终是一个有争议的问题。与单一代谢标志物相比,具有诊断效果的代谢物群组可能是一个更好的解决方案[12]。然而,太多的代谢标志物反而可能在数据分析和确定正确的疾病检测值等方面带来新的问题[13]。

组学技术说到底也只是一门技术,无法解决所有的问题。这也使得代谢组学的研究者们逐渐意识到,好的科研工作不仅要依靠高精尖的分析技术平台得到漂亮的数据,更要结合多学科的知识基础和传统的研究手段,聚焦在差异结果的挖掘和具有生物学意义的标志物筛选上,针对组学技术平台高通量筛选出的有价值的结果提出科学问题,然后设法去解决和验证问题。一方面,一般情况下,高通量分析后得到的差异代谢物的分布相当分散,即使凭借代谢途径分析等专业软件和平台也很难将结果聚焦到某个特定的代谢途径,因此下一步的验证工作就难以开展,这是代谢组学研究的重大挑战之一。另一方面,由于处于生物信息流下游[1],与基因组和转录组相隔甚远,一种差异代谢物往往存在几条不同的代谢途径,有多种关键代谢酶和几十个基因对它进行调控。所以,即使已经确定了重要的代谢标志物,后续的验证工作仍然无从下手,很难采用传统的分子生物学手段对它变化的产生机制进行精确的解释。面对这些挑战和困难,科学家们不断进行着尝试。从转录组和代谢组的结果中寻找契合点的研究比较多,这两种工具的结合能够把人们知之甚少的疾病或者生理状态聚焦在一个或者几个重要的代谢途径,在此基础上可以提出更有意义的科学假说。

1.2　基于精准医学特色的代谢组学技术发展及应用

与其他组学学科相似,作为一门发现性的学科,代谢组学也是一门高度依赖技术平台的学科。技术方法,尤其是分析仪器性能的每一次重大提升都能给代谢组学发展带来革命性的进步。因为生物体液中有上千种代谢物,在单次代谢组学仪器分析中往往只能准确测到其中的二三百种。当然,在目前的技术条件下,同时测到所有的代谢物显然是不可能的,也没有必要。科学家们发现,相同或相近种类的代谢物往往具有相似的生物学活性和生理学意义。因此,相比追求大而全的全谱扫描技术,发展某些特色和偏向性的代谢组学方法在医学领域具有更重要的意义。

1.2.1　代谢组学的特色分支学科

目前,已经发展起来的代谢组学的一些分支学科及其概念介绍如下。

定量代谢组学(quantitative metabolomics)是在机体受到外界扰动后,对体内所有代谢物进行鉴定,并对代谢物的量及量的变化进行测定。它的主要目标是为药物开发、药效筛选、疾病诊断和预防、药物的独立药理研究等提供更加精准、可靠的量化指标[14]。

在医学诊断领域,定量代谢组学测得的代谢物的绝对含量结果可以直接与标准值比对作为诊断标准,成为代谢物诊断试剂盒的基础。

靶向代谢组学(targeted metabolomics)主要是相对于传统的全谱(无偏好、非靶向)代谢组学而言,靶向代谢组学通常针对具有特定化学性质或者相似生理功能的一类代谢物,选择特异性的样本前处理方法和仪器平台,从而更加精确地监控这类代谢物的变化,如脂质组学[15, 16]。靶向代谢组学与定量代谢组学结合即可成为特定的诊断试剂盒,目前做得比较成熟的是奥地利 BIOCRATES 生命科学公司推出的基于质谱(MS)技术的临床诊断用类固醇试剂盒,该公司还有供科研用的脂质、胆酸、脂肪酸、氨基酸等代谢组学诊断试剂盒。著名的试剂公司 Sigma-Aldrich 也推出了糖酵解代谢检测、脂肪酸和脂质代谢检测、三羧酸循环(TCAC)代谢检测等系列检测试剂盒。

药物代谢组学(pharmacometabolomics)是在系统生物学背景下,代谢组学与药学紧密交叉、有机结合催生的一门新兴学科。它依托现代分析技术、化学计量学和生物信息学技术,通过分析比较给药前后生物体液中小分子代谢物轮廓的改变进行药物疗效和不良反应的评价、预测[17]。

中医方证代谢组学是指将中药血清药物化学和代谢组学有机结合,在解决证候生物标志物的基础上,建立方剂药效生物评价体系,进而发现与临床疗效直接相关的药效物质基础,阐明作用机制的方法学体系[18]。以黄疸证(阴黄证、阳黄证)为例,研究者通过对患者尿液进行方证代谢组学分析,对中医黄疸证及其亚型阳黄证、阴黄证的代谢轮廓与生物标志物进行了研究,发现了黄疸证的生物标志物,明确了黄疸证相关的代谢途径,并从微观角度解读了黄疸证候的科学内涵[19]。

1.2.2 新型代谢组学的仪器和技术

近年来,重大的技术突破是代谢物成像技术。代谢物成像技术包括体内和体外检测技术,如核磁共振(NMR)成像、磁共振波谱(magnetic resonance spectroscopy, MRS)、正电子发射断层成像(PET)、基质辅助激光解吸电离质谱(MALDI-MS)、次级离子质谱(SIMS)和解吸电喷雾电离质谱(DESI-MS)等。可视化、即时的代谢组学成像技术包括用于快速手术诊断的 NMR 成像技术、质谱的影像技术、用于诊断的代谢流(metabolic flux)(^{13}C 标记的研究)和放射性同位素成像技术。最近几年发展比较快的还有单细胞层面的代谢分析技术,包括微流控代谢芯片、代谢荧光探针、代谢流分析等技术。下面将分别进行介绍。

1.2.2.1 非损伤性代谢物成像技术

MRS 和 PET 是非损伤性的代谢物成像技术,因而受到更多关注。目前,可用 MRS 技术在前列腺组织中对几种至二十几种代谢物进行鉴定和定量,通过它们的含量比值预测肿瘤发生的概率[20]。在脑衰老的研究中,有人将代谢物分布与结构变化结合在一起,为衰老的发生和衰老性疾病的干预提供参考[21]。通过 PET 扫描,不仅可监测葡萄糖的代谢,还可检测肝脏、胰腺等特定部位的乙酸、甲硫氨酸、胆碱和谷氨酸代谢,可使肿瘤分型更为准确。目前,还发展出集成 PET/MR 图像融合双模式分子成像扫描仪,为肿瘤治疗更为精准和个性化提供支持[22, 23]。

1.2.2.2 质谱成像技术

以往的代谢物分析通常只能在均一化的样品或提取物中进行,但是某些特定的细胞和组织却具有与其他组织完全不同的代谢物特征,因此经典的代谢分析方法并不能很好地检测到这些差异。质谱成像技术是使用质谱仪检测组织内代谢物并将其响应绘制成成百上千种分子的空间排列的技术,成像的像素是根据不同分子的种类或质谱峰强度,通过红、绿、蓝 3 种颜色的密度叠加而成,将这些不同的通道互相覆盖,便可以产生一个针对组织分子(包括蛋白质、神经肽、代谢分子或脂质等)、组织构成和空间分布的彩色绘图,呈现类似数码照片的结果。目前,最常用的方法有[24]:基质辅助激光解吸电离质谱成像(MALDI-MSI)技术、次级离子质谱(SIMS)、纳米结构启动质谱(NIMS)、实时直接分析(DART)技术和解吸电喷雾电离技术(DESI)。

1) 基质辅助激光解吸电离质谱成像技术

基质辅助激光解吸电离质谱成像(MALDI-MSI)技术通过紫外线激光光栅扫描一个基质包膜的组织切片来建立图像,像素大小一般为 $1 \sim 10 \ \mu m$,分辨率可以达到亚细胞水平。该技术克服了代谢组学以往分析方法的局限,可以为一个纤薄的组织切片提供代谢物空间分布的图像。使用激光解吸对矩阵处理样品的组分进行离子化,然后进入质谱进行分析。对组分进行二维图像的重建并确定组织间代谢物的定位。该技术也可以用于观察样本中药物相关代谢物的分布,或者用于检测给予环境刺激后组织中代谢物分布的改变[25]。该项技术与传统分子诊断技术相比能更方便、快捷地进行病原学诊断,然而,基质结晶的大小限制了组织成像的空间分辨率,阻碍了这项技术的进一步发展。

采用非产物定向性的基于光谱测定法的代谢组产物分析策略,研究者在实验小鼠大脑的解剖区域成功地发现了一系列存在广泛差异的代谢物。该实验使用白细胞介素-2(IL-2)受体 γ 链缺失的免疫突变小鼠模型。这种模型的设计十分人性化,能应用于大部分感染性疾病和肿瘤疾病研究。由亲水相互作用液相色谱和纳米结构成像质谱共同导出的代谢表型能充分涵盖大脑亲水区和亲脂区的所有代谢表型。神经化学的代谢物表型差异主要由包括肌肽、胆固醇硫酸盐、脂酰氨基酸、尿酸和唾液酸在内的几种磷脂和少数几个代谢物引起[26]。

2）次级离子质谱

次级离子质谱(SIMS)的原理是通过具有一定能量的一次离子束轰击待分析样品表面,样品表面的分子发生溅射,得到二次离子。随后,二次离子通过萃取电极进入质量分析器分离后到达检测器,最终得到样品的质谱图。这种技术的一个优势是分辨率高,SIMS 得出的像素约为 300 nm,远小于 MALDI-MSI 技术;另一个优势是通过分子深度剖析,可以三维立体化绘制样品的分子组成[27, 28]。

3）纳米结构启动质谱

纳米结构启动质谱(NIMS)利用了一种特制的表面,这种多孔硅表面上聚集了一种含氟聚合物,这些分子在受到激光或离子束照射时会猛烈爆发,爆发释放出离子化的分析物分子,它们被吸收到多孔硅表面上,因而能被检测到。这种方法利用激光或离子束从纳米尺度的小囊中气化材料,从而克服了一般质谱方法缺少所需的灵敏度和需要基质分子促使分析对象发生离子化的缺陷。这种技术能以极高的灵敏度分析非常小的区域,从而允许对肽阵列、血液、尿和单个细胞进行分析,而且还能用于组织成像。

通过这种方法可以分析很多种类型的小分子,如脂质、糖类及类固醇。虽然每一种分析材料需要的含氟聚合物有少许差别,但是这是一种一步法的方法,与 MALDI 相比无须固定组织和添加基质。但由于含氟聚合物不能很好地离子化,会发生轻微的光谱干扰,而且由于离子化过程是“软性”的,类似 MALDI,NIMS 产生的生物分子是整块离子化,而不是片段离子化[29]。

4）实时直接分析技术

实时直接分析(DART)技术是一种在室温和大气压条件下操作的基于等离子体的电离技术,DART 以记忆效应最小的非接触方式电离。其工作原理是,首先在气流(氮气或氦气)中发生辉光放电,形成的亚稳原子与大气压中的水发生相互作用,生成质子化的水簇(clusters)。这些水簇通过质子转移与热气流解吸附的分析物发生作用。在大多数情况下,不经过样品制备即可发生直接电离。可使用 DART-TOF 和 DART-Q-TOFMS 快速分析人血清样本,获得其代谢组指纹图谱,实现对血清代谢物进行鉴定。每次 DART 分析仅需 1 min 左右,DART-MS 的特点是高通量、无记忆效应和简单[30]。

5) 新兴的非真空电离技术

解吸电喷雾电离技术(DESI)是指在非真空状态下,利用电离技术通过喷射溶剂,将溶剂覆盖在未经处理的组织表面,溶解表面的分子,然后再继续往上滴溶剂,以使溶解物溅到质谱仪上,进行电离和分析。这种快速的原位电离技术,通过高清分子成像系统完美地呈现器官或组织中化合物的分布情况,并可以通过 Progenesis QI 软件轻松识别造成样品差异的分子标志物。这种技术可以实现组织、器官、全身等样本的高清分子成像,完美兼容组织病理学的工作流程,适用于监测整个组织或器官中各类化合物的分布情况,以及应用于指纹的司法鉴定、微生物的成像和其他原位分析领域。与 MALDI 和 SIMS 相比,这种技术最明显的优势是,不需要进行样品处理,不需要真空,在正常空气中操作即可。因此,这种技术可以用于活体样本上,甚至可以直接在临床患者身上进行操作。

目前,有一种更新的非真空电离技术——快速蒸发电离质谱(rapid evaporative ionization mass spectrometry,REIMS)。它是一种创新性的手持式质谱采样技术(iKnife),无需额外的样品制备和色谱分离操作,即可获得近瞬时的数据采集。其最大的优势是可以在手术过程中对组织类型进行实时分析。iKnife 尖端的探针通过电荷灼烧人体组织,灼烧散发出的气体随后通过 iKnife 被导入一台质谱分析仪中,其成分也随之分析出来。然后,通过对比此气体成分与其他无数癌变及非癌变组织的化学特征,能够辨别正在实施手术的这一部位是否为癌变部位(见图 1-2)[31]。该项技术在临床研究、食品溯源、真伪鉴别和食品安全等领域具有广阔的应用前景。DESI 和 REIMS 这两项非真空电离技术于 2015 年美国质谱年会上由沃特世(Waters)公司推出,并分别被《分析科学家》杂志评选为 2015 年全球顶尖创新奖第 1 名和第 2 名。

1.2.2.3 细胞层面的代谢分析技术

生命活动的基本单元细胞中发生的生化代谢反应是研究疾病发生发展的重要依据和基础,对细胞层面的代谢过程进行实时、原位、动态检测是代谢组学(分析)发展的一个重要方向,也是单细胞生物学研究的迫切需求。

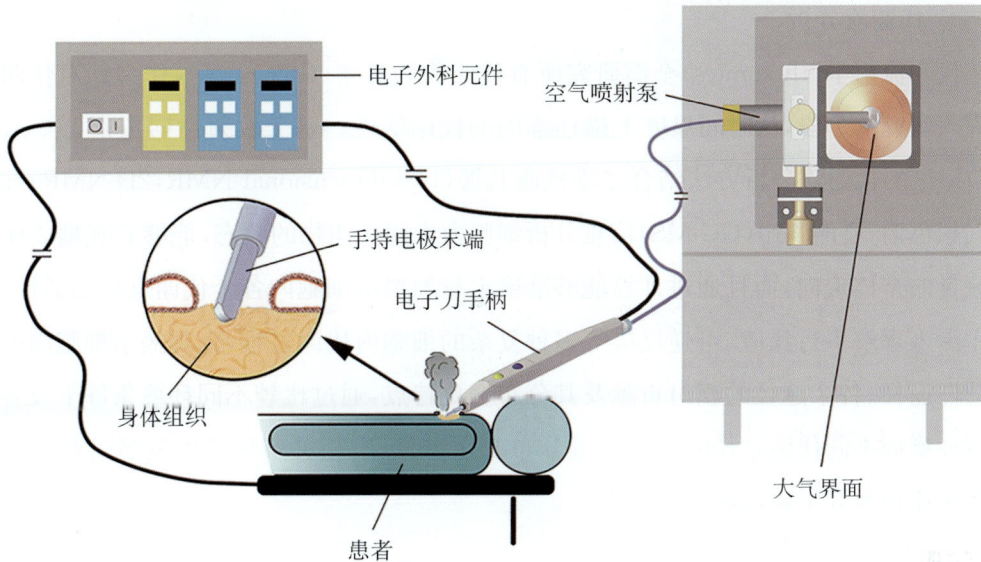

图 1-2　快速蒸发电离质谱的手持式质谱采样技术工作原理

1）基于微流控技术的细胞代谢组学

微流控（microfluidics）指的是一种使用微管道（微米级别）处理或操纵微小流体（纳升级别）的研究系统，是一门涉及化学、流体物理、微电子、新材料、生物学和生物医学工程的新兴交叉学科，具有微型化、集成化等特征，通常被称为微流控芯片。例如，在用多色荧光检测的微流控装置进行单细胞代谢组学研究中，以乙醇刺激小鼠的原代肝细胞为模型细胞，对过氧化氢（H_2O_2）、谷胱甘肽（GSH）、半胱氨酸（Cys）为代表的小分子代谢物进行单细胞分析。结果显示，乙醇刺激导致细胞内过氧化氢增加、谷胱甘肽和半胱氨酸降低，从而得到细胞对外界刺激做出反应的氧化/抗氧化分子机制[32]。

2）单细胞代谢荧光探针技术

华东理工大学的一个研究团队开发出具有高亮度和高灵敏度、可用于活细胞及动物体内追踪细胞溶质 NAD^+ 和 NADH 氧化还原状态的遗传编码荧光探针，可监测单细胞和活体动物的代谢状态。这种探针可实时感知各种能量代谢信号转导途径的细微变化。例如，该研究团队精确测定了癌细胞内不同亚细胞结构中的 NADPH，证明氧化应激时癌细胞内的 NADPH 代谢受葡萄糖的动态调节。这种技术可应用于抗氧化、AMPK、脂肪酸合成等代谢途径分析。虽然这种技术目前还不是严格意义上的代谢组学研究手段，但其在活细胞的实时代谢分析中有相当大的优势，并且有望增加检测对象，实现同时监测多个代谢成分[33,34]。

3）代谢流分析

代谢流组学(fluxomics)全面研究所有代谢物的流率(flux rates)，作为针对代谢途径深入研究的手段，从时间尺度上描述细胞的代谢活性。基于放射性同位素(^{13}C 或者 ^{15}N)标记的代谢流分析方法结合二维核磁共振(two-dimensional NMR, 2D-NMR)波谱或气相色谱–质谱联用(GC-MS)信息分析细胞内中间代谢物的状态，能够直观地表明代谢流量的整体走向，而且通过计算能够准确定量地揭示细胞内各个代谢反应的活性，有助于深入理解平行反应、可逆反应等多种复杂的细胞内代谢过程，直观揭示细胞内的主要活性途径、各个途径的相对贡献及其分布变化特点，通过比较不同环境条件下及各种代谢性疾病不同代谢途径的代谢流量分布变化，揭示出相关疾病发生发展过程中的主要代谢途径及其早期诊断的标志物[35]。

1.3　小结

从传统的代谢物分析到代谢组学概念的提出，经过了近百年的时间，而代谢组学的学科发展却只有不到二十年的时间。生物医学领域的代谢物分析，从来都是为了解决医学问题而存在，因而医学代谢组学的学科发展近年来也一直围绕医学的发展不断前进，从系统生物医学到转化医学，再到"精准医学"，社会上众多代谢组学分析的公司和研究机构也应运而生。然而，代谢组学回归其本质还是代谢分析，不管技术有多先进，方法的准确性和可重复性永远是其走向临床应用的决定性因素。因此，当下研究人员和其他从业者需要紧密地合作，从样本收集到结果报告，将其中的每一个操作步骤流程化，建立统一的、可以移植的协议来处理和分析样本与数据，样本来源可追溯，产出的数据标准化，研究结果可重复，只有这样，代谢分析技术在精准医学领域才能有大作为。

参考文献

［1］贾伟. 医学代谢组学［M］. 上海：上海科学技术出版社，2011.
［2］Brown M V, Mcdunn J E, Gunst P R, et al. Cancer detection and biopsy classification using concurrent histopathological and metabolomic analysis of core biopsies［J］. Genome Med, 2012, 4(4)：33.
［3］Sud M, Fahy E, Cotter D, et al. Metabolomics Workbench: An international repository for metabolomics data and metadata, metabolite standards, protocols, tutorials and training, and analysis tools［J］. Nucleic Acids Res, 2016, 44(D1)：D463-D470.

[4] Tsugawa H，Bamba T，Shinohara M，et al. Practical non-targeted gas chromatography/mass spectrometry-based metabolomics platform for metabolic phenotype analysis［J］. J Biosci Bioeng，2011,112(3)：292-298.

[5] Gika H G，Wilson I D，Theodoridis G A. LC-MS-based holistic metabolic profiling. Problems，limitations，advantages，and future perspectives［J］. J Chromatogr B Analyt Technol Biomed Life Sci，2014,966：1-6.

[6] Kerr E M，Gaude E，Turrell F K，et al. Mutant Kras copy number defines metabolic reprogramming and therapeutic susceptibilities［J］. Nature，2016,531(7592)：110-113.

[7] Ni Y，Xie G，Jia W. Metabonomics of human colorectal cancer：new approaches for early diagnosis and biomarker discovery［J］. J Proteome Res，2014,13(9)：3857-3570.

[8] Smirnov K S，Maier T V，Walker A，et al. Challenges of metabolomics in human gut microbiota research［J］. Int J Med Microbiol，2016,306(5)：266-279.

[9] Sinha R，Ahn J，Sampson J N，et al. Fecal microbiota，fecal metabolome，and colorectal cancer interrelations［J］. PLoS One，2016,11(3)：e0152126.

[10] Roux A，Thevenot E A，Seguin F，et al. Impact of collection conditions on the metabolite content of human urine samples as analyzed by liquid chromatography coupled to mass spectrometry and nuclear magnetic resonance spectroscopy［J］. Metabolomics，2015,11(5)：1095-1105.

[11] Abuja P M，Ehrhart F，Schoen U，et al. Alterations in human liver metabolome during prolonged cryostorage［J］. J Proteome Res，2015,14(7)：2758-2768.

[12] Shen Y，Wang J H，Chen W L，et al. Reply to Struys：Role of biomarker of 2-hydroxyglutarate in acute myeloid leukemia［J］. Proc Natl Acad Sci U S A，2013,110(51)：E4940.

[13] Fiandaca M S，Zhong X，Cheema A K，et al. Plasma 24-metabolite panel predicts preclinical transition to clinical stages of Alzheimer's disease［J］. Front Neurol，2015,6：237.

[14] 张立,刘海玉,郭明星,等.定量代谢组学的研究进展［C］//中华中医药学会.中华中医药学会中药化学分会第八届学术年会论文集.北京:［出版者不详］,2013.

[15] Griffiths W J，Koal T，Wang Y，et al. Targeted metabolomics for biomarker discovery［J］. Angew Chem Int Ed Engl，2010,49(32)：5426-5445.

[16] Yoon H R. Screening newborns for metabolic disorders based on targeted metabolomics using tandem mass spectrometry［J］. Ann Pediatr Endocrinol Metab，2015,20(3)：119-124.

[17] 黄寅,许风国,张伟,等.药物代谢组学研究进展［J］.中国药科大学学报,2013,44(2)：105-112.

[18] 张爱华,孙晖,闫广利,等.中医方证代谢组学——中医药研究的新策略［J］.中国中药杂志,2015,40(4)：569-576.

[19] Wang X，Zhang A，Han Y，et al. Urine metabolomics analysis for biomarker discovery and detection of jaundice syndrome in patients with liver disease［J］. Mol Cell Proteomics，2012,11(8)：370-380.

[20] Kobus T，Wright A J，Weiland E，et al. Metabolite ratios in ^{1}H MR spectroscopic imaging of the prostate［J］. Magn Reson Med，2015,73(1)：1-12.

[21] Eylers V V，Maudsley A A，Bronzlik P，et al. Detection of normal aging effects on human brain metabolite concentrations and microstructure with whole-brain MR spectroscopic imaging and quantitative MR imaging［J］. AJNR Am J Neuroradiol，2016,37(3)：447-454.

[22] Kiddle S J，Thambisetty M，Simmons A，et al. Plasma based markers of ［^{11}C］PiB-PET brain amyloid burden［J］. PLoS One，2012,7(9)：e44260.

［23］ Tatsumi M，Yamamoto S，Imaizumi M，et al. Simultaneous PET/MR body imaging in rats：initial experiences with an integrated PET/MRI scanner ［J］. Ann Nucl Med，2012，26（5）：444-449.

［24］ Chaurand P. Imaging mass spectrometry of thin tissue sections：a decade of collective efforts ［J］. J Proteomics，2012，75（16）：4883-4892.

［25］ Chouinard C D，Wei M S，Beekman C R，et al. Ion mobility in clinical analysis：current progress and future perspectives ［J］. Clin Chem，2016，62（1）：124-133.

［26］ Ivanisevic J，Epstein A A，Kurczy M E，et al. Brain region mapping using global metabolomics ［J］. Chem Biol，2014，21（11）：1575-1584.

［27］ Heien M L，Piehowski P D，Winograd N，et al. Lipid detection，identification，and imaging single cells with SIMS［J］. Methods Mol Biol，2010，656：85-97.

［28］ Tarolli J G，Jackson L M，Winograd N. Improving secondary ion mass spectrometry image quality with image fusion［J］. J Am Soc Mass Spectrom，2014，25（12）：2154-2162.

［29］ Louie K B，Northen T R. Metabolic imaging using nanostructure-Initiator Mass Spectrometry（NIMS）［J］. Methods Mol Biol，2014，1198：313-329.

［30］ Zhou M，Mcdonald J F，Fernandez F M. Optimization of a direct analysis in real time/time-of-flight mass spectrometry method for rapid serum metabolomic fingerprinting［J］. J Am Soc Mass Spectrom，2010，21（1）：68-75.

［31］ Balog J，Sasi-Szabo L，Kinross J，et al. Intraoperative tissue identification using rapid evaporative ionization mass spectrometry［J］. Sci Transl Med，2013，5（194）：194ra93.

［32］ Li Q，Chen P，Fan Y，et al. Multicolor fluorescence detection-based microfluidic device for single-cell metabolomics：simultaneous quantitation of multiple small molecules in primary liver cells［J］. Anal Chem，2016，88（17）：8610-8616.

［33］ Tao R，Zhao Y，Chu H，et al. Genetically encoded fluorescent sensors reveal dynamic regulation of NADPH metabolism［J］. Nat Methods，2017，14（7）：720-728.

［34］ Zhao Y，Hu Q，Cheng F，et al. SoNar，a highly responsive NAD^+/NADH sensor，allows high-throughput metabolic screening of anti-tumor agents［J］. Cell Metab，2015，21（5）：777-789.

［35］ Badur M G，Metallo C M. Reverse engineering the cancer metabolic network using flux analysis to understand drivers of human disease［J］. Metab Eng，2018，45：95-108.

2

代谢组学与出生缺陷疾病和生殖健康及营养

代谢组学以定量描述生物体内代谢物多参数变化为目标,采用高分辨率核磁共振(nuclear magnetic resonance,NMR)或质谱(mass spectrometry,MS)技术研究生物整体、器官或细胞代谢物的代谢途径及其所受内在或外在因素的影响。继前一章介绍代谢组学概况后,本章将重点介绍代谢组学在出生缺陷和生殖健康中的应用。应用代谢组学技术对母亲的血浆、尿液、阴道分泌物、乳汁,羊水、脐带血,新生儿的血浆、尿液、胎盘、唾液及其他液体等不同生物体液、组织样本中的小分子代谢物进行分析,从中获得特征性的代谢谱,从代谢物角度有针对性地研究疾病的发生、发展及其引发的疾病病理过程,并从中寻找共性代谢物及生物标志物,对于理解代谢物与疾病发病机制间的关系,对疾病的预防、诊断、治疗、药物干预评价和预后具有重大意义。

2.1 母胎医学的代谢组学研究

母亲和胎儿的生理代谢将在母亲妊娠期内随着妊娠周数的增加不断变化,以应对特殊时期胎儿发育的需求。需要监测这些变化着的生理代谢,用以提示妊娠期母体的变化是否都是正向的,并关注妊娠期特发的一些疾病指标,如先兆子痫、妊娠糖尿病、妊娠期体重增长过快、宫内发育受限等带来的生产危险因素。体液代谢变化是一个系统、复杂的过程,且不同组织的代谢物信息具有互补性,能全面地反映机体的变化。代谢组学技术能全面反映机体生物代谢的终产物分布,很好地契合了妊娠期的监测需求。本节将对代谢组学在妊娠相关母胎医学中的应用研究进行介绍。

2.1.1　先兆子痫的代谢组学研究

先兆子痫（preeclampsia，PE）是一种妊娠期特发的疾病，发生率高达 8%，常伴有严重的母婴并发症。先兆子痫以妊娠中期出现高血压和蛋白尿为特征，分为早发型（妊娠34 周之前）和晚发型（妊娠 34 周后）[1]，其中，早发型重度先兆子痫（early onset severe preeclampsia，EOSP）为起病于妊娠 34 周前的重度先兆子痫，占重度先兆子痫发病的20.4%，是导致孕妇死亡的主要原因。发病机制至今尚未完全阐明。目前认为该病始发于妊娠早期，引起胎盘血管发育障碍，进而导致胎盘浅着床、氧化应激及系统性炎症反应。妊娠期母体的核磁共振氢谱（^{1}H-NMR）代谢组学研究发现，先兆子痫孕妇血清中的脂质、酮体及高密度脂蛋白均降低，极低密度脂蛋白与低密度脂蛋白的水平升高[2]。子宫动脉多普勒为预测先兆子痫最准确的检测方法。孕妇多重代谢组学和人口学信息的复杂模型分析能够有效预测先兆子痫的发生，区分早发型与晚发型先兆子痫，其灵敏度为 76.6%，特异性为 100%[2, 3]。Bahado-Singh 等[3] 比较了 59 例正常妊娠孕妇与 30 例先兆子痫孕妇血清中 40 种代谢物的水平，联合先兆子痫患者发生变化的4 种代谢物可使早发型先兆子痫的检出率达 75.9%，假阳性率为 4.9%，而进一步联合子宫动脉多普勒和胎儿顶臀长度可使其检出率达到 82.6%，假阳性率为 1.6%。由此可见，联合子宫动脉多普勒及代谢物的变化可准确预测早发型先兆子痫的发生。Odibo[4] 运用超高效液相色谱-质谱联用（UPLC-MS）技术检测 41 例先兆子痫患者与 41 例正常孕妇的血清中 40 种酰基肉碱和 32 种氨基酸的水平，结果显示先兆子痫患者血清中羟基己酰肉碱和 3 种氨基酸代谢物（丙氨酸、苯丙氨酸和谷氨酸盐）显著升高，这些代谢物联合预测先兆子痫的曲线下面积（AUC）可达 0.82，预测早发型先兆子痫的 AUC 可达0.85。因此，可通过这些代谢物的改变预测先兆子痫的发生。Paine[5] 等通过对 9 例先兆子痫患者和 84 例对照组人群尿液中 P 型肌醇磷酸聚糖（P-IPG）的研究发现，P 型肌醇磷酸聚糖的快速升高可作为预测先兆子痫发病的指标，且其灵敏度为 88.9%，特异性为 62.7%。

2.1.2　妊娠糖尿病的代谢组学研究

妊娠糖尿病（gestational diabetes mellitus，GDM）是妊娠期常见的合并症之一。妊娠早期时，孕妇高血糖会抑制胚胎发育，造成胎儿生长受限（FGR）；还可使胚胎发育异常,最终导致胚胎死亡而流产;也会引起部分胎儿畸形。妊娠中期时,妊娠糖尿病孕妇有并发妊娠高血压和先兆子痫的可能。由于受高血糖的持续影响,到妊娠晚期时常出现巨大胎儿,也可引起羊水过多及早产的发生。高胰岛素不仅会在一定程度上影响胚胎的发育,也会引起新生儿呼吸窘迫综合征(NRDS);新生儿持续出现高胰岛素血症时,还可能引起低血糖。妊娠糖尿病不仅影响机体的糖代谢、脂代谢和蛋白质代谢,也导致能量代谢及肠肝循环等其他代谢的紊乱。尤其在妊娠糖尿病晚期,随着胰岛素抵抗作用增强,物质和能量的代谢逐步增强,机体代谢失衡加重。孕妇血液内的脂连蛋白、反应蛋白和氧化应激性代谢物等能导致血糖升高等变化,促进妊娠糖尿病的发生发展。Georgiou 等[6]研究发现在妊娠 11 周时血浆胰岛素和脂连蛋白的浓度差异有临床意义,建议将妊娠 11 周的胰岛素和脂连蛋白水平作为预测妊娠糖尿病的早期指标。

目前应用于妊娠糖尿病代谢组学分析的技术多为¹H-NMR 技术,通过该技术可以检测妊娠糖尿病患者血、尿中多种代谢物的变化。Dessi[7]等综述了多个基于¹H-NMR技术对妊娠糖尿病患者的尿、羊水及脐血中代谢物改变进行的研究。研究发现,妊娠糖尿病患者尿中的 3-羟基异戊酸、2-羟基三甲胺、葡萄糖、甲酸、延胡索酸、琥珀酸、柠檬酸等,羊水中的葡萄糖、乙酸、肌酐、甲酸盐、谷氨酸、甘氨酸、脯氨酸、丝氨酸、甘油磷酸胆碱、牛磺酸,脐血中的葡萄糖、丙酮酸、组氨酸、丙氨酸、缬氨酸、甲硫氨酸、精氨酸、赖氨酸、次黄嘌呤、脂蛋白和脂质等代谢物指标水平易受影响。Diaz 等[8, 9]发现妊娠糖尿病患者尿液中 3-羟基异戊酸乙酯和 2-羟基异丁酸乙酯水平升高,还通过分析妊娠早、中、晚期妇女尿液中代谢成分的变化发现了 21 种差异代谢物,包括胆碱、肌酐、乳酸盐等与妊娠糖尿病有关的代谢物在妊娠早期的变化。最新的研究报道,妊娠中期妇女尿液代谢物中 N-甲基烟酰胺(NMND)含量增加,马尿酸和苯乙酰谷氨酰胺(PAG)含量减少,而后两种代谢物能反映早期 2 型糖尿病患者肠道微生物菌群的生理情况。

2.1.3　胎儿宫内缺氧和发育状况预测的代谢组学研究

胎盘代谢组学研究有助于检测胎儿是否存在宫内缺氧。Horgan 等[10,11]利用 UPLC-MS 对正常孕妇胎盘组织和先兆子痫孕妇胎盘组织的代谢物和不同氧含量进行了研究,结果显示正常孕妇胎盘组织(在 1%氧气中培养)的代谢谱与晚发型先兆子痫孕妇胎盘组织(在 6%氧气中培养)的代谢谱相似,提示缺氧在先兆子痫发展中有重要作用。进一步研究发现,正常孕妇胎盘组织和先兆子痫孕妇胎盘组织的特征性代谢改变还包括脂质、谷氨酸、谷氨酰胺、色氨酸、白三烯代谢物和前列腺素的变化等[12,13]。

脐血代谢组学分析已在低出生体重儿、极低出生体重儿、生长受限的新生儿、小于胎龄儿、新生儿窒息和缺氧缺血性脑病等病例中进行,结果发现胎儿大脑在接触大肠杆菌脂多糖后 3 天内就出现了急性效应,表现为缺氧及循环介质、丙氨酸和乳酸浓度的显著增加,己糖浓度下降[14]。Ivorra 等利用¹H-NMR 技术对脐血代谢指纹图谱进行研究,结果显示有 7 种代谢标志物能用于鉴别低出生体重儿,即新生儿出生体重与脯氨酸、谷氨酰胺、游离胆碱水平呈明显的正相关,而与苯丙氨酸和瓜氨酸水平呈负相关,低出生体重儿脐血内代谢标志物的变化提示合成代谢增强,由此推测这些合成代谢物的修正作用将有助于重塑低出生体重儿的健康状况。但是这些代谢标志物的变化只能在新生儿脐血中观察到,不能在其母亲的血液中观察到,提示可能存在氨基酸的胎盘转运受损。Horgan 等[15]通过 UPLC-MS 技术进行了代谢组学研究。该研究以胎儿胰岛素生成减少可能导致从细胞内排泄到细胞外的肌醇增加,随之导致血浆和尿液肌醇代谢物增加及细胞内肌醇代谢物减少的假设为切入点,认为肌醇在胎儿生长受限中的作用非常重要。该研究还发现了 19 种代谢物(包括鞘脂类、磷脂、肉碱等)可以将小于胎龄儿从对照组中区分出来,可以为有前驱症状的小于胎龄儿和生长受限胎儿提供基础筛查。

2.1.4　胎儿畸形预测的代谢组学研究

羊水代谢组学分析中最有意义的是羊水生物标志物在胎儿畸形预测方面的价值。脊柱裂胎儿与正常胎儿的¹H-NMR 羊水代谢组学分析结果显示,脊柱裂胎儿羊水中的血糖水平下降,琥珀酸和谷氨酰胺浓度增加,而肌酸和肌酐的浓度显著降低[16]。Graça [17]利用 UPLC-MS 对羊水代谢组学进行研究发现,胎儿畸形病例表现为葡萄糖浓度降低而游离乳酸水平明显升高。研究发现胎儿畸形的母体血液中甜菜碱与三甲胺-N-氧化物水平会降低,胎儿畸形可能需要增强糖异生代谢与三羧酸循环,母体血液中参与糖异生代谢的氨基酸、丙酮、顺式乌头酸及次黄嘌呤等的水平与正常孕妇有所差别。肾脏发育不全的畸形胎儿糖酵解和糖异生代谢会发生变化,通过糖异生作用产生大量的葡萄糖,同时氨基酸水平下降,谷氨酰胺水平和谷氨酰胺与谷氨酸的比例升高,糖蛋白 P1 水平增加,尿素水平较低,由此可以帮助检测肾功能发育不全的胎儿畸形。羊水中谷氨酰胺水平和谷氨酰胺与谷氨酸的比例升高,以及糖蛋白 P1 水平增加、尿素水平较低同样也反映胎儿可能存在肾脏疾病或肾脏发育不全[18]。

2.1.5   早产风险预测的代谢组学研究

甲基腺嘌呤和二氨基庚二酸是早产合并感染最重要的生物标志物,此外羊水中碳水化合物的减少与早产也有一定的关系[19,20]。这些研究显示,人类羊水的代谢组学分析可发展为快速识别存在早产风险患者方法的基础。阴道分泌物代谢组学也可用于早产风险预测,但这方面的研究报道较少。有文献报道用 LC-MS-MS 对自发早产和对照组孕妇的代谢组学进行研究,使用子宫颈长度作为选择分析的因素,收集了 15 例子宫颈短的自发早产孕妇和有较短或较长了宫颈的对照组孕妇的宫颈阴道分泌物,共检测到 1 908 种代谢物发生了变化,通过多变量统计分析最终确定了 17 种有价值的代谢标志物,这种特殊的代谢组学方法有助于识别自发性早产的孕妇[21]。

新的代谢标志物的出现可成为孕妇和新生儿疾病的早期预测指标,并可用于预测疾病的发生、发展和预后。代谢组学在围生医学中的作用日益得到临床医护工作者的广泛重视,进一步学习和理解这些新技术在围生医学中的价值将为更好地预测、预防和处理围生期相关疾病提供坚实的基础。

2.2   新生儿遗传代谢病快速筛查(串联质谱法)的代谢组学研究

遗传代谢病(inherited metabolic disorders,IMD)是由于基因突变导致的机体内生化物质在合成、代谢、转运和储存等方面出现的各种异常的总称,是指由于遗传性代谢途径的缺陷,引起异常代谢物的蓄积或重要生理活性物质的缺乏,导致相应临床症状的疾病。它涉及氨基酸、有机酸、脂肪酸、糖类、类固醇、金属、维生素等多种物质的代谢异常,可导致多个系统受损。

2.2.1   代谢组学在新生儿遗传代谢病快速筛查(串联质谱法)中的优势与现状

串联质谱(tandem mass spectrometry,MS-MS)技术是一种高灵敏性、高特异性、高选择性及快速检测的技术。它可以直接分析复杂混合物(如血液)中多种化合物的浓度,比液相色谱–质谱联用技术更能适应复杂样品的分析,且样品可不经任何预处理直接用于分析。20 世纪 80 年代,串联质谱技术开始用于新生儿遗传代谢病的筛查,能够通过在 2～3 min 内对干滤纸血片标本的单次测试同时对几十种小分子代谢物进行分析,检测出包括氨基酸、有机酸、脂肪酸氧化代谢紊乱在内的 40 余种遗传代谢病,实现了由传统新生儿遗传代谢病筛查的"一项实验检测一种疾病"向"一项实验检测多种疾病"的转变。由于串联质谱技术具有检测快速、灵敏、通量高和选择性强等特点,它在新生儿遗传代谢病筛查应用中扩展了筛查疾病谱,提高了筛查效率及筛查特异性、敏感性,使新生儿遗传代谢病筛查跨入一个新纪元。

串联质谱技术用于新生儿遗传代谢病快速筛查的原理如下。串联质谱仪是由两个质谱仪经一个碰撞室串联而成,既用质谱仪充当混合物样品的分离器,又用质谱仪作为组分的鉴定器。当进样系统中导入一个混合物样品并经离子源离子化后,先调节第一个质谱仪的磁场,经过质量分析器的分离,离子按质荷比(质量数/所带电荷数,m/z)的不同而分开,然后选择需要分析鉴定的离子进入碰撞室,经碰撞活化后,使其进一步裂解,产生的子离子进入下一个质量分析器分离,最后经过不同的扫描记录即可得到质谱图。串联质谱技术避免了耗时的样品色谱分离过程,尤其是与电喷雾电离(ESI)的结合降低了对样品纯度的要求,使样品分析自动化,进一步满足了新生儿遗传代谢病筛查对高通量的需求。串联质谱技术的扫描方式有母离子扫描、子离子扫描、中性丢失扫描和多反应监测等。一次串联质谱分析中可采用几种不同的扫描方式,获得代谢物综合图谱,同时进行多种遗传代谢病筛查。串联质谱结果处理的一个重要方面是将代谢谱转换成有意义的临床结果,这一过程主要是由软件提取和对比计算分析物离子丰度及内标物丰度得到相应的待测物含量,最后多项检测值和参考范围组成有意义的临床结果。

串联质谱技术用于新生儿遗传代谢病快速筛查具有如下五大优势:

(1) 样本采用干滤纸血片。采用干滤纸血片方便样本的采集、保存及递送,适用于大范围的新生儿群体筛查。

(2) 检测快速、通量高。串联质谱能够在 2 min 内检测 10 余种氨基酸、30 余种酰基肉碱及其相互间的比值,对 40 余种氨基酸、有机酸及脂肪酸氧化代谢病进行新生儿筛查。

(3) 灵敏度高。串联质谱技术可以克服背景干扰,通过采用不同的扫描方式检测特征性母离子与子离子,提高信噪比,对复杂样品也可达到很高的灵敏度。

(4) 敏感性与特异性强。串联质谱技术通过检测物质的质荷比,设置相关氨基酸及酰基肉碱指标之间的比值,有效降低假阳性或假阴性结果。如诊断苯丙酮尿症时,采用苯丙氨酸(Phe)与酪氨酸(Tyr)的比值作为指标比单用 Phe 浓度更加灵敏,可以有效降低检测结果的假阳性或假阴性。琥珀酰丙酮是酪氨酸血症Ⅰ型的一个特异性标志物,能够显著降低新生儿筛查中酪氨酸血症Ⅰ型的假阳性,也可用作酪氨酸血症Ⅰ型患者追踪观察的指标。在中链酰基辅酶 A 脱氢酶缺乏症(MCADD)的诊断中,采用辛酰基肉碱(C8)的浓度结合辛酰基肉碱(C8)与游离肉碱(C0)、乙酰基肉碱(C2)的比值可减少假阳性的发生。

(5) 前处理方法简单、安全,定量结果准确。新生儿筛查中串联质谱筛查样本前处理过程包括干滤纸血斑萃取、转移、上机检测 3 个步骤,耗时 1 h 左右,大大缩短了样本处理时间。串联质谱技术用于新生儿干血斑样品中氨基酸、酰基肉碱及琥珀酰丙酮检测的非衍生化试剂盒采用同位素内标法对检测指标进行定量。内标法由于内标物与被测组分峰面积的比值不受进样量波动影响,在一定程度上消除了操作条件等的变化所引起的误差,测定的结果较为准确。

2.2.2　串联质谱技术在新生儿遗传代谢病筛查中的应用

1990 年,美国杜克大学陈垣崇教授研究团队中的 Millington 博士首先提出利用串联质谱仪进行新生儿遗传代谢病的筛查[22]。1995 年,Rashed 等[23]将电喷雾电离-串联质谱(ESI-MS-MS)技术应用于新生儿遗传代谢病的筛查,检测出丙酸血症、甲基丙二酸血症、短链及中链酰基辅酶 A 脱氢酶缺乏症等多种疾病。ESI-MS-MS 引入了离子化技术,该技术可以与连续自动进样器联用,自动进样器的联用增加了分析的准确度及分析样品的数量,使得一个进样序列可以连续分析 200 个样品甚至更多(每个样品分析时间在 2 min 左右),为大规模开展新生儿遗传代谢病筛查提供了有利的条件。自此,世界各地的公共卫生实验室开始使用串联质谱分析开展新生儿遗传代谢病筛查工作。

沙特阿拉伯的 Moammar 等[24]在 1983 年—2008 年的 25 年间筛查了 165 530 例活产新生儿,共发现 248 例 55 种遗传代谢病,总体发病率为 1∶6 670,其中 86 例为氨基酸代谢病,48 例为有机酸代谢病,74 例确诊为溶酶体贮积症。德国的 Schulze 等[25]报道 1998 年—2001 年采用串联质谱技术对 250 000 名新生儿进行了筛查,与传统筛查方法相比,遗传代谢病检出率增加 2 倍,发现阳性病例 106 例,其中氨基酸代谢病发病率为 1/3 800,脂肪酸氧化缺陷疾病发病率为 1/10 400,有机酸代谢病的发病率为 1/14 700,

假阳性率为 0.33%,阳性预测值达 11.3%。我国台湾地区在 2000 年—2009 年,筛查新生儿 1 495 132 例,确诊遗传代谢病 170 例,总体发病率为 1:6 219,发现氨基酸代谢异常 107 例、有机酸代谢异常 51 例、脂肪酸代谢异常 12 例[26]。近年来,上海、广州、山东、江苏、安徽、浙江等地也开始采用串联质谱技术进行新生儿遗传代谢病筛查,浙江省新生儿疾病筛查中心 2009 年—2015 年筛查新生儿约 143 万例,发现氨基酸、有机酸及脂肪酸代谢障碍等 28 种遗传代谢病,累计 243 例,其中包括 11 种氨基酸代谢病、9 种有机酸代谢病、9 脂肪酸代谢病,总体阳性发生率为 1:5 890,假阳性率为 0.72%。

2.2.2.1 串联质谱技术的局限性

串联质谱技术虽然是一项较为强大的分析技术,但是其仪器价格,特别是用于氨基酸及酰基肉碱分析的串联质谱仪价格比较昂贵,并且串联质谱技术要求使用者必须具备丰富的经验及高水平的实验技能,能够解释复杂的代谢途径,因此,这些在一定程度上限制了其在新生儿疾病筛查及临床实验室的普及。

此外,串联质谱并不能区分同分异构体的化合物。例如,在枫糖尿症的筛查中,质荷比为 188 的峰既可以是亮氨酸、异亮氨酸,也可以是别异亮氨酸。

并且,MS-MS 筛查的敏感性很大程度依赖于截断值的选择。串联质谱技术对于一些高发病率的疾病(如中链酰基辅酶 A 脱氢酶缺乏症及苯丙酮尿症等)有较高的灵敏度和特异性,其检测的假阳性率小于 0.05%。但对于酪氨酸血症、高胱氨酸尿症、甲基丙二酸尿症及维生素 B_{12} 紊乱等疾病检测的假阳性率达 0.2%[27]。早产、低出生体重儿常存在肠道外营养,也影响氨基酸及酰基肉碱的浓度变化,因此,低出生体重儿检出的假阳性率明显高于正常出生体重儿。生后年龄也是影响代谢标志物变化的因素之一,一些代谢标志物在出生第 1 周内可能出现变化。因此,有必要通过建立不同出生体重、胎龄及生后 1 周内日龄的各指标的截断值,并增加检测指标的多个比值及引入次要指标等方法,减少假阳性率,减少召回人数,降低筛查费用及家长的焦虑,提高筛查有效率[28]。

一个完整、良好的筛查系统应该包括筛查、确诊、管理和治疗及长期随访等组成部分,对于筛查阳性患儿进行跟踪、随访时,提高家长的教育、通信状况,减轻其心理压力,降低负面影响尤为重要,这需要政府相关部门的大力支持和宣传教育。

2.2.2.2 串联质谱技术的应用前景

串联质谱技术通过联合二级检验指标能够有效地改善传统筛查性能。比如,先天性肾上腺皮质增生症（CAH）的常规筛查标志物是 17α-羟孕酮，但假阳性率很高。Minutti 等[29]建立了采用 LC-MS-MS 同时对血片中 17α-羟孕酮、雄烯二酮及其他类固醇类物质进行测量的方法，作为二级检验能够鉴别常规筛查产生的假阳性结果。通常由于 11β-羟化酶缺陷症造成的先天性肾上腺皮质增生症较少见，并不是新生儿筛检的目标疾病。但在标准的免疫检验中，患儿 17α-羟孕酮会略有增加。Peter 等[30]采用 LC-MS-MS 技术对免疫测定法检测出的 17α-羟孕酮升高患儿血片进行二级检验，发现血片 11-脱氧皮质醇、雄烯二酮升高，皮质醇降低，结合家族病史等情况，诊断为 11β-羟化酶缺陷症。通过干滤纸血片测定总高胱氨酸含量已经有了成功发展。即使在出生后 3 天内采血，该方法的敏感性仍能达到 100%，可作为新生儿高胱氨酸尿症筛查很好的方法。另外，串联质谱技术对许多遗传代谢病的阳性筛查结果不但可以显示出一种代谢物的浓度变化，还可以使用多种参数指示筛查结果，大大提高了筛查的敏感性和特异性，使得检出率高于临床诊断结果。如短链酰基辅酶 A 脱氢酶缺乏症及原发性肉碱缺乏症患儿的母亲通常也存在缺陷，但患儿及其母亲的症状非常轻微或没有症状，临床很难诊断，而串联质谱技术能够在无症状的情况下筛查出短链酰基辅酶 A 脱氢酶缺乏症与原发性肉碱缺乏症，使其发病率较以前明显增加。

串联质谱仪作为一种检测器可以和多种色谱系统联用，同时也可以与其他类型的质谱联用，达到更高的分离检测效率。它适合对多种生物样本进行分析，并且可以同时对多个代谢标志物进行定量，应用于临床诊断，能够有效地提高诊断效率，使诊断更加准确可靠。随着人们对遗传代谢病机制认识的加深，以及串联质谱技术的日益完善，会有越来越多与遗传代谢病有关的小分子化合物被纳入串联质谱技术应用的范围，如维生素 D 和维生素 B_{12}、类固醇（17α-羟孕酮、雄烯二酮、皮质醇）、激素等，以及部分多肽类标志物。串联质谱技术在小分子代谢病临床诊断中的应用及检测样本类型与标志物如表 2-1 所示。

表 2-1　串联质谱技术在小分子代谢病临床诊断中的应用

应　用	样　本	标　志　物
维生素 D 检测	血清/血斑	$25(OH)VD_2$/$25(OH)VD_3$、$25(OH)VD$
类固醇激素检测	血清	睾酮、皮质醇、皮质酮、脱氢表雄酮、孕酮、雄烯二酮、11-脱氧皮质醇、硫酸脱氢表雄酮、17α-羟孕酮、醛固酮
半胱氨酸检测	血浆/血片	半胱氨酸/高半胱氨酸

（续表）

应 用	样 本	标 志 物
叶酸检测	血清	叶酸的多种不同形式（同时检测）
血清胆汁酸水平检测	血清	总胆汁酸和各种不同结合状态的胆汁酸
肺部疾病检查	呼出气冷凝液	反式-4-羟基-L-脯氨酸、3-硝基酪氨酸、L-脯氨酸和 L-酪氨酸
羟谷氨酸尿症	尿	2-羟基戊二酸
急性间歇性卟啉病	尿	胆色素原
嗜铬细胞瘤	血浆	变肾上腺素和去甲变肾上腺素

　　串联质谱技术用于大分子如蛋白质或多肽的分析。Bondar 等[31]应用 LC-MS-MS，在常规临床实验室液相色谱流速条件（250 μl/min）下，利用蛋白质水解方法，定量锌-α2-糖蛋白（ZAG）。结果证实，ZAG 可以作为前列腺癌的生物标志物，用于临床前列腺癌的诊断或筛查。Yang 等采用基于 LC-MS-MS 的代谢组学方法，在尿液样本中找到了肝癌患者区别于肝硬化或肝炎患者的 8 个生物标志物，这能够使肝癌筛查的假阳性率有效降低到 7.4%[32]。

　　此外，串联质谱技术在大分子代谢病的检测中还可用于溶酶体贮积症的筛查与诊断。溶酶体内有许多酸性水解酶，可特异性地分解多糖、黏多糖、脂质、磷酸酯、蛋白质等物质，当某些酶发生缺陷时，其作用底物不能被分解而堆积于体内（特别是神经组织内），干扰了生理功能，引起溶酶体贮积症的发生。溶酶体贮积症的患病率在活产婴儿中达 1/7 700。在美洲、欧洲及大洋洲，溶酶体贮积症的发病率为新生婴儿的 1/8 000～1/5 000，美国每年有 500～800 名溶酶体贮积症患儿出生，给社会和家庭造成极大的负担。迄今为止，我国尚无溶酶体贮积症患病率的确切统计学资料。已证实，硫脑苷脂在异染性脑白质营养不良、葡糖脑苷脂在戈谢病中的情况皆可以通过串联质谱技术进行分析。Spacil 等[33]利用串联质谱技术在 1.8 min 内同时检测包括戈谢病、法布里病、糖原贮积症Ⅱ型、尼曼-皮克病、黏多糖贮积症（Ⅰ型、Ⅱ型、Ⅳ型、Ⅵ型）以及克拉伯病 9 种溶酶体贮积症，使得开展溶酶体贮积症的大规模筛查成为可能。

2.2.3　代谢组学在出生缺陷筛查中的应用前景

　　出生缺陷，是指胎儿出生前就存在的结构、功能或代谢方面的异常，包括解剖结构畸形、功能不全、生长发育障碍、代谢异常。全世界每年至少有 330 万 5 岁以下儿童死于出生缺陷，出生缺陷是全球性重要人口健康问题。目前，中国出生缺陷发生率在 5.6% 左右，每年新增出生缺陷约 90 万例，严重地影响和危害儿童的生存和生活质量，影响家庭的幸福、和谐，也给社会造成沉重的经济负担。导致出生缺陷的原因非常复杂，既包括染色体和基因异常等遗传性因素，又包括环境因素（营养、药物、环境污染等），现阶段认为出生缺陷是环境因素与遗传因素相互作用的结果。目前，出生缺陷产前诊断的方法主要包括影像学（超声、CT）及临床生化检测，可以发现一些形态结构异常的器质性疾病及染色体病。

近年来，代谢组学在出生缺陷方面的研究主要体现在遗传代谢病的诊断方面，尤其是新生儿遗传代谢病的筛查。通过新生儿遗传代谢病的筛查，实现疾病的早期诊治，挽救生命，减轻损伤，避免急性疾病引起的代谢失调。根据先证者对患儿家庭进行遗传咨询并利用串联质谱技术、气相色谱-质谱联用（GC-MS）技术、酶学和分子生物学技术等进行针对性的产前筛查和诊断，减少出生缺陷的发生。此外，在过氧化物酶体病中，肾上腺脑白质营养不良的诊断需依赖血浆极长链脂肪酸分析。既往多采用气相色谱分析，近年来运用 GC-MS 技术使血浆极长链脂肪酸检测更为微量化、准确。通过羊水极长链脂肪酸分析和羊水细胞基因诊断，一些机构成功地进行了胎儿产前诊断。在糖代谢异常患者，如果糖-1,6-二磷酸酶缺乏症、半乳糖血症患者，通过尿液 GC-MS 分析，很多患者获得了确定诊断。代谢组学鉴别出的差异物不仅能作为潜在的疾病标志物对相关疾病进行筛查，还能作为疾病实时监测的一种手段，有利于疾病的早期诊断与干预管理，是未来临床发展的新领域。代谢组学研究不仅涉及单一的代谢缺陷，还研究代谢缺陷导致的后果和全身范围内整体代谢的改变，在代谢性疾病领域具有较大的应用价值。

2.3　儿童肥胖和性早熟的代谢组学研究

与肥胖相关的心血管疾病早已被公认为成人的首位死因。儿童肥胖在逐年增加，在某些欧洲国家，儿童肥胖或超重的比例已达 1/5 以上。儿童肥胖有 70%～80% 可延续至成年，导致相关并发症的发生。肥胖主要是由于能量代谢失衡引起，因此，肥胖者体内的特征代谢谱成为肥胖相关研究的热点。代谢组学能通过对复杂代谢物的研究解释生物系统的特定生化表型，包括肥胖和胰岛素抵抗、2 型糖尿病等。同时，代谢组学作为一种无创的研究方法,尤其适合对儿童及青少年患者进行长期随访,并通过及时、有针对性的干预预防成年期代谢综合征等慢性疾病的发生。

2.3.1　生命早期的代谢改变与代谢性疾病的关系

生命早期(包括母亲妊娠期状况,胎儿期、新生儿期及婴儿期)的代谢改变,都有可能影响成年代谢性疾病的发病。胎儿营养不良,无论是过度还是不足,均可能永久改变胎儿的代谢过程,增加未来慢性疾病的风险。通过代谢组学研究,有可能可以解释这种成人疾病胎儿起源假说的生物学机制。

从生命的最早期来看,已经有流行病学数据表明辅助生殖技术和胰岛素抵抗之间有一定的相关性。Gkourogianni 等[34]以 42 名平均年龄为 6.8 岁的卵胞浆内单精子注射(ICSI)受孕出生儿童和 42 名同龄自然受孕出生儿童作为研究对象,对其生化检测数据进行了单变量及多变量统计计算,发现 ICSI 受孕出生儿童体内尿素和促炎性细胞因子[人软骨糖蛋白-39(YKL-40),超敏 C 反应蛋白(hs-CRP)]水平偏低,而三碘甲状腺原氨酸(T3)偏高。此外,以其中 10 名 ICSI 受孕出生儿童和 10 名对照(NC)儿童的血浆为研究对象,应用气相色谱-质谱联用(GC-MS)技术进行了代谢组学分析,经偏最小二乘法判别分析(partial least squares discriminant analysis,PLS-DA)建模分析,结果如图 2-1 所示,可准确地将两组儿童区分开。和肥胖、胰岛素抵抗及代谢综合征相关的 36 种代谢物在两组儿童间有显著差异,尤其在女童中更为明显。在 ICSI 组升高的代谢物主要是糖、糖醇、糖酸和脂肪酸,其中甘油、豆蔻酸、亚油酸及单硬脂酸甘油酯明显升高,而甘油-3-磷酸酯显著降低,说明 ICSI 组儿童体内的脂质分解代谢水平明显高于对照组。同时,ICSI 组的柠檬酸及异柠檬酸浓度升高预示该组儿童体内有较高的脂质氧化代谢水平。此外,ICSI 组的尿素水平显著降低。以上结果表明,辅助生殖技术可能会引起儿童体内代谢紊乱,从而导致这些儿童成为成年代谢性疾病的易

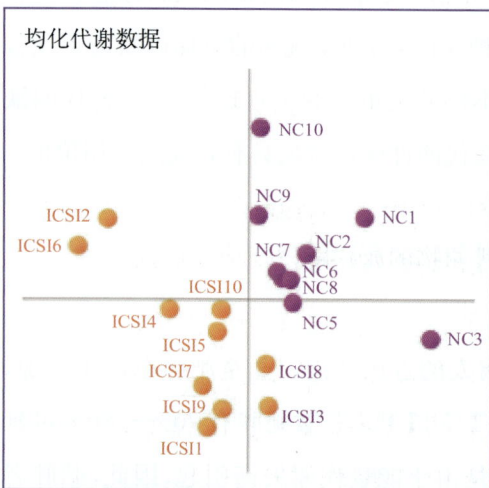

图 2-1　ICSI 组和对照组(NC)儿童血浆代谢组学 PLS-DA 分析结果

(图片修改自参考文献[34])

感人群。

　　母亲在妊娠期的状况及儿童在婴儿期的代谢改变都可能引起儿童在儿童期的肥胖。Perng 等[35]筛选了 262 名 6～10 岁的儿童及其母亲,并用他们的血浆进行了代谢组学研究,发现即使到了学龄期,儿童升高的支链氨基酸及激素水平还和母亲的妊娠期肥胖呈正相关,同时和母亲的妊娠糖尿病呈负相关,和母亲妊娠期肥胖的正相关性则通过儿童本身的体重指数(BMI)体现出来。该研究说明,儿童患肥胖症及代谢性疾病的风险与其体内的支链氨基酸及激素代谢物水平相关,并且母亲妊娠期肥胖可能导致其后代体内支链氨基酸的新陈代谢缓慢。Rzeliak 等[36]研究了 726 名婴儿 6 个月时的血浆代谢物水平,并与其 6 岁时的肥胖情况做相关分析。在对各种因素做校正后发现,6 月龄时婴儿体内溶血磷脂酰胆碱(C14∶0)水平与体重快速增加及儿童期超重/肥胖有非常密切的相关性。这表明婴儿体内的溶血磷脂酰胆碱(C14∶0)水平可能反映婴儿肥胖的风险。以上研究发现孕妇肥胖可能对后代的代谢有一定影响,可使其后代体内的支链氨基酸及其代谢物含量更高。

　　糖尿病是由于遗传和环境因素相互作用,引起胰岛素绝对或相对分泌不足以及靶组织细胞对胰岛素敏感性降低,进而引起蛋白质、脂肪、水和电解质等一系列物质代谢紊乱,其中以高血糖为主要标志。2 型糖尿病主要和肥胖及胰岛素抵抗相关,而 1 型糖尿病是由各种原因导致的胰岛素分泌不足所致。儿童、青少年是 1 型糖尿病起病的主要人群。在 1 型糖尿病患者发病早期,即使除了血糖水平和糖化血红蛋白之外无显著的生化指标变化,代谢组学的研究方法仍能够捕捉到细微的代谢差异。

　　Balderas 等[37]研究发现,1 型糖尿病患者血浆中的主要指标变化和脂质(非酯化脂肪酸、溶血磷脂酰胆碱和脂肪酸的其他衍生物)代谢相关,同时也包括肠道微生态的某些标志物(胆汁酸、硫酸对甲酚)。Sharma 等[38]应用液相色谱-串联质谱法检测 32 名 1 型糖尿病患者 α-生育酚的糖醛酸化和硫酸化代谢物的尿浓度,发现糖尿病患者 α-生育酚内酯(α-tocopheronolactone,α-TL)的糖醛酸化代谢物和硫酸盐结合物浓度增加,提示 α-TL 结合物的尿浓度可以作为 1 型糖尿病氧化应激的有效生物标志物。Pflueger 等[39]对数 10 例父亲或母亲有 1 型糖尿病,而本人糖尿病自身抗体在不同年龄检测到阳性,有 1 型糖尿病患病风险的儿童进行代谢物检测,发现自身抗体阳性的儿童比自身抗体阴性者奇数碳脂肪酸甘油三酯和含多不饱和脂肪酸的磷脂水平增高,与抗体首次出现年龄无关。而早在 2 岁之前就出现自身抗体的儿童与 8 岁以后才出现自身抗体或抗体始终阴性的儿童相比,甲硫氨酸的浓度仅为后两者的 1/2。因此可以推断,不同的年龄、不同的胰岛自身免疫状态均呈现不同的代谢特征,推测甲硫氨酸相关的代谢途径参与儿童胰岛自身抗体的产生。Oresic 等[40]比较了 56 名 1 型糖尿病儿童和 73 名正常对照儿童(无糖尿病及糖尿病自身抗体阴性)的代谢物水平。1 型糖尿病患者出生时血清琥珀酸和磷脂酰胆碱水平降低,在此后的随访中甘油三酯和抗氧化磷脂乙醚水平均降低,而在自身抗体转阳前几个月促炎性细胞因子溶血磷脂酰胆碱水平增高。胰岛素和谷氨酸脱羧酶自身抗体转阳前酮亮氨酸降低,谷氨酸升高,此后又恢复到正常水平。因而,自身免疫改变可能是早期代谢紊乱后的反应。这些代谢变化可能为研究 1 型糖尿病的发病机制及研究新的预防策略提供思路。

2.3.2　肥胖儿童的代谢变化与成人的差异及其代谢可塑性

可导致肥胖的多个代谢途径都可通过代谢组学研究阐明。如果选取和高胰岛素血症、高脂血症、高尿酸血症、高瘦蛋白血症相关的代谢组分进行分析,就能从中分析出和能量消耗及脂肪氧化相关的代谢物。胰岛素抵抗、高瘦蛋白血症、高甘油三酯血症、高尿酸血症、氧化应激炎症等肥胖儿童所具有的特征都和特定的代谢状况相关联。许多研究发现成人肥胖者及糖尿病患者体内的酰基肉碱和氨基酸水平升高,但在青少年肥胖人群中结果不尽相同。Mihalik 等[41]对平均年龄在 13～15 岁的肥胖青少年和 2 型糖尿病青少年进行了相关研究,结果发现长链的酰基肉碱(C18：2-CN 至 C14：0-CN)在 3 组人群(正常体重、肥胖及肥胖伴 2 型糖尿病青少年)中的水平相似,说明 3 组人群 β 氧化水平相似。但是,糖尿病组 β 氧化的中间产物(C10：1-CN 至 C2-CN)水平降低,提示该组人群对这些产物的利用增加。另外,氨基酸及相关氨基酸酰基肉碱(C3-CN、C4-CN 及 C5-CN)水平降低,提示糖尿病组 β 氧化利用增强。糖尿病患者血浆支链氨基酸水平降低,因为其脂肪含量增加,脂肪分解和甘油增加,导致糖异生增加,从而将支链氨基酸更多地转化为谷氨酸、丙酮酸和丙氨酸以提供糖异生的底物。这种低氨基酸水平与肥胖及糖尿病青少年中以间接测热法测得的脂肪酸氧化和耗氧量增加一致。而且与成人相比,青少年本身就存在合成代谢增强和分解代谢降低,在青春期出现蛋白质分解和氧化水平降低,而肥胖和 2 型糖尿病青少年的高胰岛素血症和高能量摄入也会导致其合成代谢增强更加显著,氨基酸水平降低。但是,有动物实验表明,成年肥胖小鼠的脂肪组织对支链氨基酸的摄取减少,但在生长期的变化尚缺乏数据。因此,在肥胖情况下脂肪组织对支链氨基酸的摄取情况,可能是青春期和成年期代谢的又一区别,值得进一步探索。

　　肥胖组和 2 型糖尿病组空腹脂肪分解和脂肪氧化均较正常体重组高。线粒体的适应性和代谢可塑性也可能在其中起一定作用。肥胖儿童脂肪酸氧化的增加,也可能是机体应对体重增长的一种方式。但这种适应能力并不足以阻断糖尿病的发生进程,而且随着肥胖儿童年龄增大和持续肥胖,线粒体过负荷,这种适应性也会减弱甚至丢失,最终导致脂肪酸总氧化能力降低,出现功能失调。另外,在肥胖和 2 型糖尿病儿童,胰岛素敏感性和脂肪酸氧化呈负相关。脂肪酸氧化的增加,可能经由葡萄糖-脂肪酸循环(Randle 循环)导致葡萄糖氧化减少,参与青春期胰岛素抵抗的发生。而精氨酸、组氨酸和丝氨酸的氧化水平则和胰岛素敏感性呈正相关。

　　但是,也有不同的研究结果。Butte 等[42]选取 353 名非肥胖和 450 名肥胖的西班牙儿童,发现在肥胖儿童中支链氨基酸(亮氨酸、异亮氨酸、缬氨酸)及其代谢物丙酰肉碱和丁酰肉碱均显著增加,而溶酶体脂质和二羧酸脂肪酸均显著减少。炎症和氧化应激标志物——类固醇衍生物在肥胖儿童也显著增高。主成分 PC6(支链氨基酸和芳香族氨基酸)和主成分 PC10(天冬酰胺、甘氨酸和丝氨酸)与体重指数相关性最大,而主成分 PC10 和主成分 PC12(酰基肉碱)与体脂率相关性最大。主成分 PC6、PC9(氨基酸和三羧酸循环代谢物)、PC10 与代谢危险因素及总能量消耗有关。脂肪氧化和 PC8(溶酶体脂质)呈负相关,并和主成分 PC16(酰基肉碱)呈正相关。上述支链氨基酸和酰基肉碱、炎症标志物、核苷酸、溶酶体脂质的变化在肥胖的成年人中也可看到。然而,脂肪酸分解代谢减少、类固醇衍生物增加可能是肥胖儿童特有的现象。

　　肥胖儿童支链氨基酸升高可能和以下机制相关。首先,远端代谢途径受损可能导致支链氨基酸氧化不完全。其次,肠道微生物中的部分细菌能从头合成支链氨基酸,细菌在肥胖与消瘦个体的不同分布可导致支链氨基酸升高。最后,肥胖者由于胰岛素抵抗,会有更多的骨骼肌分解,导致更多支链氨基酸释放入血液循环。

　　肥胖者支链氨基酸升高和胰岛素抵抗之间的关系相当复杂。支链氨基酸升高是否足以导致胰岛素抵抗目前仍未明确。一些研究指出,在青少年中支链氨基酸升高甚至和胰岛素敏感性增高及更好的细胞功能相关[41, 43]。以上多项研究表明,儿童和成人的体内代谢不同,目前认为这主要和代谢可塑性有关。这说明及时控制体内代谢物紊乱,可以有效地降低疾病发生和发展的风险。

　　Perng 等[35]的研究还表明,除了支链氨基酸,肥胖儿童体内的大分子中性氨基酸(LNAA)水平也有升高,包括苯丙氨酸、酪氨酸和色氨酸。它们都能经由 LAT1 蛋白与支链氨基酸竞争在细胞中的转运。Perng 等认为肥胖者的 LAT1 表达有可能降低,从而导致这 3 种中性氨基酸在血中的水平均有增高。参与这种机制的还包括犬尿氨酸、色氨酸代谢物和γ-谷氨酰亮氨酸等蛋白质分解产物。它们同时和稳态模型胰岛素抵抗指数(HOMA-IR)、空腹胰岛素、甘油三酯、瘦蛋白、超敏 C 反应蛋白(hs-CRP)、IL-6 呈正相关,与脂连蛋白呈负相关。这些变化和性成熟早期的性激素刺激(胰岛素样生长因子/生长激素)轴活跃相关,胰岛素样生长因子/生长激素轴变化除了会加剧胰岛素抵抗,也会增加瘦蛋白合成、炎症及血脂水平,该研究说明这些早期的改变可能会增加代谢性疾病的患病风险,这些特定代谢物将会反映潜在的代谢风险变化。这说明及时控制肥胖儿童体内代谢物紊乱,可以有效地降低其发展为疾病的风险。

　　以上研究多选取患者的空腹血样作为代谢基准状态,而口服葡萄糖耐量试验(OGTT)是经典的评估肥胖者糖负荷后代谢改变的检查。国内的研究者 Liu 等应用气相色谱-质谱联用(GC-MS)技术和超高效液相色谱-三重四极杆质谱联用(ultra-high performance liquid chromatography-triple quadrupole mass spectrometry, UPLC-TQMS)技术分析了 15 名肥胖青少年和 15 名对照者在 OGTT 期间血清中的脂肪酸、氨基酸和生物胺等57 种代谢物(见图 2-2)[44]。与对照组相比,肥胖者中亮氨酸、缬氨酸、异亮氨酸、苯丙氨酸、脯氨酸、丙氨酸、肌酸和天冬酰胺显著增加,而谷氨酰胺、谷氨酸和牛磺酸显著下降。无论在肥胖组还是对照组,OGTT 期间几个游离脂肪酸包括棕榈酸(C16∶0)、棕榈油酸(C16∶1)、亚油酸(C18∶2)和亚麻酸(C18∶3)均显著减少。肥胖组与对照组相比游离脂肪酸水平在空腹时较高而 OGTT 后下降延迟。

　　进一步分析 OGTT 后 2 h 代谢物相对于空腹基准的变化,发现 BMI、腰围、臀围、体脂等肥胖参数和精氨酸及组氨酸呈正相关。空腹血糖升高和组氨酸呈正相关,空腹胰岛素水平和亮氨酸、异亮氨酸、苯丙氨酸、赖氨酸、天冬酰胺及游离脂肪酸呈正相关,HOMA-IR 和亮氨酸、异亮氨酸、苯丙氨酸、组氨酸、赖氨酸及游离脂肪酸呈正相关。而餐后棕榈酸、支链氨基酸及苯丙氨酸的变化与空腹胰岛素及 HOMA-IR 相关。由此发现餐后棕榈酸和支链氨基酸的变化可能在肥胖的发展和胰岛素抵抗中具有重要作用。

　　血中游离脂肪酸水平,尤其是饱和脂肪酸如棕榈酸在糖尿病的发展进程中具有核心作用,可导致胰岛素抵抗、胰岛素信号转导途径受损和 β 细胞的破坏。饱和脂肪酸的

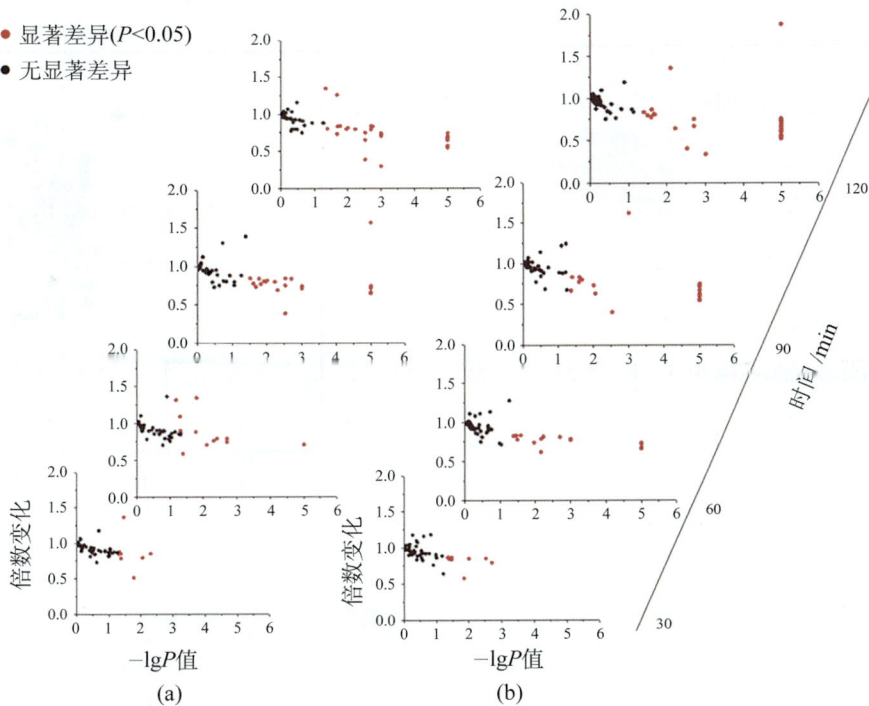

图 2-2　口服葡萄糖耐量试验期间不同时间点对照(a)和肥胖儿童(b)代谢物增加的倍数

小点代表血清中测得的 57 种代谢物相对于空腹状态下增加的倍数;红点为差异显著($P<0.05$)的部分(图片修改自参考文献[44])

增加导致各种脂质的积累,以及脂毒性效应如细胞凋亡、炎症和内质网应激。以上研究为阐释青少年代谢性疾病与成人发病机制的不同及代谢可塑性提供了更加明确的科学依据。

Reinehr 等[45]研究儿童减重后代谢谱的变化发现,体重未变化的儿童体内代谢物的浓度没有显著变化,体重显著减轻的儿童体内谷氨酰胺、甲硫氨酸、溶血磷脂酰胆碱(C18∶1,C18∶2 和 C20∶4)以及酰基烷基磷脂(C36∶2)显著增加,而酰基肉碱(C12∶1 和 C16∶1)、脯氨酸、酰基烷基磷脂(C34∶1,C34∶2,C34∶3,C36∶3 和 C38∶2)没有显著变化。但是这些变化既可能与导致体重减轻的饮食、运动等生活方式变化相关,也可能与体重减轻本身的代谢改变有关,因此仍需进一步研究。

Wahl 等[46]研究了 6～13 岁儿童体内的 163 种代谢组分,发现肥胖者在和氧化应激、鞘磷脂代谢、β 氧化能量消耗旁路途径相关的代谢组分上与正常体重者不同,但是不同青春期阶段之间并无变化,如图 2-3 所示。

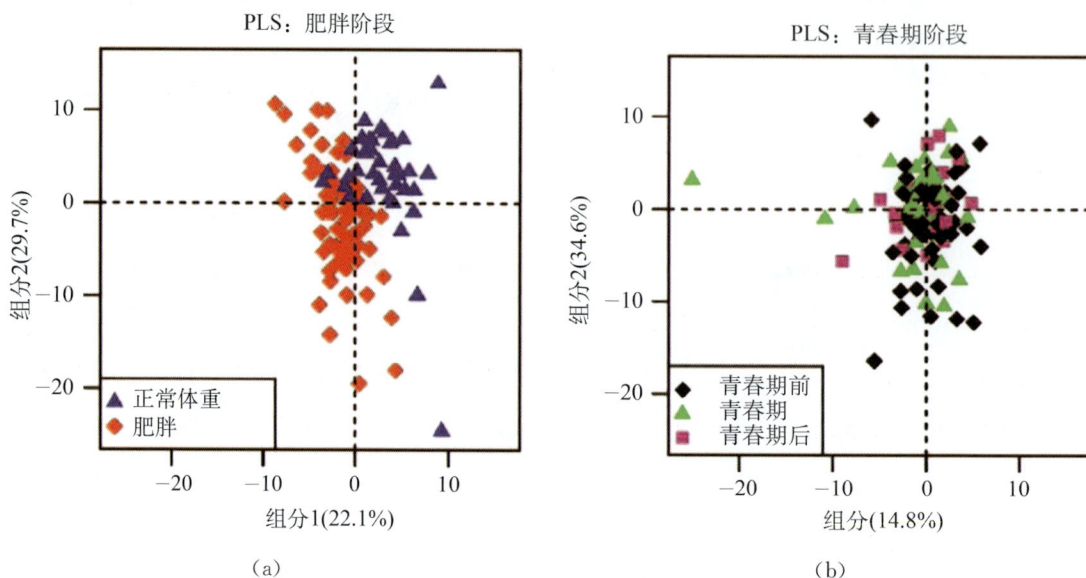

图 2-3　PLS 分析结果交叉验证的前两个组分的分数曲线

(a)肥胖和正常体重;(b)不同青春期阶段。括号中的百分数代表在代谢物数据中相关组分的变异百分数(图片修改自参考文献[46])

　　Newbern 等研究发现,肥胖青少年在青春期的代谢存在性别差异:在同样的 BMI 情况下,男孩体内支链氨基酸水平及其分解产物高于女孩。同时,男孩体内支链氨基酸和尿酸水平与 HOMA-IR 呈正相关,和脂连蛋白呈负相关,而女孩则和甘油三酯/高密度脂蛋白胆固醇(TG/HDL-C)比值呈正相关[47],这和在成人研究中发现的性别差异结果类似。

2.3.3　儿童性早熟诊治的代谢组学研究

　　儿童性早熟是指女童在 8 岁前出现乳房发育,10 岁前出现月经初潮;男童在 9 岁前出现第二性征,并伴有体格生长加速[48]。近年来,随着社会经济的发展和营养状况的改善,儿童性早熟的发病率逐年增高,青春期的启动年龄(尤其是女童)也呈年代提前趋势。过早发育不仅影响儿童的体格生长发育,给儿童的社会心理健康也带来巨大影响。儿童性早熟的发病机制目前尚未完全阐明,根据其临床表现及发病机制可分为中枢性性早熟(central precocious puberty, CPP)及外周性性早熟(peripheral precocious puberty, PPP)。中枢性性早熟大部分是由于脑的神经内分泌功能失调所致,亦称特发性中枢性性早熟(idiopathic central precocious puberty, ICPP);少部分是由中枢神经系统器质性病变导致，也可由外周性性早熟转化而来。外周性性早熟常由性激素分泌异常的肿瘤及外源性性激素的摄入所致。

目前，儿童性早熟的诊断主要根据病史询问、体格检查、性激素水平测试、促性腺激素释放激素（GnRH）激发试验、骨龄 X 线片摄片、垂体磁共振成像（MRI）及超声检查等综合评估。然而这些检测方法并不能有效地达到早期诊断的目的。GnRH 激发试验常需要患儿住院多次采血，部分患儿可能需行多次激发试验才能明确诊断，不仅增加了患儿的痛苦，而且多次激发试验还可能对患儿性腺轴造成影响。近年来研究发现，瘦蛋白[10]及吻素（kisspeptin）[50]对性腺轴启动具有重要调控作用，但并不能替代 GnRH 激发试验在性早熟诊断中的作用。因此，寻找性腺轴启动的"开关"分子及临床早期诊断中枢性性早熟的便捷、灵敏、特异性生物学标志物成为近年来的研究热点。

代谢组学的出现为揭示儿童性早熟的发病机制和发现用于早期诊断的生物标志物带来了全新的思路。随着代谢组学技术在儿童性早熟诊治研究中的应用，有望在性早熟儿童体内发现新的生物标志物，并从代谢层面进一步阐释性腺轴启动的病理生理机制，有利于儿童性早熟的精准诊治。

2.3.3.1 代谢组学技术在儿童性早熟诊断中的应用研究

儿童中枢性性早熟大部分是由于脑的神经内分泌功能失调所致，近年来研究发现肥胖与女童性腺启动呈正相关[51, 52]，参与能量代谢的脂肪因子如瘦蛋白与性发育关系密切，但目前具体机制尚未研究明确。因此，代谢组学非常适合从代谢层面为性腺轴的启动提供新的线索。Qi 等[53]利用超高效液相色谱-三重四极杆-飞行时间质谱联用（UPLC-Q-TOFMS）和气相色谱-飞行时间质谱联用（GC-TOFMS）等技术分析了性早熟女童尿液代谢物及曲普瑞林治疗后尿液代谢物的变化，以中枢性性早熟（CPP）组 57 例、外周性性早熟（PPP）组 49 例、年龄匹配的正常对照（control）组 57 例为研究对象（样本来源于上海交通大学附属儿童医院）。利用 UPLC-Q-TOFMS 方法检测 CPP 组、PPP 组和对照组的尿液样本，各样本的原始总离子流图呈现出约 10 280 个谱峰，直观观察 3 个组间的谱图差异并不明显。但对谱峰进行代谢谱库对比鉴定，数据归一化处理，采用 PLS-DA 方法将这 3 组中的每两组进行数学建模，发现每两组间均得到了完全分离。进一步用正交偏最小二乘法判别分析（OPLS-DA）对 CPP 组、PPP 组与对照组尿液进行两两比较[见图 2-4（a）、（b）和（c）]，寻找其代谢组分差异预测值最高的生物标志物

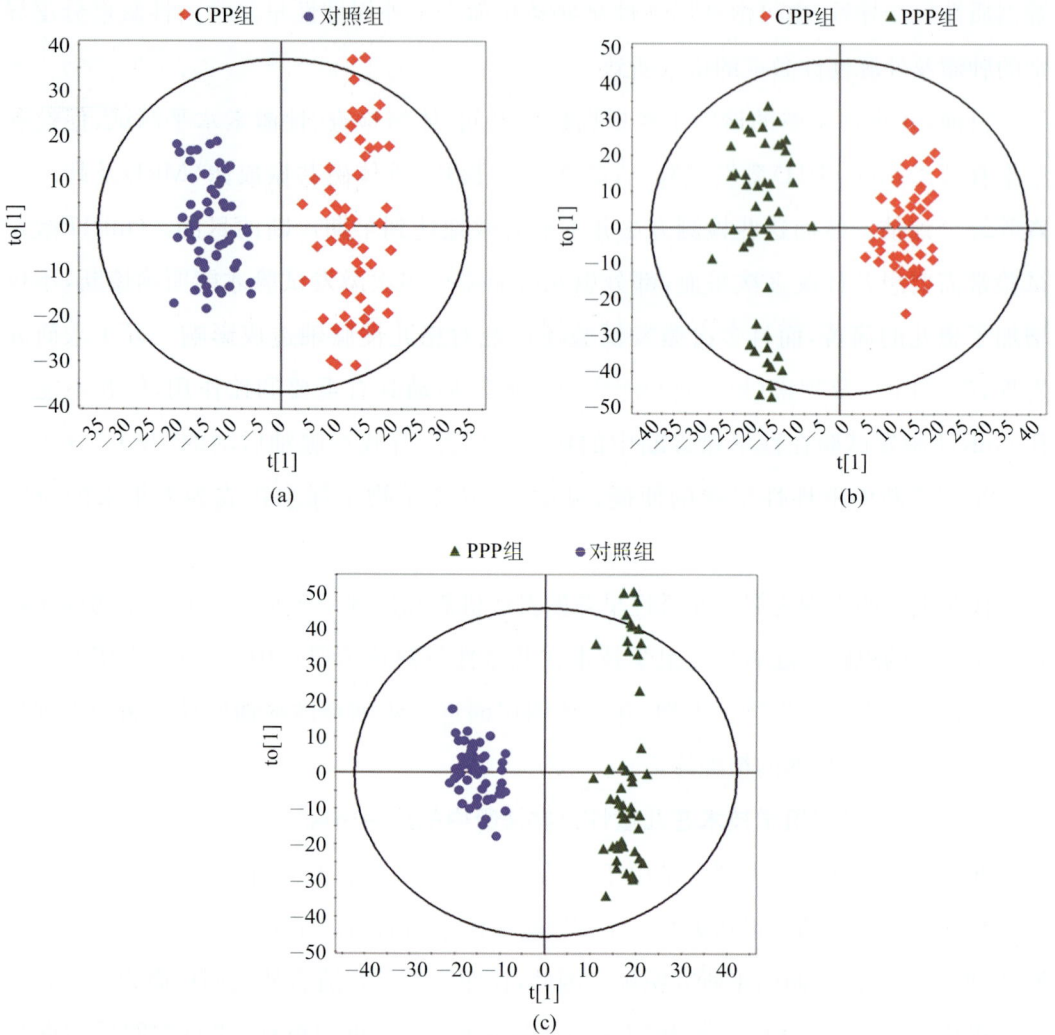

图 2-4　性早熟女童与同龄对照组用 UPLC-Q-TOFMS 方法分析尿液代谢物的 OPLS-DA 模型

(a) CPP 组与对照组的区分;(b) CPP 组与 PPP 组的区分;(c) PPP 组与对照组的区分(图片修改自参考文献[53])

(见表 2-2),结果发现性早熟女童尿液代谢组分改变主要集中在以下三大代谢途径:儿茶酚胺、色氨酸和三羧酸循环(见图 2-5)。通过图 2-5(a)可发现儿茶酚胺类的前体化合物酪氨酸的浓度有所降低,同时,高香草酸(HVA)和香草扁桃酸(VMA)作为儿茶酚胺类的主要代谢终产物,在 CPP 组女童尿液样本中有相对较高的浓度。此外,异丙肾上腺素(去甲肾上腺素的甲基化代谢物)、香草乙二醇也有所增加。香草乙二醇是源自交感肾上腺分泌的肾上腺素和去甲肾上腺素的代谢物,可以进一步氧化生成终产物香草扁桃酸。在 CPP 组女童尿液中,儿茶酚胺代谢途径的起始原料减少,终产物增加,这一现

表 2-2　Logistic 回归分析发现的中枢性性早熟组与对照组、PPP 组，
PPP 组与对照组间差异显著的尿液代谢物

标 志 物	系数值	S.E.	P 值	FC[③]	P[⑤]	VIP[©]
CPP 组-对照组						
肌酐[@]	−0.000 8	0.000 2	4.31×10^{-4}	0.74	1.77×10^{-9}	3.02
3,4-二羟基丁酸盐	0.008 5	0.003 4	1.23×10^{-2}	1.44	1.00×10^{-8}	2.85
尸胺素[@]	0.059 3	0.015 3	1.10×10^{-4}	1.64	6.11×10^{-8}	2.53
酮戊二酸[@]	−0.020 7	0.005 8	3.23×10^{-4}	0.68	4.25×10^{-5}	2.18
谷氨酰胺[@]	0.080 0	0.035 0	2.22×10^{-2}	2.06	1.59×10^{-2}	1.70
吲哚乙酸[@]	−0.068 4	0.030 7	2.61×10^{-2}	0.59	5.02×10^{-3}	1.97
常量	4.860 0	2.653 4	6.70×10^{-2}			
CPP 组-PPP 组						
泛酸[@]	−0.157 2	0.084 1	6.15×10^{-2}	0.59	1.77×10^{-2}	1.78
3β,15β,17α-三羟基孕酮	0.139 0	0.052 8	8.50×10^{-3}	1.83	3.81×10^{-4}	2.19
己二酸[@]	−0.005 5	0.001 9	4.39×10^{-3}	0.77	2.42×10^{-3}	1.92
氨基酚[@]	−0.092 9	0.027 5	7.27×10^{-2}	0.43	1.18×10^{-7}	3.46
皮质醇[@]	0.165 8	0.079 0	3.58×10^{-2}	1.52	9.60×10^{-3}	1.61
半胱氨酸[@]	0.058 9	0.021 0	5.06×10^{-3}	1.91	9.93×10^{-3}	1.59
高丝氨酸[@]	0.182 4	0.076 2	1.66×10^{-2}	1.46	7.42×10^{-4}	2.16
嘧啶	−0.034 1	0.019 3	7.77×10^{-2}	0.40	1.66×10^{-4}	2.53
嘌呤[@]	−0.174 5	0.087 7	4.66×10^{-2}	0.72	1.37×10^{-4}	2.43
常量	5.230 0	2.283 2	2.20×10^{-2}			
PPP 组-对照组						
柠檬酸[@]	−0.001 7	0.000 5	5.71×10^{-4}	0.78	1.08×10^{-3}	2.18
琥珀酸[@]	0.042 5	0.011 8	3.18×10^{-4}	1.71	2.17×10^{-6}	3.17
1-甲基组氨酸[@]	0.379 9	0.129 6	3.37×10^{-3}	1.61	3.88×10^{-3}	1.73
5-羟基色氨酸[@]	−0.199 0	0.077 0	9.77×10^{-3}	0.63	5.75×10^{-7}	2.79
5-甲基胞嘧啶	0.235 4	0.089 0	8.21×10^{-3}	1.72	3.26×10^{-3}	1.76
柠苹酸[@]	−0.057 0	0.019 5	3.44×10^{-3}	0.68	1.68×10^{-2}	1.83
辛二酸[@]	−0.271 5	0.085 6	1.52×10^{-3}	0.59	6.74×10^{-3}	1.59
常量	2.996 6	1.739 9	8.50×10^{-2}			

注：@ FC(倍数变化)：FC＞1 代表 CPP 组浓度较对照组及 PPP 组高，FC＜1 代表 CPP 组浓度较对照组及 PPP 组低；相应地，FC＞1 代表 PPP 组浓度较对照组高，FC＜1 代表 PPP 组浓度较对照组低；⑤ P 值由 Wilcoxon-Mann-Whitney 秩和检验得到；© 参数选择标准 VIP＞1；@ 代谢物通过参考标准进行验证。S.E.：标准误差(表中数据来自参考文献[53])

(a)

(b)

(c)

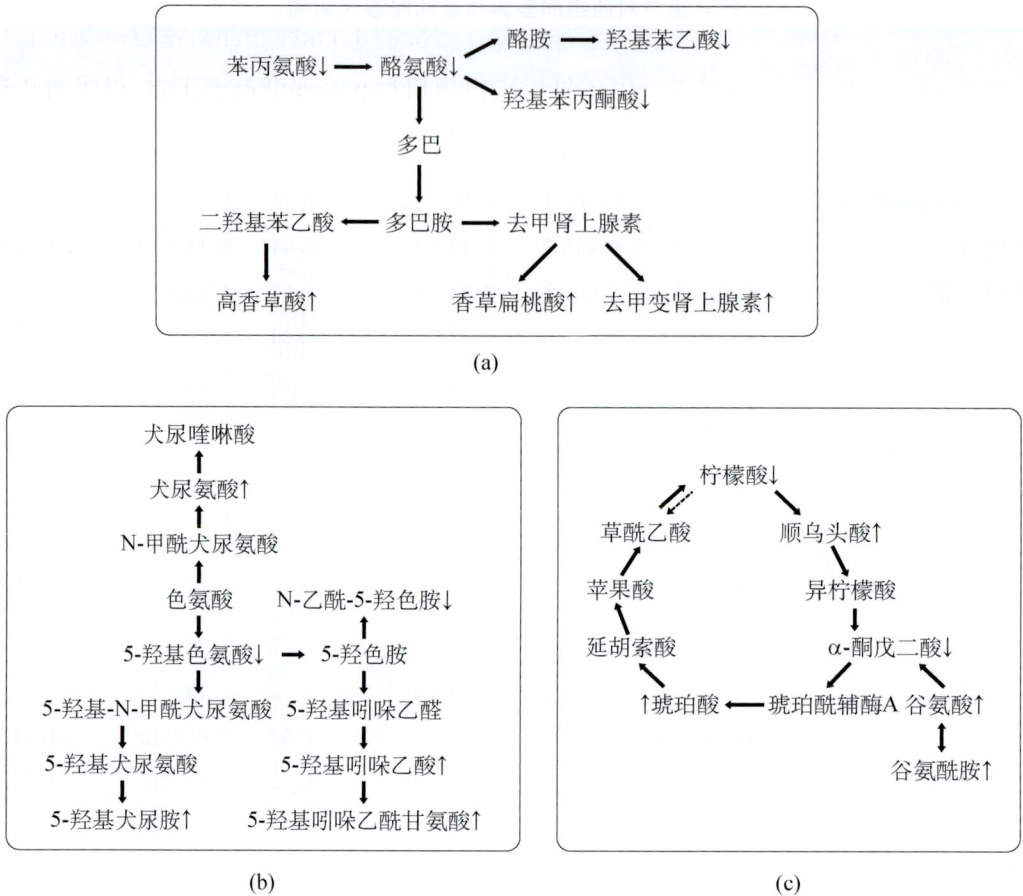

图 2-5　中枢性性早熟组与对照组代谢组分变化

(a)儿茶酚胺代谢途径;(b)色氨酸代谢途径;(c)三羧酸循环。↑代表中枢性性早熟组较对照组显著增加,↓代表中枢性性早熟组较对照组显著降低(图片修改自参考文献[53])

象表明该代谢途径被上调[见图 2-5(a)],也间接证明了中枢神经系统活性的增强。同时,在本研究中发现,在 CPP 组女童尿液样本中 5-羟基色氨酸(5-HTP)明显减少,而色氨酸代谢途径中的终产物 5-羟基吲哚乙酰甘氨酸、5-羟基吲哚乙酸和 5-羟基犬尿胺却有所增加。显然,尿液中的这种变异是由色氨酸代谢途径正调控产生的结果[见图 2-5(b)]。该结果说明肾上腺髓质激素的增多和交感神经系统功能的增强是 CPP 组女童的主要调控机制。这些重要的生理效应会激活下丘脑-垂体-性腺(hypothalamic-pituitary-gonadal,HPG)轴,释放性激素,随后启动青春期及第二性征。同时,该研究采用曲普瑞林缓释剂对 CPP 组及对照组进行干预,观察其代谢模式的改变,分析其中 6 个关键的代谢物在不同时间点的动态变化,并描绘了这 6 个代谢物在正常组和 CPP 组女童给药前 (M_0)及 CPP 组女童给药后第 2、4、6 个月(M_2,M_4,M_6)尿样中相对浓度的变化趋势(见图 2-6)。结果发现,这 6 个关键生物标志物的相对水平逐渐趋于正常,说明曲普瑞林对 CPP 女童代谢网络紊乱具有干预和修复疗效。

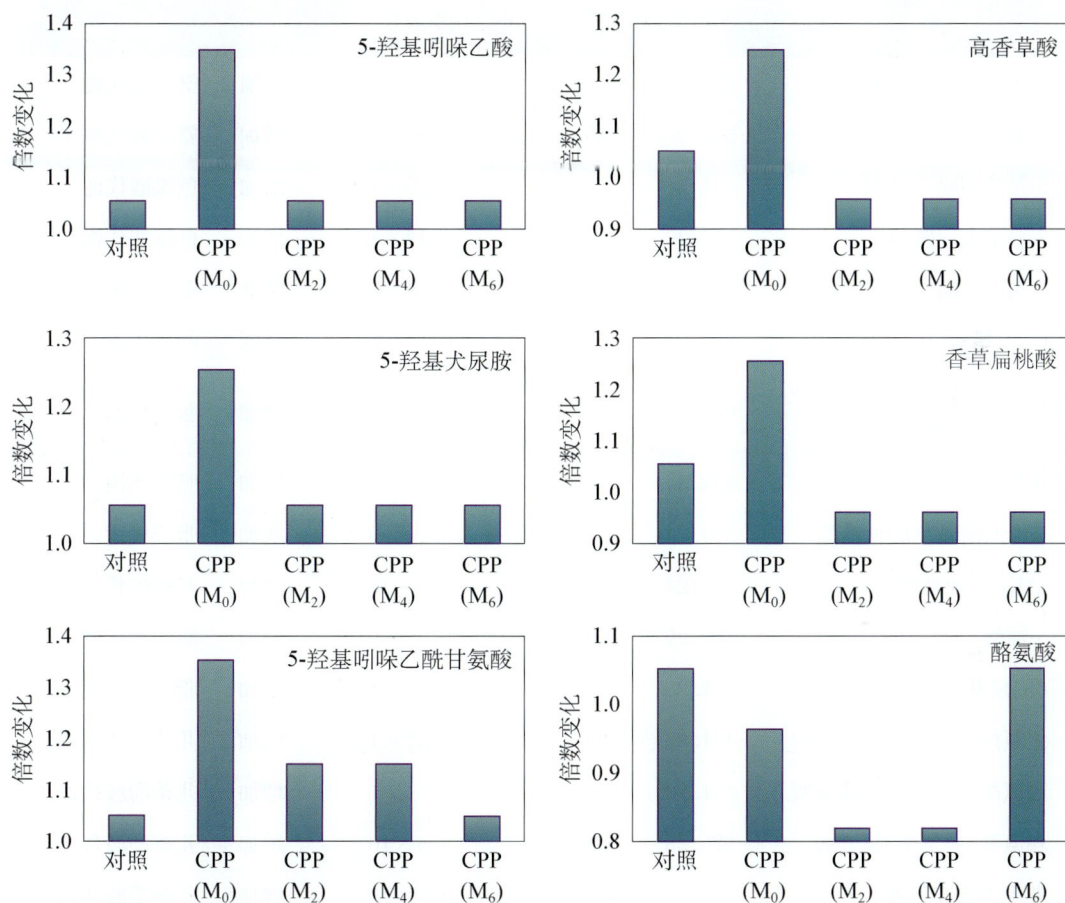

图 2-6 中枢性性早熟组接受曲普瑞林治疗前,治疗后第 2、4、6 个月尿液中代谢组分变化轨迹图(组成分析得分图)

(图片修改自参考文献[53])

与此类似,王玲娜等[54]采用高效液相色谱-四极杆-飞行时间质谱联用(HPLC-Q-TOFMS)系统对苏州大学附属儿童医院内分泌科 66 例年龄分布在 6～8 岁的女童血清样本进行了代谢图谱分析,其中真性性早熟组(23 例)、健康对照组(43 例),并结合主成分分析(PCA)和 PLS-DA 模式识别分析,根据 PLS 分析的载荷图和 *VIP* 值,筛选出

24 个代谢标志物(见表 2-3),之后对其参与的代谢途径进行了分析,结果发现氨基酸、5-羟色胺、儿茶酚胺及脂代谢等多条代谢途径异常与儿童性早熟发生相关,性早熟儿童脂质代谢中间产物的水平上调说明性早熟与脂质代谢异常有关。

表 2-3 中枢性性早熟组与正常对照组间的差异性代谢物

标 志 物	质量	倍数变化	P 值	变化	代谢途径
亮氨酸-亮氨酸-脯氨酸	387.24	2.08×10^4	0	增加	氨基酸代谢
3-苯基乙酰丙酸	204.079	335	3.75×10^{-5}	增加	氨基酸代谢
5-羟基吲哚-3-乙酸	191.18	1 343	1.85×10^{-3}	增加	色氨酸代谢
5-羟基犬尿胺	180.20	2 940	2.12×10^{-4}	增加	色氨酸代谢
2-氧十七酸	301.26	－201	6.79×10^{-9}	降低	脂质代谢
6,11-蜡酸	253.24	-4.88×10^4	0	降低	脂质代谢
1,3-二(十四酰基)-2-(9Z-十六碳烯-sn-甘油-d5	667.46	1.25×10^4	0	增加	脂质代谢
花生酸-rac-甘油酯	432.34	4 860	6.7×10^{-44}	增加	脂质代谢
1-十八酰基葵酸甘油酯	394.28	705	9.4×10^{-22}	增加	脂质代谢
13E,17-亚油酸	280.24	1.62×10^4	9.2×10^{-37}	增加	脂肪酸代谢
5-油酸	282.26	1.43×10^4	0	增加	脂肪酸代谢
8R-羟基-9Z-油酸	298.25	313	7.49×10^{-4}	增加	脂肪酸代谢
组氨酸-甲硫氨酸-赖氨酸	431.23	683	8.47×10^{-6}	增加	儿茶酚胺代谢
酪氨酸-苯丙氨酸-脯氨酸	471.20	3 123	0	增加	儿茶酚胺代谢
赖氨酸-酪氨酸-精氨酸	525.28	630	9.6×10^{-15}	增加	儿茶酚胺代谢
花生四烯多巴胺	461.30	1 901	2.3×10^{-4}	增加	儿茶酚胺代谢
3β,17α,21-三羟基孕烯二酮	348.23	2.06×10^4	0	增加	激素代谢
四磷酸盐腺苷酸	608.93	1.68×10^4	0	增加	嘌呤代谢
脑苷脂 C	775.56	5.72×10^4	0	增加	鞘氨酸代谢
4-对苯基苯胺	169.09	100	1.88×10^{-9}	增加	外源性物质代谢
邻苯二甲酸二丁酯	278.15	130	3.58×10^{-4}	增加	外源性物质代谢
羟基积雪草酸	521.37	4.06×10^4	0	增加	多种代谢途径

(表中数据来自参考文献[54])

2.3.3.2 代谢组学在儿童性早熟机制中的应用研究

在当前的大数据时代,随着基因组学、蛋白质组学及代谢组学的不断发展、各种数据库信息的建立和不断完善,同时借助网络分析技术的强大功能,人们可以通过异常代谢标志物进一步探讨其参与的代谢途径,探讨疾病发生发展的具体机制。Yang 等[55] 利用 LC-MS 技术,对来自上海交通大学附属儿童医院的 76 例 CPP 女童及 106 例健康对照者进行了代谢组学分析,并对性早熟女童的差异性代谢物进行了深入的功能分析。利用 KEGG 数据库及神经内分泌免疫系统数据库(database of neuro-endocrine-immune,dbNEI),对代谢物进行复杂的网络分析,探讨其参与的初级代谢及神经内分泌代谢途径。初级代谢研究发现,CPP 组的差异性代谢物主要参与氨基酸代谢(见表 2-4),同时发现 CPP 组的差异性代谢物与神经系统激活的关系更为密切,而非内分泌系统,提示这些代谢物可能与 HPG 轴的激活相关。

表 2-4 中枢性性早熟组与对照组主要的差异性代谢物及其参与的代谢途径

	主要功能	模型序号	总代谢物数量(种)	中枢性性早熟组差异性代谢物数量(种)	P 值
1	参与脂质代谢	10, 28, 24, 25, 2, 11	280	3	0.971
2	未知	21, 20, 12, 19	170	1	0.986
3	大部分未知,部分参与氨基酸代谢	15, 3, 4, 13	251	4	0.859
4	作为辅助因子和参与维生素代谢	16, 17	51	1	0.703
5	参与碳水化合物代谢	6, 1, 8	165	4	0.541
6	参与外源性物质降解及代谢	27	33	0	1.000
7	参与核苷酸代谢	5, 23	152	7	0.053
8	参与氨基酸代谢	9, 18, 7, 26, 14, 22	284	12	0.019

(表中数据来自参考文献[55])

该研究主要发现 7 条与性早熟关系密切的代谢途径(见表 2-5)。既往研究表明,青春期的启动主要由 HPG 轴和下丘脑-垂体-肾上腺(hypothalamic-pituitary-adrenal,HPA)轴所调控,因此该研究将这 7 条代谢途径融入一个以 HPG 及 HPA 轴为核心的代谢网络中进行功能分析。HPG 轴和 HPA 轴的上游主要包括酪氨酸代谢和色氨酸代谢。既往研究表明,肾上腺素可激活 HPA 轴,HPA 轴活化后可抑制女性生殖功能[56];而在该研究中 CPP 组肾上腺素水平较正常对照组降低,相应的对 HPA 轴的激活作用减弱,从而促进女童青春期的启动。此外,肾上腺素还可促进脂肪分解,而 CPP 组女童较正常对照组肾上腺素水平降低,脂肪分解作用减弱,导致体脂的堆积,这也与近年来肥胖促进女性性发育的研究结果相一致。其次,该研究结果提示 CPP 组女童尿液中大麦芽碱较对照组高,有研究显示大麦芽碱可使去甲肾上腺素的分泌加速,而去甲肾上腺素可促进下丘脑分泌 GnRH,GnRH 可直接激活 HPG 轴,从而促进生殖系统发育。在色氨酸代谢中,经色氨酸氧化脱核后转变而来的 5-羟色胺是促性腺激素释放的重要因子,亦可能刺激下丘脑释放 GnRH[57],从而促进性腺轴的启动。HPG 轴和 HPA 轴的下游主要为脯氨酸和嘧啶代谢。脯氨酸是胶原蛋白的主要成分,CPP 组女童尿液中的高水平脯氨酸和羟基脯氨酸为青春期骨骼系统的快速发育提供了可能。CPP 组女童的 DNA 合成增加、降解减少,为 CPP 组女童发育过程中的细胞增殖提供了原料。

表 2-5　中枢性性早熟组尿液代谢物参与的 7 条主要代谢途径

	代 谢 途 径	相关代谢物数量(种)	CPP 组差异性代谢物数量(种)	P 值
1	色氨酸代谢	81	8	0.000 39
2	牛磺酸和亚牛磺酸代谢	20	3	0.003 942
3	丙氨酸、天冬氨酸盐和谷氨酸盐代谢	24	3	0.006 682
4	氨酰 tRNA 合成代谢	75	5	0.007 183
5	嘧啶代谢	59	4	0.015 266
6	酪氨酸代谢	76	4	0.035 101
7	精氨酸和脯氨酸代谢	84	4	0.047 985

(表中数据来自参考文献[55])

上述研究结果表明,采用代谢组学方法有望为性早熟儿童发现新的生物标志物,并进一步阐释性腺轴启动的病理生理机制。但目前国内外基于儿童性早熟的代谢组学相关研究尚未成熟,还需要更多大样本、多中心的研究,为儿童性早熟的临床诊治提供新的方向。

2.4 不孕不育和辅助生殖的代谢组学研究

社会经济的发展在带给人类高水平的生活质量的同时,也带来了一系列的问题,如生态环境的破坏、居住环境的污染、食物中农药残留、抗生素滥用等,这些均对人类的生育能力产生了一定的影响。不孕不育问题在全球范围内日益严重,已成为继恶性肿瘤、心脑血管疾病之后严重影响人类生活健康的第 3 大疾病。据文献报道,全球平均约有 9%(3%～16.7%)的育龄夫妇不孕不育,且呈逐年上升趋势[58]。在我国,根据 2009 年公布的《中国不孕不育现状调研报告》育龄人群不孕不育率已从 20 世纪 70 年代的不到 3%上升至目前的10%～15%,不孕不育人群已接近 5 000 万。引发不孕不育的原因很多,女性不孕的原因主要为排卵障碍、输卵管因素、子宫内膜容受性异常,男性不育的原因主要是生精异常及排精障碍。

辅助生殖技术(assisted reproductive technology,ART),主要是体外受精胚胎移植术(*in vitro* fertilization and embryo transfer,IVF-ET),是目前治疗不孕不育的主要手段。然而,ART 目前仍受困于"四高一低"问题,即多胎率高、流产率高、围产期死亡率高、妊娠相关疾病发病率高、新生儿出生体重偏低等,如何提高单胎妊娠成功率是 ART需要解决的主要问题之一。

目前,代谢组学技术在不孕不育疾病及辅助生殖中的应用仍处于起步阶段,但已展现出巨大的潜力。本章将主要介绍代谢组学技术在女性不孕(以多囊卵巢综合征为例)、男性不育及辅助生殖技术胚胎筛选中的应用。

2.4.1 多囊卵巢综合征的代谢组学研究

多囊卵巢综合征(polycystic ovary syndrome,PCOS)是一种以月经异常(稀发排卵或无排卵)、高雄激素征、卵巢多囊样改变等为特征的育龄妇女常见的生殖内分泌系统疾病,是引起不排卵性不孕的主要原因,严重影响患者的生活质量。因诊断标准不同,PCOS 在女性人群的患病率为 6%～8%至 15%～20%。PCOS 是一种内分泌代谢性疾病,在很多 PCOS 患者中,雄激素过多往往伴随腹部肥胖、胰岛素抵抗、血脂异常等代谢异常,临床表现呈高度异质性,这些代谢异常的机制目前仍不清楚。代谢组学的研究方法非常适合于这类疾病的研究,对 PCOS 个体的代谢组学研究有助于发现与 PCOS 相关的代谢物及代谢途径,可为 PCOS 的病因及发病机制探索、早期风险评估、诊断、分子分型及个体化治疗提供依据和思路。下面主要介绍代谢组学技术在 PCOS 中的应用。

2.4.1.1　多囊卵巢综合征的诊断标准

由于 PCOS 本身的异质性,不同国家和地区对 PCOS 的诊断标准不同。

1990 年美国国立卫生研究院(National Institutes of Health,NIH)的诊断标准显示:PCOS 的诊断须满足两个条件,即月经紊乱或异常排卵(稀发排卵或无排卵,oligo-anovulation,OA)、高雄激素血症(hyperandrogenism,HA)的临床和(或)生化表现,并同时排除甲状腺相关疾病、库欣综合征、高泌乳素血症及迟发的先天性肾上腺皮质增生症等内分泌相关疾病。该标准暂未将卵巢的形态学改变列入。

2003 年,欧洲人类生殖与胚胎学会(ESHRE)与美国生殖医学学会(ASRM)制定的《鹿特丹诊断标准》[59]规定:①排卵障碍,多表现为稀发排卵或无排卵(OA);②临床和(或)生化检查提示高雄激素血症(HA);③超声检查显示卵巢多囊样改变(PCO)。以上 3 条标准中符合 2 条,并且排除库欣综合征、先天性肾上腺皮质增生症等高雄激素疾病。与之前的 NIH 标准相比,鹿特丹标准增加了非高雄激素 PCOS 和有排卵 PCOS 两种亚型,覆盖范围更加广泛。

2012 年,我国卫生部医疗服务标准专业委员会提出了《多囊卵巢综合征诊断中华人民共和国卫生行业标准》[60]:月经稀发或闭经或不规则子宫出血是诊断必须条件;另外,还须再符合下列 2 项中的 1 项,①高雄激素的临床表现或高雄激素血症,②超声检查表现为 PCO。此外,必须逐一排除其他可能引起高雄激素的疾病和引起排卵异常的疾病。

由以上这些诊断标准可以看出 PCOS 是一个复杂的综合征,目前最常用的为《鹿特丹诊断标准》,根据该标准,可把 PCOS 分为不同的亚型:①OA＋HA＋PCO;②OA＋HA;③OA＋PCO;④HA＋PCO。

2.4.1.2　代谢组学在多囊卵巢综合征中的应用研究

代谢组学在多囊卵巢综合征中的应用仍处于起步阶段,但已取得了一定成果。

2012 年,Sun 等[61]采用核磁共振技术对 34 名 PCOS 患者和 36 名对照者的血浆小分子和脂质进行了研究。结果显示同对照者相比,PCOS 患者的氨基酸(亮氨酸、异亮氨酸、甲硫氨酸、谷氨酰胺和精氨酸)、柠檬酸、胆碱、甘油磷酸胆碱与磷酸胆碱比值的水平降低,而乳酸、二甲胺、肌酸、N-乙酰糖蛋白的水平升高。N-乙酰糖蛋白水平升高表明 PCOS 患者存在低度慢性炎症。

PCOS 不同亚型患者的代谢组学也有一定差异。Zhao 等[62]应用^{1}H-NMR 和联用

GC-TOFMS 两种互补的代谢组学检测方法对 PCOS 不同临床亚型患者（217 例）与对照组（48 例）血浆标本中的代谢物水平进行了研究，分别分析了对照组和 4 个亚型卵巢癌病例组的差异，并讨论由此引起的代谢途径中间物失衡。217 例 PCOS 患者包括 72 例具有典型 PCOS 特征（HA＋AO＋PCO）的患者、74 例具有慢性停滞排卵和卵巢异常（AO＋PCO）的患者、33 例具有高雄激素和慢性停滞排卵无卵巢异常（HA＋AO）的患者、38 例具有高雄激素和卵巢异常（HA＋PCO）的患者，分别为表型组 A、B、C、D。^{1}H-NMR 检测结果经过 SIMCA-P 软件处理，数据用正交信号校正-偏最小二乘法（OSC-PLS）进行了独立变量分析。^{1}H-NMR 结果显示 PCOS 4 个表型组和对照组比较，极低密度脂蛋白、低密度脂蛋白、饱和脂肪酸、多不饱和脂肪酸和未定糖（化学位移为 $3.74×10^{-6}$）水平更高，然而，磷脂酰胆碱和赖氨酰白蛋白水平低于对照组，以上这些变化提示了 PCOS 患者和对照组健康妇女相比的脂肪代谢变异。

同时，研究人员利用 GC-TOFMS 方法检测并确认了血浆中 45 种代谢物，包括氨基酸、脂肪酸、糖类和有机酸。氨基酸是代谢中重要的基础物质和调节物。由表 2-6 观察到，PCOS 组和对照组相比，4 个表型的缬氨酸和色氨酸水平都高于对照组，而甘氨酸和脯氨酸都明显低于对照组。在停滞排卵的 PCOS 患者中丙氨酸、丝氨酸、苏氨酸、苯丙氨酸、鸟氨酸和酪氨酸水平更高。并且，内源性氨基酸和参与糖异生氨基酸在典型的 PCOS 和非高雄激素表型的 PCOS 患者中测得的水平更高。

表 2-6 的结果提示，PCOS 患者体内的三羧酸循环（TCAC）、糖酵解、酮体生成、脂肪分解、蛋白质水解和尿素循环都异于正常人群。研究人员认为 PCOS 患者伴有三羧酸循环功能损失，表现在降低的柠檬酸水平，以及由于血浆中苏氨酸、缬氨酸、苯丙氨酸和酪氨酸升高导致的三羧酸循环中琥珀酰辅酶 A 和延胡索酸的降低。血浆脂肪酸和氨基酸的升高揭示 PCOS 妇女体内脂肪降解和蛋白质水解加速，而降低的精氨酸和鸟氨酸水平提示尿素循环的失衡。

在脂肪代谢方面，^{1}H-NMR 结果提示 PCOS 患者较对照组血浆极低密度脂蛋白、低密度脂蛋白、饱和脂肪酸、多不饱和脂肪酸水平更高，高密度脂蛋白水平更低，GC-TOFMS 结果提示长链脂肪酸中软脂酸、硬脂酸、亚油酸显著升高，据此认为 PCOS 患者有独立于肥胖和胰岛素抵抗因素之外的脂肪代谢损伤，并且亚油酸不仅和 PCOS 患者排卵异常相关，还提示 PCOS 患者存在轻度的慢性炎症。这一结果首次表明血浆氨基酸代谢谱改变对不同亚型 PCOS 发生的影响，为 PCOS 的临床防治提供了重要的生化信息和代谢指征。此外，Escobar-Morreale 等[63]同样利用质谱方法进行了研究（36 例

表 2-6　利用 GC-TOFMS 方法检测的多囊卵巢综合征组和对照组血浆中代谢物水平的差异

保留时间(min)	代谢物	对照组(mmol/L) 中位值±SD	A组(HA+AO+PCO) 中位值±SD(mmol/L)	经校正的P值		B组(AO+PCO) 中位值±SD(mmol/L)	经校正的P值		C组(AO+HA) 中位值±SD(mmol/L)	经校正的P值		D组(HA+PCO) 中位值±SD(mmol/L)	经校正的P值	
6.249	乳酸	2.17 ±0.27	2.29 ±0.46	0.039	U	2.5 ±0.54	0.026	U	2.03 ±0.61	0.079	—	2.82 ±0.77	0.035	U
25.818	葡萄糖	4.96 ±0.78	4.03 ±0.32	0.019	D	4.02 ±0.41	0.034	D	4.29 ±0.62	0.054	—	4.27 ±0.78	0.04	D
26.184	乳糖	1.94 ±0.29	1.76 ±0.13	0.582	—	1.69 ±0.13	0.45	—	1.87 ±0.43	1	—	1.87 ±0.4	1	—
28.818	软脂酸	0.72 ±0.12	0.76 ±0.12	0.876	—	0.91 ±0.11	0.001	U	0.95 ±0.15	<0.001	U	0.82 ±0.13	0.014	U
29.751	尿酸	0.27 ±0.13	0.58 ±0.17	<0.001	U	0.3 ±0.21	1	—	0.16 ±0.15	0.088	—	0.31 ±0.18	1	—
31.785	亚油酸	0.05 ±0.03	0.1 ±0.09	0.003	U	0.36 ±0.18	0.001	U	0.5 ±0.21	<0.001	U	0.15 ±0.16	0.019	U
32.418	硬脂酸	0.85 ±0.14	0.91 ±0.08	0.17	—	0.98 ±0.08	0.023	U	0.96 ±0.12	0.067	U	0.94 ±0.10	0.01	U
45.636	胆固醇	0.72 ±0.35	0.69 ±0.33	0.043	D	0.68 ±0.26	0.038	D	0.8 ±0.34	0.805	—	0.96 ±0.73	0.342	—
7.149	丙氨酸	0.43 ±0.14	0.56 ±0.1	<0.001	U	0.63 ±0.11	0.001	U	0.61 ±0.6	<0.001	U	0.48 ±0.17	0.813	—
9.866	缬氨酸	0.46 ±0.07	0.52 ±0.1	<0.001	U	0.57 ±0.07	0.001	U	0.53 ±0.11	0.001	U	0.5 ±0.08	0.042	U
11.3	亮氨酸	0.28 ±0.09	0.28 ±0.06	1	—	0.29 ±0.09	1	—	0.32 ±0.07	0.399	U	0.37 ±0.11	0.002	U
11.85	异亮氨酸	0.19 ±0.08	0.18 ±0.06	0.195	—	0.19 ±0.05	1	—	0.18 ±0.07	1	—	0.12 ±0.05	1	—
11.933	脯氨酸	0.59 ±0.07	0.28 ±0.08	<0.001	D	0.25 ±0.08	0.001	D	0.26 ±0.08	0.001	D	0.19 ±0.07	0.001	D
12.15	甘氨酸	0.59 ±0.09	0.49 ±0.08	0.004	D	0.53 ±0.08	0.026	D	0.5 ±0.09	0.008	D	0.47 ±0.11	0.001	D
13.6	丝氨酸	0.29 ±0.08	0.38 ±0.07	<0.001	U	0.38 ±0.07	<0.001	U	0.35 ±0.09	0.012	D	0.24 ±0.08	0.015	D
14.233	苏氨酸	0.35 ±0.11	0.42 ±0.08	<0.001	U	0.42 ±0.08	0.001	U	0.39 ±0.1	0.085	D	0.27 ±0.09	0.006	D
16.317	天冬氨酸	0.13 ±0.09	0.13 ±0.09	1	—	0.2 ±0.14	0.005	U	0.12 ±0.06	1	—	0.08 ±0.07	1	—

（续表）

保留时间(min)	代谢物	对照组 (mmol/L)		A组(HA+AO+PCO)			B组(AO+PCO)			C组(AO+TA)			D组(HA+PCO)		
		中位值±SD		中位值±SD (mmol/L)	经校正的P值		中位值±SD (mmol/L)	经校正的P值		中位值±SD (mmol/L)	经校正的P值		中位值±SD (mmol/L)	经校正的P值	
19.867	苯丙氨酸	0.1	±0.05	0.24 ±0.08	<0.001	U	0.21 ±0.08	0.001	U	0.19 ±0.08	0.001	U	0.11 ±0.05	1	—
24.118	鸟氨酸	0.13	±0.08	0.25 ±0.09	<0.001	U	0.23 ±0.09	0.001	U	0.2 ±0.1	0.002	U	0.12 ±0.08	1	—
26.334	赖氨酸	0.28	±0.9	0.5 ±0.18	<0.001	U	0.39 ±0.11	0.126	—	0.34 ±0.10	1	—	0.33 ±0.26	1	—
26.634	酪氨酸	0.09	±0.04	0.24 ±0.06	0.001	U	0.2 ±0.07	0.001	U	0.17 ±0.07	0.036	U	0.14 ±0.07	1	U
31.7	色氨酸	0.02	±0.01	0.17 ±0.04	0.001	U	0.09 ±0.06	0.003	U	0.05 ±0.04	0.03	U	0.06 ±0.05	0.002	U
	内源性氨基酸	3.8	±0.71	4.37 ±0.62	0.001	U	4.32 ±0.64	0.001	U	4.0 ±0.73	0.294	—	3.38 ±0.78	0.153	—
	糖异生氨基酸	3.4	±0.62	3.93 ±0.52	0.003	U	4.14 ±0.67	<0.001	U	3.6 ±0.70	1	—	2.92 ±0.65	0.002	D
	支链氨基酸	0.87	±0.2	0.95 ±0.22	1	—	1.03 ±0.17	0.024	U	1.04 ±0.20	0.017	U	0.98 ±0.17	0.865	—
	芳香族氨基酸	0.21	±0.1	0.66 ±0.17	0.001	U	0.49 ±0.17	0.001	U	0.4 ±0.16	0.019	U	0.31 ±0.17	1	—
	支链氨基酸与芳香族氨基酸比值	4.82	±1.8	1.51 ±0.37	<0.001	D	2.35 ±0.91	<0.001	D	3.09 ±1.62	0.002	D	4.3 ±2.50	0.298	—

注:U 和 D 表示代谢物浓度的升高和降低。内源性氨基酸包括除鸟氨酸以外的所有氨基酸;糖异生氨基酸包括丙氨酸、异亮氨酸、缬氨酸、甘氨酸、脯氨酸、丝氨酸、苏氨酸、天冬氨酸、苯丙氨酸、赖氨酸和酪氨酸;支链氨基酸包括亮氨酸、异亮氨酸、缬氨酸和异亮氨酸、缬氨酸;芳香族氨基酸包括苯丙氨酸、酪氨酸和色氨酸。AO,无排卵;HA,高雄激素;PCO,卵巢多囊样改变(表中数据来自参考文献[62])

PCOS 患者，39 例对照），发现肥胖 PCOS 患者血浆中长链脂肪酸和甘油水平显著增加，暗示脂解作用的增强；而正常体重 PCOS 患者中乳酸水平升高，暗示脂解作用被抑制及葡萄糖的利用增加，由此认为 PCOS 患者的代谢异质性主要是由肥胖导致的。

总之，代谢组学研究发现了一些新的参与 PCOS 发生的代谢物和代谢途径，这些结果有待今后的研究进一步证实。在今后的研究中，需要注意 PCOS 个体的同质性及对照的匹配性。

随着 PCOS 代谢组学研究的深入，在今后的 PCOS 病因学研究中，将代谢组学数据与以往其他组学（如基因组学、转录组学、蛋白质组学等）数据进行综合与整合，将可以获得更完整的机体生物学图像和功能性的生物标志物，对 PCOS 的早期预防及有针对性的临床治疗具有重要意义。

2.4.2　精液代谢组学研究

因男性不育导致的不孕不育占所有不孕不育的约 50％，其中 30％的男性不育原因不明，称为"特发性男性不育"。对于明确病因的男性不育症，如梗阻性无精症或性腺功能减退，可以通过手术或内分泌治疗进行干预。而对于特发性男性不育，尽管采用经验性药物治疗与促性腺激素、抗雌激素和抗氧化剂治疗，但是疗效不确定。目前，临床医生主要依靠精液分析预测男性的生殖潜力和治疗效果。尽管进行了侵入性操作，但是男性不育的原因仍然难以琢磨。寻求非侵入性的、具有成本效益的准确的男性不育生物标志物有助于寻找病因、明确诊断及进行针对性治疗。

在寻找男性不育生物标志物的研究中，代谢组学研究最初集中于氧化应激方面的变化。由于活性氧（ROS）形成过多、抗氧化防御能力受损，氧化应激导致生精异常[64]。Agarwal 等[65]利用基于光谱的代谢组学方法对精液的氧化应激水平进行了分析。对 70 例精索静脉曲张患者、15 例特发性男性不育患者、9 例输精管吻合术后患者、9 例因女性因素前来就诊的患者和 30 例对照者的精液样本氧化应激标志物进行了检测。结果显示这 5 组样本均表现出独特的代谢谱，各组之间比较均有统计学差异，—CH、—NH、—OH 的浓度有显著差异，这提示代谢组学可用于识别不同水平的氧化应激。虽然考察 ROS 作为标志物的研究很少，但是 ROS 在男性不育中的重要性是公认的。

对精液的代谢物分析可以筛查男性不育症。精液是个高度复杂的生理体液，包含无机离子、低分子量有机化合物、多肽和性激素。Gupta 等[66]应用[1]H-NMR 对 125 名不育男性和 60 名正常男性精液样本中的乳酸、丙氨酸、胆碱、柠檬酸盐、甘油磷酸胆碱、谷氨酰胺、组氨酸、酪氨酸、苯丙氨酸和尿苷等代谢物进行了分析,通过多元线性判别函数分析后,显示丙氨酸、柠檬酸、甘油磷脂酰胆碱、酪氨酸和苯丙氨酸可用于诊断不育。

研究人群为 22～45 岁男性,排除了腺体附件炎症、吸烟、应激压力、糖尿病、高血压、HIV 感染、泌尿系统感染、内分泌紊乱和滥用药物等已知影响精子生理性能和男子不育的因素。健康男性 60 人(对照组),年龄范围匹配的不育男性 125 人,其中依据排精形态区分为 65 人正常排精组(normozoospermic, NZ,精子数量＞20×10^6 个/ml,精子活力＞40% 和精子正常形态率＞40%)和 60 人异常排精组(oligozoospermic, OZ,精子数量＜20×10^6 个/ml,精子活力＞40% 和精子正常形态率＞40%),实验采用 Bruker Avance 400 MHz 一维 ^{1}H-NMR 在 22℃下进行,数据用自建用户程序进行定性,参考三甲基甲硅烷基丙酸(trimethylsilylpropionic acid,TSP)进行半定量,典型分析图谱如图 2-7 所示。

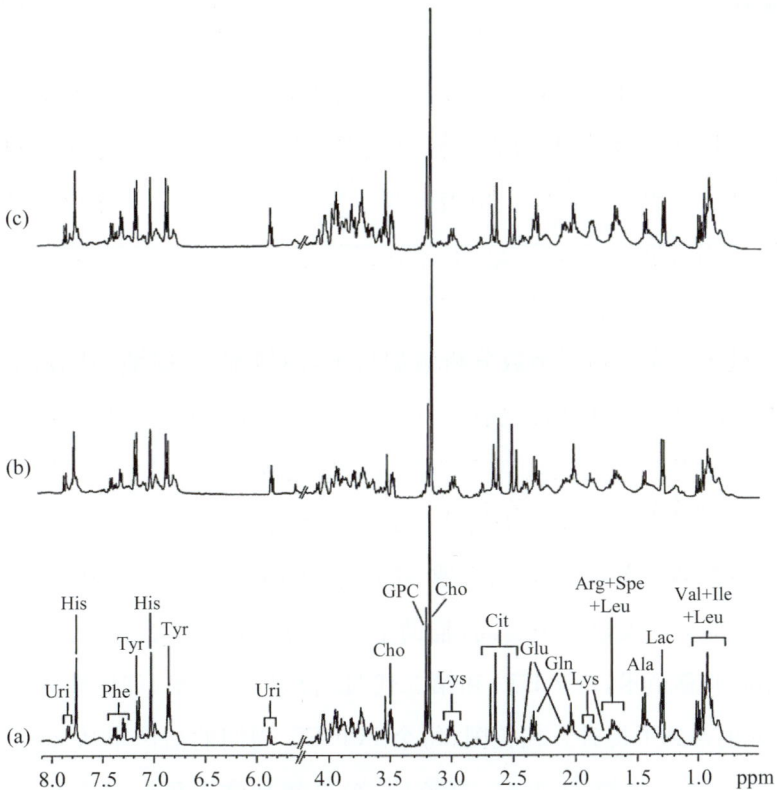

图 2-7 不同组的典型精液 ^{1}H-NMR 检测图

(a)对照组;(b)正常排精组(NZ);(c)异常排精组(OZ)(图片修改自参考文献[66])

通过多变量分析,当采用表 2-7 中的 10 个化合物——乳酸、丙氨酸、胆碱、柠檬酸、甘油磷酸胆碱、谷氨酰胺、组氨酸、酪氨酸、苯丙氨酸和尿苷作为联合指标区分不育(NZ＋OZ)和对照组时,能够以 99％ 的灵敏度和 96％ 的特异性成功区分 96.9％ 的病例;只采用丙氨酸、柠檬酸盐、甘油磷酸胆碱、酪氨酸和苯丙氨酸作为联合指标进行分析时,可以从所有病例数据中以 95％ 的灵敏度和 93％ 的特异性分辨出 93.2％ 的不育(NZ＋OZ)病例;当采用 10 个化合物时,可以以 98.2％ 的灵敏度和 92.9％ 的特异性把 95.9％ 的 NZ 病例从 OZ 病例中区分出来。

表 2-7 采用 ¹H-NMR 参考 TSP 内标定量精液中代谢物的浓度　　（单位：g/ml）

代谢物名称	对照组 ($n=60$)	NZ 组 ($n=65$)	OZ 组 ($n=60$)
乳酸	114±37	119±67	107±37
丙氨酸	72±45	49±27*	65±25$
柠檬酸	480±74	361±84**	315±20***
胆碱	207±64	184±78	199±59
甘油磷酸胆碱	217±77	107±50***	114±47***
谷氨酰胺	42±12	39±11	44±15
酪氨酸	134±48	145±68	153±55
组氨酸	110±73	85±40	84±32
苯丙氨酸	28±14	43±8***	37±12**
尿苷	34±16	35±20	41±20

注：* 表示与对照组相比，$P<0.05$；** 表示与对照组相比，$P<0.01$；*** 表示与对照组相比，$P<0.001$；$ 表示与 NZ 组相比，$P<0.05$
（表中数据来自参考文献[66]）

经过多变量多元线性判别函数分析数据得出,丙氨酸、组氨酸、乳酸、苯丙氨酸、柠檬酸和尿苷可以区分 NZ 和 OZ 病例。

2.4.3 辅助生殖胚胎筛选的代谢组学研究

随着不孕不育率的逐渐升高,越来越多的夫妇求助于辅助生殖技术,并且对于生育和辅助生殖技术的关注度也越来越高,辅助生育的策略和技术也在逐渐改善,"试管婴儿"(体外受精胚胎移植术,IVF-ET)和第二代"试管婴儿"技术(卵胞浆内单精子注射,ICSI)的成功率也得到了提升。在英国,每个 IVF-ET 周期的活产率从 20 世纪 90 年代的 14.0％ 提高到 2009 年的 24.1％。据统计,2009 年加拿大每个 IVF-ET 周期的活产率为 27.4％,美国为 31％,而澳大利亚和新西兰则较低,为 17.2％。尽管如此,IVF-ET

的成功率仍处于整体较低水平。控制性卵巢刺激技术的出现使得一次性获得多个成熟卵细胞成为可能,可以通过多胚胎移植提高 IVF-ET 周期的成功率。然而,多胚胎移植带来的多胎妊娠率也随之增加,其所致的各种并发症严重地危害母婴健康。为了在维持妊娠率的同时降低多胎率,需要从多个胚胎中选择发育潜能最好的单个胚胎进行移植。因此,如何在非侵入性、非耗时性前提下评估胚胎质量,准确判断胚胎的发育潜能,选择单个优质胚胎进行移植,就显得极为重要。

2.4.3.1 目前常用的胚胎质量筛选方法

挑选高质量的胚胎进行移植是提高 IVF ET 成功率的有效手段,目前胚胎筛选的方法包括传统的形态学评估、植入前遗传学筛查、胚胎代谢组学等。其中形态学评估方法较为常见,指的是通过观察某发育阶段胚胎形态、卵裂率、碎片率等指标进行评估。形态学评估是一个动态的过程,通常包括受精后 16～20 h 原核期胚胎、移植后第 3 天胚胎及囊胚评估等。该方法快速、方便、价格低廉,但是标准不统一,易受观察者主观影响。胚胎形态学评估并不能完全反映其功能状态,形态正常的胚胎仍有可能带有遗传学或表观遗传上的缺陷[67],这些都限制了其在预测胚胎发育潜能中的价值。此外,进行形态学评估时需要将胚胎从培养箱中取出进行观察,可能会导致培养环境改变而不利于胚胎发育。胚胎发育是一个复杂、动态的过程,连续的胚胎评分体系在胚胎筛选方面更有优势,时差成像(time-lapse imaging,TLI)技术应运而生。TLI 是指将受精卵在一个封闭的环境中进行培养,通过实时图像采集系统直接实时观察胚胎发育状态。该技术能够确保观察过程中胚胎发育环境的稳定性,对胚胎发育情况进行客观评价,并且大大减少了人工操作造成的影响。然而,近期有报道系统回顾了已发表的相关数据,结果显示目前并没有高质量的数据支持 TLI 可改善 IVF-ET 的生殖结局[68],因此有待更多数据证实。

染色体非整倍体是 IVF-ET 反复种植失败/流产的主要原因。胚胎植入前非整倍体筛查(preimplantation genetic screening for aneuploidy,PGS)是对体外受精形成的胚胎进行染色体非整倍体分析,选择无遗传学异常的胚胎植入宫腔,提高临床妊娠率、降低流产率和出生缺陷。活检的材料包括极体、卵裂球、囊胚等,技术平台包括荧光原位杂交(FISH)、染色体微阵列分析(CMA)和下一代测序技术(NGS)等。经过数年发展,目前有不少生殖中心可以开展 PGS。但自 2004 年起,有 11 个主要针对高龄孕妇的基于 FISH-PGS 的随机对照试验(RCT)显示,高龄患者未从中受益[69]。近年来,基于囊胚期活检(CMA-PGS)的 RCT 均提示 PGS 可提高临床妊娠率、降低多胎妊娠率[70]。

然而,PGS 技术程序复杂,加重了患者的经济负担,囊胚培养延长了体外培养的时间,可能造成胚胎的浪费,其性价比还有待于进一步评估。

低分子量代谢物作为细胞调控进程中的最终产物,处于基因表达功能链下游,可以揭示生物系统对遗传、营养及环境因素改变的应答,可更快速、准确地反映细胞活力。因此,可以通过测量培养基中的胚胎代谢物评估胚胎发育质量,预测临床结局。早期对胚胎代谢活动的非侵入性定量化研究主要是分析某几种明确的代谢物,目前已将目标转移到整个代谢谱,即对特定生理阶段或发育期细胞中所有低分子量化合物的动态定量分析,主要涉及卵泡液(follicular fluid,FF)代谢组学和胚胎培养液代谢组学研究。

2.4.3.2 卵泡液代谢组学研究

卵泡液由血浆成分及颗粒细胞和卵泡膜细胞所代谢的物质共同组成,内含卵泡生长成熟所需要的营养物质,为卵母细胞发育提供重要微环境。卵泡液代谢成分的含量和种类的变化与卵母细胞的质量及其发育潜能相关。最开始的研究大多是对卵泡液中某一类代谢物进行靶向分析。大部分的类似研究都是测定卵泡液中类固醇激素的水平,如孕酮和雌二醇,但是激素水平高低与卵母细胞质量的相关性结果不一[71,72]。同样,其他激素,包括催乳素、黄体生成素(LH)、雄烯二酮、睾酮等的水平同卵母细胞质量的关系也不确定[73]。其他卵泡液中的物质如生长激素、抑制素 B、瘦蛋白、血管紧张素Ⅱ、环腺苷酸(cAMP)、抗苗勒氏管激素(AMH)被提出可能同卵泡发育潜能相关。在对卵泡液的靶向低分子量代谢物研究中,卵泡液中参与高半胱氨酸代谢途径的代谢物(如维生素 B_9、维生素 B_{12}、高半胱氨酸)及肌醇、天冬氨酸、丙氨酸和甘氨酸等的水平对 IVF-ET 的结局有一定的预测价值[74-76]。Thomas 等[77]运用傅里叶变换红外光谱(FTIR)分析技术对来源于 54 个个体大(直径≥17 mm)、小(直径<17 mm)卵泡的卵泡液进行分析,判别分析显示不同个体间的大卵泡液的代谢轮廓相似度较高,高于取材自同一个个体的大卵泡液和小卵泡液的相似度,不同个体之间的小卵泡液也存在较大差异。大卵泡液的雌激素和孕激素水平明显比小卵泡液低,提出卵泡液中生物化学成分不同可能影响卵子和胚胎的发育潜能。Piñero-Sagredo 等[78]利用一系列一维和二维 ^{1}H-NMR 技术对人卵泡液成分进行了分析。使用专门的核磁共振脉冲序列,研究人员证实卵泡液中较轻和较重的成分可分别被检测到,而不需要对液体进行任何化学变化。结果显示卵泡液中葡萄糖和乳酸的比例为 2∶1,提示在高刺激的卵泡中存在无氧代谢。当患者按年龄、正常受精率或妊娠结局分组时,卵泡液中葡萄糖、β-羟酸盐、乳酸、

丙酮酸、乙酰乙酸及乙酸盐的含量与卵泡的能量代谢途径之间存在着很高的相关性,这表明卵泡液中的丙酮酸、乳酸可能是卵母细胞生长成熟所需要的能量来源。研究人员提出卵泡液的代谢谱可作为筛查预测卵泡和胚胎质量的标志物,并且卵泡液的代谢轮廓研究可能会对卵泡和胚胎的培养条件产生一定影响。

上述研究使人们对卵泡液的代谢物有了较多的了解,然而,没有任何单一的物质被提出可作为预测卵母细胞质量或妊娠结局的生物标志物。因此,对于卵泡液代谢物的研究倾向于代谢组学研究。2012 年,Wallace 等[79]首次对人的卵泡液进行了代谢组学研究,通过采用[1]H NMR 检测方法对 58 名接受 IVF-ET 的患者在取卵的同时揯取的卵泡液进行了代谢组学检测,并持续跟踪卵母细胞、细胞分裂至体外胚胎植入的整个过程,最终对是否怀孕成功进行统计分析。58 名不孕者共提供了 108 个卵泡细胞样本,其中包含提供单细胞样本者 10 人,2 个细胞样本者 46 人,3 个细胞样本者 2 人。这 58 名不孕者平均年龄为 37 岁,平均 BMI 为 23.1 kg/m^2。采用[1]H-NMR 方法检测 108 份卵泡液样本。其中 71 个卵母细胞受精成功,37 个失败;41 个成功受精和细胞分裂的植入胚胎中 10 例妊娠成功。依据受精卵细胞分裂情况和妊娠结局分别对卵泡液样本的数据进行分类,如表 2-8 所示。采用 PCA 和 PLS-DA 分析数据,揭示出卵泡液中乳酸和胆

表 2-8　未分裂和分裂成 2 个细胞的受精卵组来源的卵母细胞所在卵泡液
代谢物[1]H-NMR 检测谱图分布的差异

代谢物	化学位移 (ppm)	未分裂的受精卵组 (mmol/L)		分裂成 2 个细胞的 受精卵组(mmol/L)		权重值
乳酸	1.32	9.31	2.25	11.05	2.46	4.39
	3.72	1.36	7.43	2.31	7.54	2.56
葡萄糖	3.48	4.72	1.58	3.99	1.16	3.12
	3.55	3.24	6.58	0.59	5.85	0.57
	2.6	3.44	3.62	0.91	3.07	0.73
	2.36	3.52	2.29	0.43	1.86	0.42
	2.79	3.72	4.63	1.47	4.22	1.15
	2.26	3.4	2.89	0.98	2.51	0.75
	1.77	3.745	1.39	0.23	1.15	0.25
	1.63	3.56	2.86	0.29	2.62	0.29
胆碱+磷酸胆碱	3.2	2.47	0.32	2.79	0.43	2.32
高密度脂蛋白	0.88	1.79	0.35	1.55	0.29	1.97

(表中数据来自参考文献[79])

碱/磷酸胆碱水平的降低,葡萄糖和高密度脂蛋白水平的增加不利于受精卵细胞分裂成胚胎,细胞未分裂组的卵泡液中葡萄糖浓度(3.25 ± 1.24 mmol/L)明显高于分裂成 2 个细胞组的卵泡液中葡萄糖浓度(2.33 ± 0.57 mmol/L,$P<0.014$)有力地证实了这一点。

分裂胚胎植入子宫妊娠成功组的卵泡液和未成功妊娠组的[1]H-NMR 数据如表2-9所示。观察到葡萄糖水平降低和脯氨酸、乳酸、亮氨酸及异亮氨酸水平升高对妊娠结果有积极的影响。通过卵泡液代谢组学方法分析检测和评价葡萄糖、乳酸、胆碱、磷酸胆碱、脯氨酸、亮氨酸、异亮氨酸及高密度脂蛋白等综合指标的结果表明,卵泡液代谢组学分析为选择有活力的卵母细胞及有发育潜能的胚胎提供了一种有价值且非侵入性的方法。

表 2-9　最终妊娠组和未妊娠组卵母细胞所在的卵泡液代谢物[1]H-NMR 检测谱图分布的差异

代谢物	化学位移（ppm）	妊娠组（mmol/L）	未妊娠组（mmol/L）	权重值
乳酸	1.32	11.01 ± 1.94	10.18 ± 2.07	3.39
	1.36	9.02 ± 1.95	7.23 ± 1.89	5.2
葡萄糖	3.72	3.46 ± 0.65	4.51 ± 1.19	4.21
	3.48	3.32 ± 0.82	4.34 ± 1.18	4.04
	3.44	2.71 ± 0.59	3.41 ± 0.75	3.39
	3.4	2.09 ± 0.54	2.69 ± 0.69	3.08
	3.52	1.81 ± 0.44	2.03 ± 0.42	1.78
脯氨酸	2	1.19 ± 0.11	1.06 ± 0.14	1.45
亮氨酸＋异亮氨酸	0.92	1.22 ± 0.14	1.08 ± 0.09	1.64

(表中数据来自参考文献[79])

以上研究表明,通过对卵泡液的分析可以预测卵子的质量,但是,在取卵时对每个卵泡的卵泡液进行分析并将卵子分开培养,会增加体外操作时间且占用较多资源,实际操作起来步骤较烦琐,其应用价值还有待于进一步开发。

2.4.3.3　胚胎培养液代谢组学研究

在胚胎代谢物预测胚胎存活率方面已有大量研究。这些研究分析了胚胎培养液中胚胎吸收和分泌的各种代谢物。Houghton 等[80]利用高效液相色谱(HPLC)分析技术测定人胚胎培养液中的氨基酸,发现在胚胎发育的所有阶段,氨基酸更新较少预示着较好的发育。这一研究结果被该研究组在随后的研究中再次证实，并且研究发现在培养基中降低甘氨酸和亮氨酸的水平、增加天冬酰胺的水平可提高临床妊娠率和活产率[81]。

近年来，对于胚胎代谢物的检测从有针对性的代谢物检测逐渐转变为代谢组学检测。Seli 等[82]于 2007 年首次利用拉曼(Raman)光谱及近红外光谱(NIR)分析技术前瞻性分析了 69 例胚胎移植后第 3 天的胚胎培养液，结果显示妊娠胚胎与未着床胚胎的光谱图显著不同，主要集中于包括—CH、—OH 及—NH 在内的氧化应激区域。这些差异的光谱区域经专业多线性回归软件定量分析后转换为单个胚胎的活力指数，可代表单个胚胎妊娠及分娩的潜能。结果发现，着床并分娩的胚胎平均活力指数明显高于未着床胚胎，两种光谱分析技术的灵敏度及特异度均较高。在随后的研究中[83]，改变胚胎培养液的类型及容量，对第 3 天、第 5 天多胚移植剩余培养液开展拉曼光谱检测的双盲试验，证实有生育潜能的胚胎较未着床胚胎的活力指数高，以活力指数阈值预测流产及着床失败的准确率达 80.5%。

随后，采用类似方法的更大规模的研究采用 NIR 对不同培养时期移植的胚胎进行检测显示，植入成功及可检测心脏活动的胚胎的活力指数较高。例如，Vergouw 等[84]基于 NIR 的代谢组学方法对 333 例接受 IVF 并行单胚移植患者的胚胎培养液进行分析，发现 NIR 分析可获得与胚胎发育潜力相关的独特的代谢组学轮廓，产生的相对活力得分在阳性妊娠结局和阴性妊娠结局之间有统计学意义。对妊娠结局相关因素的 Logistic 回归分析显示母亲的年龄、碎片比例和相对活力得分都与妊娠结局有关。根据代谢组学轮廓对 3 日龄可存活胚胎进行评估的准确率为 53.6%，而根据形态学选择的准确率为 38.5%。此外，阳性代谢组学模型的预测值为 0.365，阴性预测值为 0.830。因此，利用 NIR 技术对用过的胚胎培养基进行代谢组学分析能够判定胚胎能否存活。这个基于新鲜胚胎产生的算法对于冻融胚胎的活力也有一定的预测价值。新研究利用接受者操作特征(ROC)曲线比较囊胚形态学评级与胚胎活力指数预测第 5 天囊胚移植的着床结局，证实胚胎活力指数结合形态学评级预测妊娠结局较单用形态学预测更精确[85, 86]。Marhuenda-Egea 等[87, 88]采用高效液相色谱-质谱联用(HPLC-MS)和 ^{1}H-NMR 技术对妊娠成功与失败的胚胎培养液进行了代谢组学分析，发现胚胎培养液中的氨基酸在胚胎代谢中均有重要作用，脂质同胚胎妊娠率的相关性最高。

虽然上述的研究表明胚胎的代谢组学差异可能是表征其发育潜能的标志物，但是培养液代谢组学研究在临床上的应用仍然有限[89, 90]。在靶向代谢物研究中，所使用的技术往往需要昂贵的设备和高超的专业技能,并且结果的产生速度不足以满足胚胎移植的需求。代谢组学研究同样也需要昂贵的设备,如光谱仪和色谱仪,也需要专门的人员进行成分和统计分析。但是,由于采集分析是非靶向型的,代谢组学可同时检测多种代谢物,使其与靶向代谢物检测相比更为省时省力;另外,对于体液或组织的全部代谢物分析更为快速,因为不需要预先分离单个代谢物,并且通量一般较高。在最初的集中支出之后,单个样本的检测费用相对便宜。代谢组学的最终目的是产生一个模型,如一个评分系统,将新的观测值输入这个模型,可以预测它们的类型。在这种情况下,对于数目处理和分析的能力便不再是必需的,只需知晓数据如何获得即可。然而,由于不同IVF实验室目前使用的胚胎培养基不同,对于胚胎移植的策略及移植日期的偏好不同,培养液中细微的差异就可能导致预测不准确,因此,目前不能确定所发现的标志物是否具有普适性,需要更统一的胚胎移植技术和大量数据进行进一步研究。

2.5 小结

本章从代谢组学分析在母胎医学妊娠期相关疾病如妊娠糖尿病、先兆子痫、胎儿宫内发育受限等中的应用开篇,到新生儿串联质谱筛查技术应用与出生缺陷干预,随儿童发育期可能出现的儿童代谢综合征如肥胖、糖尿病和性早熟等在代谢途径上差异性代谢物的检测评价,最后归于代谢组学在辅助生殖技术各方面的应用尝试。本章内容全面揭示了代谢组学在围妊娠期、围产期、新生儿期、青春期疾病预测、预防、治疗方面应用的潜力,在现有研究成果的指导下和新仪器方法、检测技术的推广下,期待代谢组学在以上领域发挥更大的作用。

参考文献

[1] 胡媛,邱丽华,林其德. 先兆子痫与代谢组学[J]. 中国实用妇科与产科杂志,2015,31(8):4.

[2] Kuc S, Koster M P, Pennings J L, et al. Metabolomics profiling for identification of novel potential markers in early prediction of preeclampsia[J]. PLoS One, 2014,9(5):e98540.

[3] Bahado-Singh R O, Akolekar R, Mandal R, et al. First-trimester metabolomic detection of late-onset preeclampsia[J]. Am J Obstet Gynecol, 2013,208(1):58. e1-e7.

[4] Odibo A O, Goetzinger K R, Odibo L, et al. First-trimester prediction of preeclampsia using metabolomic biomarkers: a discovery phase study[J]. Prenat Diagn, 2011,31(10):990-994.

[5] Paine M A, Scioscia M, Williams P J, et al. Urinary inositol phosphoglycan P-type as a marker

for prediction of preeclampsia and novel implications for the pathophysiology of this disorder [J]. Hypertens Pregnancy，2010,29(4)：375-384.

[6] Georgiou H M，Lappas M，Georgiou G M，et al. Screening for biomarkers predictive of gestational diabetes mellitus [J]. Acta Diabetol，2008,45(3)：157-165.

[7] Dessì A，Marincola F C，Fanos V. Metabolomics and the great obstetrical syndromes—GDM, PET，and IUGR [J]. Best Pract Res Clin Obstet Gynaecol，2015,29(2)：156-164.

[8] Diaz S O，Barros A S，Goodfellow B J，et al. Second trimester maternal urine for the diagnosis of trisomy 21 and prediction of poor pregnancy outcomes [J]. J Proteome Res，2013,12(6)：2946-2957.

[9] Diaz S O，Barros A S，Goodfellow B J，et al. Following healthy pregnancy by nuclear magnetic resonance (NMR) metabolic profiling of human urine [J]. J Proteome Res，2013,12(2)：969-979.

[10] Horgan R P，Broadhurst D I，Dunn W B，et al. Changes in the metabolic footprint of placental explant-conditioned medium cultured in different oxygen tensions from placentas of small for gestational age and normal pregnancies [J]. Placenta，2010,31(10)：893-901.

[11] Dunn W B，Brown M，Worton S A，et al. Changes in the metabolic footprint of placental explant-conditioned culture medium identifies metabolic disturbances related to hypoxia and pre-eclampsia [J]. Placenta，2009,30(11)：974-980.

[12] Kenny L C，Broadhurst D I，Dunn W，et al. Robust early pregnancy prediction of later preeclampsia using metabolomic biomarkers [J]. Hypertension，2010,56(4)：741-749.

[13] Heazell A E，Brown M，Worton S A，et al. Review：The effects of oxygen on normal and pre-eclamptic placental tissue—insights from metabolomics [J]. Placenta，2011,32 Suppl 2：S119-S124.

[14] Ivorra C，García-Vicent C，Chaves F J，et al. Metabolomic profiling in blood from umbilical cords of low birth weight newborns [J]. J Transl Med，2012,10(7)：142.

[15] Horgan R P，Broadhurst D I，Walsh S K，et al. Metabolic profiling uncovers a phenotypic signature of small for gestational age in early pregnancy [J]. J Proteome Res，2011,10(8)：3660-3673.

[16] Groenen P M，Engelke U F，Wevers R A，et al. High-resolution NMR spectroscopy of amniotic fluids from spina bifida fetuses and controls [J]. Eur J Obstet Gynecol Reprod Biol，2004,112(1)：16-23.

[17] Graça G，Goodfellow B J，Barros A S，et al. UPLC-MS metabolic profiling of second trimester amniotic fluid and maternal urine and comparison with NMR spectral profiling for the identification of pregnancy disorder biomarkers [J]. Mol Biosyst，2012,8(4)：1243-1254.

[18] Graça G，Duarte I F，J Goodfellow B，et al. Metabolite profiling of human amniotic fluid by hyphenated nuclear magnetic resonance spectroscopy [J]. Anal Chem，2008,80(15)：6085-6092.

[19] Romero R，Mazaki-Tovi S，Vaisbuch E，et al. Metabolomics in premature labor：a novel approach to identify patients at risk for preterm delivery [J]. J Matern Fetal Neonatal Med，2010,23(12)：1344-1359.

[20] Beecher C W. Metabolomic studies at the start and end of the life cycle [J]. Clin Biochem，2011,44(7)：518-519.

[21] Auray-Blais C，Raiche E，Gagnon R，et al. Metabolomics and preterm birth：What biomarkers in cervicovaginal secretions are predictive of high-risk pregnant women [J]. Int J Mass Spectrom，2011,307(1)：33-38.

[22] Millington D S, Kodo N, Norwood D L, et al. Tandem mass spectrometry: a new method for acylcarnitine profiling with potential for neonatal screening for inborn errors of metabolism [J]. J Inherit Metab Dis, 1990,13(3): 321-324.

[23] Rashed M S, Ozand P T, Bucknall M P, et al. Diagnosis of inborn errors of metabolism from blood spots by acylcarnitines and amino acids profiling using automated electrospray tandem mass spectrometry [J]. Pediatr Res, 1995,38(3): 224-331.

[24] Moammar H, Cheriyan G, Mathew R, et al. Incidence and patterns of inborn errors of metabolism in the Eastern Province of Saudi Arabia, 1983-2008 [J]. Ann Saudi Med, 2010,30 (4): 271-277.

[25] Schulze A, Lindner M, Kohlmüller D, et al. Expanded newborn screening for inborn errors of metabolism by electrospray ionization-tandem mass spectrometry: results, outcome, and implications [J]. Pediatrics, 2003,111(6 Pt 1): 1399-1406.

[26] Niu D M, Chien Y H, Chiang C C, et al. Nationwide survey of extended newborn screening by tandem mass spectrometry in Taiwan [J]. J Inherit Metab Dis, 2010,33(Suppl 2): 295-305.

[27] Hewlett J, Waisbren S E. A review of the psychosocial effects of false-positive results on parents and current communication practices in newborn screening [J]. J Inherit Metab Dis, 2006,29 (5): 677-682.

[28] Kwon C, Farrell P M. The magnitude and challenge of false-positive newborn screening test results [J]. Arch Pediatr Adolesc Med, 2000,154(7): 714-718.

[29] Lacey J M, Minutti C Z, Magera M J, et al. Improved specificity of newborn screening for congenital adrenal hyperplasia by second-tier steroid profiling using tandem mass spectrometry [J]. Clin Chem, 2004,50(3): 621-625.

[30] Peter M, Janzen N, Sander S, et al. A case of 11 β-hydroxylase deficiency detected in a newborn screening program by secondtier LC-MS/MS [J]. Horm Res, 2008,69(4): 253-256.

[31] Bondar O P, Barnidge D R, Klee E W, et al. LC-MS/MS quantification of Zn-α2 glycoprotein: a potential serum biomarker for prostate cancer [J]. Clin Chem, 2007,53(4): 673-678.

[32] Yang J, Xu G, Zheng Y, et al. Strategy for metabonomics research based on high-performance liquid chromatography and liquid chromatography coupled with tandem mass spectrometry [J]. J Chromatogr A, 2005,1084(1-2): 214-221.

[33] Spacil Z, Tatipaka H, Barcenas M, et al. High-throughput assay of 9 lysosomal enzymes for newborn screening [J]. Clin Chem, 2013,59(3): 502-511.

[34] Gkourogianni A, Kosteria I, Telonis, A G, et al. Plasma metabolomic profiling suggests early indications for predisposition to latent insulin resistance in children conceived by ICSI [J]. PLoS One, 2014,9(4): e94001.

[35] Perng W, Gillman M W, Fleisch A F, et al. Metabolomic profiles and childhood obesity [J]. Obesity (Silver Spring), 2014,22(12): 2570-2578.

[36] Rzehak P, Hellmuth C, Uhl O, et al. Rapid growth and childhood obesity are strongly associated with lysoPC(14: 0) [J]. Ann Nutr Metab, 2014,64(3-4): 294-303.

[37] Balderas C, Ruperez F J, Ibanez E, et al. Plasma and urine metabolic fingerprinting of type 1 diabetic children [J]. Electrophoresis, 2013,34(19): 2882-2890.

[38] Sharma G, Muller D P, O'Riordan S M, et al. Urinary conjugated alpha-tocopheronolactone—a biomarker of oxidative stress in children with type 1 diabetes [J]. Free Radic Biol Med, 2013, 55: 54-62.

［39］ Pflueger M，Seppänen-Laakso T，Suortti T，et al．Age-and islet autoimmunity-associated differences in amino acid and lipid metabolites in children at risk for type 1 diabetes［J］．Diabetes，2011,60(11)：2740-2747．

［40］ Oresic M，Simell S，Sysi-Aho M，et al．Dysregulation of lipid and amino acid metabolism precedes islet autoimmunity in children who later progress to type 1 diabetes［J］．J Exp Med，2008,205(13)：2975-2984．

［41］ Mihalik S J，Michaliszyn S F，de las Heras J，et al．Metabolomic profiling of fatty acid and amino acid metabolism in youth with obesity and type 2 diabetes：evidence for enhanced mitochondrial oxidation［J］．Diabetes Care，2012,35(3)：605-611．

［42］ Butte N F，Liu Y，Zakeri I F，et al．Global metabolomic profiling targeting childhood obesity in the Hispanic population［J］．Am J Clin Nutr，2015,102(2)：256-267．

［43］ Michaliszyn S F，Sjaarda L A，Mihalik S J，et al．Metabolomic profiling of amino acids and beta-cell function relative to insulin sensitivity in youth［J］．J Clin Endocrinol Metab，2012,97(11)：E2119-E2124．

［44］ Liu L，Feng R，Guo F，et al．Targeted metabolomic analysis reveals the association between the postprandial change in palmitic acid，branched-chain amino acids and insulin resistance in young obese subjects［J］．Diabetes Res Clin Pract，2015,108(1)：84-93．

［45］ Reinehr T，Wolters B，Knop C，et al．Changes in the serum metabolite profile in obese children with weight loss［J］．Eur J Nutr，2015,54(2)：173-181．

［46］ Wahl S，Yu Z，Kleber M，et al．Childhood obesity is associated with changes in the serum metabolite profile［J］．Obes Facts，2012,5(5)：660-670．

［47］ Newbern D，Gumus Balikcioglu P，Balikcioglu M，et al．Sex differences in biomarkers associated with insulin resistance in obese adolescents：metabolomic profiling and principal components analysis［J］．J Clin Endocrinol Metab，2014,99(12)：4730-4739．

［48］ 中华人民共和国卫生部．性早熟诊疗指南(试行)［卫办医政发(195)号］［J］．中国儿童保健杂志，2011,19(4)：390-392．

［49］ Farooqi I S，Wangensteen T，Collins S，et al．Clinical and molecular genetic spectrum of congenital deficiency of the leptin receptor［J］．N Engl J Med，2007,356(3)：237-247．

［50］ Topaloglu A K，Tello J A，Kotan L D，et al．Inactivating KISS1 mutation and hypogonadotropic hypogonadism［J］．N Engl J Med，2012,366(7)：629-635．

［51］ Lee J M，Appugliese D，Kaciroti N，et al．Weight status in young girls and the onset of puberty［J］．Pediatrics，2007,119(3)：e624-e630．

［52］ Dai Y L，Fu J F，Liang L，et al．Association between obesity and sexual maturation in Chinese children：a multicenter study［J］．Int J Obes (Lond)，2014,38(10)：1312-1316．

［53］ Qi Y，Li P，Zhang Y，et al．Urinary metabolite markers of precocious puberty［J］．Mol Cell Proteomics，2012,11(1)：M111.011072．

［54］ 王玲娜，吴海瑛，陈临琪，等．高效液相色谱-四级杆飞行时间串联质谱的儿童性早熟代谢组学研究［J］．中国临床药理学杂志，2014,30(11)：1002-1005．

［55］ Yang L，Tang K，Qi Y，et al．Potential metabolic mechanism of girls' central precocious puberty：a network analysis on urine metabonomics data［J］．BMC Syst Biol，2012,6 Suppl 3：S19．

［56］ Tsigos C，Chrousos G P．Hypothalamic-pituitary-adrenal axis，neuroendocrine factors and stress［J］．J Psychosom Res，2002,53(4)：865-871．

［57］ Kim H S，Yumkham S，Choi J H，et al．Serotonin stimulates GnRH secretion through the c-Src-

PLC gamma1 pathway in GT1-7 hypothalamic cells [J]. J Endocrinol, 2006,190(3): 581-591.

[58] Boivin J, Bunting L, Collins J A, et al. International estimates of infertility prevalence and treatment-seeking: potential need and demand for infertility medical care [J]. Hum Reprod, 2007,22(6): 1506-1512.

[59] Rotterdam ESHRE/ASRM-Sponsored PCOS Consensus Workshop Group. Revised 2003 consensus on diagnostic criteria and long-term health risks related to polycystic ovary syndrome [J]. Fertil Steril, 2004,81(1): 19-25.

[60] 多囊卵巢综合征诊断中华人民共和国卫生行业标准[J].中华妇产科杂志,2012,47(1): 74-75.

[61] Sun L, Hu W, Liu Q, et al. Metabonomics reveals plasma metabolic changes and inflammatory marker in polycystic ovary syndrome patients [J]. J Proteome Res, 2012,11(5): 2937-2946.

[62] Zhao Y, Fu L, Li R, et al. Metabolic profiles characterizing different phenotypes of polycystic ovary syndrome: plasma metabolomics analysis [J]. BMC Med, 2012,10: 153.

[63] Escobar-Morreale H F, Samino S, Insenser M, et al. Metabolic heterogeneity in polycystic ovary syndrome is determined by obesity: plasma metabolomic approach using GC-MS [J]. Clin Chem, 2012,58(6): 999-1009.

[64] Deepinder F, Chowdary H T, Agarwal A. Role of metabolomic analysis of biomarkers in the management of male infertility [J]. Expert Rev Mol Diagn, 2007,7(4): 351-358.

[65] Agarwal A, Sharma R K, Prabakaran S A, et al. Assessment of oxidative stress levels in semen using spectroscopy-based metabolomic profiling: Implications in male infertility [J]. Fertil Steril, 2006,86(3): S180.

[66] Gupta A, Mahdi A A, Ahmad M K, et al. ^{1}H-NMR spectroscopic studies on human seminal plasma: a probative discriminant function analysis classification model [J]. J Pharm Biomed Anal, 2011,54(1): 106-113.

[67] Rosenbusch B. The chromosomal constitution of embryos arising from monopronuclear oocytes in programmes of assisted reproduction [J]. Int J Reprod Med, 2014,2014: 418198.

[68] Kaser D J, Racowsky C. Clinical outcomes following selection of human preimplantation embryos with time-lapse monitoring: a systematic review [J]. Hum Reprod Update, 2014,20(5): 617-631.

[69] Harper J, Coonen E, De Rycke M, et al. What next for preimplantation genetic screening (PGS)? A position statement from the ESHRE PGD Consortium Steering Committee [J]. Hum Reprod, 2010,25(4): 821-823.

[70] Dahdouh E M, Balayla J, Garcia-Velasco J A. Impact of blastocyst biopsy and comprehensive chromosome screening technology on preimplantation genetic screening: a systematic review of randomized controlled trials [J]. Reprod Biomed Online, 2015,30(3): 281-289.

[71] Rosenbusch B, Djalali M, Sterzik K. Is there any correlation between follicular fluid hormone concentrations, fertilizability, and cytogenetic analysis of human oocytes recovered for in vitro fertilization [J]. Fertil Steril, 1992,57(6): 1358-1360.

[72] Asimakopoulos B, Abu-Hassan D, Metzen E, et al. The levels of steroid hormones and cytokines in individual follicles are not associated with the fertilization outcome after intracytoplasmic sperm injection [J]. Fertil Steril, 2008,90(1): 60-64.

[73] McRae C, Sharma V, Fisher J. Metabolite profiling in the pursuit of biomarkers for IVF outcome: the case for metabolomics studies [J]. Int J Reprod Med, 2013,2013: 603167.

[74] Takahashi C, Fujito A, Kazuka M, et al. Anti-Mullerian hormone substance from follicular fluid is positively associated with success in oocyte fertilization during in vitro fertilization [J]. Fertil

Steril, 2008,89(3): 586-591.

[75] Boxmeer J C, Macklon N S, Lindemans J, et al. IVF outcomes are associated with biomarkers of the homocysteine pathway in monofollicular fluid [J]. Hum Reprod, 2009,24(5): 1059-1066.

[76] D'Aniello G, Grieco N, Di Filippo M A, et al. Reproductive implication of D-aspartic acid in human pre-ovulatory follicular fluid [J]. Hum Reprod, 2007,22(12): 3178-3183.

[77] Thomas N, Goodacre R, Timmins E M, et al. Fourier transform infrared spectroscopy of follicular fluids from large and small antral follicles [J]. Hum Reprod, 2000,15(8): 1667-1671.

[78] Piñero-Sagredo E, Nunes S, de Los Santos M J, et al. NMR metabolic profile of human follicular fluid [J]. NMR Biomed, 2010,23(5): 485-495.

[79] Wallace M, Cottell E, Gibney M J, et al. An investigation into the relationship between the metabolic profile of follicular fluid, oocyte developmental potential, and implantation outcome [J]. Fertil Steril, 2012,97(5): 1078-1084.

[80] Houghton F D, Hawkhead J A, Humpherson P G, et al. Non-invasive amino acid turnover predicts human embryo developmental capacity [J]. Hum Reprod, 2002,17(4): 999-1005.

[81] Brison D R, Houghton F D, Falconer D, et al. Identification of viable embryos in IVF by non-invasive measurement of amino acid turnover [J]. Hum Reprod, 2004,19(10): 2319-2324.

[82] Seli E, Sakkas D, Scott R, et al. Noninvasive metabolomic profiling of embryo culture media using Raman and near-infrared spectroscopy correlates with reproductive potential of embryos in women undergoing in vitro fertilization [J]. Fertil Steril, 2007,88(5): 1350-1357.

[83] Scott R, Seli E, Miller K, et al. Noninvasive metabolomic profiling of human embryo culture media using Raman spectroscopy predicts embryonic reproductive potential: a prospective blinded pilot study [J]. Fertil Steril, 2008,90(1): 77-83.

[84] Vergouw C G, Botros L L, Roos P, et al. Metabolomic profiling by near-infrared spectroscopy as a tool to assess embryo viability: a novel, non-invasive method for embryo selection [J]. Hum Reprod, 2008,23(7): 1499-1504.

[85] Seli E, Bruce C, Botros L, et al. Receiver operating characteristic (ROC) analysis of day 5 morphology grading and metabolomic Viability Score on predicting implantation outcome [J]. J Assist Reprod Genet, 2011,28(2): 137-144.

[86] Rhenman A, Berglund L, Brodin T, et al. Which set of embryo variables is most predictive for live birth? A prospective study in 6252 single embryo transfers to construct an embryo score for the ranking and selection of embryos [J]. Hum Reprod, 2015,30(1): 28-36.

[87] Marhuenda-Egea F C, Gonsalvez-Alvarez R, Martinez-Sabater E, et al. Improving human embryos selection in IVF: non-invasive metabolomic and chemometric approach [J]. Metabolomics, 2011,7(2): 247-256.

[88] Marhuenda-Egea F C, Martinez-Sabater E, Gonsalvez-Alvarez R, et al. A crucial step in assisted reproduction technology: human embryo selection using metabolomic evaluation [J]. Fertil Steril, 2010,94(2): 772-774.

[89] Botros L, Sakkas D, Seli E. Metabolomics and its application for non-invasive embryo assessment in IVF [J]. Mol Hum Reprod, 2008,14(12): 679-690.

[90] Kirkegaard K, Svane A S, Nielsen J S, et al. Nuclear magnetic resonance metabolomic profiling of Day 3 and 5 embryo culture medium does not predict pregnancy outcome in good prognosis patients: a prospective cohort study on single transferred embryos [J]. Hum Reprod, 2014,29(11): 2413-2420.

3 代谢组学与恶性肿瘤

恶性肿瘤是一类与遗传、环境及衰老密切相关的疾病,很多常见恶性肿瘤已经进入中高收入国家十大死亡原因之列。大部分恶性肿瘤发病隐匿,患者的生存率与病情进展阶段直接相关,使得人们越来越重视肿瘤的早期诊断,不断开发新的技术和检测手段对健康人群进行筛查。代谢组学技术可以灵敏捕捉到机体代谢的细微变化,并且这个变化刚好又是遗传学、表观遗传学、环境因素和生活习惯等共同作用的结果,因此其在发展之初就在恶性肿瘤诊疗领域拥有一席之地。该技术除可用于发现早期诊断的肿瘤代谢标志物外,还在肿瘤的发病机制、新靶点、耐药性、个体化治疗、治疗转归和预后评估等方面有广泛的应用,并在恶性肿瘤的精准诊疗研究方面逐步显示出潜在的临床价值。本章将总结近 5 年在恶性肿瘤防治方面代谢组学技术展现的重要研究成果,为恶性肿瘤的早期诊断、预后和新的治疗靶点的发现提供重要的工作基础。

3.1 消化系统恶性肿瘤的代谢组学研究

消化系统恶性肿瘤是目前世界范围内致死率较高的一类肿瘤疾病。在我国,消化系统恶性肿瘤的发病率和病死率仅次于肺癌。消化系统恶性肿瘤患者在发病初期并没有明显的临床症状,这导致疾病发现时患者常常已经处于晚期,错过了最佳的治疗时机。代谢组学技术能够检测机体由病理因素或者基因改变引起的代谢改变,因此代谢组学技术在疾病诊断、恶性肿瘤预测等临床应用中都有巨大潜力[1]。由于代谢组学技术在消化系统恶性肿瘤早期诊断方面的优势及其可从代谢角度分析发病机制,其在消化系统恶性肿瘤的研究中有广阔的应用前景。

代谢组学分析技术是目前用于癌症早期诊断和预后判断相关分析标志物发现和筛选的一种高效技术手段[2]。在代谢组学研究中,经常采用先非靶向分析建模再靶向定量分析的策略,先通过非靶向代谢组学分析找到潜在的生物标志物,之后再通过靶向或定量代谢组学研究方法进行验证并摸索合适的截断(cut off)值,这种分析策略尤其适用于疾病相关代谢标志物发现的相关研究[3]。目前,大部分研究还是集中在对已有肿瘤患者组织或体液的分析,得到有临床诊断价值的差异表达代谢标志物或数据处理技术。

3.1.1 口腔癌的代谢组学研究

口腔癌一般发生于舌部、牙龈、唇腭部等,属于上皮源性恶性肿瘤。有关统计数据表明,全球口腔癌的发病率及病死率在全身恶性肿瘤中居于第6位,并且我国口腔癌的患病率在逐年升高,口腔癌已经成为严重威胁人们生存健康的一大肿瘤疾病。目前,对于口腔癌的治疗以手术为主,但是术后患者的5年生存率仅有50%,并且口腔癌复发的风险也比较高。Yan等[4]通过代谢组学分析方法对从口腔癌患者及健康者采集的唾液样本进行分析,得到的代谢谱可以准确地描述口腔癌的病例特征及患者的代谢特征改变,表明代谢组学有望成为临床上口腔癌病变筛查及口腔癌前期预测的一种高效率、低成本并对患者产生最小影响的检测手段。

3.1.1.1 可用于诊断的口腔癌代谢组学研究

通过代谢组学分析技术对从口腔癌患者采集的唾液样本进行检测,可实现口腔癌的诊断。Wei等[5]收集了37例口腔鳞状细胞癌(oral squamous cell carcinoma,OSCC)患者、32例口腔白斑(OLK)患者和34例健康人的唾液样本,利用UPLC-Q-TOFMS技术对唾液样本进行检测分析,从检测结果中选择了5种差异表达代谢物进行生物代谢标志物分析,分析结果显示口腔鳞状细胞癌患者组与健康组和口腔白斑患者组的代谢物均有差别,其中在口腔鳞状细胞癌患者的唾液中乳酸的含量要高于口腔白斑患者,缬氨酸与苯丙氨酸的含量降低。该结果可以作为临床上利用唾液代谢物检测口腔鳞状细胞癌的辅助检查手段和口腔白斑疾病的分级诊断标准(见图3-1)。

通过代谢组学分析技术对口腔癌患者的尿液、血清和唾液进行轮廓分析,发现重要差异代谢物。例如,和红兵等[6]利用LC-MS和GC-MS技术,对口腔癌患者和健康人、良性口腔肿瘤患者的尿液、血清和唾液进行代谢轮廓分析,从分析结果中鉴定出19种重要的差异表达代谢物,这些差异表达代谢物组合能够明确地区分3种样本的代谢物。通过代谢物对相关的代谢途径进行分析,口腔癌患者与良性口腔肿瘤患者的脂质代谢

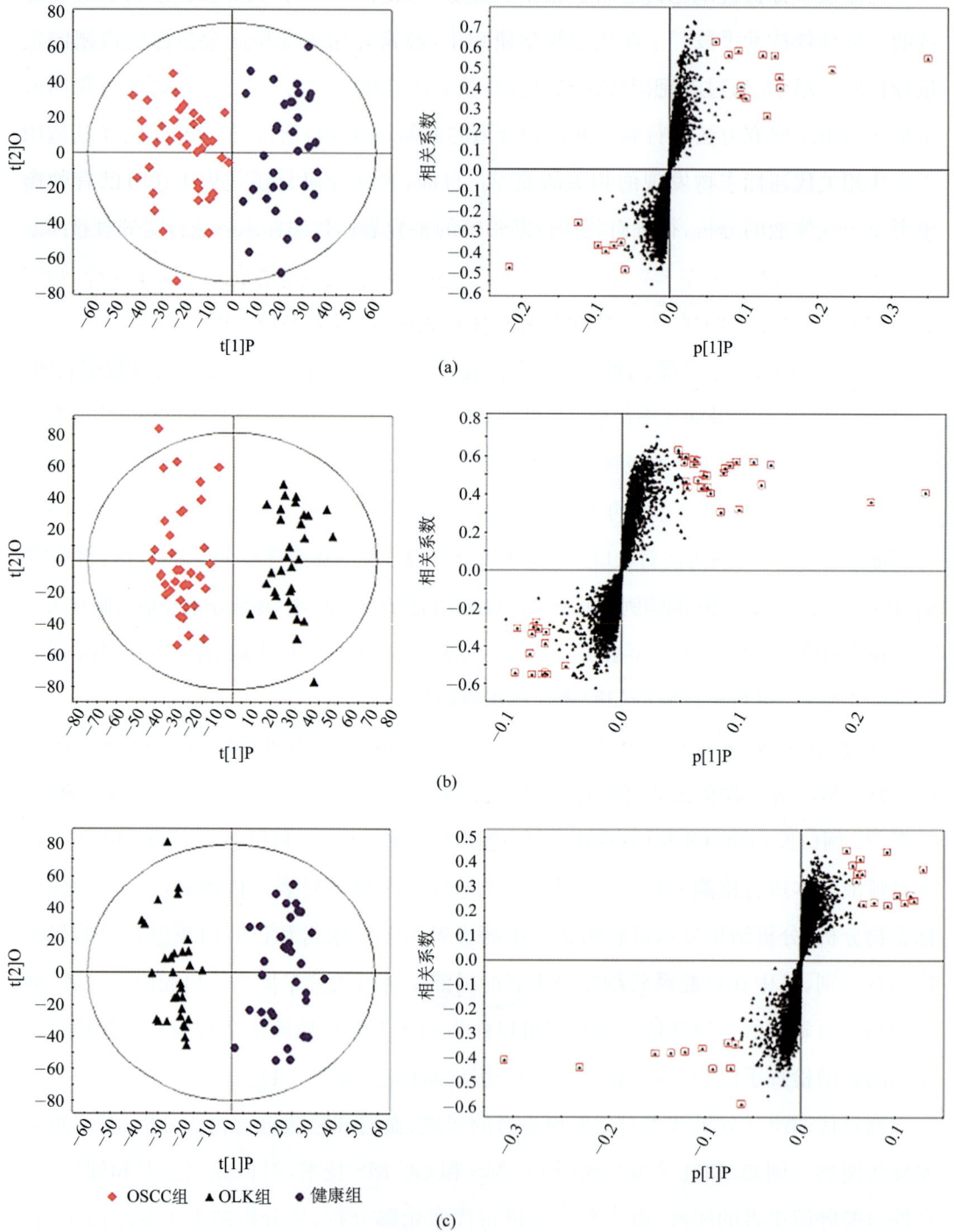

图 3-1　OSCC 组、OLK 组与健康组的代谢物 OPLS-DA 图和 S 曲线(S-plots)对比图

(a)为 OSCC 组与健康组;(b)为 OSCC 组与 OLK 组;(c)为 OLK 组与健康组(图片修改自参考文献[5])

途径与能量代谢途径均出现了代谢紊乱的现象,与良性口腔肿瘤患者相比,口腔癌患者的代谢系统中肌醇代谢与三羧酸循环均出现了代谢异常的现象,研究结果为临床诊断、治疗口腔癌提供了诊断依据及治疗信息。

3.1.1.2 药物治疗口腔癌的代谢组学研究

代谢组学还用于抗癌药物的筛选和评估。Wei 等报道利用基于 GC-MS 的代谢组学方法评估丹酚酸 B(salvianolic acid B,Sal B)和灯盏花素(breviscapine)用于治疗因暴露于致癌剂 7,12-二甲基苯并蒽(DMBA)而产生口腔癌变的仓鼠的效果。血清代谢谱的动态变化(见图 3-2)显示,丹酚酸 B 和灯盏花素能够抑制 DMBA 诱发的代谢紊乱,与

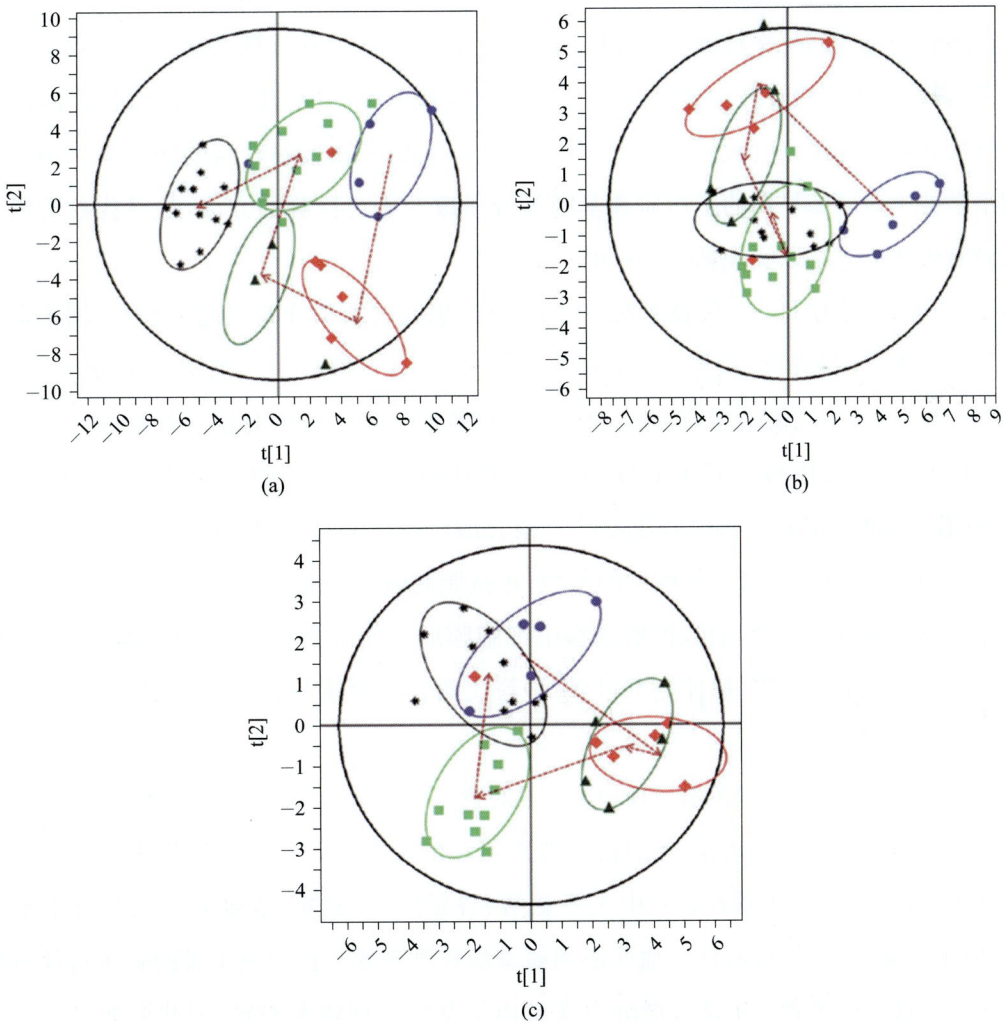

图 3-2 丹酚酸 B 和灯盏花素干预口腔癌动物模型的代谢模式变化轨迹

(a)未干预组;(b)灯盏花素干预组;(c)丹酚酸 B 干预组(图片修改自参考文献[7])

组织病理学结果一致,丹酚酸 B 和灯盏花素可显著降低鳞状细胞癌在两个治疗组的发生率。在 DMBA 诱导的口腔癌模型组中也观察到了炎症和肿瘤血管生成的基因和代谢物表达水平升高,丹酚酸 B 和灯盏花素可显著降低口腔黏膜上皮异常增生和鳞状细胞癌的形成;在模型中关键代谢途径发生了显著的变化,包括高谷氨酰胺和糖酵解增强,胆固醇和肌醇代谢降低,丹酚酸 B 和灯盏花素处理能够减轻这些变化(见图 3-2)[7]。

3.1.2　食管癌的代谢组学研究

食管癌是最常见的癌症之一,病死率较高。早期食管癌患者的治疗存活率只有 45%～73%,晚期食管癌患者及癌细胞转移概率较高,患者的 3 年存活率仅为 18%[8]。造成食管癌患者病死率较高的潜在原因主要有缺乏临床癌症筛选及检测的有效手段和参考,胃肠道内镜检查技术是目前较为有效的检查手段,但是其特异性及灵敏度较低,以致疾病被检测出来时大多已经处于晚期阶段,造成了该疾病较高的病死率。利用代谢组学技术对癌症早期的蛋白质和基因等分子改变进行检测的方法,是寻找食管癌早期诊断生物标志物以实现精准医疗的重要手段。

Wang 等利用 ^{1}H-NMR 技术对 89 例食管癌患者的组织分离代谢物和 26 例正常人的组织分离代谢物进行检测,结合主成分分析(PCA)、偏最小二乘法判别分析(PLS-DA)、正交偏最小二乘法判别分析(OPLS-DA)等模式识别技术对检测数据进行代谢轮廓分析发现,在被检测的 45 种代谢物中,12 种代谢物与食管癌的发生相关。其中,葡萄糖、腺苷一磷酸(AMP)、烟酰胺腺嘌呤二核苷酸(NAD)的上调表明食管癌细胞繁殖需要大量的能量供应,食管癌细胞中的乙酸、短链脂肪酸及 γ-氨基丁酸(GABA)的上调表明脂代谢增强,以满足癌细胞扩增过程中细胞膜形成的需要。在胆碱代谢途径中特异修饰的肌酸、肌酐、二甲基甘氨酸(DMG)等代谢物均可能与食管癌的发生有关[9](见图 3-3)。

Ma 等采用高效液相色谱(HPLC)技术对食管癌患者血浆游离氨基酸(PFAA)进行代谢轮廓分析,发现食管癌患者的血浆游离氨基酸轮廓与正常人群有很大的不同。与正常人群相比,食管癌患者血浆中天冬氨酸、谷氨酸、甘氨酸、组氨酸等氨基酸水平降低,而半胱氨酸含量升高,这个血浆游离氨基酸轮廓现象与食管癌患者的临床特征有重大联系。食管癌患者与正常人群的血浆游离氨基酸出现较大差异,因此可通过检测氨基酸的代谢水平预测食管癌的发生[10]。Sanchez-Espiridion 等进行了食管腺癌(EAC)

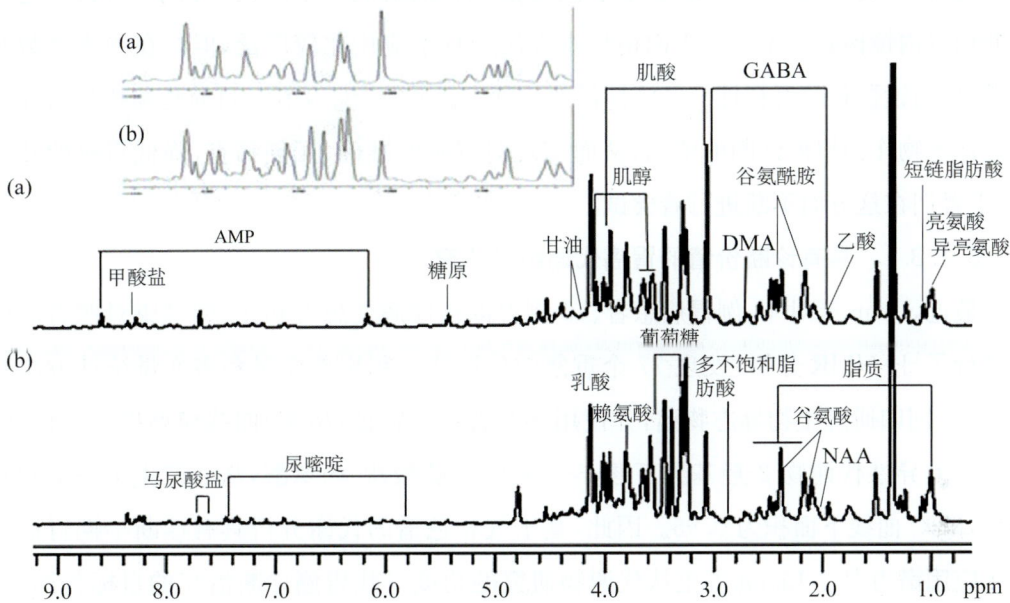

图 3-3 食管癌患者与正常人食管黏膜样本的 600.13 MHz CPMG ^{1}H-NMR 图谱

(a)为正常人群组;(b)为食管癌患者组。图中灰色部分表示正常人与食管癌患者食管黏膜的(2～4.5)×10^{-6}的详细图谱(图片修改自参考文献[9])

的血清代谢组学分析,在发现阶段,利用 2 组,每组 30 例病例-对照研究(case-control study),发现有 64 种代谢物的水平差异显著,其中差异最显著的代谢物有脯氨酸(Pro)、β-羟基丁酸(BHBA)、D-甘露糖(D-Man);这些差异在验证集——321 例病例和 331 例对照中得到验证。高水平的 Pro 与 EAC 风险显著降低有关[比值比(OR):0.26;95％可信区间(CI):0.18～0.38]。高水平的 BHBA 与 EAC 风险显著增加相关(OR:4.05;95％ CI:2.84～5.78),D-Man 也同样(OR:7.04;95％ CI:4.79～10.34)。基于上述结果形成了代谢物的风险得分值,风险得分值高的人与较低的人相比 EAC 患病风险显著升高(7.76 倍),与不吸烟者低的风险得分值相比,吸烟者高风险得分值者患病风险大大增加(OR:23.40;95％ CI:10.95～50.00)。该研究认为 Pro、BHBA 和 D-Man 水平可以作为 EAC 患者危险因素及预后分析的生物标志物[11]。

3.1.3 胃癌的代谢组学研究

胃癌高居全球癌症病死率的第 2 位,每年确诊的胃癌新发病例有 100 多万,并且该数据有逐年上升的趋势,为全球最普遍和病死率最高的癌症之一。胃癌患者的早期症状不明显,疾病发现时往往已到晚期,因此造成胃癌的病死率较高。目前,对胃癌进行诊断仍以内镜检查为主。尽管内镜检查方法在日本应用比较广泛,但是在绝大多数其他国家,内镜检查的可行性与经济性仍然受到广泛质疑[12]。因此,目前亟须找到可靠的代谢标志物作为胃癌诊断的依据,从而实现对胃癌的准确、无创筛查,降低胃癌的致死率,学者们在这方面不断进行着尝试。

3.1.3.1 具有诊断价值的胃癌代谢组学研究

最近,Chan 等对 43 例胃癌患者、40 例胃部良性病变患者和 40 例健康对照者的尿液进行了 ^{1}H-NMR 分析,发现 77 个重复的代谢物。利用单变量和多变量统计方法和 Logistic 回归研究生物标志物谱,并使用接受者操作特征(ROC)曲线模型进行了评估。确定了差异性代谢物 2-羟基异丁酸、3-羟基吲哚硫酸盐、丙氨酸,从而产生了一个判别模型,ROC 曲线下面积为 0.95。因此,基于气相色谱的代谢分析具有诊断早期胃癌的临床应用潜力[13]。Liang 等也从代谢物研究的角度寻找胃癌诊断治疗的目标代谢物。在研究中他们利用高通量液相色谱-质谱联用技术对尿液代谢样本进行了分析,结果发现有 16 种代谢物的代谢水平发生变化,其中有 9 种代谢物上调、7 种代谢物下调,这些代谢物参与了多种代谢途径,如三羧酸循环、糖酵解、氨基酸代谢、胆汁酸代谢等。该研究结果表明,利用尿液代谢轮廓分析的方法,可以了解癌症的发病机制,有助于疾病标志物的寻找及癌症发病机制的研究[14]。Mokhtari 等发现 5-羟基吲哚乙酸(5-HIAA)在胃癌患者尿液中的水平显著高于慢性胃炎患者和正常对照者($P<0.001$),可作为胃癌诊断的一种肿瘤标志物与其他检查方法结合使用[15]。

3.1.3.2 胃癌预后的代谢组学研究

Wu 等用 GC-MS 检测发现 18 种代谢物在胃癌组织和癌旁组织中的表达均存在不同程度的差异,还发现在非浸润性肿瘤和浸润性肿瘤中也有代谢差异,并且检测出 5 种差异显著的代谢物,可能适用于胃癌的临床诊断或分期[16]。Chen 等通过代谢组学分析比较了转移性和非转移性胃癌模型,阐明了胃癌转移的作用机制,并且发现了可能用于诊断的生物标志物。他们将小鼠随机分为对照组、转移组和非转移组,并用 GC-MS 分析从每组小鼠收集组织样本的代谢物。结果发现,约 30 个代谢物在组间差异表达,脯氨酸是上调幅度最大的转移组织代谢物,与非转移组相比表达增加 2.45 倍。谷氨酰胺是下调幅度最大的转移组织代谢物,与非转移组相比表达降低 1.71 倍。在转移组中所有这些代谢物参与的代谢途径均与胃癌细胞转移有关,这些代谢途径大部分都有脯氨酸和丝氨酸代谢的参与。这些结果都表明脯氨酸和丝氨酸代谢与胃癌细胞的转移密切相关,该代谢途径可以作为胃癌治疗的靶向位点和胃癌分期的生物代谢标志,有很大的研究价值[17]。

3.1.4　胰腺癌的代谢组学研究

胰腺癌患者被确诊时通常已到晚期,大多数病例的平均生存期小于 6 个月,只有6%的胰腺癌患者生存期能够达到 5 年。胰腺癌一直被认为是"癌中之王",病死率近年来持续攀升。因此,敏感和特异的早期标志物的发现对于其诊断和治疗策略的选择显得尤为关键。胰腺癌发病之初在临床影像学检查上主要表现为胰腺实性肿块,但是一些良性临床疾病如自身免疫性胰腺炎和神经内分泌肿瘤这种侵袭性较低的恶性肿瘤在临床上也表现为胰腺实性肿块[18]。因此,胰腺肿瘤的早期诊断及良、恶性鉴别对降低胰腺癌的病死率具有重大意义。

在 Bathe 等[19]的研究中,假设血清中代谢物的种类比较复杂,但足以检出胰腺癌及胰腺良性肿瘤的发生,这样就避免了不必要的外科手术治疗。该研究从 43 例肝癌患者和 54 例胰腺癌患者取得血清样本,利用[1]H-NMR 技术对血清样本进行分析发现58 种特殊代谢物。之后,用有监督的模式识别技术和 OPLS-DA 方法对数据结果进行分析比较,发现与良性肿瘤患者相比,胰腺癌患者血清代谢物中谷氨酸盐与葡萄糖的含量大幅度提升,而在良性肿瘤患者血清样本中肌酸与谷氨酰胺最为充足。从整体的结果来看,代谢模式分析可以作为诊断良性胰腺肿瘤与胰腺癌的一种有效的技术手段。

Kobayashi 等的研究也是用血清作为样本进行代谢组学分析,血清样本来自各个社会群体机构中的胰腺癌患者、健康人群、长期胰腺炎患者[20]。对血清样本用气相色谱-质谱联用(GC-MS)技术进行分析,之后用分析结果建立诊断模型。该诊断模型是通过多种逻辑回归分析建立起来的模型分析,并且主要以其敏感性和特异性为基础进行代谢标志物的寻找。其训练模型的建立包括了 43 例胰腺癌患者和 42 名健康志愿者。该模型对胰腺癌诊断有高达 86%的灵敏度与 88.1%的特异性。在应用模式研究中,该模型建立包括 42 例胰腺癌患者、41 名健康志愿者和 23 例长期胰腺炎患者。该模型表现出 71.4%的灵敏度和 78.1%的特异性。除此之外,该模型对可切除胰腺癌的诊断灵敏度高达 77.8%,对长期胰腺炎的诊断误差率只有 17.4%,低于传统的生物标志物。

这是基于癌症代谢物对癌症进行诊断并确定癌症分期的一项新技术。该技术的灵敏度与准确性要高于传统的癌症标志物，这项技术将会在癌症的早期诊断中发挥重要作用。

Xie等利用代谢组学方法分析来自美国康涅狄格州新诊断的胰腺癌患者的血浆（$n = 100$）与年龄和性别匹配的对照组血浆（$n = 100$），以及相同数量来自中国上海市的胰腺癌患者血浆和对照样本。在这两组样本中选出均有差异的一组代谢物，包括谷氨酸、胆碱、1,5-脱水葡萄糖醇、甜菜碱和甲基胍，建立诊断模型，具有较高的敏感度（97.7%）和特异性（83.1%）（ROC曲线的AUC：0.943；95%CI：0.908～0.977），如图3-4所示。后续使用测试集样本，也得到了满意的精度（AUC：0.835；95% CI：0.777～0.893），具有77.4%的敏感度和75.8%的特异性。该模型在美国康涅狄格州胰腺癌患者疾病分期0、1和2阶段的诊断灵敏度为84.8%，在中国上海市患者疾病分期1和2阶段的诊断灵敏度为77.4%，该研究结果提示血浆代谢组学特征可以作为胰腺癌早期检测的有效生物标志物[21]。

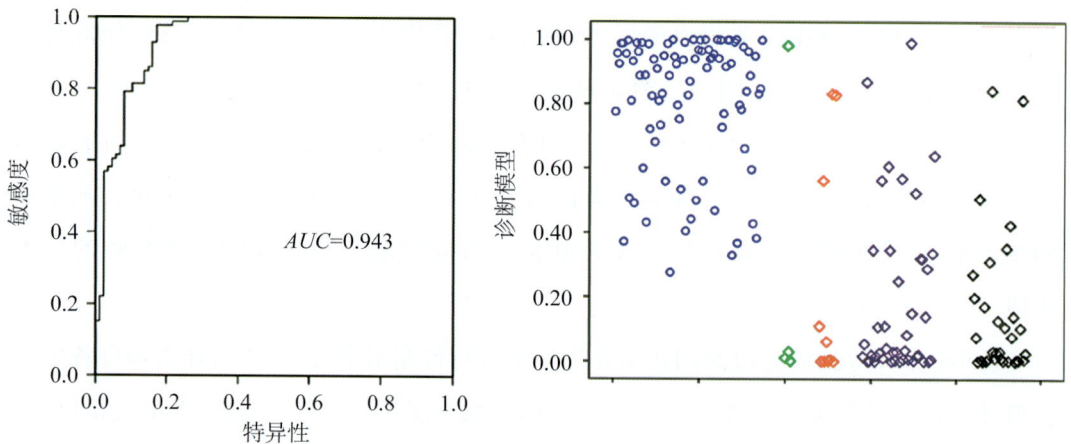

图3-4　血浆代谢标志物对胰腺癌预测能力的 ROC 曲线分析

目前，越来越多的研究结果表明癌症与代谢途径之间紧密联系，其中包括代谢关键酶如琥珀酸脱氢酶、延胡索酸酶、异柠檬酸脱氢酶和磷酸甘油酸脱氢酶等，控制代谢途径中关键酶合成的基因一旦发生突变，就会导致各种不同形式的癌症[22]。所以，通过鉴定代谢物确定癌症的生物标志物成为近年来的一大研究热点，以代谢物小分子为基础确定癌症治疗的靶点是目前癌症治疗研究的一项突破。

3.1.5　结直肠癌的代谢组学研究

大肠癌（colon cancer）包括结肠癌和直肠癌，因此又称为结直肠癌（colorectal cancer，CRC）。据调查数据统计[23]，在2011年一年中，就新发约101 340例结肠癌患者、39 870例直肠癌患者，其中因此而死亡的人数达49 380人之多，约占美国全年死亡人数的9%。CRC患者的5年生存率在Ⅰ期治疗者能达到90%，但在Ⅳ期治疗者只有12%。因此，CRC的早期诊断对于提高CRC存活率有很大的作用。目前，结肠镜检查是较常用且准确率较高的检测CRC的方法，但是结肠镜检查会给患者的生理、心理带来极大的痛苦。无侵入性的癌胚抗原（CEA）和粪便隐血试验（FOBT）曾一度受到人们的重视，但CEA和FOBT检测的灵敏性和精准性都相对较低[24, 25]。近几年，代谢组学在CRC的诊断中也取得了较多的成果，下面做一简单介绍。

3.1.5.1　可用于CRC诊断的尿液代谢组学分析

Cheng等收集了101个年龄在24~83岁的CRC患者（包括38个结肠癌和63个直肠癌患者）和103个年龄在31~75岁的正常志愿者的尿液样本，这些患者根据肿瘤形态学检查和TNM分类又分为4个不同的阶段，包括24例Ⅰ期患者、45例Ⅱ期患者、27例Ⅲ期患者和5例Ⅳ期患者，样本收集前患者未进行过任何临床治疗[26]。分别用GC-TOFMS和UPLC-Q-TOFMS技术对收集的样本中全部的代谢物进行了分析，结果采用GC-TOFMS方法检测到361个质谱峰，非监督的PCA表明5个主成分累积的解释率为$R_2X_{cum}=0.386$，$Q^2_{cum}=0.283$，两维的PCA图显示正常志愿者组与CRC患者组有区分的趋势。进一步的OPLS-DA分析将Y设定为0/1矩阵，分别将健康人设定为0、CRC患者设定为1，得到了很好的区分模型（$R_2X_{cum}=0.32$，模型的解释率和预测率分别为$R_2Y_{cum}=0.907$，$Q_2Y_{cum}=0.802$），能将正常志愿者样本与CRC患者样本（即使是CRCⅠ期的患者）完全分开。采用UPLC-Q-TOFMS方法共检测到2 581个质谱峰，PCA结果表明5个主成分累计的解释率为$R_2X_{cum}=0.401$，$Q^2_{cum}=0.345$，同样，PCA结果显示正常志愿者组与CRC患者组有区分的趋势，但两者不能完全分开。进一步的OPLS-DA分析将Y设定为0/1矩阵，分别将健康人设定为0、CRC患者设定为1，得到了很好的区分模型（$R_2X_{cum}=0.329$，模型的解释率和预测率分别为$R_2Y_{cum}=0.936$，$Q_2Y_{cum}=0.825$），两者能完全分开。而且，因为UPLC-Q-TOFMS比GC-TOFMS检测到的质谱峰多，分离的效果也更好。

在检测到的代谢物中,利用单维和多维数理统计方法,找出了 35 种差异代谢物。这些代谢物参与的代谢过程包括尿素循环、三羧酸循环(TCAC)、嘧啶代谢、色氨酸代谢、多胺代谢和肠道菌群代谢。另外,微生物和有机酸代谢也与 CRC 的发病有关。在这 35 种差异代谢物中,进一步筛选出具有标志性的 7 个关键代谢物,在训练集和测试集的 ROC 曲线分析中,都实现了 $AUC > 0.99$,具有较准确的临床诊断价值,为今后治疗 CRC 药物靶点的寻找提供了可能(见表 3-1)。

表 3-1 CRC 患者尿液中检出的 7 种关键代谢物

代 谢 物	代 谢 途 径	VIP	倍数变化(CRC 患者/对照)
柠檬酸	三羧酸循环	1.20	−1.89
马尿酸	肠道菌代谢	1.86	−11.11
对甲酚	肠道菌代谢	1.05	−3.57
2-氨基丁酸	其他	1.49	1.75
肉豆蔻酸	脂肪酸合成代谢	1.70	−3.03
腐胺	多胺代谢	1.14	1.59
犬尿氨酸	色氨酸代谢	2.17	−2.50

注:VIP 为变量投影重要性指标(variable importance in projection, VIP),一般认为 VIP>1 的变量具有统计学意义(表中数据来自参考文献[26])

3.1.5.2 可用于 CRC 预后诊断的肿瘤组织代谢标志物

肠癌组织的代谢物可以有效规避血和尿中由于饮食差异等外界因素对体内代谢物的影响带来的对研究结果的影响,可发现与肿瘤直接相关的代谢物,并用于疾病预后的预测。Qiu 等[27]对肠癌组织也进行了代谢组学分析。研究团队首先在来自上海地区患者的 CRC 和癌旁组织中发现了一组在癌和癌旁组织中具有显著性差异的代谢物,进而对来自北京、浙江和美国加利福尼亚州 3 个不同地区 379 例患者的 CRC 和癌旁组织进行了研究,结果显示肠癌组织中总的代谢物变化趋势在 4 个不同地区的样本中具有很高的相似性,其中的 15 个代谢物分子呈现完全一致的变化趋势,而且它们与所在代谢途径上的基因表达水平变化呈高度的一致性。这些差异代谢物包括上调的犬尿氨酸、β-丙氨酸、谷氨酸、半胱氨酸、2-氨基丁酸、棕榈油酸、焦谷氨酸、天冬氨酸、次黄嘌呤、乳酸、豆蔻酸、甘油、尿嘧啶、腐胺,以及下调的肌醇。用这 15 个代谢物作为标志物,可以预测癌症患者的复发情况(25.9 与 52.9 个月的复发期,$P = 2.50 \times 10^{-9}$)以及癌症患者 5 年内的生存情况(44.7 与 67.0 个月生存,$P = 6.48 \times 10^{-7}$)。研究者还发现仅用两个代谢物——次黄嘌呤与天冬氨酸的比值，也可以对 CRC 预后进行预测。次黄嘌呤与天冬氨酸比值较低者与较高者相比，比值较低者在后来的治疗中有明显的优势。与前面所说的 15 种差异代谢物相比，用次黄嘌呤与天冬氨酸的比值检测更为简单，并且更有临床应用价值[27]。

对这些癌变组织进行基因检测的结果显示，在癌变组织与周边正常组织中，差异表达的基因包括 *LDHA*、*TALDO1*、*GOT2*、*MDH2*、*ME1*、*GAD1*、*ABAT*、*PANK1*、*DPYD*、*ACLY*、*FASN*、*SCD*、*IDO1*、*GPX1*、*GSTP1*、*GSR*、*GSS*、*GGCT*、*ANPEP*、*CAT*、*ERCC2*。结合代谢物和基因表达变化发现的 CRC 代谢物模式和基因表达模式特点主要可以从 3 个方面阐释其生物学特性。①"瓦尔堡效应"（Warburg effect）：这是肿瘤细胞能量代谢的典型特征，表现在大量地摄取葡萄糖进行有氧糖酵解，生成大量的乳酸，同时为不断生长的肿瘤细胞提供生物合成原料。②伴随着糖酵解的上升，用于大分子物质合成的代谢中间体浓度显著上升：肿瘤细胞的代谢会产生大分子中间体以支持细胞生长，导致某些特定的游离脂肪酸（豆蔻酸、棕榈油酸）和核苷（肌苷）的浓度上升。在肿瘤细胞中，高表达的 *ACLY*、*FASN* 和 *SCD* 同样提示了脂肪酸合成的增强。而 β-丙氨酸在肿瘤细胞生长中明显的变化可能与脂肪酸合成中的乙酰辅酶 A 和丙二酰辅酶 A 有密切的联系，提示这种变化可能与肠道菌群代谢有相关性。③肿瘤细胞内维持较高的氧化应激水平：研究者发现肿瘤组织内具有抗氧化活性代谢物的浓度显著上升。由于肿瘤细胞加速合成代谢产生较高浓度的活性氧，胞内氧化应激水平上升。所发现的这些具有抗氧化活性的代谢物在肿瘤组织中被大量合成，提示肿瘤细胞通过改变代谢模式，用还原性的分子来平衡活性氧，从而在较高的氧化应激水平下维系其生理和代谢功能。实验中发现，氧化应激的生物标志物视晶酸、2-氨基丁酸水平在肿瘤细胞中上升。同时，与谷胱甘肽相关的基因包括 *GPX1*、*GSR*、*GGCT*、*GSTP1* 的表达也在肿瘤组织中显著升高，如图 3-5 所示[27]。

在 CRC 的精确诊断方面，肠息肉摘除术后监测和随访的临床决策主要取决于切除组织病理学检查的结果，然而普通的人工组织学检查不是完全可靠的。Gao 等采用毛细管电泳-质谱联用代谢组学技术分析 CRC 及相应的癌旁组织代谢物，结果表明与CRC 发病相关度最高的代谢物是氨基酸类。随后，采用超高效液相色谱-质谱联用技术进行的靶向性氨基酸分析结果表明，9 种氨基酸分别与进展期的腺瘤和 CRC 组织有不同的含量相关性。对其中的甲硫氨酸、酪氨酸、缬氨酸和异亮氨酸进行回归分析，对于

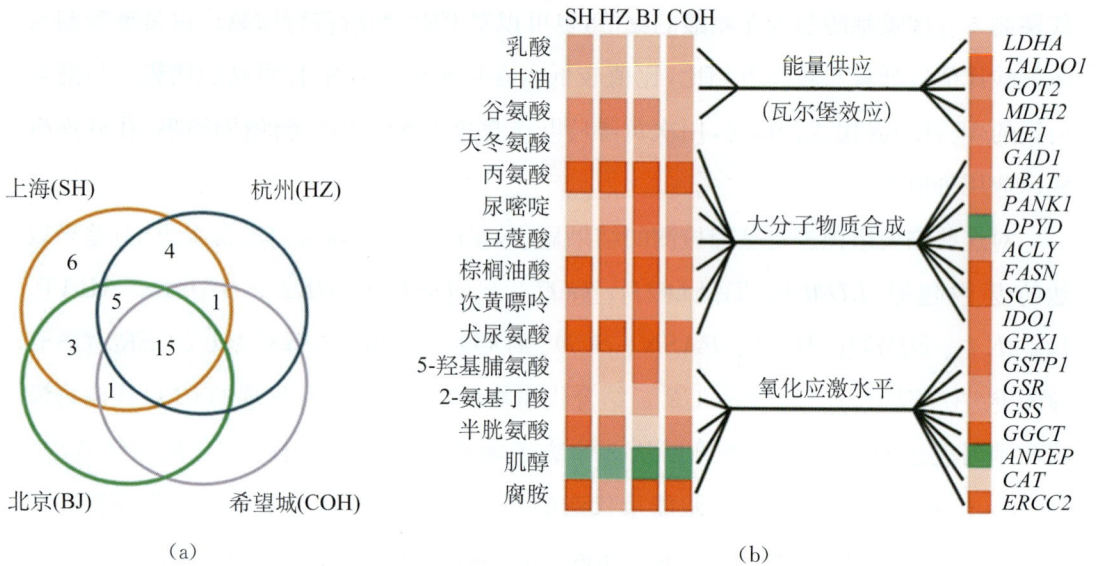

图 3-5　CRC 和癌旁组织差异代谢物及基因的比较

(a)4 个地区样本的 CRC 组织与癌旁组织中表达的差异代谢物比较的韦恩图;(b)4 个地区样本的 CRC 组织与癌旁组织中差异表达的代谢物及 CRC 组织与癌旁组织组间差异表达基因(图片修改自参考文献[27])

鉴别 CRC 和晚期腺瘤有较好的敏感性和特异性($P < 0.001$)。ROC 曲线下面积为 $0.991^{[28]}$。

3.1.5.3　CRC 肠道菌代谢的变化

肠道菌作为机体的一部分,参与人类大多数代谢过程,因此,癌症的发生可能与肠道菌群的结构变化及菌群代谢有着密不可分的关系。Lin 等利用基于核磁共振氢谱（^{1}H-NMR）的代谢组学方法研究了 68 例 CRC 患者（Ⅰ期/Ⅱ期为 20 例,Ⅲ期为 25 例,Ⅳ期为 23 例）和 32 例健康对照者（HC）的粪便代谢物。通过 PCA 和 OPLS-DA 模式识别处理数据,结果显示每个阶段 CRC 组患者与 HC 组的粪便代谢组学轮廓相比都有较清晰的分辨率。与 HC 组相比,各阶段 CRC 患者粪便中的代谢物乙酸、丙酸、丁酸、葡萄糖、谷氨酰胺的水平降低,琥珀酸、脯氨酸、丙氨酸、缬氨酸、亮氨酸、二甲基甘氨酸、谷氨酸等的含量升高。这些改变的粪便代谢物可能参与正常细菌生态的破坏,与营养吸收不良、糖酵解和谷氨酰胺增加有关。健康人的粪便代谢特征明显区别于 CRC 患者,包括 CRC 早期阶段（Ⅰ期/Ⅱ期）,因此,粪便代谢组学指纹可以作为 CRC 患者早期诊断的潜在标志物[29]。

色氨酸代谢、酪氨酸代谢和苯丙氨酸代谢与肠道菌群关系密切。研究发现,一些含苯基或者有吲哚基团的代谢物在CRC患者出现了严重的代谢紊乱,表现出显著下调趋势,包括吲哚、吲哚乙酸、马尿酸、4-氨基马尿酸、高香兰酸、苯酚、对甲酚、2-氨基丁酸和犬尿烯酸。这些代谢物主要是机体通过肠道菌群对食物中含酚类的植物进行代谢产生的,表明肠道菌群结构在CRC发病过程中发生了改变[26]。这一观察结果与文献中报道的一些特殊细菌存在于CRC患者的粪便中是相互对应的。同时,利用代谢组学技术也能间接观察到肠道菌群的差异。将肠道菌群与代谢组学作为一个整体来分析CRC的发生发展过程,是近年来研究癌症的新方法,这一方法将会为癌症的研究带来新的革命性的突破。

3.1.6　肝细胞癌的代谢组学研究

原发性肝癌是世界上第6大常见的癌症,病死率占癌症病死率的第3位。肝细胞癌(HCC),作为原发性肝癌的主要亚型,主要由乙型肝炎(HB)、丙型肝炎发展而来,也可以由黄曲霉毒素暴露、抽烟、过量饮酒等引起[30]。近几年也出现过由肥胖、非酒精性脂肪肝、糖尿病引起HCC的报道。对于HCC患者的代谢物改变进行研究从而寻找HCC的标志物,是近几年科学家们的研究热点。

3.1.6.1　肝细胞癌的血清与尿液代谢组学研究

Chen等收集了82例HCC患者(包括55名男性与27名女性,年龄在29~76岁),包括33名HCC Ⅰ期患者(21名男性与12名女性)、20名HCC Ⅱ期患者(16名男性与4名女性)、22名HCC Ⅲ期患者(13名男性与9名女性)和7名HCC Ⅳ期患者(5名男性与2名女性),以及24例良性肝肿瘤患者(包括13名男性与11名女性,年龄在18~65岁)与71例健康志愿者(包括39名男性与32名女性,年龄在42~65岁)的血清与尿液样本,分别用GC-TOFMS和UPLC-Q-TOFMS方法对其中的全部代谢物进行了检测[31]。在血清测试结果中,用GC-TOFMS方法共检测到324个质谱峰,用UPLC-Q-TOFMS方法则分别检测到2 626个阳离子峰和925个阴离子峰。研究者随机挑选出55例HCC患者、16例良性肝肿瘤患者与47例健康志愿者的血清检测结果建立OPLS-DA模型,结果显示无论采用GC-TOFMS方法,还是采用UPLC-Q-TOFMS方法都能很好地将三者分开。HCC患者和良性肝肿瘤患者通过第一主成分(PC1)即能显著分开。为了进一步测试这个模型的准确性,研究人员又利用得出的结果检测另外27例HCC患者、8例良性肝肿瘤患者的血清样本,结果所有的检测样本都能正确地归类到

HCC 患者和良性肝肿瘤患者中。在检测试验(1 000 次)中,OPLS-DA 模型中的 R^2、Q^2 分别与 PCA 中的原始 Y 和数列 Y 对应,OPLS-DA 结果做出的回归直线的截距拟合度较小($R^2 = 0.51$, $Q^2 = 0.19$),因此这个模型成立。

在尿液代谢组学分析中,研究人员将 HCC 不同阶段患者(Ⅰ期和Ⅱ期患者、Ⅲ期和Ⅳ期患者、HCC 全部阶段患者)的代谢物与正常志愿者的代谢物相比,结果找出了38 种差异代谢物,这些代谢物分别参与胆汁酸代谢、肠道菌代谢、甲硫氨酸代谢、酪氨酸代谢、组氨酸代谢、嘌呤代谢、三羧酸循环等。其中,尿液与血清共有的差异代谢物有 5 种,分别为半胱氨酸、胱氨酸、甘氨酸、牛磺酸与苯丙氨酸(见表 3-2)。在这些代谢物中,苯丙氨酸在尿液与血清中的变化趋势不同,可能与尿液中菌群参与的代谢途径有关。

表 3-2　HCC 患者血清与尿液共同的差异代谢物

代谢物	血清(HCC-正常志愿者)	尿液(HCC-正常志愿者)
半胱氨酸	↑	↓
胱氨酸	↑	↑
甘氨酸	↑	↑
牛磺酸	↑	↑
苯丙氨酸	↓	↑

注:↑表示含量升高;↓表示含量降低(表中数据来自参考文献[31])

3.1.6.2　胆汁酸与肝细胞癌

甲胎蛋白(AFP)是目前为止被广泛应用的肝癌标志物,近年来研究者们发现胆汁酸含量的异常也与 HCC 有着密不可分的关系。胆汁酸是消化液的重要组成成分,在脂肪代谢过程中起重要作用。初级胆汁酸由肝细胞合成,包括胆酸和鹅脱氧胆酸,两者分别与甘氨酸或牛磺酸结合形成结合型初级胆汁酸,后者于回肠末端和结肠中脱去甘氨酸和牛磺酸,大部分回吸收入血,未被吸收的部分在肠道细菌作用下形成次级胆汁酸,包括脱氧胆酸、石胆酸和微量熊脱氧胆酸,部分次级胆汁酸可通过肠肝循环重吸收。该过程参与一系列营养物质的消化和吸收,并影响肠道菌群的生长和繁殖。胆汁酸失调对肠道菌群结构的改变有极其重要的影响,而失调的胆汁酸代谢与肝病的发生也有密切联系,但目前胆汁酸在 HCC 发生、发展过程中的作用尚不清楚。近期,在对非酒精性脂肪肝发展为 HCC 过程中肠道细菌变化研究的基础上,Xie 等对 HCC 发展过程中肝脏胆汁酸代谢的变化及其作用机制进行了进一步的研究[32]。研究者提出了肝脏内经肠道细菌代谢的胆汁酸堆积将导致肝细胞持续损伤,继而引发肝纤维化和 HCC 的科学假说。基于该假说,研究者建立了一种链脲佐菌素结合高脂饮食诱导的非酒精性脂肪性肝炎-HCC 小鼠模型(NASH-HCC),这种模型小鼠在诱导后 6 周时即出现脂肪肝(见图3-6),8 周时出现脂肪性肝炎,12 周内全部发生肝纤维化,到 16 周时开始形成 HCC。在从脂肪肝发展成为 HCC 的过程中,肠道细菌无论在门水平还是种属水平上均发生明显变化。其中,在病理状态的进程中,厚壁菌(*Firmicutes*)持续增加,拟杆菌(*Bacteroidetes*)、变形菌(*Proteobacteria*)则呈不断下降的趋势;在属水平上,梭菌(*Clostridium*)、拟杆菌(*Bacteroides*)呈现显著上升趋势;在种水平上,*Clostridium spp.*和 *Bacteroides spp.* 显著上升,而艾克曼菌(*Akkermansia spp.*)等则显著下降。伴随着肠道菌的改变,肝脏生理指标发生明显变化,血清脂多糖(LPS)水平明显升高,肝脏中的总胆汁酸水平及一些疏水性的胆汁酸如脱氧胆酸(DCA)、牛磺鹅脱氧胆酸(TCDCA)、牛磺胆酸(TCA)、牛磺脱氧胆酸(TDCA)、牛磺石胆酸(TLCA)、牛磺熊脱氧胆酸

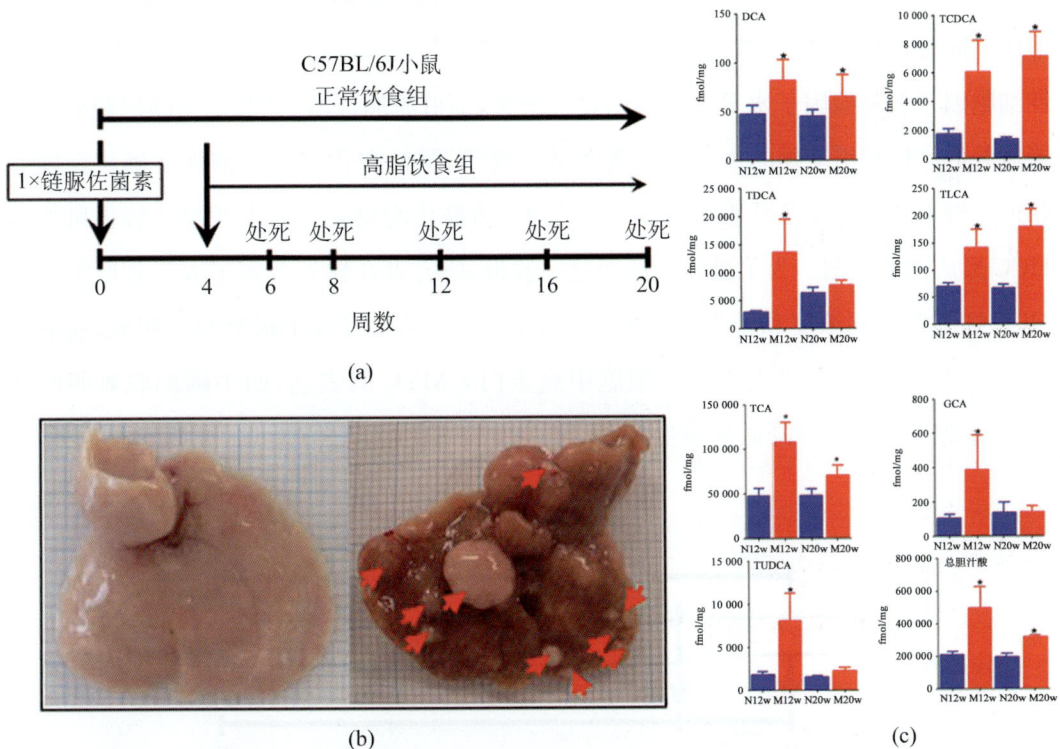

图 3-6 链脲佐菌素结合高脂饮食诱导的 NASH－HCC 小鼠模型及其基因变化

(a)实验设计;(b)正常肝脏与肝脏肿瘤对比;(c)12 周与 20 周小鼠肝脏中胆汁酸含量(fmol/mg 肝)。N 为正常小鼠,M 为 NASH-HCC 模型小鼠(图片修改自参考文献[32])

(TUDCA)和甘氨胆酸(GCA)明显增加,这些胆汁酸大多为经肠道菌群代谢、经肠肝循环回到肝脏的代谢物,而胆汁酸合成酶基因 *CYP7A1* 和一些转运蛋白基因 *BSEP*、*ASBT*、*NTCP*、*FXR*、*FGF15* 的转录水平则呈现显著的下降。

在采用单纯高脂饮食诱导的肥胖小鼠长期饲养过程中,研究者发现超过一半的小鼠在 58 周左右的时间内也发生了 HCC。而在这些肥胖 HCC 小鼠体内,无论是血清还是肝脏的胆汁酸水平均高于正常对照组,其中牛磺鹅脱氧胆酸、牛磺胆酸和甘氨胆酸等均显著高于对照组。这一结果再次表明高脂饮食可以诱导肝脏内胆汁酸的堆积,而胆汁酸在肝内的潴留促进了 HCC 的发生。

为阐明胆汁酸在肝脏内的堆积在 HCC 形成过程中的作用,研究者进一步采用减少肠道胆汁酸的方法,考察其对 HCC 形成的影响。研究人员再次重复进行了 NASH-HCC 小鼠实验,并在造模实验中增加了一组小鼠,在它们的饮食中添加离子交换树脂以清除肠道中经细菌代谢的疏水性胆汁酸(见图 3-7)。结果显示,与模型组小鼠相比,清除了肠道中经细菌代谢的胆汁酸后,小鼠的肝损伤明显减弱,并且未发现有 HCC 的形成。同时,被扰乱的肠道细菌结构及血清脂多糖水平都得到了相应的恢复,肝脏促炎性细胞因子和肿瘤因子水平也得到明显的改善,而肝脏胆汁酸,尤其是牛磺鹅脱氧胆酸等显著低于模型组动物的水平。该研究结果提示,胆汁酸代谢平衡的恢复确实伴随着肠道菌群平衡的恢复及肝脏病理状态的改善,菌群代谢物——疏水性胆汁酸很可能是HCC 形成的促发剂。为了进一步证明这一假设,研究者在体外考察了人正常肝细胞及HCC 细胞在不同浓度和种类胆汁酸干预下的变化,结果发现牛磺鹅脱氧胆酸、脱氧胆酸和石胆酸可明显促进人正常肝细胞中癌蛋白 c-MYC 的表达,而牛磺鹅脱氧胆酸在HCC 细胞中还能明显降低抑癌蛋白 CEBPA 的表达。

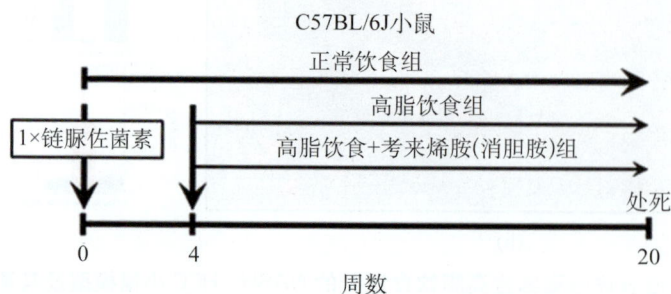

(a)

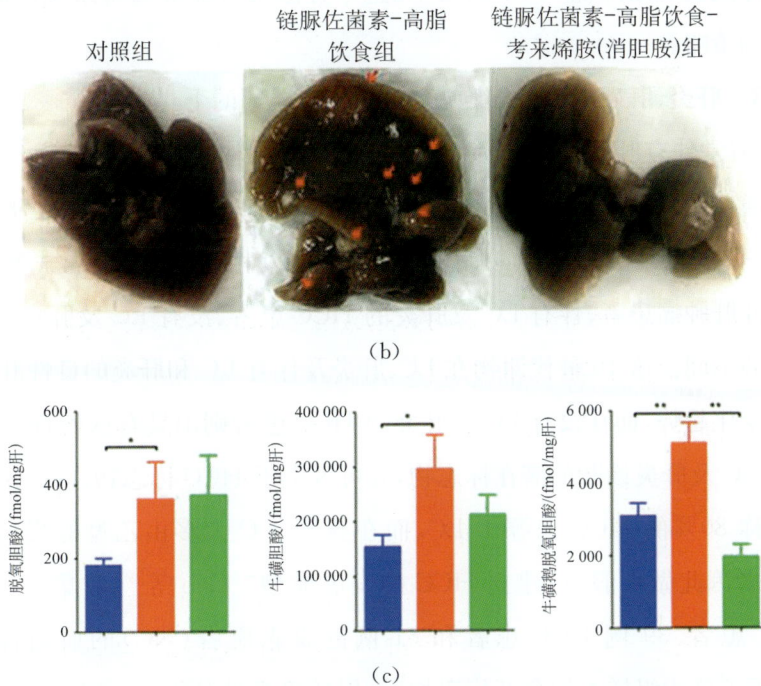

图 3-7　服用考来烯胺(消胆胺)对高脂诱导 HCC 的影响

(a)实验设计;(b)对照组、链脲佐菌素-高脂饮食组与链脲佐菌素-高脂饮食-考来烯胺(消胆胺)组肝脏对比图;(c)脱氧胆酸、牛磺胆酸和牛磺鹅脱氧胆酸在不同组中的含量(fmol/mg 肝)。蓝色为正常对照组;红色为造模组;绿色为考来烯胺+模型组(图片修改自参考文献[32])

还有其他研究者证实了胆汁酸和 HCC 的关系。例如,Patterson 等[33]利用超高效液相色谱-电喷雾电离-四极杆-飞行时间质谱联用(UPLC-ESI-Q-TOFMS)技术分别分析了 HCC 患者、肝硬化患者、急性髓细胞性白血病患者和健康志愿者的血浆样本,结果发现 HCC 患者血浆内的脱氧胆酸-3-硫酸盐、甘氨脱氧胆酸(GDCA)、胆红素和胆绿素升高。Chen 等用 GC-TOFMS 和 UPLC-Q-TOFMS 分别分析了 HCC 患者、良性肝肿瘤患者和体检健康者的血清样本发现,在 HCC Ⅰ期患者血清中胆汁酸升高,但在 Ⅱ～Ⅳ期升高幅度明显减小,可能是由于急性肝功能紊乱所造成[31]。然而,Ressom 等[34]用 UPLC-Q-TOFMS 比较了 78 例 HCC 患者和 184 例肝硬化患者的血清代谢物差异,结果发现 HCC 患者胆汁酸合成代谢物水平下调,包括甘氨鹅脱氧胆酸-3-硫酸盐(3-sulfo-GCDCA)、甘氨胆酸、甘氨脱氧胆酸、牛磺胆酸和牛磺鹅脱氧胆酸盐。

综上,胆汁酸能显著改变肠道细菌的结构,同时肠道细菌结构的改变也伴随着胆汁酸水平的变化;一些疏水性胆汁酸在 HCC 的发生过程中通过促进肝细胞癌蛋白的表达,同时拮抗抑癌蛋白的表达,对 HCC 的发生起到推动作用。有针对性地减少肠道细菌代谢的胆汁酸能有效降低 HCC 的发生,这一方法很可能成为将来预防和治疗 HCC 的一种全新的策略。

3.1.6.3　肝炎、肝硬化和肝细胞癌

HCC 患者常伴有肝硬化(LC)及肝炎,但 LC 及肝炎并不一定会导致 HCC。笔者所在的课题组通过实验发现,包括肌醇、2,2′-联吡啶、甲硫氨酸、精氨酸、硬脂酸、棕榈酸、柠檬酸、哌啶-2-羧酸、5-羟基色氨酸、酪氨酸在内的 10 种代谢物在正常志愿者、伴有 LC 及肝炎的良性肝肿瘤患者、伴有 LC 及肝炎的 HCC 患者、没有 LC 及肝炎的 HCC 患者中都有明显的不同。这 10 种代谢物在 LC、肝炎及伴有 LC 和肝炎的良性肝肿瘤患者中都有相同的变化趋势,而在没有 LC 及肝炎的 HCC 患者则不具有这种趋势。这些代谢物可以作为 LC 及肝炎诊断的潜在标志物,并可区别于 HCC 标志物。

有报道称 80% 的 HCC 来源于 LC,而在我国,LC 大多由乙型肝炎(HB)演化而来[35]。研究者因此做出假设,建立 HCC 的发展模型。Gao 等[36]收集了 49 例 HB 患者、52 例 LC 患者、39 例 HCC 患者和 61 例健康志愿者(NC)的血清样本,用 GC-TOFMS 分析了这 4 组样本的全部代谢物后,用随机森林分析法(能较好地处理高维度数据)探究了 HB 组与 NC 组、LC 组与 HB 组、HCC 组与 LC 组之间的关系。结果显示,与 NC 组相比,HB 组患者血清中的脂肪酸(十七酸、硬脂酸、花生四烯酸、花生酸)、糖类(木糖醇、塔格糖、果糖、阿卓糖)、甘油、胆固醇明显下调,而氨基酸(甘氨酸、β-谷氨酸、别苏氨酸、甲硫氨酸、焦谷氨酸、苯丙氨酸、谷氨酸、天冬酰胺和酪氨酸)、苹果酸、吲哚-3-乙酸则明显上调。LC 组与 HB 组的趋势则正好相反,脂肪酸、葡萄糖、木糖醇、甘露糖的含量都明显上升,氨基酸含量明显降低。在 HCC 组与 LC 组中,绝大多数代谢物都是下调的,但胆固醇、β-羟基丁酸、苹果酸、谷氨酰胺、丙氨酸、谷氨酸、葡糖酸、塔罗糖和苏糖酸的代谢水平却是上调的。

为验证上述随机森林分析法发现的代谢物的重要性,进一步筛选出每一阶段的精确代谢标志物,研究人员用二元 Logistic 回归分析法,最终在 HB 与正常组的差异代谢物中找到了 3 种代谢物,分别为苯丙氨酸、苹果酸和 5-甲氧色胺,在 LC 与 HB 组的差异代谢物中找到一种代谢物——棕榈酸,在 HCC 与 LC 组的差异代谢物中找到两种代谢物——天冬酰胺和 β-谷氨酸。接着,研究人员又用 ROC 曲线评估这些生物标志物的诊断性能。在训练集中,HB 与 NC 组的 ROC 曲线下面积(AUC)为 0.996,敏感性为 100%,特异性为 92.5%;对于 LC 与 HB 组,ROC 曲线下面积(AUC)为 0.978,敏感性

为 94.1%，特异性为 90.2%；对于 HCC 与 LC 组，ROC 曲线下面积（AUC）为 0.991，敏感性为 96.2%，特异性为 85.3%。在测试集中，HB 与 NC 组的 ROC 曲线下面积（AUC）为 1.00，敏感性为 100%，特异性达到 95.2%。对于 LC 与 HB 组，ROC 曲线下面积（AUC）为 0.984 时，敏感性为 83.3%，特异性达到 100%。对于 HCC 与 LC 组，ROC 曲线下面积（AUC）为 0.906 时，敏感性为 76.9%，特异性达到 83.3%。

3.2 白血病的代谢组学研究

白血病俗称"血癌"，顾名思义，即造血干细胞发生癌变，是一种预后较差、病死率较高的恶性肿瘤。根据病理类型不同，白血病一般分为髓细胞性白血病、淋巴细胞白血病和混合细胞白血病。有数据显示，2009 年我国髓细胞性白血病的发病率为 2.57/10 万（其中男性为 2.81/10 万，女性为 2.33/10 万），淋巴细胞白血病的发病率为 1.34/10 万（其中男性为 1.52/10 万，女性为 1.16/10 万）[37]。统计数据显示髓细胞性白血病的发病率比淋巴细胞白血病的发病率高 91.79%。病死率统计显示，髓细胞性白血病的病死率为 1.25/10 万（其中男性为 1.43/10 万，女性为 1.06/10 万），远高于淋巴细胞白血病的 0.76/10 万（其中男性为 0.93/10 万，女性为 0.58/10 万）。目前研究较多的是急性髓细胞性白血病（acute myeloid leukemia，AML）和急性淋巴细胞白血病（acute lymphocytic leukemia，ALL），下面对这两种白血病中的代谢组学研究进行简要介绍。

3.2.1 急性髓细胞性白血病的代谢组学研究

急性髓细胞性白血病（AML）是一类非常凶险且致死率很高的血液系统恶性肿瘤，是成年人中最常见的一类白血病。针对这类疾病的治疗手段主要是化疗。即使经过标准化的治疗，这类患者的 5 年生存率也只有 30%～40%。来自上海交通大学医学院、浙江大学医学院附属第一医院等研究机构的研究人员，在最新的研究中评估了特异性代谢物 2-羟基戊二酸（2-hydroxyglutarate，2-HG）水平对预测 AML 预后的价值。研究结果发表在《美国科学院院报》（$PNAS$）上。该研究对比了 AML 患者与正常志愿者血清内 2-HG 的水平，取 $\log_2$ 的值作为接下来分析的参考。结果发现，在 233 名男性与 172 名女性正常志愿者血清中，2-HG 的水平没有明显性别差异，年龄与 2-HG 的含量也没有相关性。在 367 名 AML 患者中有 62 人（17%）的血清 2-HG 水平高于临界值，另外

305 例 AML 患者的血清 2-HG 水平则落在了正常范围内。研究发现在所有的人群中[包括健康对照(HC)、AML 患者、ALL 患者、慢性髓细胞性白血病(CML)患者、骨髓增生异常综合征(MDS)患者、多发性骨髓瘤(MM)患者、非霍奇金淋巴瘤(NHL)患者、原发性骨髓纤维化(PMF)患者],只有 HC 组和 AML 组有显著性差异[38]。

研究者已经知道 2-HG 是由异柠檬酸脱氢酶 1 和 2(IDH1 和 IDH2)基因突变引起谷氨酸代谢物改变而产生的(见图 3-8)。在用非参数测试法比较了正常 2-HG 与高 2-HG 组别中谷氨酸、谷氨酰胺、α-酮戊二酸的水平后研究者发现,2-HG 含量高的组别中谷氨酸、α-酮戊二酸的含量也较高,谷氨酰胺含量则相对较低。2-HG 与 α-酮戊二酸的比值及谷氨酸与谷氨酰胺的比值都有显著升高。多变量回归曲线分析验证了 IDH1/IDH2 的变异和 α-酮戊二酸的水平都与 2-HG 含量显著相关。

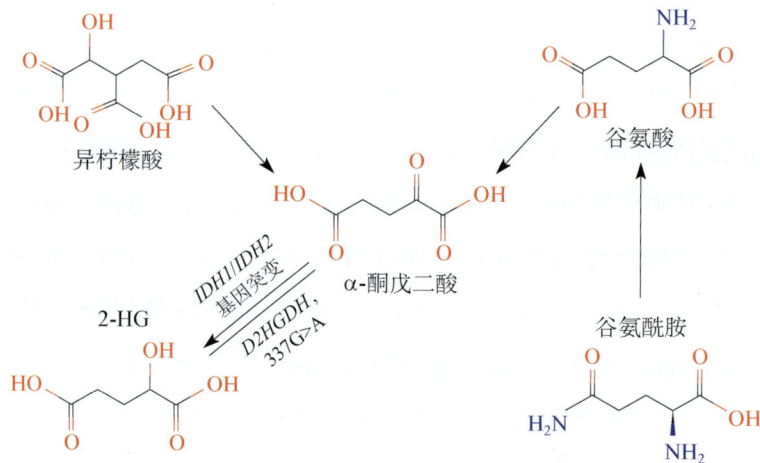

图 3-8　与 2-HG 相关的代谢途径

D2HGDH, D-2-hydroxyglutarate dehydrogenase, D-2-羟基戊二酸二乙酯脱氢酶(图片修改自参考文献[38])

为了分析 2-HG 与 AML 预后的关系,研究人员调查了 234 名 AML 患者,预估 2 年总生存率与无事件生存率分别为 38%($95\%CI$:$31\%\sim45\%$)和 32%($95\%CI$:$25\%\sim39\%$)。根据 2-HG 分布的特点,在细胞遗传学正常的 AML 中,代谢组结果适合用二分变量或者类别变量分析法分析。就这一点来看,当 2-HG 用二分变量法分析时,高 2-HG 含量的 AML 患者中只有 42% 达到完全缓解(CR),正常 2-HG 含量的患者这一数值则达到 65%。根据生存数据,高 2-HG 含量与正常 2-HG 含量 AML 患者的总生存期中位数分别是 6 个月和 19 个月,然而两组的无事件生存期中位数分别为 4 个月和 14 个月(值得强调的是,两组 2-HG 含量不同 AML 患者的治疗方案并没有统计学差异)。若对 2-HG 的含量按照四分变量法[<1.85(μg/ml, $\log_2$);$1.85\sim2.01$(μg/ml, $\log_2$);$2.01\sim2.69$(μg/ml, $\log_2$);>2.69(μg/ml, $\log_2$)]进行分析,则代谢组结果呈现剂量依赖的统计学意义。

因为高含量 2-HG 与年龄、骨骼密度、基因变异有关,所以研究者想探究 AML 预后效果差是受 2-HG 含量与这些因素的混合影响还是加减影响。经过逐层分析及探究它们之间的相互作用,研究者发现在 IDH1/IDH2 突变的情况下,高 2-HG 含量是 AML 预后较差的一个标志。在逐层分析中,没有足够的证据说明 2-HG 含量与预后效果的相关性受临床因素或者基因变异因素的混合或者加减影响。

Chen 等从国内 7 个血液研究中心(覆盖地区包括上海、杭州、苏州、北京、沈阳、大连),收集了 400 例 AML 患者及 446 例对应的健康志愿者(HC)的血清样本,用 GC-TOFMS 方法对其中的全部代谢物进行了测量[39]。在这些患者中,有 263 例中危患者,其中 233 例有详细的临床信息。因为中危患者的异质性相对较低,适合做预后分析,所以研究者选择这 233 例患者作为预后分析对象。将 7 种代谢物(来自糖酵解、三羧酸循环、谷氨酰胺代谢、亚油酸代谢)的数据集纳入应用训练集中,建立 PCA 模型。应用该模型计算训练集和验证集中每一例患者的代谢组得分,以训练集中的代谢得分值中位数作为截断(cut-off)值,将待研究的中危组 AML 患者分为两组:AML 伴代谢组低得分值组与高得分值组,这两组患者的临床指标、分子生物学指标、CR 率均无统计学差异。对于生存情况,在训练集中,代谢组低得分患者的总生存期与无事件生存期中位值(分别为 11.33 个月和 8.67 个月)显著低于高得分患者(分别为 24.3 个月与 19.9 个月)。在这两组患者中,预计 3 年总生存率分别为 28.7% 与 40.3%,无事件生存率分别为 17.8% 与 34.8%。在验证集样本中,研究者也观察到了类似的结果。研究人员还将训练集与验证集的数据汇总,用 Cox 多因素对其进行了分析,探究代谢组得分在调整了其他预后因子情况的预后价值。在拟合 Cox 模型之前,研究人员对每一个变量进行了等比例风险假设检验。在调整了包括年龄,外周血白细胞数量,血小板数量,骨骼密度,治疗方案,*FLT3-ITD*、*NPM1*、*CEBPA*、*DNMT3A*、*MLL-PTD* 突变,*CEBPA* 等位基因突变,2-HG 含量等因素后,发现代谢组得分低仍然是总生存期差的一个独立预后因子,且在上述调整因素下,代谢组得分低仍然是无事件生存期差的一个独立预后因子。除此之外,在去除了部分老年患者(用药剂量低)后,多因素 Cox 回归分析显示代谢组得分低是一个预后差的独立预后因子。

3.2.2　急性淋巴细胞白血病的代谢组学研究

不同于 AML 的是,急性淋巴细胞白血病(ALL)是一种起源于 B 系或 T 系淋巴祖细胞的肿瘤性疾病。ALL 是儿童最常见的白血病类型,目前儿童 ALL 单纯化疗的 CR率可达 90%以上,无事件生存率达 70%~80%。经过诱导化疗 95%以上的儿童患者和70%左右的成人患者可达到完全缓解,5 年总生存率分别为 70%和 35%[40]。氨甲蝶呤(MTX)是目前较为有效的治疗手段之一[41],但是近期 Kako[42] 等通过荟萃分析与荟萃回归分析比较了 B 系和 T 系 ALL 患者的化疗效果,发现 MTX 等药物主要对 T 系ALL 患者有效。

Tiziani[43] 等对 B 系 ALL 患者进行了详细的代谢组研究,他们认为 ALL 主要是由于骨髓(BM)和外周血(PB)的淋巴细胞受累导致的浸润性疾病,因此他的团队跟踪收集了 10 例正在接受治疗的儿童 B 系 ALL 患者及接受 4 周诱导治疗后(在疾病的缓解期)患者的 BM、PB 样本,用 MRS 与 GC-MS 方法对其中的代谢物进行了测量,他们比较分析了代谢物的水平及同一患者 BM、PB 成分的差别。研究人员认为此时 ALL 患者 BM已经完全被浸润,而 PB 则流入全身器官供血,因此他们认为对 BM 进行分析能够捕获到许多 PB 没有的信息。

利用这两个平台,在 0 天(未接受治疗)的 BM、PB 里共测到了 102 个代谢物,绝对的代谢物浓度用非参数的双面 WRST 测试法评估,并用假阳性率(false discovery rate,FDR)校正,用 P 值法发现 $P < 0.05$ 的代谢物有 27 种,当正假阳性率(pFDR)<10%时为 22 种,pFDR<5%时只有 14 种,其中 2-氧化戊二酸、天冬氨酸盐、胆碱、谷氨酸、甘氨酸、次黄嘌呤、甲硫氨酸在 BM 中的含量高于 PB 中,而乙酰乙酸、丙酮、焦谷氨酸、甘油、豆蔻酸、顺-9-棕榈油酸、棕榈酸则在 PB 中含量更高。当 5%<pFDR<10%时,有显著性差异的代谢物有丙氨酸、丙三氧基-3-胆碱磷酸、肌醇、苯丙氨酸、苏糖酸、尿苷,这些代谢物在 BM 中的含量都明显高于 PB。接着研究人员用这两种体液的结果建立了一个相关矩阵,层次聚类分析(HCA)显示一些代谢物的含量高度相关,如酮体 β-羟基丁酸与乙酰乙酸。接着研究人员用城市街区距离(city block distance)与平均连锁聚类(average linkage clustering)方法分层分析了这些代谢物含量的相关性,泊松分布显示 $|r| > 0.75(P < 0.01)$ 时有 161 对相关代谢物,$|r| > 0.85(P < 0.01)$ 时有 40 对相关

代谢物，|*r*| > 0.93(*P* < 0.001)时有 11 对相关代谢物。有显著相关性的代谢物聚类在一起，如延胡索酸与乳酸、胆碱与酪氨酸、谷氨酸与胆碱聚类在一起，顺式棕榈烯酸与丙酮、顺式棕榈烯酸与肉豆蔻酸、丙酮与肉豆蔻酸等聚类在一起。

经过 29 天的诱导治疗，患者 BM 与 PB 中大部分肿瘤已经消除，此时两种体液中极性代谢物的 PCA 图能很好地分离开来，但与 0 天相比，样本的得分图(score plot)却不能很好地分开，载荷图(loading plot)显示胆碱、丙三氧基-3-胆碱磷酸、甘油、尿苷、次黄嘌呤、甲酸盐在 BM 中显著升高，而乳酸、2-羟基丁酸、β-羟基丁酸、丙酮酸、乙酰乙酸、丙酮、2-氧化戊二酸却显著降低。研究人员运用 mPLS-DA 模型显示两组有 22.7% 的差异(见图 3-9)。逐点非参数 WRST 分析显示 MRS 光谱不能将两种体液中的代谢物分开(缩醛磷脂除外)。对于极性化合物、总脂质、短链脂肪酸，非参数 WRST 分析出18 种差异代谢物，pFDR<10% 时只有 4 种差异代谢物(β-羟基丁酸、乙酰乙酸、丙酮、次黄嘌呤)，泊松分布相关性显示氨基酸及氨基酸中间代谢物(或副产物)有强相关性。除此之外，由 HCA 做出的热图及在 PB 和 BM 中的差异代谢物显示氨基酸类有强相关性，包

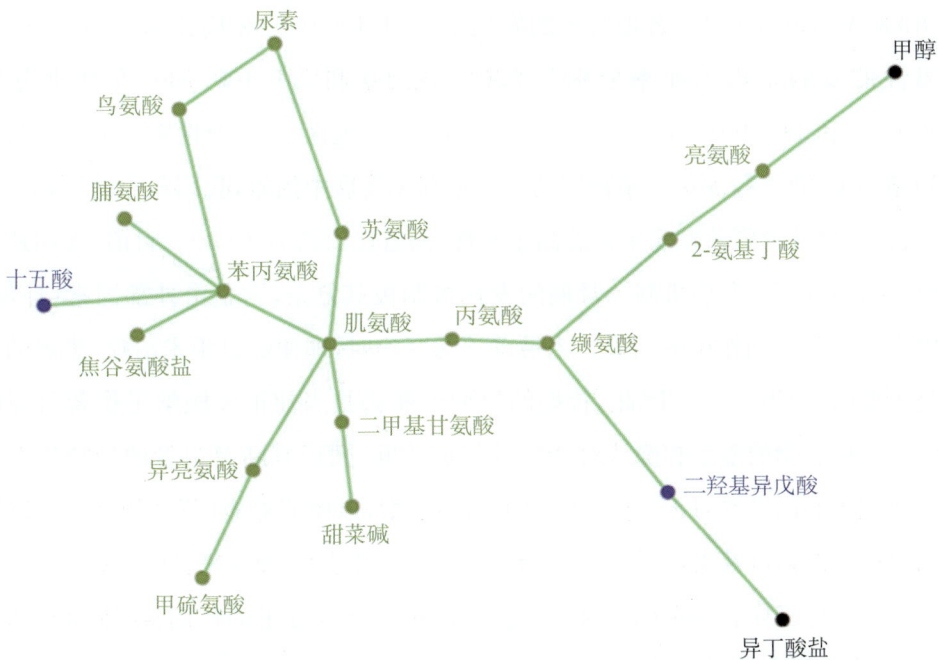

图 3-9　诱导治疗后 29 天时 ALL 患者 BM 与 PB 中的相关代谢物网络

其中蓝色节点代表脂质代谢相关，绿色节点代表氨基酸(包括衍生物与类似物)代谢相关，红色线代表负相关，淡绿色线代表正相关，短线代表 *P* 值较小(图片修改自参考文献[43])

括丙氨酸和苏氨酸、丙氨酸和缬氨酸、异亮氨酸和甲硫氨酸、甜菜碱和二甲基甘氨酸、异亮氨酸和苯丙氨酸、肌氨酸和苏氨酸。

3.3　泌尿生殖系统恶性肿瘤的代谢组学研究

泌尿生殖系统在机体代谢网络中处于关键位置,并且由于其特殊性,一旦机体发生病变,机体的代谢物会发生很大的改变,泌尿生殖系统的代谢物也会发生很大的改变,因此泌尿生殖系统的代谢组学研究是代谢组学的一大重要研究领域。

3.3.1　肾癌的代谢组学研究

肾细胞癌(renal cell carcinoma,RCC)简称肾癌,被称为"内科医生的肿瘤",常伴随多发性系统损害[44]。肾癌占肾脏恶性肿瘤的 85%～90%,是仅次于膀胱癌的恶性肿瘤之一。根据基因和形态学特点,肾癌又可以分成多种类型(肾透明细胞癌、乳头状肾细胞癌、肾嫌色细胞癌),最常见的为肾透明细胞癌。2015 年,全球肿瘤流行病统计数据(GLOBOCAN)报道了世界各地肾癌的发病率(4.4/100 000)和病死率(1.8/100 000),其中男性的发病率和病死率分别是 6.0/100 000 和 2.5/100 000,女性则分别为 3.1/100 000 和 1.2/100 000[45]。流行病学调查显示,地区、年龄及性别等因素均与肾癌的发病率相关,北美等发达国家肾癌的发病率高于发展中国家,我国肾癌的发病率相对较低。另外,男性肾癌的发病率显著高于女性(两者比值约为 2∶1)。目前,人们还没有完全研究清楚肾癌的发病机制。肾癌的发病机制极其复杂,它是由外部因素(环境)和内部因素(基因)共同作用的结果。当被确诊为肾癌时,即便经过手术治疗,患者的存活率也是极低的(约为 2%)。因此,肾癌的早期诊断仍是当前很多医学工作者研究的重点。特异性标志物的鉴定和确认对肾癌的早期诊断、预后判断及患者的治疗是至关重要的。研究者们已经致力于蛋白质类标志物的探索,以便能够应用于肾癌的早期诊断、分期、转移检测等,以及更好地对治疗期的患者进行监护。近年来,研究者们采用高分辨率分析技术分析样品(组织液、血液、组织等)中系列小分子的代谢谱,进而筛选出差异代谢物(作为标志代谢物)的方法引起广泛重视。

Kim 等应用代谢组学技术对肾癌患者尿液中的代谢物进行鉴定分析,结果发现有 13 种代谢物在肾癌患者和健康志愿者之间有显著差异。其中,4-羟基苯甲酸盐、龙胆酸盐、半乳糖醇、N-(2-糠酰)甘氨酸、果糖、3-羟基苯乙酸等10种物质在肾癌患者尿液里的含量降低[46]。但是在假阳性率为0.26时，代谢物喹啉、4-羟基苯甲酸盐、龙胆酸盐表达差异显著，并且这三种代谢物的含量与特定氨基酸的代谢途径、能量代谢、肿瘤蛋白的分解与利用、瓦尔堡效应密切相关。与健康志愿者相比，肾癌患者尿液中的代谢物喹啉及α-酮戊二酸的含量显著增加，4-羟基苯甲酸盐、龙胆酸盐含量减少。当把代谢物喹啉、α-酮戊二酸及龙胆酸盐以生理(或超生理)剂量添加到4种不同的肾癌细胞系(3种衍生化的和1种正常的)中发现喹啉及α-酮戊二酸能促进细胞的增殖，而龙胆酸盐则对细胞没有影响。对喹啉的这一研究发现，与Yoshimura等的研究结果相一致。同时，喹啉在糖酵解(作为促进剂)和糖异生(作为抑制剂)过程中也发挥重要的作用[47]。总之，喹啉在肾癌的早期诊断及相关机制的研究中可能是一种很重要的代谢标志物。

近来，研究者们用肾癌患者的血浆进行了代谢组学研究。Zira等[48]基于代谢物轮廓技术应用^{1}H-NMR技术，并与PCA、PLS-DA、正交信号校正-偏最小二乘法(OSC-PLS)等模型相结合，对32名肾癌患者和13名良性泌尿外科疾病患者的血浆样本进行代谢组学分析。研究发现，肾癌患者血浆中的低密度脂蛋白/极低密度脂蛋白、不饱和脂蛋白、乙酰氨基半乳糖、乳酸盐、谷氨酰胺、乙酰乙酸含量降低，而谷氨酸、缬氨酸、异亮氨酸的含量增加。该实验根据这些代谢物水平的显著变化能使肾癌患者和健康志愿者的血浆样本实现最大限度的分类，同时也表明基于代谢轮廓技术应用^{1}H-NMR对疾病进行诊断的可行性。但是这种代谢物水平的变化并非只出现于肾癌患者，很多其他癌症也可能会出现。例如，乳腺癌、胃肠癌、脑肿瘤等都会导致血浆中的谷氨酰胺含量降低。

近年来，一些研究者采集肾癌患者的血清进行代谢组学分析。Lin等[49]基于LC-MS采用反相色谱法(RPC)和亲水作用液相色谱法(HILIC)两种技术对代谢物进行分离，并对得到的数据进行多变量数据分析(multivariate statistical analysis)，从而对肾癌患者和非肾癌患者的血清样品进行分类。在代谢组学中，质量控制(quality control, QC)是用来对样品的稳定性和方法的重现性进行检测和分析；PLS-DA模型质量的优劣用参数R^2Y_{cum}与Q^2_{cum}表示。R^2Y_{cum}的大小与PLS-DA模型对原始数据的解释能力呈正相关；Q^2_{cum}的大小与PLS-DA模型对未知样本的预测能力呈正相关。在本研究中，反相分离模式和亲水作用模式分别有756和1384个变量用于建模，采用PCA对获得的LC-MS数据进行处理，获得两种分离模式的PCA得分图，其累积解释力和预测力分别为0.975和

0.884;在 PCA 的基础上,进一步应用监督 PLS-DA 对肾癌患者和健康人血清代谢物进行分析,寻找差异性变量,模型参数 R^2Y_{cure} 和 Q^2_{cure} 的值分别为 0.968 和 0.919;反相分离模式和亲水作用模式的结合模型具有较高的解释力和预测力($R^2Y = 0.978$,$Q^2 = 0.926$),同时对肾癌患者的诊断具有 100% 的特异度和灵敏度。上述结果说明反相分离柱和亲水作用柱的结合模型能够为肾癌提供优越的分类及预测能力。该研究团队共鉴别出 30 种肾癌潜在标志物,同时研究发现肾癌的发生与磷脂代谢、鞘脂代谢、苯丙氨酸代谢、色氨酸代谢、脂肪酸 β 氧化、胆固醇代谢和花生四烯酸代谢的紊乱密切相关。

3.3.2 膀胱癌的代谢组学研究

膀胱癌(bladder cancer)是全球泌尿生殖系统最常见的恶性肿瘤,根据传统分类方法可将膀胱癌分为两种,即非肌层浸润性膀胱癌(non-muscle-invasive bladder cancer,NMIBC)和肌层浸润性膀胱癌(muscle-invasive bladder cancer,MIBC)。在全球常见的癌症中,膀胱癌不仅是危害男性健康的第 7 大癌症,而且也是危害女性健康的第 17 大癌症,欧盟和美国每年大约有 110 500 例新发病例(男性约为 274 000 例,女性约为 83 000例),欧盟和美国每年死于膀胱癌的人数分别为 38 200 人和 17 000 人[50]。目前,膀胱癌的诊断主要依赖于膀胱镜技术和尿脱落细胞学检查技术。然而,膀胱镜技术价格比较昂贵,同时具有侵入的特点;尿脱落细胞学检查技术简便易操作,但是灵敏度低。因此,一些操作简单、不良反应少及经济廉价的早期诊断技术成为研究的重点。近年来,研究者们利用色谱质谱联用的代谢组学技术探究与疾病诊断和分型相关的潜在标志物,为疾病的早期诊断与分型提供新的研究思路。

代谢组学是新兴的科学技术,用于研究生物体内生物化学反应过程中涉及的代谢物的变化。膀胱是储存尿液的器官,膀胱患癌症时,尿液中的代谢物也会发生相应的变化,故尿液是通过代谢组学研究进行膀胱癌诊断最理想的物质,同时尿液因其易收集、易处理、采集操作无侵入性等优点,受到不少研究者的青睐。Huang 等[51]基于 LC-MC 方法,并用反相液相色谱法(RPLC)和亲水作用液相色谱法(HILIC),对 27 名膀胱癌患者和 32 名健康人的尿液进行代谢组学分析。该研究通过 S 曲线、VIP 及 t 检验等严格筛选发现了 14 种膀胱癌诊断的潜在标志物,其中 5 种是肉碱类物质,包括肉碱(C10∶1)、肉碱(C9∶1)、肉碱(C9∶0)、肉碱(C8∶1)、乙酰肉碱和 2,6-二甲基庚酰肉碱。然后用 ROC 曲线分析法进一步筛选发现肉碱(C9∶1)和成分 Ⅰ(研究者命名为 BAHE)组合在一起作为潜在标志物时,对膀胱癌患者诊断的特异度(96.9%)和灵敏度(92.6%)均达到较高的水平;同时对低级别膀胱癌患者也具有良好的诊断性能,其特异度和灵敏度分别达到90.5%和96.9%。但该研究收集的膀胱癌患者和正常志愿者尿液样本数量较小;同时,也没有考虑到良性(肿瘤)血尿症对实验的影响等。鉴于此,Jin 等利用高效液相色谱-四极杆-飞行时间质谱联用(HPLC-Q-TOFMS)技术对 18 名膀胱癌患者(实验组)、69 名健康人(对照组)和 52 名非恶性疾病导致的血尿症患者(对照组)的尿液代谢物进行了代谢组学分析[52]。健康人与膀胱癌患者(NMIBC 患者与 MIBC 患者)两者尿液代谢物的 OPLS-DA 模型如图 3-10 所示。

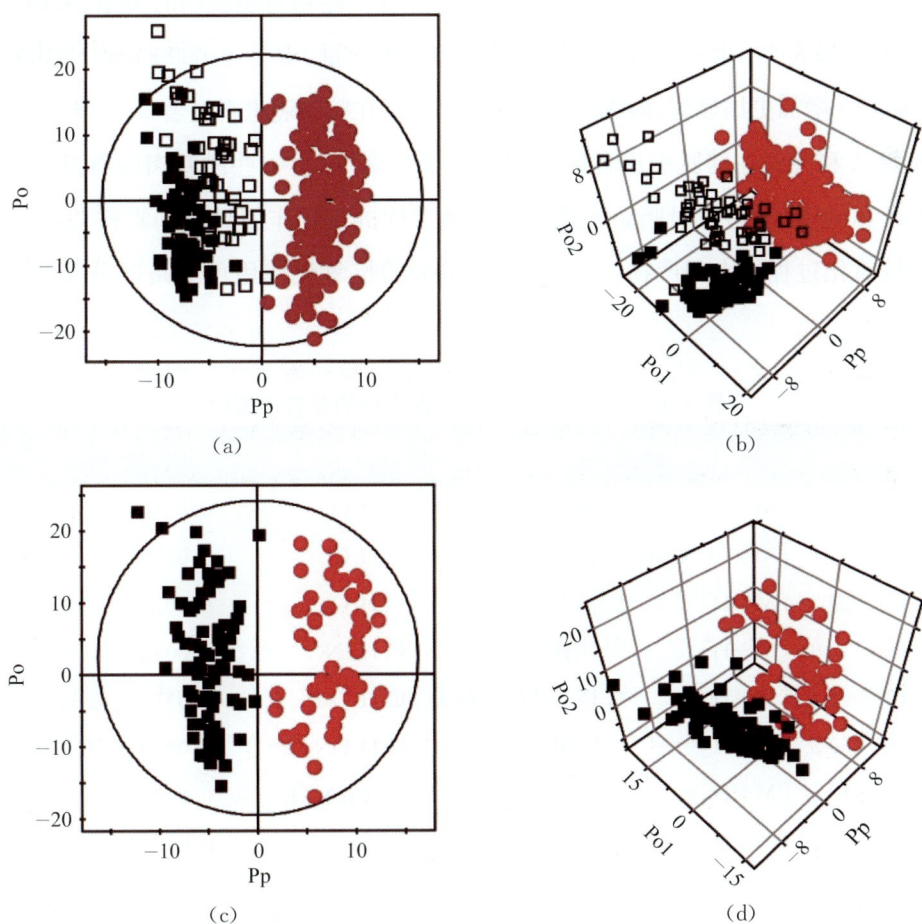

图 3-10 健康人与膀胱癌患者(NMIBC 患者与 MIBC 患者)尿液代谢物的 OPLS-DA 得分图与三维分布图

(a)和(c)为健康人与膀胱癌患者尿液代谢物的 OPLS-DA 得分图;(b)和(d)为健康人与膀胱癌患者尿液代谢物的三维分布图。
(a)和(b)中,■为健康人,●为膀胱癌患者;(c)和(d)中,■为 NMIBC 患者,●为 MIBC 患者(图片修改自参考文献[52])

从该模型图中可以发现，健康人和膀胱癌患者两者尿液代谢物分离的趋势较为明显（ $R^2Y = 0.878$, $Q^2 = 0.662$ ）。研究者发现在52个良性血尿症患者中有43%的血尿症是非癌性的，从而将良性血尿症患者从癌症患者中分离出来。MIBC患者与NMIBC患者两者尿液代谢物的OPLS-DA模型显示［见图3-10(c)和(d)］，两者同样具有较好的分离趋势（ $R^2Y = 0.875$, $Q^2 = 0.355$ ）。为了进一步寻找健康人和膀胱癌患者尿液之间的差异性代谢物，实验中通过MS-MS图谱分析和标准物的对照，筛选出了12个差异性代谢物（见表3-3）。其中肉碱、异戊酰肉碱、L-戊二酰肉碱、L-辛酰基肉碱和L-癸酰基肉碱是肉碱和酰基肉碱代谢物；丙酮酸盐、磷酸烯醇丙酮酸与糖酵解有关；琥珀酸盐、乙酰辅酶A、酮戊二酸参与三羧酸循环。为了探讨这些代谢物与膀胱癌的关系，采用微阵列进行分析，结果表明MIBC患者尿液中的肉碱转移酶含量（ $P = 0.0003$ ）比NMIBC患者（ $P = 0.089$ ）增加更加显著，丙酮酸脱氢酶的表达量在膀胱癌患者显著减少（ $P < 10^{-7}$ ）。乙酰辅酶A和肉碱在膀胱癌患者尿液中的含量升高，而且一些酰基肉碱有助于区分膀胱癌患者和健康人；肉碱对脂肪酸进入线粒体发挥抗氧化作用具有重要意义，乙酰辅酶A是该抗氧化过程的中间产物，研究表明脂肪酸的抗氧化作用可能是区分膀胱癌的重要因子[52]。

表3-3　健康人与膀胱癌患者之间的差异代谢物

序号	m/z 值	加合物	代谢物/基因	组成元素	P 值	趋势
1	119.036 2	$[M+H]^+$	琥珀酸盐	$C_4H_6O_4$	0.02	↑
2	130.049 1	$[M+ACN+H]^+$	丙酮酸盐	$C_3H_4O_3$	0.012	↑
3	147.028 5	$[M+H]^+$	酮戊二酸	$C_5H_6O_5$	0.005 9	↑
4	162.110 9	$[M+H]^+$	肉碱	$C_7H_{15}NO_3$	0.005 1	↑
5	169.008 3	$[M+H]^+$	磷酸烯醇丙酮酸	$C_3H_5O_6P$	0.011	↑
6	189.160 2	$[M+H]^+$	三甲基赖氨酸	$C_9H_2ON_2O_2$	0.003 1	↑
7	233.110 4	$[M+H]^+$	褪黑素	$C_{13}H_{16}N_2O_2$	0.000 67	↓
8	246.169 5	$[M+H]^+$	异戊酰肉碱	$C_{12}H_{23}NO_4$	0.000 6	↑
9	276.144 1	$[M+H]^+$	L-戊二酰肉碱	$C_{12}H_{21}NO_6$	0.000 000 002 2	↓
10	286.201 0	$[M+H]^+$	L-辛酰基肉碱	$C_{15}H_{27}NO_4$	0.000 24	↑
11	316.246 5	$[M+H]^+$	L-癸酰基肉碱	$C_{17}H_{33}NO_4$	0.000 079	↓
12	810.132 8	$[M+H]^+$	乙酰辅酶A	$C_{23}H_{38}N_7O_{17}P_3S$	0.041	↑

注：M，离子质量；H，氢离子；ACN，乙腈。↑和↓分别表示在膀胱癌患者组增加和减少（表中数据来自参考文献[52]）

该实验中不同的模型对膀胱癌患者的诊断具有较高的特异度（92.5%）和灵敏度（91.3%），且 AUC 为 0.937。该研究采用了大量的临床样本、更加复杂的临床环境，同时还对大量样本采用 OPLS-DA 交叉验证分析法进行验证，实验结果可信度较高。

3.3.3　前列腺癌的代谢组学研究

在许多西方国家，前列腺癌成为男性癌症死因的第 2 位。有报道称，中国、日本、韩国等亚洲国家的前列腺癌发病率也呈现上升趋势[53]。然而，如何更好地诊断前列腺癌依然是医学领域亟待解决的难题。

在癌症筛查中，大部分前列腺癌是通过前列腺特异性抗原（PSA）血液检测或者结合数字直肠指诊被初次发现，然后通过穿刺活检最终确诊。前列腺癌被确诊之后，PSA 水平常应用于肿瘤分期及跟踪癌症发展进程。PSA 是目前前列腺癌监测的主要标志物，但是它的诊断特异性比较低，尤其在血液 PSA 值为 4～10 ng/ml 时，其诊断特异性仅为 25%～40%[54]。这是由于 PSA 只是前列腺特异性抗原，并非前列腺癌特异性指标，非恶性肿瘤（前列腺炎、前列腺增生、尿路感染、前列腺按摩）也可能会导致 PSA 水平不同程度升高，由此带来了 PSA 血检假阳性的问题，有时会造成过度治疗。同时，有些前列腺癌患者血液中的 PSA 水平较低，这种假阴性可能会带来漏诊或误诊。总体来说，PSA 血检虽然降低了前列腺癌致死率，但其较低的特异性已引起广泛的争议和质疑。所以进一步寻找特异性高、敏感性好、重复性高的前列腺癌早期诊断标志物具有重要的临床意义。

3.3.3.1　具有诊断价值的前列腺癌代谢组学研究

代谢组学提供的整个机体活动下游的测量方式，反映了基因组、表观基因组、转录组、蛋白质组及其与环境的交互作用等信息。代谢组学作为一个机体活动的检测方式已经被证实可以指示疾病状态，尤其是恶性肿瘤中的肿瘤细胞具有独特的代谢特征，包括有氧糖酵解（以促进葡萄糖吸收和乳酸产生为特征的瓦尔堡效应）以及含胆碱化合物的生成[55]，因此研究人员开展大量的研究以捕捉前列腺癌的代谢组生物标志物。前列腺癌是一个优良的代谢轮廓分析模型。首先，有证据表明代谢失调在恶性肿瘤中起重要作用，高密度脂蛋白胆固醇降低、腹型肥胖、胰岛素抵抗、C 反应蛋白升高、脂连蛋白水平降低等与慢性炎症及炎症相关的生物标志物浓度升高有关，因此认为代谢失调促进了恶性肿瘤的生长；其次，正常的前列腺产生 PSA、精胺、柠檬酸盐等前列腺液成分[56]，柠檬酸盐在前列腺液中的含量要高出机体其他部位几个数量级。除了具有恶性肿瘤细胞的共同特征，前列腺癌细胞还失去吸收锌元素的能力，从而导致柠檬酸盐浓度上升。代谢组变化反映了前列腺癌独特的代谢变化，科学家通过代谢组轮廓分析捕捉独特和特定的代谢物。

尿液由于含有丰富的代谢物，有蛋白质含量较低、收集方便、需求量较少等诸多优点，在代谢组学研究中具备独特的优势。近年来，基于尿液代谢组学的液相色谱-高分辨质谱（LC-HRMS）的应用在肿瘤诊断及生物标志物发现研究中越来越普及，HRMS与其他分析方法相比显示了更高的代谢轮廓覆盖，提高了识别潜在生物标志物的能力，而亲水作用液相色谱法（HILIC）为尿液中的很多高极性代谢物提供了一个合适的分离平台。同时，LC-HRMS在保留时间、质量精度等方面表现出优异的可重复性（$RT < \pm 1\%$，$MA < \pm 1 \times 10^{-6}$）。Zhang 等采用正-反相正交二维液相色谱系统（HILIC-HRMS 与 RP-HRMS 相结合）分析了 60 例前列腺癌患者（前列腺癌组）和 30 例健康志愿者（对照组）尿液样本的代谢物，基于数据标准化并采用多变量分析，结合 OPLS-DA 分析，能够区分前列腺癌组和对照组的尿液样本（$R^2Y > 0.9$），基于 ROC 曲线测定，4 种差异最显著生物标志物组合（脲基异丁酸、α-酮戊二酸、吲哚-3-丙烯酰甘氨酸等）的曲线下面积 AUC 为 0.896，这 4 种生物标志物也能够很好地区分前列腺癌患者和对照者（$P < 0.05$）[57]。

Struck-Lewicka 等运用 LC-TOFMS 和 GC-TQMS 联合的代谢组学指纹分析方法，对 32 例前列腺癌患者和 32 例健康志愿者的尿液样本代谢物进行了检测，并基于单变量统计分析结合双变量统计分析对结果进行了分析，在 LC-TOFMS 负离子模式下找到了 248 个差异代谢物，在正离子模式下找到了 235 个差异代谢物，运用 GC-TQMS 则找到了 28 个差异代谢物。通过美国国家标准与技术研究院（NIST）谱库和其他数据库对差异代谢物进行后续鉴定的结果显示，特定的生物路径如尿素和三羧酸循环、氨基酸和嘌呤代谢可能在前列腺癌的发病机制中发挥至关重要的作用[54]。

通常不同类型仪器联合运用相比单个仪器分析可以检测出更多的潜在代谢物。Sreekumar 等以大鼠前列腺癌模型为研究对象采用 GC-MS 和 LC-MS 联合的方式分析了 42 例前列腺癌大鼠组织样本及相对应 220 例血、尿样本的 1 126 种代谢物。发现肌氨酸、尿嘧啶、犬尿氨酸、3-磷酸甘油、亮氨酸、脯氨酸等 6 种代谢物随疾病进展在肿瘤中的水平显著提高，其中肌氨酸表现更为显著，该研究中还运用分子生物学方法证实了肌氨酸能够影响肿瘤细胞的浸润和转移，揭示肌氨酸是一个潜在的癌细胞恶化重要代谢中间物,这一发现使得肌氨酸有望成为前列腺癌早期诊断标志物[58]。

3.3.3.2　前列腺癌的预后研究

McDunn 等应用气相色谱-质谱联用技术和超高效液相色谱技术对从临床晚期前列腺癌患者采集的 331 份癌变的前列腺组织样本和 178 份非癌变的前列腺组织样本(两种组织来自不同的部位)进行代谢组学分析,并用统计学分析法对侵入性前列腺癌相关的代谢物进行鉴别分析。研究结果表明,与正常前列腺组织相比,前列腺癌组织的代谢物发生了显著改变,如柠檬酸、多胺等。通过进一步筛选发现,代谢物如 NAD^+、犬尿氨酸等在不同分级肿瘤浸润组织的代谢水平不同,这些研究结果支持并拓展了前列腺癌的早期代谢组学研究内容[55]。

值得一提的是,关于肌氨酸实验结果报道之后,不少学者开展了肌氨酸的验证性研究工作但没有发现类似的结果,生物标志物若要进入临床还需更多样本的研究予以证实。总体来说,前列腺癌新生物标志物的发现还处于初期阶段,科学家正试图用代谢组学解决这一需求,期望运用这种高通量方法既能鉴定更多的生物标志物,同时也能够更好地了解疾病的发病机制。

3.3.4　卵巢癌的代谢组学研究

卵巢癌的发生是由于非正常细胞在卵巢内的生长所导致。2015 年的统计数据显示,2015 年在美国卵巢癌的新增病例为 21 290 人,病死人数为 14 180 人[53]。2005 年—2009 年的数据显示,美国卵巢癌平均 5 年生存率为 40.9%,中国为 38.9%[59]。女性罹患卵巢癌的风险是终身存在的,其中包括没有生育过的妇女、排卵前的女性及绝经后的妇女[60]。而诱导卵巢癌的发病因子是多种多样的,其中包括绝经后的激素治疗、助孕药物的使用,以及肥胖等。卵巢癌不是一种单纯的疾病,包括数种临床和病理特点迥异的肿瘤,这些肿瘤的分子机制各不相同,但是在解剖学上占据了同样的位置。近期的研究表明,很多卵巢癌是由很多非卵巢组织产生的,不同组织分型的卵巢癌有相同分子机制的只占少部分[61]。卵巢透明细胞癌和子宫内膜癌在流行病学上都与子宫内膜异位症有着密切的关系。高频率的体细胞 PI3K 基因突变后催化 PI3KCA 亚基以及蛋白 1A(ARID1A)的 AT 丰富区磷酸化,导致子宫内膜损伤、子宫内膜癌及透明细胞癌[62-64]。正是因为它不只是一种疾病,所以需要采用更"精准"的治疗策略。从 20 世纪 60 年代开始,最早使用环磷酰胺、美法仑(苯丙氨酸氮芥)及放疗的手段治疗卵巢癌。到了 1977

年,开始使用顺铂和多柔比星(阿霉素)。后期开始使用卡铂、紫杉醇等药物,直到2010年,对于卵巢癌的治疗,临床上普遍使用卡铂和多柔比星脂质体。近些年虽然通过多腺苷二磷酸核糖聚合酶(PARP)及血管生成抑制剂等对卵巢癌患者进行分子靶向治疗,但是只延长了很短的无进展生存期(progression-free survival)。

3.3.4.1 卵巢癌早期诊断的代谢标志物研究

对于早期的临床诊断来说,卵巢癌临床诊断的"金标准"是糖类抗原125(CA125),但从欧洲的数据报道可以看出,对于早期的上皮卵巢癌,CA125的诊断敏感性仅为$50\% \sim 62\%$,特异性为$94\% \sim 98.5\%$[65]。所以,在临床上对于无症状的女性来说,CA125的检测并不是推荐的。因此,临床迫切需要更精准的生物标志物辅助早期诊断,代谢组学在这方面体现出一定优势。国内Chen等利用代谢组学建立了筛选生物标志物的策略和流程,在用于卵巢癌诊断的代谢标志物方面做了有益的探索(见图3-11)。在筛选阶段,研究人员对27名健康妇女的血清样本、28例卵巢良性肿瘤组织样本和29例卵巢上皮癌(EOC)组织样本分别采用UPLC-MS技术进行了基于全谱的代谢组学分析。对卵巢癌患者的血清进行代谢组学分析发现,27-5β-降胆甾烷-3,7,12,24,25-五

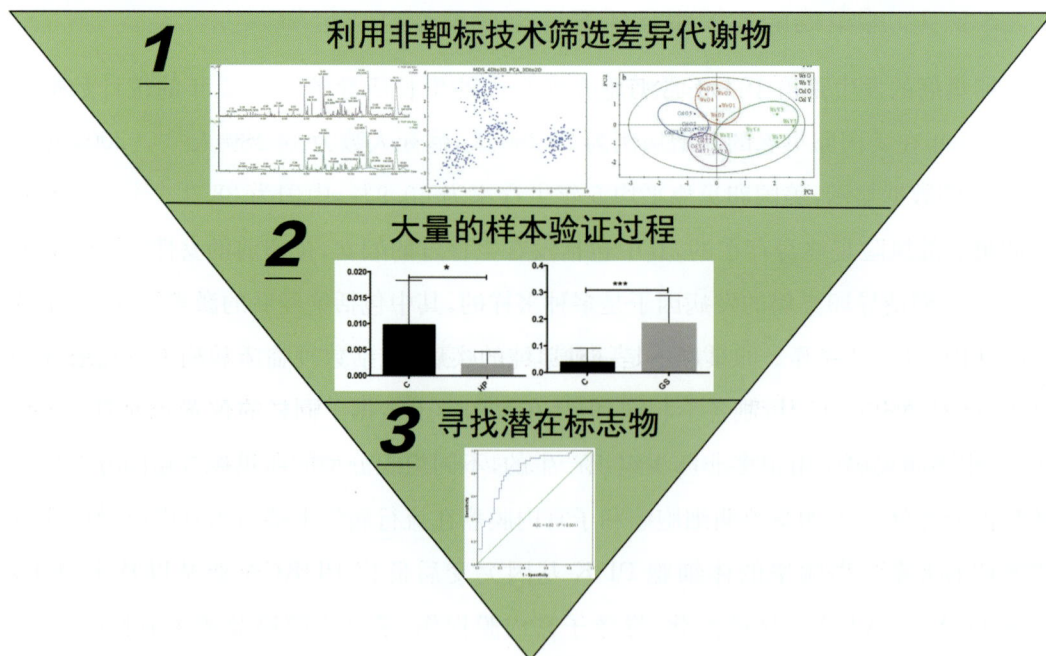

图 3-11　代谢组学筛选生物标志物的策略和流程

(图片修改自参考文献[66])

醇葡萄糖醛酸结合物(CPG)、甘胆酸、丙酰肉碱、苯丙氨酸及脱磷酸磷脂酰胆碱 5 种代谢物发生了显著的变化。在后续验证阶段,通过对 685 个血清样本利用不同临床背景的液相色谱-质谱联用仪进行有针对性的代谢组学分析,发现 CPG 在卵巢上皮癌组织中含量升高,与卵巢良性肿瘤组织相比 $P = 0.0005$。CPG 含量在卵巢癌组织中上调,与经典的诊断标志物 CA125 是互补的,其他的临床因素如非卵巢疾病、药物、妇科炎症和更年期的状态均不影响 CPG 的诊断价值[66]。

Turkoglu 等综述了利用各种代谢组学检测仪器对来自不同医疗中心的样本进行分析的情况,通过 LC-MS、GC-MS、NMR 技术分析了卵巢癌患者的血清、尿液、组织、腹水等样本的代谢物,结果发现和细胞修复相关的代谢物糖类、脂质以及氨基酸的代谢都发生了显著的变化。比如,三羧酸循环中间代谢物改变,以及糖酵解途径代谢物改变。在脂质代谢方面,脂肪酸大量氧化分解,甘油糖脂类、鞘磷脂、软脂酸、油酸以及十四(烷)酸盐等脂肪酸改变。在氨基酸代谢方面,谷氨酰胺、甘氨酸、半胱氨酸、苏氨酸、色氨酸都发生了代谢紊乱,同时组氨酸、苯丙氨酸也发生了改变。N-乙酰天冬氨酸,是大脑中最丰富的氨基酸之一,在转移性卵巢癌组织和卵巢囊液中的含量大幅上升。酮体水平升高包括 β-羟基丁酸水平升高是各研究中最常出现的,此外还有核苷酸代谢物和生育酚水平增加[67]。

3.3.4.2　卵巢癌的预后和治疗

Buckendahl 等使用 GC-TOFMS 对卵巢癌组织进行代谢组学分析,探讨了 AMP 激活的蛋白激酶(AMPK)在 70 例卵巢癌、14 例卵巢交界性肿瘤和 5 例正常卵巢组织的表达数据。结果显示,相比卵巢交界性肿瘤和正常卵巢组织,在卵巢癌组织中 AMPK 的表达更高($P = 0.038$)。AMPK 表达降低与肿瘤分级($P = 0.009$)和预后不良的晚期患者肿瘤分期($P = 0.016$)以及患者卵巢浆液性癌($P = 0.037$)显著相关。利用 GC-TOFMS 技术进行的代谢组学研究揭示了与 AMPK 呈负相关的葡萄糖浓度($P = 0.022$)以及氨基酸代谢,葡萄糖、丙氨酸、苏氨酸、脯氨酸及 2-羟基丁酸乙酯 5 种代谢物过度表达,结果具有显著性差异[68]。

对于卵巢癌术后和卵巢癌复发的监测,代谢组学研究也有显著的优势。Ke 等使用 RRLC-MS 对早期卵巢上皮癌、卵巢癌细胞减灭术后及卵巢癌复发患者的血浆进行监测。研究发现早期卵巢癌患者脂肪代谢、能量代谢紊乱,卵巢癌细胞减灭术后的患者则表现出很大的氧化压力,复发的卵巢上皮癌患者与早期卵巢上皮癌患者相比氨基酸代谢和脂肪代谢水平有所上升[69]。

治疗癌症普遍面临耐药性的问题,卵巢癌的治疗也不例外。Poisson 等使用 UPLC-MS 和 GC-MS 针对 A2780 铂敏感和铂耐药产生的 C200 型卵巢癌细胞进行了代谢组学分析,结果发现半胱氨酸和甲硫氨酸的代谢途径发生了改变,而甲硫氨酸及其相关代谢途径与多胺生物合成的谷胱甘肽在耐药组中发生了最显著的改变,C200 型卵巢癌细胞的耐药性可能与这些代谢途径息息相关[70]。

3.4 肺癌的代谢组学研究

肺癌,又称原发性支气管肺癌,是目前世界上最常见的恶性肿瘤之一。肺癌在全球范围内具有较高的病死率,远远高于其他类型的肿瘤如乳腺癌、结直肠癌和前列腺癌等,而且肺癌的发病率和病死率呈持续增长趋势[71]。肺癌按组织学及生物学特性主要分为两类,分别为小细胞肺癌(SCLC)和非小细胞肺癌(NSCLC)。非小细胞肺癌又可分为鳞状细胞癌(squamous cell carcinoma,SqCC)、腺癌(adenocarcinoma,AdC)、腺鳞癌(adenosquamous carcinoma,AdsC)和大细胞癌(large cell carcinoma,LaCC)。据统计,2015 年美国癌症新发病例人数约为 848 200(肺癌约为 221 200),每年男性和女性肺癌新发病例人数分别为 115 610 和 105 590,其中男性和女性肺癌新发病例占恶性肿瘤总数的比例分别约为 14% 和 13%,男性和女性肺癌患者的病死人数分别为 86 380 人和 71 660 人[53]。早期肺癌患者经过手术治疗,其 5 年生存率可达 70% 以上,但当患者被确诊为肺癌时,大多数(约 86%)已经处于中晚期,而中晚期肺癌患者的 5 年生存率不足 20%[53]。因而,探索肺癌早期诊断的潜在生物标志物已成为目前研究的热点。本节主要介绍 NMR、GC-MS、LC-MS 等技术在肺癌代谢组学研究中的应用。

3.4.1 具有诊断价值的肺癌代谢组学研究

核磁共振氢谱主要有活体磁共振氢谱和核磁共振波谱分析(离体组织萃取液)两种。活体磁共振氢谱对生化物质和疾病变化的评估具有非侵入性,其最显著的缺点是分辨率低;核磁共振波谱分析具有较高的分辨率,但因为需要对组织进行提取,这一过程可能会造成组织破坏及杂质的掺入。^{1}H-NMR 技术集合了以上两种方法的优点,既具有高的分辨率,同时对组织又无损伤性。Carrola 等[72]运用 ^{1}H-NMR 技术研究了健康人和肺癌患者的尿液代谢物。结果发现与对照组相比,肺癌患者尿液中的马尿酸盐和葫芦巴碱减少,β-羟基异戊酸、α-羟基异丁酸盐、N-乙酰谷氨酸和肌酐水平升高。并且,结合多元统计学的方法建立区分模型,能够很好地区分肺癌组和对照组。通过蒙特卡罗交互检验对模型的预测能力进行验证,其预测敏感性达 93％,特异性为 94％,总体区分率为 93.5％。此研究组采用同样的方法,将其研究延伸至用血浆来检测肺癌患者的代谢特征,其敏感性和特异性均在 90％左右[73]。

在肺癌血浆代谢组学研究中,Musharraf 等[74] 利用 GC-MS 技术对肺癌患者、非吸烟健康者(对照组)、吸烟者(对照组)、慢性阻塞性肺疾病患者(对照组)共 384 份(每组94 份)血浆样本进行代谢组学分析,结果筛选出 32 种代谢物在 3 种对照组和肺癌患者组之间具有显著性差异,与对照组相比,乳酸、磷酸、苯甲酸、奈酸、棕榈酸、硬脂酸、胆固醇和丙烯等 11 种低分子量代谢物在肺癌患者血浆样本中的含量显著升高。这些代谢物均是肺癌患者的血浆代谢物指标,并且这些代谢物含量升高与糖酵解、糖异生、脂质的形成、酸中毒等密切相关。该研究基于 GC-MS 并运用血浆的代谢轮廓技术来鉴别肺癌患者与 3 种对照组的差异性标志物,其诊断的特异度和灵敏度分别为 92.05％和 96.2％。

3.4.2　肺癌分期、分型的代谢组学研究

An 等基于 MRI 技术运用代谢组学方法以 26 例肺癌脑脊膜转移瘤(leptomeningeal carcinomatosis,LC)患者和 41 名健康志愿者的脑脊液为研究对象。研究发现两组脑脊液的 NMR 图谱显著不同,与脑脊液细胞学检测相比,本方法具有较高的特异度(96％)和敏感度(92％),AUC 达到 0.991。同时,在该研究中筛选出了 5 种潜在生物标志物,这 5 种代谢物分别为柠檬酸盐、肌酸、乳酸盐、肌醇和丙氨酸。其中柠檬酸盐、乳酸盐、丙氨酸在肺癌脑脊膜转移瘤患者的脑脊液中处于较高水平,但肌酸、肌醇含量降低。本研究表明以 MRI 技术进行代谢组学分析具有较高的特异度、灵敏度及在肺癌脑脊膜转移瘤诊断上的巨大潜力,但是对肺癌脑脊膜转移瘤诊断的准确性还需进一步研究[75]。

也有很多研究者运用 1H-NMR 技术对肺癌组织进行代谢组学研究。Chen 等基于此方法对 17 例肺癌患者的 51 份肺癌组织样本进行了代谢组学研究,结果发现不同部位肺癌组织的代谢物显著不同。与邻近的非癌组织相比,肺癌组织中的天冬氨酸、乳酸盐、磷酸胆碱、甘油磷脂酰胆碱的含量显著增加,而葡萄糖、缬氨酸的含量显著降低。进一步分析还发现,一些代谢物如乳酸、脂肪酸、缬氨酸、磷酸胆碱、甘油磷脂酰胆碱的浓

度之间有相关性[76]。近年来，Rocha 等[77]应用同样的技术对腺癌、鳞状细胞癌两种肺癌亚型进行代谢组学分析，以 56 名经过手术切除的原发性肺癌患者的肿瘤组织及其邻近的对照组织为研究对象。该研究筛选出 13 种显著不同的代谢物，腺癌与磷脂代谢和蛋白质代谢密切相关，在腺癌中磷酸胆碱、甘油磷酸胆碱、磷酸乙醇胺含量增加，乙酸盐含量降低；鳞状细胞癌与糖酵解和谷氨酰胺的代谢密切相关，并且鳞状细胞癌与葡萄糖和乳酸盐呈负相关，与谷氨酸和丙氨酸呈正相关；同时研究也表明，鳞状细胞癌中肌酸和谷胱甘肽显著增加，腺癌中牛磺酸和鸟苷酸明显增高。该研究采用多种模型分析，对鳞状细胞癌和腺癌的分离率达 94%。

Wen 等[78]和 Fan 等[79]分别将 GC-MS 和 LC-MS、NMR 和 GC-MS 进行联用，得到了更加全面的肺癌的代谢轮廓。Lane 等[80]将 NMR 和 MS 联合应用，并结合了稳定同位素示踪技术来追踪细胞、动物甚至人类的代谢物的通量变化。研究表明，与单纯检测浓度相比，与稳定同位素示踪技术结合能够更加准确并且深入地研究肺癌的代谢轮廓变化。

3.4.3　呼出气代谢组学研究

由于肺部可以与外界进行气体交换这一功能的特殊性，气体代谢组学研究也具有独特的优势。从 20 世纪 80 年代起就有这方面的研究报道，认为呼出气中挥发性有机化合物(volatile organic compounds，VOC)的分布反映了与代谢变化、器官衰竭和神经元活动有关的生化改变，至少部分通过肺传递到肺泡呼出气，肺癌患者呼出的气体中挥发性有机化合物发生变化，这类物质有可能成为肺癌重要的生物标志物。迄今确定的肺癌呼出气中最频繁出现的差异挥发性有机化合物是丁酮、正丙醇、异戊二烯、乙苯、苯乙烯和正己醛[81]。Zou 等将 171 例患者分为肺癌脑脊膜转移瘤患者、良性疾病患者和健康对照患者 3 组进行训练队列研究，利用固相微萃取-气相色谱-质谱技术检测受试者呼吸样本中挥发性有机化合物的含量，并且制作标记的 ROC 曲线。而后将 78 名肺部疾病患者作为验证队列。通过对一系列肺癌患者、肺非恶性疾病患者和健康受试者的比较，并经过验证队列的确认，结果显示 5-(2-甲基)丙基壬烷、2,6-二叔丁基-4-甲酚、2,6,11-三甲基十二烷、十六烷和 8-己基十五烷可以作为肺癌诊断的标志物。由此证明呼气试验可能是诊断肺癌的有效方法，可避免肺部非恶性疾病的干扰[82]。还有很多更为精准的仪器，如傅里叶变换离子回旋共振质谱(FT-ICRMS)和其他自制的装置，也被应用于肺癌挥发性有机化合物标志物的检测[83]。与代谢组学机器复杂和需多程序操作相比,靶向、快速、简便的仪器更有助于气体挥发性有机化合物检测向临床筛查应用的推广。

3.5 乳腺癌的代谢组学研究

乳腺癌是由多种因素引起的恶性肿瘤。在病理学上可以把乳腺癌分为 20 多种亚型,在分子生物学上可以把乳腺癌至少分为 4 种亚型:luminal A 型、luminal B 型、三阴性乳腺癌(TNBC)和人表皮生长因子受体 2(HER2)阳性型[84]。统计数据显示,2015 年美国乳腺癌新增病例为 234 190 人(其中男性 2 350 人,女性 231 840 人),病死人数为 40 730 人(男性 440 人,女性 40 290 人)[85]。尽管在过去几十年里,有效诊断筛查方法的出现极大地提高了乳腺癌的 5 年生存率,但是在开始治疗的 2～15 年当中在患者原位或者对侧乳房中经常还会反复发生乳腺癌,有些患者也会发生转移[86]。2005 年—2009 年的数据显示,中国女性乳腺癌患者平均 5 年生存率为 80.9%[59]。尽管中国女性乳腺癌患者 5 年生存率比较高,但是近期 Brewster 等科学家的研究表明:近 3 000 名乳腺癌患者治愈后 5 年和 10 年后的复发率分别为 11% 和 20%[87]。所以,仍然有必要寻求更高效、精准的检测手段。近年来,多项研究表明代谢组学可以通过非侵入的手段,检测患者血清、尿液、唾液等的小分子代谢物,在乳腺癌患者的诊断、预后及治疗相关的标志性代谢物发现方面有其显著性优势[88]。

3.5.1 具有诊断价值的乳腺癌代谢表型

在诊断方面,大部分研究是通过代谢组学分析得到单个或一组代谢物预测肿瘤发生和分型。Xie 等将 35 例乳腺癌患者和 35 例对照者作为训练组进行代谢组学分析,发现乳腺癌血清中天冬氨酸水平显著降低。研究人员将两组原发性乳腺癌患者的 103 个血浆样本和 183 个血清样本与对照组进行了比较分析,对上述结果进行了验证。在胃癌($n = 114$)和结直肠癌($n = 101$)患者中则无此现象。这种天冬氨酸水平降低很有可能是乳腺癌患者所特有的。研究还发现与相邻的非肿瘤组织相比,乳腺癌组织中的天冬氨酸水平显著升高($n = 20$),细胞系的比较结果也是如此。这表明乳腺癌患者血清中天冬氨酸水平降低是由于肿瘤增加了天冬氨酸的利用率,血清中天冬氨酸水平降低是人类乳腺癌的一个关键的代谢特征[89]。

Fan 等利用液相色谱-质谱联用和气相色谱-质谱联用技术分析 96 例乳腺癌患者和 79 例正常人的血浆样本,比较不同分型患者血浆的代谢物并预测乳腺癌的分子亚型。结果发现,相对于 HER2 阴性患者,HER2 阳性组糖酵解作用增强,脂肪酸合成增加,糖异生增强,三羧酸循环减弱。与雌激素受体(ER)阴性组相比,雌激素受体阳性患者表现出丙氨酸、天冬氨酸和谷氨酸代谢增强,甘油的分解代谢减弱,嘌呤代谢增强。同时发现一组 8 种差异代谢物,包括肉碱、溶血磷脂酰胆碱(C20∶4)、脯氨酸、丙氨酸、溶血磷脂酰胆碱(C16∶1)、甘氨鹅脱氧胆酸、缬氨酸和 2-辛烯二酸可对乳腺癌进行 HER2 阴性和阳性亚型分类。这组有潜在诊断价值标志物的训练组曲线下面积平均为 0.925($n = 51$),试验组曲线下面积为 0.893(95%)($n = 45$)。通过该研究发现,血浆代谢组学鉴定出的差异代谢物对预测乳腺癌亚型有应用价值[90]。Huang 等开发了一种新的计算方法,采用个性化的疾病诊断代谢途径失调分数预测乳腺癌的发生。该研究发现几个重要的代谢途径,如牛磺酸和牛磺酸代谢途径,丙氨酸、天冬氨酸、谷氨酸和其代谢途径,揭示了可能用于乳腺癌早期诊断的几个重要的生物学途径[91]。上述独立的代谢组学研究共同表明,天冬氨酸代谢途径与乳腺癌的发生和分型密切相关,具有潜在的诊断价值。

Qiu 等采用了基于质谱的定量代谢组学方法对 55 例乳腺癌患者和 25 例健康对照者的血浆样品进行分析。利用 30 例乳腺癌患者和 20 例年龄匹配的健康对照者的血浆样品作为训练数据集,建立一个诊断模型,并确定潜在的生物标志物。其余的样品被用来作为验证数据集,以评估所建立的模型的预测精度(见图 3-12)。结果鉴定出 39 个差异代谢物,与健康对照组相比,乳腺癌患者血浆中溶血磷脂酰胆碱水平较低,神经鞘磷脂水平较高。基于 3 种磷脂[溶血磷脂酰胆碱(C16∶0)、磷脂酰胆碱(C42∶5)和磷脂酰胆碱(C34∶2)]的诊断模型可成功地区分乳腺癌患者与健康对照者,具有 98.1% 的敏感性和 96% 的特异性[92]。

3.5.2　乳腺癌治疗和预后预测的代谢组学研究

由于乳腺癌的异质性,不同的治疗手段会带来不同的收益。例如,有些患者在化疗的过程中有显著的效果,但有些患者在化疗过程中的收益并不显著。新辅助化疗对于一些乳腺癌患者有显著的好处,但是对于另一些患者并无效果。鉴别患者对于化疗的反应对于患者治疗方法的选择有着重大的意义。例如,Wei 等通过代谢组学的方法,发

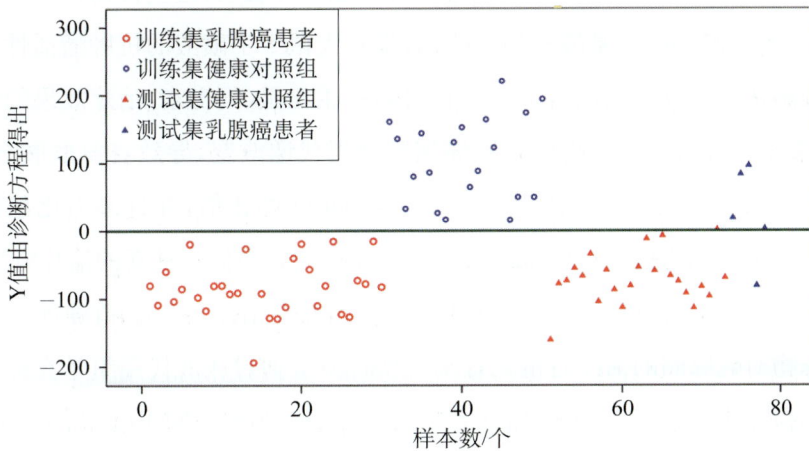

图 3-12　基于 3 种磷脂的乳腺癌诊断模型训练集与测试集计算 y 值散点图

3 种磷脂为溶血磷脂酰胆碱(16∶0)、磷脂酰胆碱(42∶5)和磷脂酰胆碱(34∶2)。蓝色圆圈代表训练集健康对照组,而红色圆圈代表训练集乳腺癌患者;蓝色三角表示测试集健康对照组,而红色圆圈代表测试集乳腺癌患者(图片修改自参考文献[92])

现在对化疗反应不同的人群中,4 种代谢物有着显著性差异:苏氨酸、异亮氨酸、谷氨酸和亚麻酸。通过 NMR 和 MS 检测代谢物所建立的预测模型,预测准确率可以达到 80%[93]。多烯紫杉醇是治疗乳腺癌最常用的药物之一,但耐药性是它的一个重大挑战。van Asten 等利用基于高分辨魔角旋转核磁共振氢谱分析(HRMAS ^{1}H NMRS)的代谢组学方法寻找 *BRCA1* 突变的乳腺癌小鼠模型中多西他赛耐药的潜在生物标志物。结果发现,在敏感组接受治疗后肿瘤中的胆碱代谢物水平显著增加,此后,在这些肿瘤中的胆碱代谢物返回到治疗前的水平;而在耐药组接受治疗后,肿瘤中的胆碱化合物水平没有变化。胆碱化合物有潜在的预测多烯紫杉醇治疗响应的作用[94]。

代谢组学的另一个突破是有助于发现肿瘤治疗的新靶点。正常乳腺组织中谷氨酸和谷氨酰胺之间的正相关关系转换为乳腺癌组织中谷氨酸和谷氨酰胺之间的负相关关系。与正常组织中谷氨酸和谷氨酰胺的比值相比,Budczies 等发现 56% 的乳腺癌组织和 88% 的雌激素受体阳性乳腺癌组织中谷氨酸含量丰富。谷氨酸和谷氨酰胺的比值与雌激素受体的状态及肿瘤分级显著相关。该研究结果表明,患者的分层对谷氨酰胺酶抑制剂的使用具有重要意义[95]。牛磺酸已被证明对乳腺癌和其他肿瘤有治疗作用。He 等利用气相色谱-飞行时间质谱技术从牛磺酸给药乳腺癌模型大鼠血浆中鉴定出 23 种差异代谢物,发现牛磺酸可显著降低二甲基苯并蒽(DMBA)诱导的大鼠乳腺癌发生率

（从 80％到 40％，$P < 0.05$）。生物信息学分析进一步表明，这些代谢物参与多种代谢途径，包括能源、葡萄糖、氨基酸和核酸代谢，提示大鼠中牛磺酸的抗肿瘤活性是通过介导乳腺癌细胞代谢的改变实现的[96]。一项针对多柔比星（阿霉素）治疗效果的代谢组学研究显示，多柔比星可以使三阴性乳腺癌细胞获得代谢改变，导致谷氨酰胺合成增加，随后转化为苹果酸、丙酮酸，维持 $NADP^+$ 与 NADPH 的比值，并且多柔比星诱导氧化应激。这一发现可以为提高这些难治性肿瘤的化疗疗效提供一种新的治疗方法[97]。

乳腺癌的复发一直是让医生们头疼的问题，因此在治疗后尽早精确地发现复发前的生物标志物对乳腺癌的治疗有重大意义。Asiago 等通过尿液代谢组学在循环乳腺癌细胞的早期检测中发现了 11 种代谢标志物，其中 7 种是通过 NMR 发现的，包括甲酸、组氨酸、脯氨酸、胆碱、酪氨酸、β-羟基丁酸、乳酸；通过全二维气相色谱-质谱联用（GC-GC-MS）技术发现了 4 种代谢标志物，包括谷氨酸、N-乙酰甘氨酸、3-羟基-2-甲基丁酸、壬二酸。对这些生物标志物通过"弃一交叉法"进行检验，敏感性和特异性分别是 86％和 84％。后来验证发现，55％的乳腺癌患者可以在复发前 13 个月（平均水平）被确诊[86]。

在乳腺癌的预后方面，Giskeodegard 等利用高分辨魔角旋转核磁共振氢谱分析技术检测乳腺癌组织的代谢谱及其与患者 5 年生存率之间的关系。通过多因素主成分分析和偏最小二乘法判别分析，对重要代谢物的研究结果进行了验证。对不同亚型乳腺癌患者 5 年生存率的预测进行比较发现，在激素受体阳性乳腺癌患者（$n = 71$）中更高水平的甘氨酸和乳酸与较低的生存率有关，建议将这两种代谢物作为乳腺癌预后预测的生物标志物[98]。

3.6 小结

综上所述，恶性肿瘤的诊断和干预是代谢组学率先尝试、也是目前研究成果最多的重要临床医学领域。随着仪器和研究手段的日益更新，各种常见恶性肿瘤的特征性代谢物不断被发现，从理论上说每个代谢物都有可能成为反映某种肿瘤细胞对某种环境刺激的标志物，而严格意义上的代谢标志物的选择需要综合考虑不同组织、细胞、检测样本的本底状态及肿瘤异质性等各种复杂因素，并在大规模人群中做进一步验证。分析这些实验结果，研究者们既发现了与多个肿瘤相关的共性代谢物，如 2-HG 与神经胶质瘤和白血病，又发现了在同种疾病不同研究中得出的高度相关的代谢途径，如天冬氨酸代谢与乳腺癌，当然更多的是同种疾病在不同人群中的代谢差异[99]。当然，这些异同点与仪器型号、数据处理方法、样本储存与处理、人群的种族、生活习惯甚至肠道菌群密切相关。也正因为这些不确定因素及代谢物的动态变化，不像基因组、转录组和蛋白质组相对稳定容易利用传统分子生物学手段进行验证，导致代谢组学的结果尚未在精准医学的临床实践中得到很好的应用。然而，代谢物作为基因、转录和蛋白表达的下游物质，比起上游物质，更多地承载了环境的因素并且能够准确反映个体当下的状态，因此被称为"代谢表型"。未来的肿瘤防治，如果能将"基因型"和"代谢表型"有机结合，根据疾病的共性和个性进行"辨证施治"，通过探索分子缺陷与代谢物改变之间的相关性，建立从基因水平、功能性蛋白质到终端产物的系统模型，将加深对肿瘤的全面认识，筛选出对疾病的发生、发展和转归有意义的代谢物。在检测不同阶段肿瘤的分期及特征方面，未来还需要开展大范围的人群研究，利用多临床中心进行肿瘤特征性研究，发现具有早期诊断、疗效评价和预后预测价值的分子标志物，为肿瘤的早期诊断、准确分型及个体化靶向治疗提供理论基础，从而实现真正意义上的精准治疗。

参考文献

［1］Hirayama A，Kami K，Sugimoto M，et al. Quantitative metabolome profiling of colon and stomach cancer microenvironment by capillary electrophoresis time-of-flight mass spectrometry［J］. Cancer Res，2009,69(11)：4918-4925.

［2］Ng D J Y，Pasikanti K K，Chan E C Y. Trend analysis of metabonomics and systematic review of metabonomics-derived cancer marker metabolites［J］. Metabolomics，2011,7(2)：155-178.

［3］Jentzmik F，Stephan C，Miller K，et al. Sarcosine in urine after digital rectal examination fails as a marker in prostate cancer detection and identification of aggressive tumours［J］. Eur Urol，2010,58(1)：12-18.

［4］Yan S K，Wei B J，Lin Z Y，et al. A metabonomic approach to the diagnosis of oral squamous cell carcinoma，oral lichen planus and oral leukoplakia［J］. Oral Oncol，2008，44(5)：477-483.

［5］Wei J，Xie G，Zhou Z，et al. Salivary metabolite signatures of oral cancer and leukoplakia［J］. Int J Cancer，2011,129(9)：2207-2217.

［6］和红兵,石先哲,陈静,等.气相色谱-质谱和液相色谱-质谱联用方法用于口腔癌代谢组学分析［J］.色谱,2012,30(3)：245-251.

［7］Wei J，Xie G，Ge S，et al. Metabolic transformation of DMBA-induced carcinogenesis and inhibitory effect of salvianolic acid b and breviscapine treatment［J］. J Proteome Res，2012,11(2)：1302-1316.

［8］Hsu W H，Hsu P K，Hsieh C C，et al. The metastatic lymph node number and ratio are independent prognostic factors in esophageal cancer［J］. J Gastrointest Surg，2009,13(11)：

1913-1920.

［9］ Wang L, Chen J, Chen L, et al. ^{1}H-NMR based metabonomic profiling of human esophageal cancer tissue ［J］. Mol Cancer, 2013,12: 25.

［10］ Ma H, Hasim A, Mamtimin B, et al. Plasma free amino acid profiling of esophageal cancer using high-performance liquid chromatography spectroscopy ［J］. World J Gastroenterol, 2014,20(26): 8653-8659.

［11］ Sanchez-Espiridion B, Liang D, Ajani J A, et al. Identification of serum markers of esophageal adenocarcinoma by global and targeted metabolic profiling ［J］. Clin Gastroenterol Hepatol, 2015,13(10): 1730-1737. e9.

［12］ Rey J F, Ogata H, Hosoe N, et al. Blinded nonrandomized comparative study of gastric examination with a magnetically guided capsule endoscope and standard videoendoscope ［J］. Gastrointest Endosc, 2012,75(2): 373-381.

［13］ Chan A W, Mercier P, Schiller D, et al. ^{1}H-NMR urinary metabolomic profiling for diagnosis of gastric cancer ［J］. Br J Cancer, 2016,114(1): 59-62.

［14］ Liang Q, Wang C, Li B. Metabolomic analysis using liquid chromatography/mass spectrometry for gastric cancer ［J］. Appl Biochem Biotechnol, 2015,176(8): 2170-2184.

［15］ Mokhtari M, Rezaei A, Ghasemi A. Determination of urinary 5-hydroxyindoleacetic acid as a metabolomics in gastric cancer ［J］. J Gastrointest Cancer, 2015,46(2): 138-142.

［16］ Wu H, Xue R, Tang Z, et al. Metabolomic investigation of gastric cancer tissue using gas chromatography/mass spectrometry ［J］. Anal Bioanal Chem, 2010,396(4): 1385-1395.

［17］ Chen J L, Tang H Q, Hu J D, et al. Metabolomics of gastric cancer metastasis detected by gas chromatography and mass spectrometry ［J］. World J Gastroenterol, 2010,16(46): 5874-5880.

［18］ Urayama S. Pancreatic cancer early detection: expanding higher-risk group with clinical and metabolomics parameters ［J］. World J Gastroenterol, 2015,21(6): 1707-1717.

［19］ Bathe O F, Shaykhutdinov R, Kopciuk K, et al. Feasibility of identifying pancreatic cancer based on serum metabolomics ［J］. Cancer Epidemiol Biomarkers Prev, 2011,20(1): 140-147.

［20］ Kobayashi T, Nishiumi S, Ikeda A, et al. A novel serum metabolomics-based diagnostic approach to pancreatic cancer ［J］. Cancer Epidemiol Biomarkers Prev, 2013,22(4): 571-579.

［21］ Xie G, Lu L, Qiu Y, et al. Plasma metabolite biomarkers for the detection of pancreatic cancer ［J］. J Proteome Res, 2015,14(2): 1195-1202.

［22］ Dang C V. Links between metabolism and cancer ［J］. Genes Dev, 2012,26(9): 877-890.

［23］ Siegel R, Ward E, Brawley O, et al. Cancer statistics, 2011: The impact of eliminating socioeconomic and racial disparities on premature cancer deaths［J］. CA Cancer J Clin, 2011, 61 (4): 212-236.

［24］ Kronborg O, Fenger C, Olsen J, et al. Randomised study of screening for colorectal cancer with faecal-occult-blood test ［J］. Lancet, 1996,348(9040): 1467-1471.

［25］ Fletcher R H. Carcinoembryonic antigen ［J］. Ann Intern Med, 1986,104(1): 66-73.

［26］ Cheng Y, Xie G, Chen T, et al. Distinct urinary metabolic profile of human colorectal cancer ［J］. J Proteome Res, 2012,11(2): 1354-1363.

［27］ Qiu Y, Cai G, Zhou B, et al. A distinct metabolic signature of human colorectal cancer with prognostic potential ［J］. Clin Cancer Res, 2014,20(8): 2136-2146.

［28］ Gao P, Zhou C, Zhao L, et al. Tissue amino acid profile could be used to differentiate advanced adenoma from colorectal cancer ［J］. J Pharm Biomed Anal, 2016,118: 349-355.

[29] Lin Y，Ma C，Liu C，et al. NMR-based fecal metabolomics fingerprinting as predictors of earlier diagnosis in patients with colorectal cancer [J]. Oncotarget，2016，7(20)：29454-29464.

[30] Gomaa A I，Khan S A，Toledano M B，et al. Hepatocellular carcinoma：epidemiology，risk factors and pathogenesis [J]. World J Gastroenterol，2008，14(27)：4300-4308.

[31] Chen T，Xie G，Wang X，et al. Serum and urine metabolite profiling reveals potential biomarkers of human hepatocellular carcinoma [J]. Mol Cell Proteomics，2011，10(7)：M110.004945.

[32] Xie G，Wang X，Huang F，et al. Dysregulated hepatic bile acids collaboratively promote liver carcinogenesis [J]. Int J Cancer，2016，139(8)：1764-1775.

[33] Patterson A D，Maurhofer O，Beyoglu D，et al. Aberrant lipid metabolism in hepatocellular carcinoma revealed by plasma metabolomics and lipid profiling [J]. Cancer Res，2011，71(21)：6590-6600.

[34] Ressom H W，Xiao J F，Tuli L，et al. Utilization of metabolomics to identify serum biomarkers for hepatocellular carcinoma in patients with liver cirrhosis [J]. Anal Chim Acta，2012，743：90-100.

[35] Gao H，Lu Q，Liu X，et al. Application of 1H NMR-based metabonomics in the study of metabolic profiling of human hepatocellular carcinoma and liver cirrhosis [J]. Cancer Sci，2009，100(4)：782-785.

[36] Gao J，Liu J，Qiu Y，et al. Multi-target-directed design，syntheses，and characterization of fluorescent bisphosphonate derivatives as multifunctional enzyme inhibitors in mevalonate pathway [J]. Biochim Biophys Acta，2013，1830(6)：3635-3642.

[37] 刘玉琴，赵凤菊，陈万青，等. 中国 2009 年白血病发病和死亡资料分析[J]. 中国肿瘤，2013，22(7)：528-534.

[38] Wang J H，Chen W L，Li J M，et al. Prognostic significance of 2-hydroxyglutarate levels in acute myeloid leukemia in China [J]. Proc Natl Acad Sci U S A，2013，110(42)：17017-17022.

[39] Chen W L，Wang J H，Zhao A H，et al. A distinct glucose metabolism signature of acute myeloid leukemia with prognostic value [J]. Blood，2014，124(10)：1645-1654.

[40] Mortuza F Y，Papaioannou M，Moreira I M，et al. Minimal residual disease tests provide an independent predictor of clinical outcome in adult acute lymphoblastic leukemia [J]. J Clin Oncol，2002，20(4)：1094-1104.

[41] 张擎，周春林，付明伟，等. 成人 T 细胞急性淋巴细胞白血病的临床研究[J]. 中国实验血液学杂志，2012，20(2)：478-482.

[42] Kako S，Akahoshi Y，Harada N，et al. Meta-analysis and meta-regression analysis to compare the outcomes of chemotherapy for T-and B-lineage acute lymphoblastic leukemia (ALL)：the use of dexamethasone，L-asparaginase，and/or methotrexate may improve the outcome of T-lineage ALL [J]. Ann Hematol，2016，95(1)：87-92.

[43] Tiziani S，Kang Y，Harjanto R，et al. Metabolomics of the tumor microenvironment in pediatric acute lymphoblastic leukemia [J]. PLoS One，2013，8(12)：e82859.

[44] Wettersten H I，Hakimi A A，Morin D，et al. Grade-dependent metabolic reprogramming in kidney cancer revealed by combined proteomics and metabolomics analysis [J]. Cancer Res，2015，75(12)：2541-2552.

[45] Guo J，Ma J，Sun Y，et al. Chinese guidelines on the management of renal cell carcinoma (2015 edition) [J]. Ann Transl Med，2015，3(19)：279.

[46] Kim K，Taylor S L，Ganti S，et al. Urine metabolomic analysis identifies potential biomarkers

and pathogenic pathways in kidney cancer [J]. OMICS, 2011,15(5): 293-303.

[47] Yoshimura H, Sakai T, Kuwahara Y, et al. Effects of kynurenine metabolites on mesangial cell proliferation and gene expression [J]. Exp Mol Pathol, 2009,87(1): 70-75.

[48] Zira A N, Theocharis S E, Mitropoulos D, et al. ¹H NMR metabonomic analysis in renal cell carcinoma: a possible diagnostic tool [J]. J Proteome Res, 2010,9(8): 4038-4044.

[49] Lin L, Huang Z, Gao Y, et al. LC-MS based serum metabonomic analysis for renal cell carcinoma diagnosis, staging, and biomarker discovery [J]. J Proteome Res, 2011,10(3): 1396-1405.

[50] Burger M, Catto J W, Dalbagni G, et al. Epidemiology and risk factors of urothelial bladder cancer [J]. Eur Urol, 2013,63(2): 234-241.

[51] Huang Z, Lin L, Gao Y, et al. Bladder cancer determination via two urinary metabolites: a biomarker pattern approach [J]. Mol Cell Proteomics, 2011,10(10): M111.007922.

[52] Jin X, Yun S J, Jeong P, et al. Diagnosis of bladder cancer and prediction of survival by urinary metabolomics [J]. Oncotarget, 2014,5(6): 1635-1645.

[53] Siegel R, Naishadham D, Jemal A. Cancer statistics, 2012 [J]. CA Cancer J Clin, 2012,62(1): 10-29.

[54] Struck-Lewicka W, Kordalewska M, Bujak R, et al. Urine metabolic fingerprinting using LC-MS and GC-MS reveals metabolite changes in prostate cancer: A pilot study [J]. J Pharm Biomed Anal, 2015,111: 351-361.

[55] McDunn J E, Li Z, Adam K P, et al. Metabolomic signatures of aggressive prostate cancer [J]. Prostate, 2013,73(14): 1547-1560.

[56] McGrowder D A, Jackson L A, Crawford T V. Prostate cancer and metabolic syndrome: is there a link [J]. Asian Pac J Cancer Prev, 2012,13(1): 1-13.

[57] Zhang T, Watson D G, Wang L, et al. Application of holistic liquid chromatography-high resolution mass spectrometry based urinary metabolomics for prostate cancer detection and biomarker discovery [J]. PLoS One, 2013,8(6): e65880.

[58] Sreekumar A, Poisson L M, Rajendiran T M, et al. Metabolomic profiles delineate potential role for sarcosine in prostate cancer progression [J]. Nature, 2009,457(7231): 910-914.

[59] Allemani C, Weir H K, Carreira H, et al. Global surveillance of cancer survival 1995-2009: analysis of individual data for 25,676,887 patients from 279 population-based registries in 67 countries (CONCORD-2) [J]. Lancet, 2015,385(9972): 977-1010.

[60] McGuire S. World Cancer Report 2014. Geneva, Switzerland: World Health Organization, International Agency for Research on Cancer, WHO Press, 2015 [J]. Adv Nutr, 2016,7(2): 418-419.

[61] Kurman R J, Shih IeM. The origin and pathogenesis of epithelial ovarian cancer: a proposed unifying theory [J]. Am J Surg Pathol, 2010,34(3): 433-443.

[62] Jones S, Wang T L, Shih IeM, et al. Frequent mutations of chromatin remodeling gene ARID1A in ovarian clear cell carcinoma [J]. Science, 2010,330(6001): 228-231.

[63] Levanon K, Ng V, Piao H Y, et al. Primary ex vivo cultures of human fallopian tube epithelium as a model for serous ovarian carcinogenesis [J]. Oncogene, 2010,29(8): 1103-1113.

[64] Wiegand K C, Shah S P, Al-Agha O M, et al. ARID1A mutations in endometriosis-associated ovarian carcinomas [J]. N Engl J Med, 2010,363(16): 1532-1543.

[65] Sölétormos G, Duffy M J, Othman Abu Hassan S, et al. Clinical use of cancer biomarkers in

epithelial ovarian cancer: Updated Guidelines from the European Group on Tumor Markers [J]. Int J Gynecol Cancer, 2016,26(1): 43-51.

[66] Chen J, Zhang X, Cao R, et al. Serum 27-nor-5β-cholestane-3,7,12,24,25 pentol glucuronide discovered by metabolomics as potential diagnostic biomarker for epithelium ovarian cancer [J]. J Proteome Res, 2011,10(5): 2625-2632.

[67] Turkoglu O, Zeb A, Graham S, et al. Metabolomics of biomarker discovery in ovarian cancer: a systematic review of the current literature [J]. Metabolomics, 2016,12(4): 1-23.

[68] Buckendahl A C, Budczies J, Fiehn O, et al. Prognostic impact of AMP-activated protein kinase expression in ovarian carcinoma: correlation of protein expression and GC/TOF-MS-based metabolomics [J]. Oncol Rep, 2011,25(4): 1005-1012.

[69] Ke C, Li A, Hou Y, et al. Metabolic phenotyping for monitoring ovarian cancer patients [J]. Sci Rep, 2016,6: 23334.

[70] Poisson L M, Munkarah A, Madi H, et al. A metabolomic approach to identifying platinum resistance in ovarian cancer [J]. J Ovarian Res, 2015,8: 13.

[71] Burney P, Kato B, Janson C, et al. Chronic obstructive pulmonary disease mortality and prevalence: the associations with smoking and poverty: a BOLD analysis—authors' reply [J]. Thorax, 2014,69(9): 869-870.

[72] Carrola J, Rocha C M, Barros A S, et al. Metabolic signatures of lung cancer in biofluids: NMR-based metabonomics of urine [J]. J Proteome Res, 2011,10(1): 221-230.

[73] Rocha C M, Carrola J, Barros A S, et al. Metabolic signatures of lung cancer in biofluids: NMR-based metabonomics of blood plasma [J]. J Proteome Res, 2011,10(9): 4314-4324.

[74] Musharraf S G, Mazhar S, Choudhary M I, et al. Plasma metabolite profiling and chemometric analyses of lung cancer along with three controls through gas chromatography-mass spectrometry [J]. Sci Rep, 2015,5: 8607.

[75] An Y J, Cho H R, Kim T M, et al. An NMR metabolomics approach for the diagnosis of leptomeningeal carcinomatosis in lung adenocarcinoma cancer patients [J]. Int J Cancer, 2015, 136(1): 162-171.

[76] Chen W, Zu Y, Huang Q, et al. Study on metabonomic characteristics of human lung cancer using high resolution magic-angle spinning ^{1}H NMR spectroscopy and multivariate data analysis [J]. Magn Reson Med, 2011,66(6): 1531-1540.

[77] Rocha C M, Barros A S, Goodfellow B J, et al. NMR metabolomics of human lung tumours reveals distinct metabolic signatures for adenocarcinoma and squamous cell carcinoma [J]. Carcinogenesis, 2015,36(1): 68-75.

[78] Wen T, Gao L, Wen Z, et al. Exploratory investigation of plasma metabolomics in human lung adenocarcinoma [J]. Mol Biosyst, 2013,9(9): 2370-2378.

[79] Fan T W, Lane A N, Higashi R M, et al. Metabolic profiling identifies lung tumor responsiveness to erlotinib [J]. Exp Mol Pathol, 2009,87(1): 83-86.

[80] Lane A N, Fan T W, Bousamra M 2nd, et al. Stable isotope-resolved metabolomics (SIRM) in cancer research with clinical application to nonsmall cell lung cancer [J]. OMICS, 2011,15(3): 173-182.

[81] Saalberg Y, Wolff M. VOC breath biomarkers in lung cancer [J]. Clin Chim Acta, 2016,459: 5-9.

[82] Zou Y, Zhang X, Chen X, et al. Optimization of volatile markers of lung cancer to exclude

interferences of non-malignant disease [J]. Cancer Biomark, 2014,14(5): 371-379.

[83] Li M, Yang D, Brock G, et al. Breath carbonyl compounds as biomarkers of lung cancer [J]. Lung Cancer, 2015,90(1): 92-97.

[84] Goldhirsch A, Winer E P, Coates A S, et al. Personalizing the treatment of women with early breast cancer: highlights of the St Gallen International Expert Consensus on the Primary Therapy of Early Breast Cancer 2013 [J]. Ann Oncol, 2013,24(9): 2206-2223.

[85] Siegel R L, Miller K D, Jemal A. Cancer statistics, 2015 [J]. CA Cancer J Clin, 2015,65(1): 5-29.

[86] Asiago V M, Alvarado L Z, Shanaiah N, et al. Early detection of recurrent breast cancer using metabolite profiling [J]. Cancer Res, 2010,70(21): 8309-8318.

[87] Brewster A M, Hortobagyi G N, Broglio K R, et al. Residual risk of breast cancer recurrence 5 years after adjuvant therapy [J]. J Natl Cancer Inst, 2008,100(16): 1179-1183.

[88] Denkert C, Bucher E, Hilvo M, et al. Metabolomics of human breast cancer: new approaches for tumor typing and biomarker discovery [J]. Genome Med, 2012,4(4): 37.

[89] Xie G, Zhou B, Zhao A, et al. Lowered circulating aspartate is a metabolic feature of human breast cancer [J]. Oncotarget, 2015,6(32): 33369-33381.

[90] Fan Y, Zhou X, Xia T S, et al. Human plasma metabolomics for identifying differential metabolites and predicting molecular subtypes of breast cancer [J]. Oncotarget, 2016,7(9): 9925-9938.

[91] Huang S, Chong N, Lewis N E, et al. Novel personalized pathway-based metabolomics models reveal key metabolic pathways for breast cancer diagnosis [J]. Genome Med, 2016,8(1): 34.

[92] Qiu Y, Zhou B, Su M, et al. Mass spectrometry-based quantitative metabolomics revealed a distinct lipid profile in breast cancer patients [J]. Int J Mol Sci, 2013,14(4): 8047-8061.

[93] Wei S, Liu L, Zhang J, et al. Metabolomics approach for predicting response to neoadjuvant chemotherapy for breast cancer [J]. Mol Oncol, 2013,7(3): 297-307.

[94] van Asten J J, Vettukattil R, Buckle T, et al. Increased levels of choline metabolites are an early marker of docetaxel treatment response in BRCA1-mutated mouse mammary tumors: an assessment by ex vivo proton magnetic resonance spectroscopy [J]. J Transl Med, 2015, 13: 114.

[95] Budczies J, Pfitzner B M, Györffy B, et al. Glutamate enrichment as new diagnostic opportunity in breast cancer [J]. Int J Cancer, 2015,136(7): 1619-1628.

[96] He Y U, Li Q Q, Guo S C. Taurine attenuates dimethylbenz[a]anthracene-induced breast tumorigenesis in rats: a plasma metabolomic study [J]. Anticancer Res, 2016,36(2): 533-543.

[97] Yang Y. Enhancing doxorubicin efficacy through inhibition of aspartate transaminase in triple-negative breast cancer cells [J]. Biochem Biophys Res Commun, 2016,473(4): 1295-1300.

[98] Giskeodegard G F, Lundgren S, Sitter B, et al. Lactate and glycine-potential MR biomarkers of prognosis in estrogen receptor-positive breast cancers [J]. NMR Biomed, 2012, 25 (11): 1271-1279.

[99] Ni Y, Xie G, Jia W. Metabonomics of human colorectal cancer: new approaches for early diagnosis and biomarker discovery [J]. J Proteome Res, 2014,13(9): 3857-3870.

4 代谢组学与代谢性疾病

肥胖、糖尿病(DM)是一类典型的内分泌与代谢紊乱性疾病,其发生、发展伴随着糖类、脂质、蛋白质等化合物的异常代谢。目前普遍认为:肥胖、糖尿病的预防和治疗关键在于"早期"。因此,寻找一种更有效、更实际、更全面的检测方法,对肥胖及糖尿病前期和糖尿病患者进行早期精准干预和治疗是非常必要的。代谢组学研究的内容正处于生命活动中代谢调控的终端,所以代谢组的变化比基因组、蛋白质组的改变更接近疾病表型,是判断健康、疾病和治疗效果的分子集合,反映的是基因、环境、致病因素、营养、药物、时间等诸多因素综合作用于机体后的总反应。代谢组学技术主要测定生物体液(如血液、尿液)、细胞提取物和组织或者组织提取液中所有分子量小于 1×10^6 的小分子代谢物信息,揭示的是系列关联生物标志物的综合差异,可从整体上全面分析疾病对生物系统的影响,要比传统依赖单一标志物的诊断方法具有更高的准确性。因此,以生物体液为研究对象的代谢组学技术将对肥胖、糖尿病的整体性研究有直接意义。因此,有人预言代谢组学与其他组学联用将在复杂疾病的预测、诊断、治疗监测中发挥精准而重要的作用。

本章将重点围绕肥胖、糖尿病、痛风/高尿酸血症及非酒精性脂肪性肝病(NAFLD)等几种临床常见代谢性疾病,讨论代谢组学技术在其发病机制研究及早期诊断标志物发现中的研究进展,并对代谢组学在未来临床精准医学开展中的应用前景进行了展望。

4.1 肥胖的代谢组学研究

肥胖早已成为全球最严重的公共卫生问题,给各国政府和人们的家庭带来沉重负担。其流行趋势日益严重。最新的流行病学数据显示：全球成人男性中体重指数（BMI）超过 25 的人口比例已从 1980 年的 28.8% 升至 2013 年的 36.9%，女性则从 1980 年的 29.8% 升至 2013 年的 38.0%。无论是发达国家还是发展中国家，增长趋势接近。同样，在青少年人群中，2013 年发达国家的男孩肥胖比例为 23.8%，女孩为 22.6%，而在发展中国家，男孩、女孩的肥胖比例则分别为 12.9% 和 13.4%[1]。肥胖的病因复杂，涉及遗传背景和环境因素的相互作用。西化的生活方式、高热量食品的大量摄入、久坐的习惯等都是肥胖的危险因素。代谢组学的研究可以使我们从新的角度认识肥胖的病理生理特点及不同个体间的差异。早期的肥胖代谢组学研究主要着重于比较肥胖患者和正常人之间的代谢谱差异。

在脂肪代谢方面，Pietilainen 等[2]通过研究不同肥胖程度的年轻同卵双生子代谢谱的差异，探讨脂代谢谱与肥胖表型的关系。他们比较了 14 对体重差异大的同卵双生子（体重相差 10～25 kg）及 10 对体重接近的同卵双生子，结果发现肥胖表型与溶血磷脂酰胆碱升高及磷脂乙醚降低有关，且这些改变与胰岛素抵抗相关。Oberbach 等[3]比较了 15 例正常个体（BMI 为 23～25 kg/m²）与 15 例肥胖个体（BMI 为 30～45 kg/m²）的代谢组学差异，发现在 1 683 种代谢物中，有 12 种存在差异。肥胖个体的甘氨酸、谷氨酰胺、甘油磷脂酰胆碱等较高而二酰甘油磷脂酰胆碱则降低。肥胖个体的一些非必需脂肪酸如油酸、棕榈酸、棕榈亚酸、硬脂酸、硬脂酰胆碱、2-羟基丁酸、β-羟基丁酸等是升高的[4-6]；而乙醇胺和溶血磷脂酰胆碱则降低[4,6]。肥胖与脂肪组织对葡萄糖的利用能力下降有关。在肥胖状态下，果糖、葡萄糖、甘油、葡萄糖酸、葡萄糖醛酸、乳酸、甘露糖、山梨糖醇、木糖等是增加的[4,5,7]；而 1,5-无水葡萄糖醇、3-磷酸甘油是降低的[4,7]。核苷酸本身参与很多代谢反应，也可作为酶类参与体内很多生化过程。肥胖时核苷酸水平上升，可能参与了胰岛素抵抗的发生，高尿酸和尿苷与肥胖关系较为密切。

肥胖患者的代谢物变化还主要集中在必需氨基酸及其衍生物、支链氨基酸（BCAA）、酪氨酸、苯丙氨酸及含硫氨基酸等的改变[8]，其中支链氨基酸代谢是肥胖代谢组学研究最活跃的领域。支链氨基酸水平升高可能是由于脂肪组织线粒体中支链氨基酸转移酶表达下降，支链氨基酸利用减少。半胱氨酸、谷氨酸、丙氨酸、苏氨酸、色氨酸、酪氨酸、泛酸、2-羟基戊二酸、3-甲基-2-羰基丁酸、胆碱、甘油酸、2-酮基己酸、哌啶酸、犬尿氨酸、5-羟色胺和异戊酰基肉碱是升高的[5,7]；而谷氨酰胺、甘氨酸、甲硫氨酸、瓜氨酸、3-甲基戊二酰胆碱及酰基胆碱是下降的[6,9]。Wang 等[10]进行前瞻性研究发现，在

2 422 名糖尿病高危人群中,在校正了年龄、性别、BMI、空腹血糖后,血支链氨基酸、苯丙氨酸及酪氨酸水平升高可以预测 12 年后发生糖尿病,这 5 种氨基酸的浓度在上 1/4 位点的个体未来发生糖尿病的风险增高 5 倍,可见这些氨基酸对糖尿病发病有一定的预测价值。这一发现也被随后的一项独立的前瞻性研究证实。该研究纳入 163 例病例和 163 例对照(平均年龄 58 岁,女性占 55%),结果显示异亮氨酸、酪氨酸及苯丙氨酸 3 种氨基酸的组合与糖尿病发生密切相关,其浓度在上 1/4 位点的个体患糖尿病的风险较下 1/4 位点的个体高 4 倍;这也提示氨基酸代谢可能参与了糖尿病早期的病理生理过程,其代谢谱可以作为糖尿病预测的工具之一。

在哺乳动物中存在着两种具有不同生物学作用的脂肪组织:白色脂肪组织(WAT)和棕色脂肪组织(BAT)。WAT 的主要作用是存储能量,同时还能够作为内分泌器官分泌一系列脂肪因子来调节机体代谢;而 BAT 是一个产热组织,在机体的体温平衡调节中起着非常重要的作用,它能够使线粒体氧化磷酸化解偶联,抑制腺苷三磷酸(ATP)的合成,从而使能量以热能的形式释放出来,因此在机体的能量代谢中起着非常重要的作用,目前被认为是治疗肥胖的潜在靶点之一。宋懿朋等[11]通过核磁共振(NMR)和气相色谱(GC)技术的代谢组学方法,描述和比较了 BAT 与 WAT 的水溶性代谢物和脂肪酸组成的差异。通过多变量统计分析,研究人员发现两种组织中葡萄糖、糖原等糖类、缬氨酸、亮氨酸、异亮氨酸、丙氨酸、谷氨酸、甘氨酸、酪氨酸、亚牛磺酸等多种氨基酸、AMP、ADP、IMP、烟酰胺、NAD^+、$NADP^+$、尿苷、肌苷、鸟苷等多种核苷酸类代谢物、甘油磷酸胆碱、乙醇胺、胆碱等胆碱类代谢物,以及多种脂肪酸的含量都有显著性差异。这些结果表明:在糖代谢中,BAT 消耗更多的葡萄糖,合成更多的糖原;在氨基酸代谢中,BAT 中的氨基酸更多地参与了联合脱氨基作用;在核苷酸代谢中,BAT 中消耗更多的核苷来合成与能量代谢相关的核苷酸;在脂肪酸代谢中,BAT 中多种去饱和酶的活性较低;在胆碱代谢中,BAT 消耗更多的胆碱和乙醇胺来合成质膜成分甘油磷脂酰乙醇胺和甘油磷酸胆碱。

代谢手术是目前治疗病态肥胖症的有效方法。在一项 Roux-en-Y 胃转流术(RYGB)的干预研究中[12],500 例单纯性肥胖患者[BMI 为 $(33.9 \pm 4.7) kg/m^2$]接受 RYGB 手术后 6 个月体重平均下降 $(8.7 \pm 4.3) kg$,稳态模型胰岛素抵抗指数(HOMA-IR)也明显下降,同时发现基线时支链氨基酸水平与 HOMA-IR 呈正相关 ($r = 0.5, P < 0.000 1$),且基线时支链氨基酸摄入水平与 HOMA-IR 的降幅(ΔHOMA-IR)呈负相关 ($r = -0.14$,

$P = 0.002$），这进一步提示支链氨基酸代谢在胰岛素抵抗中扮演重要角色，且可能对 RYGB 手术疗效具有预测作用。在另一项研究中，Laferrere 等[13]比较了接受 RYGB 手术和接受饮食干预的肥胖患者干预前后支链氨基酸的变化，尽管两组患者在干预后体重都有下降，但手术组血支链氨基酸水平在术后较饮食干预组明显下降，其原因可能与术后蛋白质摄入减少及氨基酸分解代谢增强有关。支链氨基酸参与胰岛素信号转导的机制比较复杂，涉及西罗莫司靶蛋白(mTOR)，支链氨基酸与 mTOR 结合后激活 S6 激酶 1(S6K1)，进而使 S6 核糖体蛋白磷酸化以促进蛋白质合成[14]。支链氨基酸可以使胰岛素受体底物 1(IRS-1)的丝氨酸磷酸化，影响胰岛素的信号传递[15]，RYGB 术后支链氨基酸的下降可以逆转 mTOR 的激活从而改善胰岛素抵抗。

尽管已经发现支链氨基酸与胰岛素抵抗存在密切关系，但目前仍很难厘清支链氨基酸到底是胰岛素抵抗的原因，还是代谢紊乱的一个结果。为阐明它们之间的关系，人们进行了很多动物研究，给高脂饮食喂养的大鼠同时补充 3 种支链氨基酸可以促进胰岛素抵抗的发生[15]，但也有研究发现补充亮氨酸可以上调葡萄糖转运蛋白 1(GLUT1)和 GLUT4，从而改善胰岛素敏感性及葡萄糖代谢；同时，高蛋白质饮食中的亮氨酸可以降低 AMP 激活的蛋白激酶(AMPK)并且增加下丘脑 mTOR 的活性，降低神经肽 Y 的表达，同时增加阿黑皮素原表达，从而调节动物的摄食行为。已有研究发现，亮氨酸还可以增加静息能量消耗，增加棕色脂肪组织、白色脂肪组织及肌肉组织中解偶联蛋白 3(UCP3)的表达，从而降低血糖、糖原及生糖氨基酸水平，下调肝脏葡萄糖-6-磷酸酶(G6P)的活性[16]。

利用代谢组学方法，研究人员还发现肥胖与胆汁酸(BA)代谢异常存在密切的关系。既往认为胆汁酸的主要生理作用是促进脂质及脂溶性维生素的吸收，并调节人体胆固醇的水平，但目前发现它也是一类调节机体能量代谢的重要分子，它在肥胖的治疗方面具有潜在价值。在膳食中补充初级胆汁酸胆酸(CA)可以显著提高基础能量代谢水平，有助于减重[17]，对抗高脂饮食诱导的肥胖。其机制目前尚未明了，可能是通过 TGR5-cAMP 信号途径激活甲状腺素脱碘酶 2(D2)，从而促进四碘甲状腺原氨酸(T_4)向三碘甲状腺原氨酸(T_3)的转化，进而增加了棕色脂肪组织的能量消耗[18]。另外，初级胆汁酸鹅脱氧胆酸(CDCA)也可以通过诱导解偶联蛋白 1(UCP1)增加棕色脂肪组织的能量消耗[19]。临床上，胆汁酸螯合剂由于可以降低胆汁酸合成及胆汁酸池的容量，具有增加体重和葡萄糖耐量异常的作用[20]。细胞膜受体 TGR5 是目前新的肥胖治疗靶点,而胆汁酸即是它的配体,并且具有剂量依赖效应[21]。各种胆汁酸的激活能力由高到低依次为石胆酸、脱氧胆酸、鹅脱氧胆酸和胆酸。

4.2 代谢综合征的代谢组学研究

代谢综合征又称胰岛素抵抗综合征,最早由 Reaven 提出[22],是由胰岛素抵抗引起高胰岛素血症进而导致的一系列可致动脉粥样硬化的代谢性疾病的总称。代谢综合征涉及多系统的多种代谢异常的聚集,常见的组成部分包括中心性肥胖、高血压、高血糖、血脂异常、蛋白尿等,它可预示心血管疾病的发生。

Yu 等[23]对 36 例男性代谢综合征患者及 36 例年龄匹配的正常男性对照者的尿液代谢组进行了 UPLC-ESI-Q-TOFMS 结合主成分分析(PCA)研究,结果显示代谢综合征患者体内有 8 种代谢物与正常对照者显著不同,包括支链氨基酸和芳香族氨基酸(酪氨酸、苯丙氨酸和色氨酸),短链酰基肉碱(甲基巴豆酰基肉碱),三羧酸循环中间产物(顺乌头酸)和葡糖醛酸化产物(皮质酮四醇-3-葡糖苷酸和四氢醛固酮-3-葡糖苷酸)。在这项研究中发现的候选生物标志物可能会为发病机制的进一步深入调查和代谢综合征的治疗提供有用的线索。另有研究采用基于 HPLC-MS 的代谢组学方法发现了一个新的代谢生物标志物——烟尿酸,研究还发现烟尿酸水平与 BMI、血压、总胆固醇、低密度脂蛋白胆固醇和甘油三酯水平呈正相关,但是和高密度脂蛋白水平呈负相关,首次提出烟尿酸可能标志着从代谢综合征到糖尿病再到动脉粥样硬化等心血管疾病的致病过程。

新近有研究将 194 例 18～55 岁的受试者分为正常对照组($n = 65$)、超重/肥胖无代谢综合征组($n = 83$)及超重/肥胖合并代谢综合征组($n = 46$)并采用质谱技术对其血清进行代谢物测定,PCA 分析将代谢物分成 3 类,Ⅰ 类为 81 种代谢物,包括长链二芳基磷脂酰胆碱、烷酰基磷脂酰胆碱及部分中至长链鞘磷脂类;Ⅱ 类包括短链和长链酰基肉碱(C0、C3、C4、C16、C18)和部分氨基酸(谷氨酸、异亮氨酸、亮氨酸、甲硫氨酸、苯丙氨酸、酪氨酸和缬氨酸);Ⅲ 类为中链酰基肉碱(C12、C14∶1-OH、C14∶2、C18∶2)。结果显示,Ⅰ 类代谢物在超重或肥胖人群中的水平均明显高于正常对照组,无论该人群是否合并代谢综合征。由于二芳基磷脂酰胆碱及鞘磷脂与脂肪代谢及脂肪转运有关,其在超重或肥胖状态下升高可能与此时肝脏中过多脂肪沉积有关。Ⅱ 类代谢物包括支链氨基酸和部分芳香族氨基酸,其水平在正常对照组偏高,并且与高密度脂蛋白胆固醇的浓度呈正相关,与胰岛素水平呈负相关。而在超重/肥胖合并代谢综合征组中,Ⅱ类代谢物水平与腰围呈负相关。Ⅲ类代谢物水平在正常对照组也偏高,在超重/肥胖合并代谢综合征组中与血糖水平呈负相关,而在超重/肥胖无代谢综合征组中与胰岛素水平呈负相关,这提示中长链酰基肉碱水平升高可能与代谢健康表型有关。

总之,代谢组学方法在区分肥胖与代谢综合征方面有一定帮助,如长链酰基肉碱和中链鞘磷脂可能和代谢表型的恶化有关,但从临床表型"正常"到"异常"过程中代谢物变化的具体模式和机制尚不明了。

4.3 糖尿病的代谢组学研究

糖尿病是一组由于胰岛素分泌缺陷和(或)胰岛素作用障碍所致的以高血糖为特征的代谢性疾病。持续高血糖与长期代谢紊乱等可导致全身组织器官,特别是眼、肾、心血管系统和神经系统的损害及其功能障碍和衰竭。2 型糖尿病(T2DM)患者占糖尿病患者的 90％左右,其余 10％主要为 1 型糖尿病(T1DM)、妊娠糖尿病(GDM)及特殊类型糖尿病,一般认为引发 2 型糖尿病的主要原因是遗传背景下的不良生活方式。2013 年发布的数据显示:我国糖尿病患病率已达 11.6％,其中男性为 12.1％,女性为 11.0％,糖尿病患病人口总数已达 1.1 亿人以上[24]。

糖尿病是代谢组学研究较为活跃的领域之一,它通过对糖尿病患者生物样本的代谢谱进行分析,获得内源性代谢物的信息,从而找到可以反映糖尿病的病理和发展进程的生物标志物。内源性代谢物是基因和蛋白质表达的终端产物,是判断健康、疾病和治疗效果的分子集合,反映的是基因、环境、致病因素、营养、药物、时间等诸多因素综合作用于机体后的最终反应。另外,糖尿病是一种内分泌代谢紊乱性疾病,通常表现的是整体的代谢紊乱,传统的研究方法通常是以单个或几个靶标分子为研究目标,难以揭示糖尿病这类疾病的整体代谢异常机制。代谢组学则通过分析机体多个小分子代谢物,能够更准确地反映疾病对机体的影响,相比传统依赖单一生物标志物的诊断方法具有更高的准确性[25]。

1 型糖尿病的主要病理生理特点为胰岛 β 细胞的绝对数减少。2 型糖尿病的主要病理生理特点是胰岛素抵抗和(或)胰岛素分泌不足,病因包括多食、运动少、久坐等不良生活方式及精神应激等[26]。尽管研究人员已经发现超过 60 个易感基因与 2 型糖尿病发病有关[27]，但这些基因最多也只能解释 10％的遗传效力，这一现象称为"遗传性缺失"[28]。糖尿病的诊断主要依据血液中葡萄糖及糖化血红蛋白（HbA1c）水平，但相当一部分患者是在出现 1～2 种急、慢性并发症的时候才得到明确的诊断，客观上延误了疾病的早期发现。因此，寻找糖尿病早期识别、诊断的生物标志物具有十分重要的临床意义。早在 20 多年前，就有研究者尝试将 NMR 技术用于糖尿病患者和正常人的血液及尿液分析，并发现糖尿病患者样本中某些代谢物的浓度与正常人相比有显著差异。这一发现预示代谢组学技术在糖尿病诊断方面有巨大的潜力。

4.3.1　1 型糖尿病的代谢组学研究

1 型糖尿病是一种自身免疫病，目前将代谢组学技术应用到 1 型糖尿病的研究还相对较少，原因是人们通常认为代谢水平的紊乱在 1 型糖尿病发病中的作用似乎不如 2 型糖尿病那样显著。芬兰 1 型糖尿病预测和预防研究（DIPP）[29]采集了 56 例后来进展为 1 型糖尿病的患儿从出生到患 1 型糖尿病期间的血清标本，通过与 73 例正常儿童相比较，发现在校正了年龄、性别、出生城市、组织相容性抗原（HLA）风险后，那些后来患有 1 型糖尿病的儿童在出生时脐带血中磷脂酰胆碱浓度较低，并且在出生后的随访中乙醛磷脂水平始终处于较低水平。因此，脐血中低磷脂酰胆碱水平有可能作为儿童 1 型糖尿病预测的标志物，也提示磷脂酰胆碱可能参与该疾病的发生。一种假说是：胆碱在妊娠期间需要大量摄入，它主要是作为形成组织、细胞膜的重要原料，胎儿在快速成长期间如果胆碱缺乏可能导致组织、细胞发育缺陷。另外，胆碱是甲基的主要供体，而后者主要参与 DNA 的甲基化，这对于维持正常发育过程、基因组印记及基因组的稳定性有重要作用[30]。在首次出现胰岛自身抗体之前，往往先出现溶血磷脂酰胆碱、谷氨酸及支链氨基酸的升高以及三羧酸循环水平的下降[29]，可见胰岛自身抗体的出现滞后于机体代谢谱的改变，这一时间窗可能成为儿童 1 型糖尿病预防干预的最佳阶段。另一项研究——德国 BABYDIAB 研究[31]通过对 21 种氨基酸代谢物分析发现：在 2 岁及以下发病的 1 型糖尿病患儿较 8 岁及以上患病的儿童血清甲硫氨酸浓度低 50％，提示不同年龄的 1 型糖尿病患儿存在不同的代谢谱，甲硫氨酸相关代谢途径可能参与了低龄儿童胰岛自身抗体的产生。

基于 DIPP 研究，胰岛自身抗体及血清溶血磷脂酰胆碱浓度可以作为预测 1 型糖尿病发病的标志物,根据这一标志物可以将 NOD 雌性小鼠分为高风险和低风险两组。在随后的观察中,高风险组小鼠出现进展性的胰腺炎并在胰腺中检出某些氨基酸浓度增高,包括对胰岛素有促泌作用的支链氨基酸及谷氨酸[32]。虽然,小鼠处于胰岛素高分泌状态,但此时小鼠的血糖仍在正常范围,可见 1 型糖尿病在发病前可能存在一个特定状态,即机体代谢过于旺盛,使胰腺"超负荷工作"。目前,在动物及人体的研究证据均支持在 1 型糖尿病自身抗体出现前存在"代谢应激"(metabolic stress),其代谢谱(代谢表型)具体表现为支链氨基酸、谷氨酸水平升高,磷脂及牛磺胆酸水平下降等,而这一特定的代谢表型与饮食无关[33],可能是先天性的,即遗传而来或在妊娠期从环境获得的甚至可能是在出生后数月内获得的。

在 1 型糖尿病治疗方面,长期血糖控制不佳必然导致大血管及微血管并发症,但似乎良好的血糖控制也不能完全阻止并发症的发生。Dutta 等[34]采用全代谢物定性及定量检测,比较了 14 例血糖控制不佳(HbA1c≥8.5%)、15 例血糖控制良好(HbA1c<6.5%)及年龄、性别、BMI 匹配的正常对照者之间代谢组学的差异。结果发现:在血糖控制不佳组中,涉及 38 种代谢途径的 347 种代谢物与正常对照存在差异,其中包括胆固醇、维生素 D、tRNA、氨基酸、胆汁酸、尿酸、三羧酸循环、花生四烯酸等代谢途径;而在血糖控制良好组中,涉及 26 条代谢途径的 154 种代谢物与正常对照存在差异,其中包括糖酵解、糖异生、胆汁酸、tRNA 合成、氨基酸、支链氨基酸、维生素 A、维生素 D 等代谢途径。这就提示 1 型糖尿病存在广泛的代谢途径异常,而这些异常可能是 1 型糖尿病所固有的,并不随血糖控制的改善而恢复,它们可能在糖尿病慢性并发症发病中起重要作用。

暴发性 1 型糖尿病是一种特殊类型的 1 型糖尿病,以短期内突然发生胰岛 β 细胞功能衰竭、血糖急剧升高、以酮症酸中毒起病为主要临床特点,目前其病因尚不明确。Lu 等[35]通过 GC-TOFMS 研究了 5 例男性暴发性 1 型糖尿病、22 例男性 1 型糖尿病、22 例男性 2 型糖尿病、8 例糖尿病酮症酸中毒及 22 例男性正常对照的代谢组学特点。结果发现 5-羟脯氨酸、谷氨酸盐及高半胱氨酸 3 种氨基酸在几组间存在差异,暴发性 1 型糖尿病组的 5-羟脯氨酸、谷氨酸盐及高半胱氨酸显著高于 1 型糖尿病及酮症酸中毒组,PCA 发现这 3 种氨基酸可以将暴发性 1 型糖尿病及酮症酸中毒明显区分开,提示谷胱甘肽代谢途径异常可能与暴发性 1 型糖尿病发病有关,是其潜在的预测或诊断指标。

总之,代谢组的改变可以敏感地反映遗传、环境及药物干预因素在人体的变化,可以帮助人们更好地理解 1 型糖尿病这一复杂的发病过程。现有的研究结果发现在胰岛的自身免疫性炎症发生之前存在特定的代谢表型,对这种异常表型的认识可以帮助人们识别高危人群,采取及时有效的预防措施。

4.3.2　2 型糖尿病的代谢组学研究

2 型糖尿病以胰岛素抵抗和(或)胰岛素分泌不足为主,其病理生理改变复杂。目前的研究发现 2 型糖尿病患者与正常对照相比,代谢组学的改变主要以脂解、酮体生成、蛋白质水解及葡萄糖、氨基酸、胆汁酸等代谢途径[26]为主。

4.3.2.1　2 型糖尿病发病机制的代谢组学研究

1) 糖代谢及三羧酸循环紊乱与 2 型糖尿病发病的关系

葡萄糖是机体最主要的能量来源,葡萄糖通过糖酵解转化成丙酮酸。在有氧条件下,丙酮酸转化成乙酰辅酶 A,进入三羧酸循环产生 ATP 供能;而在缺氧条件下,丙酮酸在乳酸脱氢酶作用下转化为乳酸。故三羧酸循环是体内乙酰辅酶 A 分解代谢、产能的主要途径,是三大营养素(糖类、脂质、氨基酸)的最终代谢途径,又是糖类、脂质、氨基酸代谢联系的枢纽。其中间产物包括柠檬酸、草酰琥珀酸、α-酮戊二酸、琥珀酰辅酶 A、延胡索酸、苹果酸等。

肌肉组织是三羧酸循环最活跃的组织之一。研究表明 2 型糖尿病个体及其存在胰岛素抵抗的子代肌肉组织肌小管中三羧酸循环的通量是下降的,因此其葡萄糖氧化并不充分,产能也相应减少。Messana 等采用 NMR 研究发现,与正常对照相比,2 型糖尿病患者尿液中柠檬酸、肌酸、乙酸和酮体水平较高。有趣的是,尿液中乳酸、柠檬酸、丙氨酸和马尿酸的水平随着血糖和 HbA1c 水平升高而升高,但 N-氧化三甲胺和二甲胺即使在代谢控制良好的 2 型糖尿病患者中也升高。尿液中柠檬酸等的升高可能并非是由于血液柠檬酸生成增多,而是由于肾小管液中大量的葡萄糖刺激了肾小管上皮细胞中参与糖酵解的酶类,生成较多的柠檬酸;尿液中丙氨酸的升高可能与糖尿病发生时氨基酸利用障碍有关。因此,尿液中氨基酸增多很可能反映机体胰岛素抵抗和(或)缺乏,血中氨基酸合成代谢受到抑制。

1,5-脱水葡萄糖醇(1,5-AG)是一种天然存在的多元醇,其结构与葡萄糖类似,在血糖正常时血中浓度稳定,通过肾脏滤过及重吸收。当血糖超过 10 mmol/L 时,肾小管对葡萄糖的重吸收能力达到极限,此时由于竞争性结合的关系,肾小管对 1,5-AG 的重吸收减少,因此1,5-AG在血中的浓度降低,有研究表明它可以反映餐后血糖变化,甚至可以与HbA1c联合作为评价长期血糖控制的指标。

2) 脂质代谢异常与2型糖尿病发病的关系

糖尿病患者常伴发脂质代谢紊乱,这也是冠心病的危险因素。糖尿病脂质代谢紊乱的具体发病机制尚未完全阐明,但很多研究提示游离脂肪酸(FFA)增多是其主要原因。也有报道棕榈酸、硬脂酸、亚油酸等在肥胖和2型糖尿病中增高。在一项美国前瞻性研究中($n = 3\ 630$),发现在校正了混杂因素后,血清棕榈酸水平升高与较低的低密度脂蛋白胆固醇(low-density lipoprotein cholesterol,LDL-C)、纤维蛋白原水平及较高的高密度脂蛋白胆固醇水平呈正相关,并且与甘油三酯水平升高及胰岛素抵抗程度加重有关,但与糖尿病发病无明显关联。尽管棕榈酸与多种代谢指标存在强烈关联,但其内在关系尚不清楚,可能和糖类、酒精摄入过多有关,抑或与肝脏脂质从头合成增加有关。

糖尿病发生时,尤其是当血糖控制不佳时,游离脂肪酸需要作为主要的供能原料进行β氧化,因此血中的酮体物质如丙酮、乙酰乙酸和β-羟基丁酸增多。然而,糖尿病患者即便是在中等强度的有氧锻炼时骨骼肌对游离脂肪酸的氧化利用也是减弱的。Adams等[36]利用UPLC-MS研究了2型糖尿病患者对长链脂肪酸(LCFA)的氧化利用,发现酰基肉碱,尤其是长链酰基肉碱(C10、C12、C14)水平在2型糖尿病中显著升高,提示可能由于糖尿病发生时线粒体存在数目、容量方面的缺陷,三羧酸循环效率下降,长链脂肪酸不能充分转化成乙酰辅酶A并进入三羧酸循环参加氧化供能。进一步的研究还发现,某些中长链脂肪酸还可激活NF-κB,诱导炎性反应,参与胰岛素抵抗的发生发展[37]。然而,一个不容忽视的问题是线粒体功能、脂肪酸氧化能力与年龄、病程有密切关系。Mihalik等[38]研究了青春期(平均年龄为13~15岁)肥胖和罹患2型糖尿病时长链脂肪酸的氧化情况,结果发现:与正常个体($n = 39$)相比,肥胖组($n = 64$)及2型糖尿病组($n = 17$)中血清短、中链酰基肉碱(C2、C6、C10)水平较低,空腹时脂解及脂肪β氧化水平较高,这一结果提示青少年发生肥胖、罹患2型糖尿病时其长链脂肪酸的氧化能力与成人患者截然不同,其早期线粒体功能可能存在与代谢相适应的"可塑性",但随着年龄及病程的延长线粒体功能逐渐丧失了这种"可塑性"而走向衰退。

还有学者提出血清n3多不饱和脂肪酸与糖尿病发病风险呈负相关,然而这一点并未得到队列研究的支持。一项关于糖尿病发病风险的前瞻性研究($n = 3\ 700$)发现,在研究对象入组时未患有 2 型糖尿病的受试者经过 4 年的随访有 340 例发展为 2 型糖尿病,回归分析显示:校正了年龄、性别、体育锻炼、BMI、糖尿病家族史及 5 年的体重改变后,血清较高的饱和脂肪酸浓度[总的饱和脂肪酸及硬脂酸(C18:0)]及双 α 亚油酸(C20:3n6)水平与糖尿病发病相关,*OR* 值分别为 4.14 和 4.48;而奇数碳原子脂肪酸(C15:0)及亚油酸水平升高则提示较低糖尿病发病风险,*OR* 值分别为 0.40 和 0.33。除了脂肪酸的绝对浓度外,特定脂肪酸的比值也是反映机体某些上下游代谢途径变化的良好指标。例如,棕榈酸/亚油酸(C16:0/C18:0)比值可以作为"脂肪合成指数"反映肝脏脂肪从头合成的情况。又如,C16:1n-7/C16:0 比值及 C18:1n-7/C18:0 比值则可以反映硬脂酰辅酶 A(D-9)去饱和酶的活性,而 C20:3n-6/C18:2n-6 比值则可以反映 D-6 去饱和酶的活性,C20:4n-6/C20:3n-6 比值则可以反映 D-5 去饱和酶的活性。这些比值也与胰岛素抵抗及心血管疾病发病有关,目前已应用于人群研究。

磷脂是所有细胞膜脂质双分子层的主要组成成分,也参与胞内信号的转导。Floegel 等[39]利用靶向代谢组学技术对 27 548 例患者进行了为期 7 年的前瞻性研究,其中有 800 例为新发 2 型糖尿病患者。研究人员利用流动注射分析-串联质谱技术分析了研究对象入组时脂酰肉碱、氨基酸、己糖、磷脂等 163 种中间代谢物。结果发现血清高己糖、苯丙氨酸、二磷脂酰胆碱(C32:1、C36:1、C38:3 及 C40:5)是 2 型糖尿病发病的独立危险因素,有望作为预测 2 型糖尿病的标志物;而血清甘氨酸、鞘磷脂(C16:1)、酰烷基磷脂酰胆碱(C34:3、C40:6、C42:5、C44:4、C44:5)及溶血磷脂酰胆碱(C18:2)则对 2 型糖尿病发病具有保护作用。己糖包括葡萄糖、果糖等含有 6 个碳原子的单糖。在此研究中,校正了葡萄糖水平后仍发现己糖水平与 2 型糖尿病发病有关,有研究表明罹患 2 型糖尿病时果糖水平也是升高的[4],但目前机制尚不清楚。由于苯丙氨酸参与胰岛素分泌的信号转导途径,2 型糖尿病早期胰岛素分泌代偿性增高,故高苯丙氨酸水平与此时的胰岛素高分泌存在密切联系。二磷脂酰胆碱由甘油、磷酸胆碱及两分子脂肪酸残基组成,它主要参与肝脏分泌极低密度脂蛋白及高密度脂蛋白[40];而酰烷基磷脂酰胆碱则参与脂质抗氧化[41],与血清甘油三酯水平呈负相关,能够改善胰岛素抵抗、减少胰岛素分泌。有学者提出[39]:磷脂核与脂肪酸连接的方式和类型决定了其生物学作用,短链的磷脂酰胆碱骨架连接饱和脂肪酸可能是 2 型糖尿病的触发因素,而长链的骨架连接不饱和脂肪酸则具有保护作用。Wang-Sattler 等[42]定量分析了 140 余种代谢物,发现与正常血糖组相比,甘氨酸、溶血磷脂酰胆碱(C18:2)及乙酰肉碱 3 种物质在糖尿病前期,即糖耐量减低(IGT)阶段有明显改变,低水平的甘氨酸及溶血磷脂酰胆碱(C18：2)不仅可以用来预测糖耐量减低,也可以预测 2 型糖尿病。

5-氨基酮戊二酸合成酶(5ALAS-H)是催化琥珀酰辅酶 A 与甘氨酸生成 δ-氨基-γ-酮戊酸反应的酶,与血红素合成有关,而胰岛素对 5ALAS-H 有抑制作用。在 2 型糖尿病的发生发展过程中,胰岛素抵抗不断加重,对 5ALAS-H 的抑制作用减弱,因此它可以催化更多的甘氨酸与琥珀酰辅酶 A 发生缩合反应,继而糖耐量减低与 2 型糖尿病患者中甘氨酸减少。乙酰肉碱是由乙酰辅酶 A 和肉碱在线粒体基质肉碱乙酰转移酶(CrAT)的催化下生成的。在糖耐量减低及 2 型糖尿病患者中可见肉碱乙酰转移酶转录水平较高,合成较多的溶血磷脂酰胆碱(C18：2),其机制可能是发生糖耐量减低或 2 型糖尿病时线粒体功能减退[43],乙酰辅酶 A 不能充分参与 β 氧化,因此溶血磷脂酰胆碱(C18：2)合成底物增加。

肥胖是 2 型糖尿病和心血管疾病等疾病的一个重要的风险因素。但流行病学研究表明并不是所有的肥胖者都有患代谢综合征的风险,有 25%～40% 的肥胖者可以在相当长的一段时间里保持健康并且没有任何代谢性疾病。所以,目前研究人员开始采用"代谢健康型肥胖(metabolically healthy obesity)"来描述这一类肥胖人群,而另外一类则称为"代谢非健康型肥胖(metabolically unhealthy obesity)"。目前医学界还没有可以被普遍接受的标准用于鉴定一个人的代谢表型,尤其是对于超重或肥胖者,无法判别其是属于健康型还是非健康型的表型。因此,如果能够对普通人群建立健康(或非健康)的代谢表型的标准,将能够在体检和社区筛查中明确 2 型糖尿病及相关代谢性疾病高危人群,从而可以通过生活方式改变和早期药物干预,有效遏制近年来 2 型糖尿病和相关代谢性疾病发病率日益升高的趋势。

随着体重的升高,游离脂肪酸水平会在血液中缓慢上升,这个现象被认为是与肥胖相关的代谢性疾病的一个重要特征。因此,Ni 等[44]利用代谢组学技术检测并发现血清游离脂肪酸代谢水平能区分"良性肥胖"和"非良性肥胖"。该研究发现肥胖人群血清中的一些游离不饱和脂肪酸与代谢健康状态密切相关。这些游离脂肪酸将有望作为新的标志物对人们的健康状态进行评价并预测将来发生代谢综合征的风险,对研究与肥胖相关的代谢性疾病的发生发展机制及临床治疗效果的评估均具有重要意义。

游离脂肪酸占血液总脂肪酸的 10%,由于含量较低且动态波动范围较宽,利用传统的分析检测技术无法实现一次从血液中同时检测和定量几十种不同的游离脂肪酸,特别是低浓度的游离脂肪酸。这项研究采用高效液相色谱-串联飞行时间质谱联用技术，对来自 4 个独立研究共计 452 份临床血液样本的 40 多种游离脂肪酸进行检测，探索不同肥胖人群血液中游离脂肪酸和代谢状态的关系。这 4 项独立研究包括一个横断面（体重正常的健康者、良性肥胖者、肥胖伴 2 型糖尿病患者）对照的样本集、一个具有长达 10 年随访信息的肥胖者血清样本集、一个代谢手术后随访 2 年的临床研究样本集，以及一个为期 8 周的低热量饮食干预研究样本集。首先，在横断面研究中（共 312 人），主要考察根据 BMI 和代谢指标（血糖、血脂和血压水平）分类的健康正常、健康肥胖、不健康肥胖 3 组之间是否有显著的脂肪酸表达差异。结果发现脂肪酸在健康正常和健康肥胖组间并没有显著差异，但是，患有 2 型糖尿病的肥胖患者的脂肪酸水平显著上升。特别是，不饱和脂肪酸水平与代谢指标显著相关。其次，在随访研究中有 62 位志愿者在 10 年前是健康肥胖者，没有出现任何代谢性疾病。10 年后，只有 12 人仍然保持健康，而另外 50 人都出现了各种代谢紊乱。通过比较这两组的基础水平差异，发现一组不饱和脂肪酸的水平能有效预测 10 年后发生代谢综合征的风险。最后，在一个代谢手术干预和一个低热量饮食干预研究中，都发现不饱和脂肪酸水平的变化与患者代谢状态的改善紧密相关。这 4 项独立的研究能够相互验证一组不饱和脂肪酸在肥胖人群代谢综合征发生和发展中的重要作用，能准确反映肥胖人群的代谢状态。特别是该研究发现的两个不饱和脂肪酸，双高-γ-亚麻酸（dihomo-γ-linolenic acid）和棕榈油酸（palmitoleic acid），可以进一步开发成具有预测 2 型糖尿病风险以及评价 2 型糖尿病治疗效果的生物标志物，目前相关生物标志物的开发和技术转化工作已经开始进行。

最近的流行病学研究表明："良性肥胖"仅是一个暂时状态。虽然这类特殊的肥胖人群在短期内发生代谢异常的风险较低，但长期随访研究证实，相比代谢健康的正常体重者，良性肥胖者罹患 2 型糖尿病及相关代谢性疾病的风险均显著增高。目前，医学界尚没有可以被普遍接受的鉴定代谢健康或非健康肥胖表型的标准。因此，建立评估良性肥胖人群发生代谢异常风险的诊断模型，对临床肥胖的危险性评估、2 型糖尿病及相关代谢性疾病高危人群的筛选以及开展早期生活方式和药物干预均具有重要意义。血清游离脂肪酸浓度及其组成与肥胖相关的胰岛素抵抗及 2 型糖尿病相关，除了饮食因素外，血清游离脂肪酸组成在一定程度上取决于其在延长酶及脱氢酶作用下的内源性代谢过程。Zhao 等[45]采用基于超高效液相色谱-四极杆-飞行时间质谱联用（UPLC-Q-TOFMS）技术的血清游离脂肪酸谱靶标分析方法，通过 3 项独立研究，对 481 例临床血清样本中 40 种游离脂肪酸进行了定量分析,并采用"产物/底物"比值法较全面地评价了内源性脂肪酸代谢过程中涉及的多种延长酶及脱氢酶活性。这 3 项研究包括了一项由 131 例代谢健康个体组成的为期 10 年的纵向研究、一项由 312 例代谢健康或不健康的正常体重或肥胖个体组成的横断面研究,以及一项涉及 38 例肥胖患者、为期 8 周的极低热量饮食干预研究。结果表明,3 个脂肪酸比值,包括油酸/硬脂酸、硬脂酸/软脂酸及花生四烯酸/双高-γ-亚麻酸,与良性肥胖发生代谢异常的风险密切相关,且 3 个样本集可以交互验证此结果。由这 3 个脂肪酸比值构建的诊断模型有望应用于从良性肥胖者中筛选 2 型糖尿病及相关代谢性疾病高危人群,从而进行早期干预。

3) 支链氨基酸和芳香族氨基酸代谢异常与 2 型糖尿病发病的关系

支链氨基酸包括缬氨酸、亮氨酸和异亮氨酸,它们是人体必需但又无法自身合成的氨基酸。富含动物蛋白的食物中支链氨基酸的含量一般较高。芳香族氨基酸包括酪氨酸、苯丙氨酸和色氨酸,其中苯丙氨酸和酪氨酸结构相似。苯丙氨酸可在体内经苯丙氨酸羟化酶催化生成酪氨酸。

Newgard 等[15]通过质谱技术比较了 73 例肥胖患者及 67 例正常对照者的氨基酸水平,PCA 发现肥胖组支链氨基酸水平明显高于对照组,且与胰岛素抵抗程度相关,因此高支链氨基酸水平可以作为提示胰岛素抵抗、2 型糖尿病的标志物。动物实验表明:同时摄入过量高脂饲料和支链氨基酸的大鼠胰岛素抵抗程度明显高于摄入普通饲料及适量高脂饲料的大鼠。

支链氨基酸和芳香族氨基酸对 2 型糖尿病具有预测价值。在一项前瞻性研究中,Chen 等[46]利用超高效液相色谱-三重四极杆质谱联用技术平台检测了中国 213 例受试者的支链氨基酸与芳香族氨基酸谱,这 213 例受试者在未来平均 10 年的随访中有 51 例(47% 为男性)发展为 2 型糖尿病,其余 162 例(27% 为男性)均保持正常代谢状态。结果发现在基线时 2 型糖尿病组这几类氨基酸浓度较对照组明显升高;通过 PCA 进一步发现可以将缬氨酸、亮氨酸、异亮氨酸、酪氨酸及苯丙氨酸 5 种氨基酸拟合成一个"整合变量",基线此时整合变量升高对未来 10 年发展为 2 型糖尿病有较好的预测价值。在随后的横断面研究中,研究者采用另一独立样本进一步比较了 72 例体型正常的健康对照者、72 例健康超重/肥胖者及 72 例超重/肥胖合并 2 型糖尿病患者的整合变量情况,结果发现随着肥胖程度及糖代谢紊乱程度的加重,整合变量在 3 组间呈逐渐上升趋势,后两组较正常对照组均有统计意义的升高;由于性别是影响此类氨基酸代谢的因素,亚组分析发现男性组及女性组均存在相同的升高趋势,但男性组中趋势更明显。

在另一项研究中,Xie 等[47]利用 UPLC-Q-TOFMS 及 GC-TOFMS 方法检测了106 例"良性肥胖"者及 105 例中国代谢健康正常体型者的血清氨基酸谱,结果发现血清支链氨基酸代谢谱与机体胰岛素抵抗程度呈正相关,然而此相关关系仅存在于肥胖的男性中,在肥胖女性中则不存在;在另两个独立的验证样本集中(分别包含 55 例中国正常对照者、50 例"良性肥胖"者及 55 例美国超重/肥胖者、17 例健康美国对照者)也进一步证实支链氨基酸在肥胖男性组中与胰岛素抵抗程度相关。这提示支链氨基酸可以作为一个预测代谢风险的血清标志物,但需要注意其可能存在性别差异。

支链氨基酸参与胰岛素抵抗发生的机制可能与激活 mTOR/S6K1 激酶途径有关,它可使胰岛素受体底物-1(IRS-1)的丝氨酸磷酸化,从而诱导胰岛素抵抗。如果使用mTOR 抑制剂西罗莫司,则可逆转这一效应。另有假说认为[48]:出现肥胖或 2 型糖尿病时可以引起支链氨基酸代谢失衡,过多的支链氨基酸代谢物如支链 α-酮酸(BCKA)可在线粒体集聚产生毒性,最终导致胰岛素抵抗及胰岛 β 细胞凋亡。从这一点看,支链氨基酸增高只是一个胰岛素抵抗的标志而并非其直接导致因素。然而,目前对支链氨基酸激活 mTOR/S6K1 激酶途径是否就是导致胰岛素抵抗的充分必要条件尚存争议。①尽管支链氨基酸可以激活肌肉组织 mTOR/S6K1 激酶途径,但"运动"也同样可以激活肌肉组织的 mTOR/S6K1 激酶途径,而运动本身无疑是肥胖、2 型糖尿病的有效干预手段之一。②也有研究发现在膳食中补充支链氨基酸,可提高血中支链氨基酸水平,对改善代谢有利[49]。③支链氨基酸对 IRS-1、IRS-2 的丝氨酸磷酸化影响究竟有多大尚不清楚,其他潜在的未知因素对 IRS-1、IRS-2 的丝氨酸磷酸化的作用更大。例如,当肥胖患者经过减重手术后支链氨基酸水平可恢复正常,但其肌肉组织中 mTOR 激活的程度并未改善[50]。④有研究发现异亮氨酸可以刺激肌肉对葡萄糖的摄取从而降低血糖,但机制不明。⑤羟基异亮氨酸(异亮氨酸类似物)在正糖钳夹试验中可以提高葡萄糖的清除率。⑥脂肪组织中 mTOR 与增加脂肪细胞数量有关,而这正是 PPAR-γ 激动剂改善全身胰岛素敏感性的机制之一。总之,目前关于支链氨基酸与胰岛素抵抗的因果关系尚不明了,主流的观点倾向于支链氨基酸升高只是标志,而非起因。肥胖与 2 型糖尿病代谢组学成分改变总结如图 4-1 所示。

4)其他氨基酸代谢异常与 2 型糖尿病发病的关系

除了支链氨基酸与芳香族氨基酸,其他一些氨基酸也与胰岛素抵抗有关。在弗雷

氨基酸代谢

脂质代谢

糖代谢

核酸代谢

2型糖尿病

肌酸
乙酰肉碱
丁酰肉碱
4-羟基脯氨酸
5-羟基-L-尿氨酸
天冬氨酸、精氨酸
末甲氨酸、甜菜碱、肌氨酸

1-单棕榈酸甘油酯、1-单硬脂酸甘油酯
1,2-二硬脂酸磷脂酰丝氨酸
神经酰胺、甘油二酯
二酰基磷脂酰胆碱、脂酰辅酶A
亚油酸、甘油渡碱、甘油三酯、乙酰乙酸
酰烷基磷脂酰胆碱、磷脂酰乙醇胺

2,6-脱水半乳糖、3,6-脱水半乳糖
醇、异丙醇、延胡索酸、半乳糖酸
肌醇、顺乌头酸
去氧半乳糖、丙酮酸

AMP、GMP、GTP、IMP
腺苷、鸟苷、肌苷
三甲胺、乙醛酸

肥胖

支链氨基酸
胆碱
半胱氨酸
谷氨酰胺
泛酸
苯丙氨酸
脯氨酸
色氨酸、酪氨酸、甲硫氨酸
苏氨酸、瓜氨酸、甘氨酸、甲硫氨酸
天冬酰胺

α-羟基异戊酸
3-甲基-2-羟基丁酸
谷氨酸、甘油酸
α-酮异己酸
哌啶酸
犬尿氨酸、5-羟色胺
异戊酰肉碱
3-甲基戊二酰肉碱、酰基肉碱

2-羟基丁酸、3-羟基丁酸
油酸、棕榈酸、棕榈油酸
磷脂酰胆碱、硬脂酸
乙醇胺、神经鞘磷脂
溶血磷脂酰胆碱(C18:2)、溶血磷脂酰乙醇胺

硬脂酰肉碱

果糖、葡萄糖、甘油
葡萄糖、葡萄糖醛酸
乳酸、山梨糖、木糖
1,5-脱水葡萄糖醇
3-磷酸甘油

尿苷

尿酸

尿酸

■ 增高　■ 降低

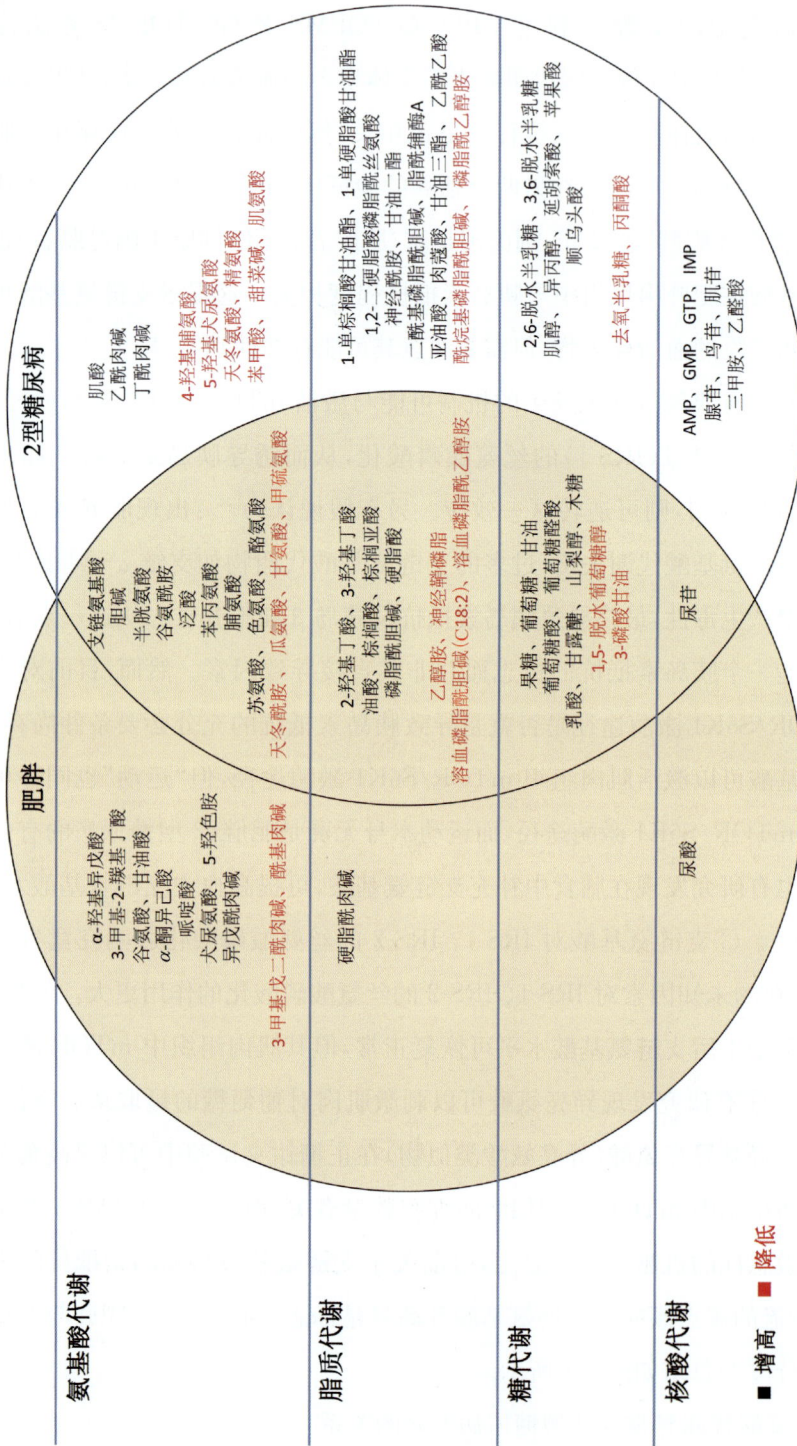

图4-1　肥胖与2型糖尿病代谢组学成分改变

（图片修改自参考文献[51]）

表 4-1　与胰岛素抵抗、糖尿病及代谢综合征相关的代谢物

	生物基质	检测平台	临床疾病	联系	潜在临床应用
氨基酸代谢物					
支链氨基酸	血浆	LC-MS、 ^{1}H-NMR①	糖尿病、肥胖、胰岛素抵抗、心血管疾病	有	筛查糖尿病、胰岛素抵抗及心血管疾病的潜在指标;胰岛素敏感性恢复的预测因子
芳香族氨基酸	血浆	LC-MS②、 ^{1}H-NMR	糖尿病、肥胖、胰岛素抵抗、心血管疾病	有	筛查糖尿病及心血管疾病的潜在指标
谷氨酰胺/谷氨酸比值	血浆	LC-MS	糖尿病	无	筛查糖尿病的潜在指标
α-羟基丁酸	血浆	LC-MS	胰岛素抵抗、糖耐量异常、糖尿病	有	筛查胰岛素抵抗、糖耐量异常、糖尿病的潜在指标
3-甲基-2-氧代戊酸甲酯	血浆	LC-MS	空腹血糖受损	有	糖尿病筛查
脂肪酸					
硬脂酸	血浆磷脂	GC-FID③	糖尿病	有	糖尿病筛查
棕榈酸	甘油三酯	LC-MS	胰岛素抵抗	有	胰岛素抵抗诊断
棕榈油酸	血浆磷脂或甘油三酯	LC-MS、 GC-FID	糖尿病、胰岛素抵抗	有	糖尿病筛查、胰岛素抵抗诊断
油酸	甘油三酯	LC-MS	胰岛素抵抗	有	胰岛素抵抗诊断
γ-亚麻酸	血浆磷脂	GC-FID	糖尿病	有	糖尿病筛查
反式脂肪酸	血浆磷脂	GC-FID	糖尿病	无	糖尿病筛查
磷脂酸	血浆磷脂、甘油三酯	LC-MS、 GC-FID	糖尿病、胰岛素抵抗	无	糖尿病筛查、胰岛素抵抗诊断
十五碳酸	血浆磷脂	GC-FID	糖尿病	无	糖尿病筛查
酯类					
油酰基甘油磷酸胆碱	血浆	LC-MS	胰岛素抵抗、糖尿病、糖耐量异常	无	糖尿病、胰岛素抵抗、糖耐量异常筛查
甘油三酯 (C16:0/C18:1)	血清	LC-MS	胰岛素抵抗	有	胰岛素抵抗诊断

（续表）

	生物基质	检测平台	临床疾病	联系	潜在临床应用
甘油三酯 （C16∶0/C18∶1/ C18∶0）	血清	LC-MS	胰岛素抵抗	有	胰岛素抵抗诊断
甘油三酯 （C50∶0）	血浆	LC-MS	糖尿病、胰岛素抵抗	有	胰岛素抵抗诊断、糖尿病筛查
甘油三酯 （C58∶10）	血浆	LC-MS	糖尿病、胰岛素抵抗	无	胰岛素抵抗诊断、糖尿病筛查

注：①^{1}H-NMR，核磁共振氢谱；②LC-MS，液相色谱-质谱联用；③GC-FID，气相色谱-火焰离子化检测器（表中数据来自参考文献[52]）

明汉（Framingham）心脏研究中，1 000 例受试者在基线时无糖尿病，但发现其空腹血清谷氨酰胺水平与胰岛素抵抗程度呈负相关，经过对数转化并校正了常见的临床危险因素如年龄、性别、BMI 及空腹血糖，进行多变量 Logistic 回归分析发现基线血清谷氨酰胺水平可以预测 12 年后的糖尿病发病，谷氨酰胺/谷氨酸比值每上升 1 个单位，则糖尿病发病风险降低 21%。这一现象在动物实验中得到验证。给大鼠饲喂 8 周含谷氨酰胺的饲料可以明显改善其葡萄糖耐量，并且血清谷氨酰胺水平与支链氨基酸水平呈负相关，其机制目前尚不明了，可能与谷氨酰胺促进了胰高血糖素样肽-1（GLP-1）的释放，增加了脂肪组织葡萄糖转运蛋白-4（GLUT-4）的表达有关。谷氨酰胺与谷氨酸的倒数关系可能与谷氨酰胺是三羧酸循环的底物，可转化为 α-酮戊二酸有关，高水平的谷氨酰胺可能会通过促进糖酵解产生葡萄糖或促进脂肪酸的 β 氧化增加能量供给。

羟基酸是氨基酸代谢的中间产物，也与胰岛素抵抗有关。Gall 等通过 GC-MS 及 UPLC-MS 方法研究了 399 例糖尿病前期个体的血清羟基酸水平，发现血清 α-羟基丁酸水平升高可以作为胰岛素抵抗及早期葡萄糖调节受损的标志物，并且独立于年龄、性别和 BMI。其机制可能与脂质过氧化及氧化应激有关。在随后的两项研究——心血管疾病与胰岛素敏感性研究（RISC，$n = 1\,261$）及 Botnia 前瞻性研究（BPS，$n = 2\,580$）中，研究人员进一步发现血清 α-羟基丁酸水平可以作为预测葡萄糖调节受损或糖尿病的标志物。在 RISC 研究中，血清 α-羟基丁酸水平每升高一个标准差，则 3 年后该受试者发生葡萄糖调节受损的风险增加 25%；在 BPS 研究中，血清 α-羟基丁酸水平每升高一个标准差，则 9.5 年后该受试者的糖尿病发病风险增加 26%。另外，还发现亚油酰丙三氧磷脂酰胆碱可以作为糖调节异常及糖尿病发病的保护性预测因子，其每增加一个标准差，则该受试者糖调节异常及糖尿病发病风险分别降低 36% 及 33%。细胞学研究发现:α-羟基丁酸和亚油酰丙三氧磷脂酰胆碱分别有抑制和刺激胰岛 β 细胞分泌胰岛素的作用。

另外,血清甘氨酸水平也与肥胖及 2 型糖尿病有关。有研究表明:在校正了年龄、性别、BMI 等一般危险因素后,血清甘氨酸水平是糖尿病发病的保护性预测因子。在 KORA 研究中,基线时血清甘氨酸水平每升高 1 个标准差,则该受试者 7 年后葡萄糖调节受损发生率下降 25%,糖尿病发病率降低 27%。其机制可能是发生胰岛素抵抗时 δ-氨基-γ-酮戊酸合成酶表达增加,从而使甘氨酸转变为 δ-氨基-γ-酮戊酸增加;同时,糖尿病导致的氧化应激也会使谷胱甘肽需求增加及外周甘氨酸消耗增加。

表 4-1 初步总结了与肥胖、糖尿病及代谢综合征有关的代谢物。这些代谢物具有潜在的预测糖尿病或胰岛素抵抗的作用,其中的因果关系尚不清楚。一些学者试图将代谢组学与全基因组关联分析(GWAS)联系起来,探讨代谢物水平与单核苷酸多态性(SNP)的关系,这将有助于揭示基因—代谢过程—代谢物的内在联系,有助于进一步认识疾病的病理生理过程。

5) 胆汁酸代谢异常与 2 型糖尿病发病的关系

胆汁酸(BA)是由胆固醇在肝脏经过一系列的酶催化合成,包括经典途径和替代途径。胆固醇 7α-羟化酶(CYP7A1)是经典途径的限速酶,固醇 27-羟化酶(CYP27A1)、25-羟基胆固醇 7α-羟化酶(CYP7B1)是替代途径的关键酶。肝脏合成两种初级胆汁酸胆酸和鹅脱氧胆酸(鼠类则为胆酸和鼠胆酸)。初级胆汁酸在肝脏可与甘氨酸和牛磺酸结合形成结合型初级胆汁酸,结合型初级胆汁酸合成后进入胆囊,进餐后随胆汁排泌至肠道,之后在肠道菌群作用下生成次级胆汁酸如脱氧胆酸和石胆酸。约 95% 的胆汁酸可由肠道回吸收至肝脏完成"肠肝循环",约 5% 的胆汁酸从粪便排出。在人体内,胆汁酸的肠肝循环每天约进行 12 次。

以往认为胆汁酸只是促进脂质的消化和吸收、促进脂溶性维生素的吸收、调节胆固醇合成,目前发现胆汁酸也可作为信号分子,通过激活法尼醇 X 受体(FXR)及 G 蛋白偶联胆汁酸受体 1(Gpbar1,即 TGR5),调节机体能量代谢,参与肥胖与 2 型糖尿病的发病过程[53]。Bennion 等报道 2 型糖尿病患者在血糖控制不佳的情况下体内总胆汁酸池及粪胆汁酸的排泄量是增加的;当采用胰岛素改善血糖后,胆汁酸水平下降。在大鼠模型中,可见到胰岛素对 CYP7A1 及 CYP27A1 有抑制作用[54],这可以解释采用胰岛素后血糖改善的同时胆汁酸水平下降的原因。也有研究发现 2 型糖尿病患者在胰岛素治疗前后胆汁酸合成并无变化[55]。给予 2 型糖尿病患者胆汁酸螯合剂考来维仑治疗 8 周可以改善其血糖控制及胰岛素抵抗[56]。Suhre 等[57] 发现 2 型糖尿病患者次级胆汁酸脱氧胆酸的比例较高而正常对照组人群则初级胆汁酸胆酸的比例较高，由于次级胆汁酸主要在肠道菌群作用下生成，提示发生 2 型糖尿病时肠道菌群的结构发生改变。

Brufau 等[58] 研究了 2 型糖尿病发生时胆汁酸的代谢特点，采用 GC-MS 方法对胆酸、鹅脱氧胆酸和脱氧胆酸这几种主要的胆汁酸组分进行了检测。结果发现，与正常男性对照组（$n = 12$）相比，男性 2 型糖尿病患者（$n = 16$）基线时总胆汁酸水平接近但各组分的比例不同，主要是脱氧胆酸比例增高、鹅脱氧胆酸减少而胆酸则接近；经过考来维仑治疗 8 周后，2 型糖尿病患者组 HbA1c 水平降低 0.7%，肝成纤维细胞生长因子 19（FGF19）水平升高，两组胆酸合成均增加，总胆汁酸池中胆酸比例明显升高、脱氧胆酸明显下降，但未发现胆汁酸合成参数与反映糖代谢改变的临床参数之间有相关性。因此，考来维仑尽管可以增加胆酸合成，使总胆汁酸池更具亲水性，但并不改变总胆汁酸池的大小，并且这与其血糖改善作用似乎无直接关系。其降糖机制可能是服用考来维仑增加了肠道胆汁酸的浓度，胆汁酸进一步激活肠道 TGR5 引起 GLP-1 的释放，进而产生了降糖效应[59]。

近年来，基于代谢组学在胆汁酸与 2 型糖尿病、肥胖关系研究的新发现，有观点认为对胆汁酸代谢进行调节有可能成为 2 型糖尿病、肥胖的治疗新策略。胆汁酸可以通过调节 FXR 影响肝脏的糖脂代谢，FXR 主要分布在肝脏、脂肪、胰腺等组织。动物实验发现，在糖尿病状态下，肝脏 FXR 的表达是下降的，给予胰岛素治疗可以使其表达增加[60]。胆汁酸与肝脏 FXR 结合后可抑制糖异生的关键酶如磷酸烯醇丙酮酸羧化激酶（PEPCK）及葡萄糖-6-磷酸酶（G6P）等的表达而减少肝脏糖异生[61]。不过，也有研究显示，FXR 的激动剂可以增加糖异生限速酶 PEPCK 的表达，并且通过 FXR-PPARα-TRB3 信号转导途径增加肝糖输出[62]。动物研究发现：给予 FXR 激动剂 GW4064 或 6E-鹅脱氧胆酸可显著降低糖尿病小鼠的血糖水平，其机制与抑制肝糖输出、增加糖原合成有关[63]。研究还发现：在 FXR$^{-/-}$ 小鼠模型中，进餐后参与糖酵解及脂肪合成的酶的基因大量表达，从 FXR$^{-/-}$ 小鼠中分离出的肝细胞中丙酮酸激酶（LPK）mRNA 水平是增高的；相反，如在鼠的原代肝细胞中加入 FXR 的激动剂，可使以上酶的基因表达降低。因此，缺乏 FXR 可使糖酵解加速，一方面升高血糖，另一方面增加脂质合成的底物，从而引起高甘油三酯血症。在正常状态下，进餐后胆汁酸合成增加并进入肝细胞与

FXR 结合，FXR 被激活后①抑制 LPK，抑制糖酵解，并促进糖原合成；②抑制脂肪酸合成酶(FAS)及乙酰辅酶 A 羧化酶 1(ACC-1)，抑制脂肪酸的合成；③抑制 CYP7A1，负反馈抑制胆汁酸的合成[64]。

FXR 与胰岛素抵抗关系密切。在 FXR$^{-/-}$ 小鼠骨骼肌中，胰岛素信号转导途径受损，因此存在明显的胰岛素抵抗，这导致该小鼠骨骼肌对葡萄糖的处置能力下降，血糖升高。给 ob/ob 肥胖小鼠服用 FXR 的激动剂 GW4064，则可以改善其高胰岛素血症及糖耐量异常状况[65]。给 fa/fa 肥胖大鼠服用另一种 FXR 激动剂 6-乙基鹅脱氧胆酸也发现同样的结果[63]。另外，FXR 还在胰岛细胞上表达，与配体结合后通过①葡萄糖依赖的转录因子增加胰岛素基因的转录，②激活蛋白激酶 B(PKB)介导的葡萄糖转运蛋白 2(GLUT2)的表达增加胰岛 β 细胞对葡萄糖的转运，③调节 K$^+$、Ca^{2+} 离子通道电压等途径促进胰岛素的转录和分泌[66]。

胆汁酸也可作用于 TGR5，参与糖脂代谢（见图 4-2）。石胆酸、脱氧胆酸和鹅脱氧胆酸等是 TGR5 的配体，它们会与小肠 L 细胞的 TGR5 结合，激活胞内 cAMP 途径、刺激 GLP-1 分泌[67]。TGR5 的激活物齐敦果酸(oleanolic acid)可以改善高脂饮食喂养小鼠的肥胖及胰岛素抵抗状况。Thomas 等[68]的研究也证实 TGR5 受体缺乏的小鼠糖耐量受损，而 TGR5 过表达的小鼠则 GLP-1 及胰岛素分泌增加，糖耐量改善。给予肥胖小鼠 TGR5 激动剂 INT777 可以增加其 GLP-1 的分泌，提高胰岛素敏感性。其作用机制如图 4-2 所示。

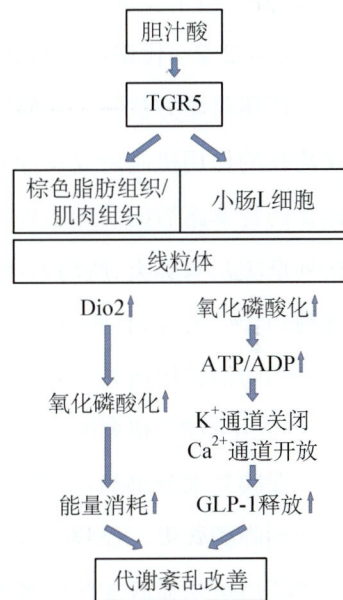

图 4-2 胆汁酸与 TGR5 作用机制图

Dio2 为脱碘酶，激活 T4 向 T3 转化

胆汁酸螯合剂如考来烯胺（消胆胺）及考来维仑，以往在临床上多作为降脂药应用，但目前发现其具有降糖、减重的作用。Kobayashi 等[69]通过动物实验也发现，用高脂饮食喂养的肥胖大鼠（$n = 7$）经过给予胆汁酸螯合剂考来替兰（colestimide）治疗 7 周后，体重、血糖、血脂、胰岛素抵抗程度等指标明显改善，肝脏基因检测提示小异二聚体伴侣(SHP)表达降低。SHP 是一种多效性代谢调节因子，参与胆汁酸的合成限速酶 CYP7A1、PEPCK 及固醇调控元件结合蛋白 1c(SREBP-1c)等的调控。当 SHP 表达减少时，PEPCK 及 SREBP-1c

表达降低,故糖异生和脂肪酸合成减少。这项研究提示胆汁酸代谢与糖代谢可能存在共同的分子机制,SHP可能就是它们共同的纽带,它有可能成为潜在的治疗靶点。

考来替兰可以抑制大部分胆汁酸的吸收如鹅脱氧胆酸和石胆酸,但不包括胆酸;而胆汁酸结合树脂则可以升高胆酸的绝对含量及其在总胆汁酸池中的比例而不改变胆汁酸池的总量;而直接服用胆酸则不仅增加胆酸的含量,还增加其他胆汁酸的含量。由此可见,不同的治疗策略对胆汁酸组分的影响不尽相同。尽管采用胆汁酸如胆酸或鹅脱氧胆酸治疗对糖脂、能量代谢有益[70],但其对肝脏的不良反应限制了其临床应用,而胆汁酸结合树脂的临床安全性相对较高。另外,牛磺熊脱氧胆酸也有减轻肥胖的作用。Ozcan等给予遗传的ob/ob肥胖小鼠牛磺熊脱氧胆酸治疗3周后,发现其血糖、胰岛素明显改善,脂肪肝减轻,内质网应激得以改善;在人体研究中,Kars等[71]发现给予牛磺熊脱氧胆酸治疗4周后,也能改善肥胖患者($n = 20$)的体重及肌肉和肝脏组织的胰岛素敏感性,但未发现可以减轻内质网应激。

4.3.2.2　代谢组学与2型糖尿病药物治疗评价

代谢组学方法除了在研究药物毒理学、药物安全性评价及新药研发方面有优势外,在药物的作用机制研究及疗效评价方面也有应用。它可通过检测代谢谱的变化反映机体在药物暴露后的病理生理状态。目前,降糖药物主要分为促胰岛素分泌剂(磺脲类和格列奈类)、双胍类、胰岛素增敏剂、葡萄糖苷酶抑制剂、胰岛素及其类似物和其他新型降糖药物。另外,有些单味中药如黄芪、黄连、生地黄等和复方降糖方剂也能起到调节血糖和防治糖尿病并发症的作用。近年来国内外学者已将代谢组学的方法应用于格列奈类、二甲双胍、格列酮类、胰岛素及中药黄连等降糖药物的机制研究。

促胰岛素分泌剂:这类药物分为磺脲类和格列奈类,通过刺激胰岛β细胞分泌胰岛素达到降糖效果。促胰岛素分泌剂的代谢组学研究目前仅有格列奈类的报道。此类药物用药后可明显改变体内各种糖类物质、部分氨基酸和有机酸、尿肌酐的水平,并能有效抑制食欲和改善机体能量及胆汁酸代谢途径,预防糖尿病并发症。例如,瑞格列奈治疗新发糖尿病患者后能显著降低果糖、半乳糖、甘露糖和麦芽糖等的浓度,调节血清谷氨酸盐及赖氨酸恢复至正常水平。因为在出现肌萎缩侧索硬化及神经并发症患者的血清中曾检出较高水平的谷氨酸盐,所以提示瑞格列奈对糖尿病的并发症有预防及改善作用。另有研究采用超高效液相色谱-串联质谱联用技术分析了链脲佐菌素诱导的2型糖尿病大鼠在米格列奈治疗前后尿液代谢谱的变化,结果显示米格列奈可升高柠檬酸盐、苯丙氨酸及尿肌酐的水平,降低胆汁酸(胆酸、鹅脱氧胆酸和熊脱氧胆酸)的水平。柠檬酸是三羧酸循环的中间产物,在发生糖尿病时尿中柠檬酸水平下降可能提示线粒体功能障碍、三羧酸循环受损,经过米格列奈治疗后尿中柠檬酸水平恢复,提示米格列奈可能对三羧酸循环有潜在影响。而高苯丙氨酸水平能刺激胆囊收缩素的生成,从而抑制食欲、减少摄食进而控制血糖。某些胆汁酸如胆酸、鹅脱氧胆酸、熊脱氧胆酸在2型糖尿病时升高,这提示在糖尿病时胆汁酸的肠肝循环可能受损,经过米格列奈治疗后胆酸、鹅脱氧胆酸、熊脱氧胆酸水平下降,提示该药物对胆汁酸代谢有一定影响。

双胍类:该类药物的主要作用机制为抑制肝葡萄糖输出,也可明显改善外周组织对胰岛素的敏感性,增加其对葡萄糖的摄取和利用。目前应用比较广泛的是二甲双胍。代谢组研究发现,二甲双胍除了对糖类、氨基酸和有机酸代谢有明显抑制作用外,还能降低脂蛋白和脂肪酸的水平从而调节脂质代谢并减少氧化应激,服药后也有抑制食欲和促进肠道菌群调节的作用,因此为深入认识二甲双胍的治疗机制提供了重要途径。二甲双胍用药后糖尿病患者血清谷氨酸盐水平降低,二甲双胍通过抑制载脂蛋白B的释放减少胆固醇向肝外组织的转运,起到调节脂质代谢的作用。除此之外,二甲双胍还能降低糖类、脂蛋白及不饱和脂肪酸的水平,尤其是1-棕榈酰溶血磷脂酰胆碱等(约占总溶血磷脂酰胆碱的70%)的水平降低明显,减弱了胰岛素信号转导途径的抑制作用。有学者发现二甲双胍还能有效降低糖尿病大鼠血清豆蔻酸、十八碳四烯酸的水平,通过抑制三羧酸循环激活腺苷一磷酸依赖的蛋白激酶进而增强脂肪酸的β氧化、脂肪及磷脂的脂解作用以及氨基酸和糖类的降解作用。另有研究发现,2型糖尿病患者经过二甲双胍治疗3个月后,通过[1]H-NMR检测显示,治疗组血中氧化三甲胺、γ-羟基丁酸水平较对照组高,而血中葡萄糖、N-乙酰糖蛋白、乳酸、乙酰乙酸、脂蛋白及不饱和脂肪酸水平则是降低的;而通过UPLC-MS技术分析则发现二甲双胍治疗组色氨酸水平较对照组升高,而溶血磷脂酰胆碱(C16∶0、C18∶0及C18∶2)及苯丙氨酸则是下降的。由于溶血磷脂酰胆碱是低密度脂蛋白的氧化产物,溶血磷脂酰胆碱下降提示二甲双胍对氧化应激可能有改善作用;而氧化三甲胺作为胆碱经肠道代谢的终产物,其水平升高提示二甲双胍对肠道菌群可能存在一定的调节作用。

胰岛素增敏剂:胰岛素增敏剂为噻唑烷二酮类药物,也称格列酮类药物,主要通过激活过氧化物酶体增殖物激活受体γ减轻胰岛素抵抗并刺激外周组织的葡萄糖代谢。代谢组研究证实格列酮类药物能改变体内多种氨基酸水平,起到增加糖酵解、减少糖异生的作用,还能降低甘油三酯、胆固醇酯和脂肪酸代谢的重要载体——脂酰肉碱的水平,从而有效降低脂肪酸氧化和脂质生成。有研究采用气相色谱-质谱联用技术比较了给予罗格列酮与另外两种降糖药物二甲双胍及瑞格列奈单药治疗新诊断 2 型糖尿病患者 48 周后患者血清代谢谱的变化,结果发现 3 种药物均能明显降低 2 型糖尿病患者的血清谷氨酸水平,但罗格列酮在降低缬氨酸、赖氨酸、葡醛内酯、长链脂肪酸(C16：0 和 C18：0)、尿酸盐等水平方面更明显,提示罗格列酮对 2 型糖尿病的代谢谱改善更广泛。另有研究发现,6 周的罗格列酮治疗可以明显降低 2 型糖尿病患者尿液中马尿酸盐和芳香族氨基酸的水平,升高其血清丙氨酸水平。也有动物研究发现用上述 3 种药物对大鼠进行治疗后能降低大鼠血浆内脂酰肉碱的水平,大鼠血浆甘油三酯、胆固醇酯浓度下降,并且缩醛磷脂与二十二碳六烯酸在心脏磷脂中的比例也有所下降。缩醛磷脂与线粒体内膜转运肉碱及脂酰肉碱的载体——肉碱脂酰转移酶Ⅰ的作用被抑制后脂肪酸氧化减少有关,二十二碳六烯酸与抑制动物肝脏-血液的脂交换及降低过氧化物酶体内的脂质生成有关。

胰岛素:胰岛素在临床上常用于 1 型糖尿病、妊娠糖尿病、严重糖尿病急慢性并发症、应激状态或降糖药物效果不理想等情况。研究发现,使用胰岛素后患者体内有机酸、生糖氨基酸、胆汁酸等代谢物并不能完全恢复正常,与正常水平相比发生变化的部分代谢物与肝脏代谢和脂肪组织中的脂质代谢及氧化相关。有学者将全程使用胰岛素治疗的 1 型糖尿病患者与健康人进行比较,发现使用胰岛素后并未使患者的所有代谢物恢复正常,但有 24 条代谢途径发生了变化,其中包括肌酐、肉碱、有机酸、胆汁酸、嘌呤等在内的 7 条代谢途径以及与肝脏代谢和脂肪组织中的脂质代谢相关的途径。而短时期(8 h)内停用胰岛素的 1 型糖尿病患者血浆中生酮氨基酸、生糖氨基酸、甘油及 β-羟基丁酸的水平明显高于健康对照,这可能与蛋白质水解、脂解作用和生酮作用有关。新近另有研究证实了上述结果。在胰岛素治疗下血糖控制良好的 1 型糖尿病儿童尿液中支链氨基酸、苯丙氨酸、甘氨酸等的降解产物及修饰氨基酸(乙酰精氨酸、三甲基赖氨酸等)水平明显上升。此外,患病儿童血浆中游离脂肪酸、羟化脂肪酸、鞘氨醇类及溶血磷脂酰胆碱水平也高于健康人,甲基四羟化蝶呤、胆碱水平同样有所升高。血浆游离脂肪酸、羟化脂肪酸水平升高主要与脂质代谢及氧化相关。鞘氨醇类及溶血磷脂酰胆碱水平升高的机制尚不明确,但这两者的作用主要是调控免疫和炎症反应。尿液中甲基四羟化蝶呤与胆碱水平升高可能和胰岛素不足引起的甲基化紊乱有关。

中医中药：中医中药治疗糖尿病有单味制剂和复方制剂。代谢组学研究证实中药能促进糖类有氧氧化，抑制糖异生并有效调节肠道菌群紊乱和机体的氧化应激状态。黄连为毛茛科植物，具有抗炎、抗菌、抗溃疡、增加冠状动脉血流量和降低血压的作用，目前也被应用于糖尿病的临床治疗，能明显改善"三多一少"症状。小檗碱是黄连的主要活性成分。有学者采用 GC-MS 联合 LC-MS 的方法，对黄连治疗链脲佐菌素诱导的2 型糖尿病大鼠的尿液代谢组学进行了研究。结果发现给药后，其中 7 种糖尿病相关的差异代谢物向正常组显著回调，苯甲酸、氨基丙二酸、丁四醇、核糖酸的相对含量显著下降；2,3-二羟基丁酸、维生素 C、3-羟基己二酸的相对含量显著上升。与氧化应激状态相关的氨基丙二酸和模型组相比呈显著性下降、维生素 C 呈显著性上升，这表明黄连对糖尿病伴随的氧化应激状态有调节作用，可能在一定程度上抑制糖尿病及其并发症的发生和发展。另外，2 型糖尿病模型大鼠体内 4-甲酚、苯甲酸、吲哚相对含量显著升高，给予黄连治疗后，这些代谢物出现向正常组显著调节的趋势，表明黄连对肠道菌群代谢紊乱可能有调节作用。

总之，利用代谢组学的方法对机体内代谢谱的变化进行检测，从药物的代谢途径评价降糖药物的疗效，是对传统降糖药物药理学机制的补充。现有证据表明，瑞格列奈、米格列奈、二甲双胍、格列酮类及中药黄连等均对机体的异常代谢有修复作用，但如何从代谢物的层面推断其中发生的病理生理变化是一个复杂的过程，厘清两者的关系仍是一个亟待解决的问题。

4.3.2.3　代谢手术治疗肥胖及 2 型糖尿病的代谢组学研究

代谢手术是目前治疗肥胖及 2 型糖尿病的有效手段之一。最新统计数据表明[72]：2013 年全球代谢手术规模已达 468 609 例，其中中国地区占 4 201 例，较 2011 年有明显增长。代谢手术的主要术式包括 Roux-en-Y 胃转流术（RYGB）、腹腔镜袖状胃切除术（LSG）、腹腔镜可调节胃绑带术（LAGB）及胆胰转流术（BPD）。

RYGB 是目前临床采用最广泛、疗效较好、手术操作相对容易、安全性高、并发症较少的代谢手术术式。RYGB 手术例数占全部代谢手术的 45% 左右[72]，其有效性、安全性已被近年来的研究反复证实[73]。RYGB 治疗肥胖及 2 型糖尿病的机制包括：①胆汁流向改变；②胃容量减小，进食减少；③胃肠解剖序列改变；④胃肠道激素分泌模式改变等[74]。在糖代谢方面，接受 RYGB 后患者的血液乳酸浓度明显降低，可能与患者术后葡萄糖摄入减少，糖异生增加有关；RYGB 后患者摄入饮食减少，因此脂肪酸氧化增强，乙酸盐增加；Mutch 等[75]的研究证实了这些变化，提示 RYGB 对能量稳态产生影响，糖异生和三羧酸循环较术前加强。

在氨基酸代谢方面，支链氨基酸在肥胖及 2 型糖尿病患者中是增加的，在 RYGB 手术后这些氨基酸约下降 35％。这可能与 RYGB 手术后患者体内糖异生增强有关，具体机制为：在肌肉中丙酮酸合成丙氨酸的氨基由支链氨基酸分解代谢提供，支链氨基酸由肝脏经血液循环运送至肌肉组织中分解，脱下的氨基用来合成丙氨酸的同时，产生 ATP，丙氨酸由肌肉释放至血液循环再运送至肝脏，参与机体的丙氨酸-葡萄糖循环。因此，支链氨基酸代谢联合丙氨酸-葡萄糖循环在糖异生过程中起着十分重要的作用。在与肠道菌群有关的代谢物研究中，发现患者血清中对甲酚及吲哚在 RYGB 手术后 3～6 个月后上升[75]；RYGB 手术后脂蛋白中发现极低密度脂蛋白、不饱和脂质及 N-甲基胶原蛋白都是下降的[76]。另外，高密度脂蛋白、磷脂酰胆碱和磷酸胆碱水平升高[76]均提示非脂肪组织的脂肪动员有所加强，并且由于 N-甲基胶原蛋白也是一种促炎性细胞因子，其下降提示术后炎症状态的改善。在脂肪酸代谢方面，脂肪酸如C18：3n3 及 C18：2n6 在 RYGB 手术后下降，多不饱和脂肪酸如 C20：5n3、C20：4n6、C20：3n6 及 C22：6n3 也有下降；而内源性脂肪酸如 C14：0、C16：0、C18：0 及 C22：0 在术后 12 个月明显上升；变化最大的是奇数碳原子的脂肪酸如 C15：0 和 C17：0 等，这些脂肪酸主要由肠道菌群合成，它们的含量升高提示术后肠道菌群有较大改变。

代谢手术由于改变了胃肠道的解剖结构，改变了胆汁酸的肠肝循环，尤其以 RYGB 与 BPD 两种术式对胆汁酸的影响最大。在动物模型[77]及人体临床研究[78]中均发现，RYGB 手术后无论餐前还是餐后胆汁酸水平均较术前升高。腹腔镜袖状胃切除术（LSG）术式未改变胃肠道解剖结构，它对胆汁酸水平的影响结论不一，有的研究发现升高[79]，而有的研究则报道没有变化[80]。除了总胆汁酸的增加，还发现某些胆汁酸组分，如胆酸、脱氧胆酸[81]及结合型胆汁酸[82]在术后 5 个月到 4 年升高。

代谢手术的降糖效应还与胆汁酸和肠道 TGR5 及肝脏、胰腺的 FXR 结合产生相关生物学效应有关。胆汁酸与肠道 TGR5 结合刺激 GLP-1 产生，GLP-1 可以刺激下丘脑传递饱感信号，抑制胃肠排空，刺激胰岛 β 细胞分泌胰岛素而产生降糖效应。Gerhard 等[81]比较了 RYGB 手术后糖尿病缓解组与未缓解组的胆汁酸及 FGF19 水平，发现糖尿病缓解组中 FGF19 及总胆汁酸水平升高幅度明显高于未缓解组，提示 RYGB 可能通过 FGF19-CYP7A1-胆汁酸途径调控胆汁酸合成与糖脂代谢。目前还发现胆汁酸可以通过血脑屏障与脑组织的 TGR5 结合,但目前其生物学效应尚不明确[83]。

Yu 等[84]采用超高效液相色谱-串联质谱联用(UPLC-MS-MS)技术定量分析了在 RYGB 手术前及术后 2 年中 38 例 2 型糖尿病伴肥胖的患者血清中 26 种胆汁酸的浓度,结果发现 RYGB 手术前鹅脱氧胆酸(CDCA)占总胆汁酸的比例(CDCA%)对手术疗效有预测价值,术前鹅脱氧胆酸比例高的 2 型糖尿病患者手术后 2 年不易复发,且 CDCA%与 2 型糖尿病病程呈负相关,与 BMI、HbA1c 呈正相关。关于其内在生物学机制目前尚不清楚,由于鹅脱氧胆酸对糖脂代谢有促进作用,推测高 CDCA%有可能代表一种自我保护机制,低 CDCA%可能预示患者自我保护机制的削弱,而高 CDCA%则预示患者预后较好。

4.3.3　妊娠糖尿病的代谢组学研究

妊娠糖尿病(GDM)是指在妊娠期间发生的糖尿病。根据一项最新的国内单中心研究显示妊娠糖尿病的患病率可达 21.8%[85],在美国也有 15%~20% 的孕妇患有妊娠糖尿病。妊娠糖尿病的发病因素包括大龄、种族、2 型糖尿病家族史等,其本身也是之后发展成为 2 型糖尿病的高危因素之一[86]。临床上,早期识别和干预妊娠糖尿病意义重大。传统的妊娠糖尿病检测通常借助一些特定的试剂盒进行生化分析和基因分析等,从而找出某一种或几种单一的致病因子,很难从整体上找到致病的根源。此外,这些检测主要集中于妊娠 24~28 周,不能更早地对妊娠糖尿病进行筛查和诊断。代谢组学方法则是对成百上千个代谢物同时进行分析,并最终挖掘出代谢途径的变化,有望理解疾病的病理机制;而且由于代谢系统对疾病的敏感性,代谢组学方法有望挖掘妊娠糖尿病的早期诊断指标。目前,临床上只能通过早期妊娠时低促卵泡激素抑释素、低性激素结合球蛋白、高 C 反应蛋白、高组织型纤溶酶原激活物、低水平高密度脂蛋白-胆固醇来粗略估计[87]。研究人员利用代谢组学方法通过对小分子代谢谱的研究,在寻找早期识别、预测妊娠糖尿病的生物标志物方面做了很多探索。

妊娠期代谢组学研究可利用的生物体液或组织主要有:母亲的血浆、尿液、乳汁、羊水、脐带血,新生儿的血浆、尿液、胎盘等。妊娠期的体液代谢变化是一个系统复杂的过程,最主要体现在血液和尿液的代谢变化上,且不同组织的代谢物信息具有互补性,能全面地反映机体的变化。血液常用于妊娠糖尿病的诊断和检测。Georgiou 等发现妊娠 11 周时血浆胰岛素和脂连蛋白的浓度差异有临床意义,建议将这个阶段的胰岛素和脂连蛋白作为预测妊娠糖尿病的早期指标。Diaz 等利用 NMR 技术发现，妊娠糖尿病患者血液代谢物成分中氧化三甲胺（TMAO）和甜菜碱的含量较正常妊娠期妇女降低，并首次发现甜菜碱可能影响有胆碱参与的高半胱氨酸与甲硫氨酸的转换，而氧化三甲胺减少的原因尚不清楚，可能与肾功能及肠道菌群有关，也可能受饮食因素影响。

已有的研究表明，支链氨基酸与 2 型糖尿病、肥胖的发病及胰岛素抵抗相关，高支链氨基酸水平可以预测未来发生 2 型糖尿病[88]。但对于支链氨基酸与妊娠糖尿病的关系目前的研究结果并不一致。一些较早的研究发现妊娠 30～39 周的妊娠糖尿病患者空腹及餐后血清支链氨基酸水平均高于相同妊娠周数的正常妇女。而后来的大样本研究结果显示：无论是妊娠 30～33 周还是妊娠 37～41 周的妇女，其血清支链氨基酸水平与相同妊娠周数的妇女相比均无统计学差异。

一些大样本研究也同样发现芳香族氨基酸与 2 型糖尿病发病有关[10, 26]。Butte 等发现妊娠 32～36 周的妇女空腹及餐后血清芳香族氨基酸水平升高，但更多的研究显示妊娠 30～41 周的妇女血清芳香族氨基酸水平与对照组并无差异。含硫氨基酸包括甲硫氨酸、胱氨酸、半胱氨酸和高半胱氨酸，它们在抗氧化、维持细胞功能方面起重要作用。如果它们出现代谢异常或缺乏，则可导致血管性疾病或肿瘤。有研究发现，妊娠糖尿病患者空腹及餐后血清半胱氨酸水平较高；但也有研究发现妊娠糖尿病患者血清甲硫氨酸水平降低。尽管多项研究报道妊娠 24～32 周的妇女血清高半胱氨酸水平升高，但也有研究发现对于妊娠 26～32 周及妊娠 32～39 周的妇女，其高半胱氨酸水平与对照组并无差异[89]。

不对称二甲基精氨酸（asymmetric dimethylarginine，ADMA）是精氨酸的代谢物，与血管内皮细胞功能紊乱有关[90]。临床研究发现高 ADMA 与胰岛素抵抗、2 型糖尿病、动脉粥样硬化、慢性心衰及妊娠糖尿病[91]等有关。有多项研究[89, 92]发现，妊娠糖尿病患者在妊娠 24～39 周时血清 ADMA 水平较对照组升高，且 ADMA 的升高幅度与胰岛素抵抗指数相关，其机制可能与妊娠糖尿病患者在妊娠早期血糖正常期间就存在内皮细胞功能紊乱有关。近年来的代谢组学研究发现，乙酸、肌酸、肌酐、胆碱[93]、3-羟基异戊酸及羟基异丁酸酯在妊娠糖尿病患者血清中升高，氧化三甲胺及甜菜碱则降低[94]。

而在利用尿液对妊娠糖尿病的潜在生物标志物进行研究的过程中发现，妊娠糖尿病患者尿液中 3-羟基异戊酸酯和 2-羟基异丁酸乙酯水平升高，前者可能与生物素不足或活性降低有关，后者可能与缬氨酸、亮氨酸、异亮氨酸的降解途径有关，也可能与 BMI

升高有关。通过随访妊娠早、中、晚期女性尿液中代谢成分的变化,发现 21 种差异代谢物,首次发现胆碱、肌酐、乳酸盐等与妊娠糖尿病有关的代谢物在妊娠早期的变化。研究发现:妊娠中期女性尿液代谢物中 N-甲基烟酰胺(NMND)含量增加,马尿酸和苯乙酰谷氨酰胺(PAG)含量减少,而且后两种代谢物能反映早期 2 型糖尿病患者肠道微生物菌群的生理状况。

羊水中的代谢物能反映母亲的健康状况和胎儿的生长发育状况。利用 NMR 技术对羊水中代谢物成分进行分析发现,妊娠中期妊娠糖尿病患者羊水中葡萄糖含量逐渐增加,乙酸盐、甲酸盐、肌酐、甘油磷酸胆碱的含量轻微减少。妊娠糖尿病患者妊娠14～25 周时羊水中葡萄糖含量明显增加,而血液和尿液中葡萄糖含量的变化却不大。进一步研究还发现:妊娠期妇女血液和尿液中十几种与妊娠糖尿病发生有密切关联的代谢物如肌酐、谷氨酸盐、甜菜碱、胆碱等的变化只能在妊娠糖尿病后期才能观察到,而这些变化在妊娠 14～25 周的羊水中即可发现。可见羊水代谢物检测较血清学检测更加敏感,可望用于妊娠糖尿病早期诊断与病理机制研究。

Cetin 等[95]比较了 17 例妊娠糖尿病患者与 16 例正常妊娠妇女的胎儿质量及胎盘,结果发现两组的胎儿质量无明显差异,而妊娠糖尿病组的胎盘质量高于正常妊娠妇女组,提示妊娠糖尿病患者胎盘运输营养物质的能力和代谢途径发生了变化。在妊娠糖尿病组的脐静脉及脐动脉中,缬氨酸、甲硫氨酸、苯丙氨酸、异亮氨酸、亮氨酸、鸟氨酸、谷氨酸、脯氨酸和丙氨酸含量明显上升而谷氨酰胺含量明显下降,提示妊娠期间胎盘的氨基酸交换或转移在出现妊娠糖尿病时发生了改变,此时胎盘谷氨酰胺和谷氨酸含量变化相反可能与出现妊娠糖尿病时胎儿肝脏产生谷氨酸增多有关。

4.4　高尿酸血症/痛风的代谢组学研究

高尿酸血症是一种由于嘌呤生物合成代谢增加,尿酸产生过多或因尿酸排泄不良导致血中尿酸升高,尿酸盐结晶沉积在关节滑膜、滑囊、软骨及其他组织中引起的反复发作性炎性疾病,严重者可发展为痛风性关节炎,表现为关节畸形、功能障碍及尿酸性尿路结石等。对高尿酸血症或痛风患者体内代谢途径变化的研究将为其诊断及治疗提供重要依据。

关于痛风的代谢组学研究报道较少。国内有研究采用 GC-MS 方法对 26 例痛风患者的血清代谢谱进行研究,并利用多变量统计分析对代谢物进行模式识别,分析痛风患者及正常人的血清代谢谱差异。结果发现在痛风患者的血清中尿酸及次黄嘌呤水平显著升高,这两项指标水平升高是痛风的典型特征。尿酸盐合成过多是痛风的重要病因之一。人体尿酸合成的速度主要取决于细胞内磷酸核糖焦磷酸(PRPP)的浓度。尿苷是 PRPP 的下游产物,D-葡萄糖酸是葡萄糖氧化的产物,能够转化为 PRPP,这两类物质在该研究中均被检测到显著上调,提示痛风患者体内尿酸合成速度加快。另外,鸟氨酸水平显著升高提示痛风患者的尿素循环也发生异常。另外,痛风患者血清中多种有机酸水平亦明显上调,其中 β-羟基异戊酸是亮氨酸的活性代谢物,动物研究发现膳食补充 β-羟基异戊酸会导致胶原沉积。另外,血液中羟脯氨酸含量上升则与体内结缔组织增生或破坏密切相关,而痛风的主要特征正是尿酸盐结晶在关节、肾及周围结缔组织中沉积引发炎症。2,3-二羟基丁酸是苏氨酸的代谢物。苏氨酸是人体必需氨基酸,是一种生糖氨基酸,而亮氨酸作为支链氨基酸,在机体能量供应中也起重要作用,其下游产物的增加提示痛风患者能量消耗可能增加。研究表明,炎症和氧化应激在高尿酸血症的形成中起重要作用。苏糖酸是维生素 C 的主要代谢物,而维生素 C 是反映机体氧化应激状态的代谢物,苏糖酸水平的明显上升提示痛风与氧化应激密切相关[96]。

一碳单位是嘌呤、嘧啶的合成原料,甘氨酸分解代谢是体内一碳单位的主要来源。甘氨酸水平的下降可能是由于甘氨酸分解代谢加强,导致痛风患者体内嘌呤合成增加并引发嘌呤代谢紊乱。肥胖是痛风发病的一个重要相关因素,在肥胖症患者体内能够发现牛磺酸水平降低。有研究进一步发现,牛磺酸有抗炎、抗氧化及改善胰岛素敏感性的作用,亚牛磺酸是牛磺酸合成的前体物质,其水平下降部分解释了痛风患者并发肥胖及糖尿病的原因。另外,甘油、甘油酸、月桂酸及亚油酸水平的显著下调则说明痛风患者体内脂质代谢水平下降。

4.5 非酒精性脂肪性肝病的代谢组学研究

非酒精性脂肪性肝病(NAFLD)是指除外酒精和其他明确的损伤肝脏因素所致的,以弥漫性肝细胞大泡性脂肪变为主要特征的临床病理综合征,包括单纯性非酒精性脂肪肝(NAFL)以及由其演变的非酒精性脂肪性肝炎(NASH)和肝硬化。虽然 NAFL 是一个良性过程并且可以通过饮食和运动逆转,但是它有逐步进展为 NASH 和引起 2 型糖尿病的风险。由于 NAFLD 是一个由遗传-环境-代谢应激等多个环节组成的临床病理综合征,其发病机制涉及多个层面的整体模式,需要用整体观念去研究和理解,代谢组学的发展和应用即为研究 NAFLD 提供了一个有力的工具。

有研究通过 LC-Q-TOFMS 检测方法,比较了 NAFL 大鼠($n = 10$)、NASH 大鼠($n = 10$)、NAFL＋2 型糖尿病大鼠($n = 10$)及正常对照大鼠($n = 10$)的肝脏和血清代谢物的变化。肝脏 LC-MS 的检测结果显示,在 NAFL 组、NASH 组和 NAFL＋2 型糖尿病组各有 57、49 和 60 种代谢物发生了变化;而在血清中这 3 组各有 50、68 和 41 种代谢物发生了变化。在这些差异代谢物中,肝脏内有 17 种代谢物含量在 NAFLD 的 3 种动物模型中均发生改变,包括半胱氨酸、苯甲酰甲酸、S-腺苷甲硫氨酸、磷脂酰乙醇胺、磷脂酰胆碱、谷胱甘肽、硬脂酰肉碱、尿嘧啶、白三烯、棕榈酰左旋肉碱、黄嘌呤、亚精胺、N-甲基-4-羟基吡啶-3-甲酰胺、胆碱、鞘氨醇、邻氨基苯甲酸和维生素 B_2 等;同时,在血清中也发现 4 种代谢物在 NAFL 组、NASH 组和 NAFL＋2 型糖尿病组均升高,包括硬脂酰肉碱、反式油酸肉碱、二十二碳五烯酸和维生素 D_2。进一步分析肝脏代谢组和血清代谢组的结果可发现,硬脂酰肉碱在这 3 组的大鼠肝脏和血清中都明显升高,提示硬脂酰肉碱在 NAFLD 的不同表型中都明显升高。硬脂酰肉碱属于酰基肉碱的一种,其含量升高提示可能有大量的脂肪酸进入线粒体,但却不能充分进行 β 氧化。由于肉碱棕榈酰基转移酶是催化长链脂肪酸转运至线粒体进行 β 氧化的限速酶,所以这个酶的活性被抑制可以导致硬脂酰肉碱的堆积,其在 NAFLD 发生和进展中真正的价值以及是否可作为潜在的生物标志物尚需通过临床研究进一步探讨。另有学者采用甲硫氨酸和胆碱缺乏的饮食诱导出 NAFLD 小鼠模型,使用 ^{1}H-NMR 结合 PCA 发现了 4 个 NAFLD 的潜在生物标志物,包括葡萄糖、乳酸盐、谷氨酸盐及牛磺酸[97]。一项采用 UPLC-MS 技术对 NAFLD 小鼠模型和 NAFLD 患者的血浆进行的代谢组学研究发现, NAFLD 组的有机酸、游离脂肪酸、磷脂酰胆碱、溶血磷脂酰胆碱、鞘磷脂、胆酸均升高,这些改变可能是由肝功能障碍及肝细胞炎症所导致。而另一项临床研究在 60 例 NAFLD 患者中则发现了高水平的甘氨胆酸盐、牛磺胆酸盐、甘氨鹅脱氧胆酸盐,其中 NASH 患者的血浆长链脂肪酸水平降低,肉碱、丁酰肉碱、甲基丁酰肉碱水平升高。

近年来,肠道菌群与 NAFLD 的关系日益引起人们的关注。一种 129S6 小鼠存在葡萄糖耐量受损和 NAFLD 倾向,其原因为该品系小鼠肠道菌群可将胆碱转化为胺类物质如二甲胺、三甲胺及氧化三甲胺等,导致胆碱生物利用度下降,引起 NAFLD。肠道菌群可以通过影响宿主能量代谢、胆碱代谢、胆汁酸代谢等多种途径影响 NAFLD 的发生和发展。①肠道菌群可促进小肠黏膜对单糖的吸收,加强脂肪酸的从头合成,导致脂肪细胞中甘油三酯的积聚;②肠道菌群代谢产生的短链脂肪酸(SCFA)如乙酸、丙酸、丁酸可以增强宿主肠道对能量的获取,促进 NAFLD 的发生发展;③肠道变形杆菌、芽孢杆菌可能与宿主胆碱代谢有关,并与宿主的基因型产生复杂的交互作用;④胆汁酸代谢失衡可以影响肝脏胆固醇、甘油三酯、葡萄糖稳态,引起脂肪肝[98]。而肠道菌群可以通过激活 FXR 调节胆固醇向胆汁酸转化,而胆汁酸也可在肠道调节菌群的数量和种类,形成复杂的交互作用。有学者发现在 NASH 患者中,血清胆汁酸中甘氨胆酸、牛磺胆酸及甘氨鹅脱氧胆酸明显高于正常对照,而在肝脂肪变性患者中,仅见牛磺胆酸水平高于正常。因此,有可能通过某些胆汁酸水平的变化判断脂肪肝的病变程度及用药后的治疗效果。

在治疗方面,研究者尝试通过调节肠道菌群治疗 NAFLD。动物实验研究发现:适量补充双歧杆菌可以明显减轻高脂饮食诱导的大鼠肝脏中甘油三酯的含量,且效果优于补充乳酸菌组。益生菌可以通过调节肠道副干酪乳杆菌、鼠李糖乳杆菌及乳双歧杆菌降低肝脂肪变性程度。同时,益生菌还可通过降低血清促炎性细胞因子如脂多糖、TNF-α、IL-6 等的浓度,降低有害菌对肠道黏膜黏附,产生抗菌肽,以及提高宿主的免疫功能,减轻肝脏脂肪沉积及炎性损伤。

4.6　小结

代谢组学技术作为后基因时代的一项新技术,属于系统生物学的一个分支。虽然到目前为止代谢组学技术的临床、实验研究尚不如基因组学、蛋白质组学研究广泛,但其最大的优势在于可全景监测小分子代谢物的变化,在疾病研究方面有极大的应用潜力。代谢组学技术通过揭示内在和外在因素影响下机体整体代谢的变化轨迹反映某种病理生理过程中所发生的一系列生物学事件。它已经成为继基因组学、转录组学、蛋白质组学之后研究的热点,在糖尿病等代谢性疾病的研究方面显示出了优势。此项技术将广泛应用于药物靶点的发现、新药开发、毒理学研究、疾病的预防和诊断等领域。它在临床疾病诊断方面的突出优势尤为引人关注。当然,目前代谢组学技术发展的时间尚短,主要以实验室研究为主,临床研究相对较少,尚不能充分为临床服务,不能回答或解决临床实际问题；另外，代谢组学研究对数据分析的要求较高，在数据处理程序和数据模型建立上还没有成熟模式，仍处于摸索阶段。

随着代谢物检测分析技术的不断改进以及所积累的数据和信息的不断完善，代谢组学技术将日趋成熟，不仅能帮助人们深入了解生物体中各种复杂的相互作用及代谢关系，而且必将成为最有力的诊断方法之一，在疾病诊断领域具有广阔的应用前景。

参考文献

［1］ Ng M, Fleming T, Robinson M, et al. Global, regional, and national prevalence of overweight and obesity in children and adults during 1980-2013: a systematic analysis for the Global Burden of Disease Study 2013 [J]. Lancet, 2014,384(9945): 766-781.

［2］ Pietilainen K H, Sysi-Aho M, Rissanen A, et al. Acquired obesity is associated with changes in the serum lipidomic profile independent of genetic effects—a monozygotic twin study [J]. PLoS One, 2007,2(2): e218.

［3］ Oberbach A, Bluher M, Wirth H, et al. Combined proteomic and metabolomic profiling of serum reveals association of the complement system with obesity and identifies novel markers of body fat mass changes [J]. J Proteome Res, 2011,10(10): 4769-4788.

［4］ Fiehn O, Garvey W T, Newman J W, et al. Plasma metabolomic profiles reflective of glucose homeostasis in non-diabetic and type 2 diabetic obese African-American women [J]. PLoS One, 2010,5(12): e15234.

［5］ Gogna N, Krishna M, Oommen A M, et al. Investigating correlations in the altered metabolic profiles of obese and diabetic subjects in a South Indian Asian population using an NMR-based metabolomic approach [J]. Mol Biosyst, 2015,11(2): 595-606.

［6］ Kim J Y, Park J Y, Kim O Y, et al. Metabolic profiling of plasma in overweight/obese and lean men using ultra performance liquid chromatography and Q-TOF mass spectrometry (UPLC-Q-TOF MS) [J]. J Proteome Res, 2010,9(9): 4368-4375.

［7］ Moore S C, Matthews C E, Sampson J N, et al. Human metabolic correlates of body mass index [J]. Metabolomics, 2014,10(2): 259-269.

［8］ Adams S H. Emerging perspectives on essential amino acid metabolism in obesity and the insulin-resistant state [J]. Adv Nutr, 2011,2(6): 445-456.

［9］ Xie B, Waters M J, Schirra H J. Investigating potential mechanisms of obesity by metabolomics [J]. J Biomed Biotechnol, 2012,2012(15-16)805683.

［10］ Wang T J, Larson M G, Vasan R S, et al. Metabolite profiles and the risk of developing diabetes [J]. Nat Med, 2011,17(4): 448-453.

［11］ 宋懿朋,李宁,薛海斯,等. 棕色脂肪组织和白色脂肪组织的代谢组学研究[J]. 波谱学杂志,2016, 33(2): 208-223.

［12］ Shah S H, Crosslin D R, Haynes C S, et al. Branched-chain amino acid levels are associated with improvement in insulin resistance with weight loss [J]. Diabetologia, 2012,55(2): 321-330.

［13］ Laferrere B, Reilly D, Arias S, et al. Differential metabolic impact of gastric bypass surgery versus dietary intervention in obese diabetic subjects despite identical weight loss [J]. Sci Transl

Med，2011,3(80)：1-20.

[14] Avruch J，Long X，Ortiz-Vega S，et al. Amino acid regulation of TOR complex 1 [J]. Am J Physiol Endocrinol Metab，2009,296(4)：E592-E602.

[15] Newgard C B，An J，Bain J R，et al. A branched-chain amino acid-related metabolic signature that differentiates obese and lean humans and contributes to insulin resistance [J]. Cell Metab，2009,9(4)：311-326.

[16] Zhang Y，Guo K，LeBlanc R E，et al. Increasing dietary leucine intake reduces diet-induced obesity and improves glucose and cholesterol metabolism in mice via multimechanisms [J]. Diabetes，2007,56(6)：1647-1654.

[17] Liaset B，Hao Q，Jorgensen H，et al. Nutritional regulation of bile acid metabolism is associated with improved pathological characteristics of the metabolic syndrome [J]. J Biol Chem，2011,286 (32)：28382-28395.

[18] Russell D W. Fifty years of advances in bile acid synthesis and metabolism [J]. J Lipid Res，2009,50 Suppl：S120-S125.

[19] Teodoro J S，Zouhar P，Flachs P，et al. Enhancement of brown fat thermogenesis using chenodeoxycholic acid in mice [J]. Int J Obes (Lond)，2014,38(8)：1027-1034.

[20] Watanabe M，Horai Y，Houten S M，et al. Lowering bile acid pool size with a synthetic farnesoid X receptor (FXR) agonist induces obesity and diabetes through reduced energy expenditure [J]. J Biol Chem，2011,286(30)：26913-26920.

[21] Stepanov V，Stankov K，Mikov M. The bile acid membrane receptor TGR5：a novel pharmacological target in metabolic，inflammatory and neoplastic disorders [J]. J Recept Signal Transduct Res，2013,33(4)：213-223.

[22] Reaven G M. Syndrome X [J]. Blood Press Suppl，1992,4：13-16.

[23] Yu Z R，Ning Y，Yu H，et al. A HPLC-Q-TOF-MS-based urinary metabolomic approach to identification of potential biomarkers of metabolic syndrome [J]. J Huazhong Univ Sci Technolog Med Sci，2014,34(2)：276-283.

[24] Xu Y，Wang L，He J，et al. Prevalence and control of diabetes in Chinese adults [J]. JAMA，2013,310(9)：948-959.

[25] Dettmer K，Aronov P A，Hammock B D. Mass spectrometry-based metabolomics [J]. Mass Spectrom Rev，2007,26(1)：51-78.

[26] Friedrich N. Metabolomics in diabetes research [J]. J Endocrinol，2012,215(1)：29-42.

[27] Pal A，McCarthy M I. The genetics of type 2 diabetes and its clinical relevance [J]. Clin Genet，2013,83(4)：297-306.

[28] Voight B F，Scott L J，Steinthorsdottir V，et al. Twelve type 2 diabetes susceptibility loci identified through large-scale association analysis [J]. Nat Genet，2010,42(7)：579-589.

[29] Oresic M，Simell S，Sysi-Aho M，et al. Dysregulation of lipid and amino acid metabolism precedes islet autoimmunity in children who later progress to type 1 diabetes [J]. J Exp Med，2008,205(13)：2975-2984.

[30] Jaenisch R，Bird A. Epigenetic regulation of gene expression：how the genome integrates intrinsic and environmental signals [J]. Nat Genet，2003,33 Suppl(2)：245-254.

[31] Pflueger M，Seppanen-Laakso T，Suortti T，et al. Age- and islet autoimmunity-associated differences in amino acid and lipid metabolites in children at risk for type 1 diabetes [J]. Diabetes，2011,60(11)：2740-2747.

［32］ Sokol H，Pigneur B，Watterlot L，et al. Faecalibacterium prausnitzii is an anti-inflammatory commensal bacterium identified by gut microbiota analysis of Crohn disease patients ［J］. Proc Natl Acad Sci U S A，2008，105(43)：16731-16736.

［33］ Bougneres P，Valleron A J. Causes of early-onset type 1 diabetes：toward data-driven environmental approaches ［J］. J Exp Med，2008，205(13)：2953-2957.

［34］ Dutta T，Kudva Y C，Persson X M，et al. Impact of long-term poor and good glycemic control on metabolomics alterations in type 1 diabetic people ［J］. J Clin Endocrinol Metab，2016，101(3)：1023-1033.

［35］ Lu J，Zhou J，Bao Y，et al. Serum metabolic signatures of fulminant type 1 diabetes ［J］. J Proteome Res，2012，11(9)：4705-4711.

［36］ Adams S H，Hoppel C L，Lok K H，et al. Plasma acylcarnitine profiles suggest incomplete long-chain fatty acid beta-oxidation and altered tricarboxylic acid cycle activity in type 2 diabetic African-American women ［J］. J Nutr，2009，139(6)：1073-1081.

［37］ Zhou M S，Liu C，Tian R，et al. Skeletal muscle insulin resistance in salt-sensitive hypertension：role of angiotensin II activation of NFκB ［J］. Cardiovasc Diabetol，2015，14：45.

［38］ Mihalik S J，Michaliszyn S F，de las Heras J，et al. Metabolomic profiling of fatty acid and amino acid metabolism in youth with obesity and type 2 diabetes：evidence for enhanced mitochondrial oxidation ［J］. Diabetes Care，2012，35(3)：605-611.

［39］ Floegel A，Stefan N，Yu Z，et al. Identification of serum metabolites associated with risk of type 2 diabetes using a targeted metabolomic approach ［J］. Diabetes，2013，62(2)：639-648.

［40］ Cole L K，Vance J E，Vance D E. Phosphatidylcholine biosynthesis and lipoprotein metabolism ［J］. Biochim Biophys Acta，2012，1821(5)：754-761.

［41］ Wallner S，Schmitz G. Plasmalogens the neglected regulatory and scavenging lipid species ［J］. Chem Phys Lipids，2011，164(6)：573-589.

［42］ Wang-Sattler R，Yu Z，Herder C，et al. Novel biomarkers for pre-diabetes identified by metabolomics ［J］. Mol Syst Biol，2012，(81)：615.

［43］ Morino K，Petersen K F，Dufour S，et al. Reduced mitochondrial density and increased IRS-1 serine phosphorylation in muscle of insulin-resistant offspring of type 2 diabetic parents ［J］. J Clin Invest，2005，115(12)：3587-3593.

［44］ Ni Y，Zhao L，Yu H，et al. Circulating unsaturated fatty acids delineate the metabolic status of obese individuals ［J］. EBioMedicine，2015，2(10)：1513-1522.

［45］ Zhao L，Ni Y，Ma X，et al. A panel of free fatty acid ratios to predict the development of metabolic abnormalities in healthy obese individuals ［J］. Sci Rep，2016，6：28418.

［46］ Chen T，Ni Y，Ma X，et al. Branched-chain and aromatic amino acid profiles and diabetes risk in Chinese populations ［J］. Sci Rep，2016，6：20594.

［47］ Xie G，Ma X，Zhao A，et al. The metabolite profiles of the obese population are gender-dependent ［J］. J Proteome Res，2014，13(9)：4062-4073.

［48］ Lynch C J，Adams S H. Branched-chain amino acids in metabolic signalling and insulin resistance ［J］. Nat Rev Endocrinol，2014，10(12)：723-736.

［49］ Macotela Y，Emanuelli B，Bang A M，et al. Dietary leucine—an environmental modifier of insulin resistance acting on multiple levels of metabolism ［J］. PLoS One，2011，6(6)：e21187.

［50］ Magkos F，Bradley D，Schweitzer G G，et al. Effect of Roux-en-Y gastric bypass and laparoscopic adjustable gastric banding on branched-chain amino acid metabolism ［J］. Diabetes，

2013,62(8): 2757-2761.

[51] Park S, Sadanala K C, Kim E K. A metabolomic approach to understanding the metabolic link between obesity and diabetes[J]. Mol Cells, 2015,38(7): 587-596.

[52] Roberts L D, Koulman A, Griffin J L. Towards metabolic biomarkers of insulin resistance and type 2 diabetes: progress from the metabolome[J]. Lancet Diabetes Endocrinol, 2014,2(1): 65-75.

[53] Staels B, Fonseca V A. Bile acids and metabolic regulation: mechanisms and clinical responses to bile acid sequestration [J]. Diabetes Care, 2009,32(Suppl 2): S237-S245.

[54] Lefebvre P, Cariou B, Lien F, et al. Role of bile acids and bile acid receptors in metabolic regulation [J]. Physiol Rev, 2009,89(1): 147-191.

[55] Abrams J J, Ginsberg H, Grundy S M. Metabolism of cholesterol and plasma triglycerides in nonketotic diabetes mellitus [J]. Diabetes, 1982,31(10): 903-910.

[56] Schwartz S L, Lai Y L, Xu J, et al. The effect of colesevelam hydrochloride on insulin sensitivity and secretion in patients with type 2 diabetes: a pilot study [J]. Metab Syndr Relat Disord, 2010,8(2): 179-188.

[57] Suhre K, Meisinger C, Doring A, et al. Metabolic footprint of diabetes: a multiplatform metabolomics study in an epidemiological setting [J]. PLoS One, 2010,5(11): e13953.

[58] Brufau G, Stellaard F, Prado K, et al. Improved glycemic control with colesevelam treatment in patients with type 2 diabetes is not directly associated with changes in bile acid metabolism [J]. Hepatology, 2010,52(4): 1455-1464.

[59] Shang Q, Saumoy M, Holst J J, et al. Colesevelam improves insulin resistance in a diet-induced obesity (F-DIO) rat model by increasing the release of GLP-1 [J]. Am J Physiol Gastrointest Liver Physiol, 2010,298(3): G419-G424.

[60] Duran-Sandoval D, Mautino G, Martin G, et al. Glucose regulates the expression of the farnesoid X receptor in liver [J]. Diabetes, 2004,53(4): 890-898.

[61] Ma K, Saha P K, Chan L, et al. Farnesoid X receptor is essential for normal glucose homeostasis [J]. J Clin Invest, 2006,116(4): 1102-1109.

[62] Stayrook K R, Bramlett K S, Savkur R S, et al. Regulation of carbohydrate metabolism by the farnesoid X receptor [J]. Endocrinology, 2005,146(3): 984-991.

[63] Cipriani S, Mencarelli A, Palladino G, et al. FXR activation reverses insulin resistance and lipid abnormalities and protects against liver steatosis in Zucker (fa/fa) obese rats [J]. J Lipid Res, 2010,51(4): 771-784.

[64] Duran-Sandoval D, Cariou B, Percevault F, et al. The farnesoid X receptor modulates hepatic carbohydrate metabolism during the fasting-refeeding transition [J]. J Biol Chem, 2005, 280 (33): 29971-29979.

[65] Cariou B, van Harmelen K, Duran-Sandoval D, et al. The farnesoid X receptor modulates adiposity and peripheral insulin sensitivity in mice [J]. J Biol Chem, 2006, 281 (16): 11039-11049.

[66] Renga B, Mencarelli A, Vavassori P, et al. The bile acid sensor FXR regulates insulin transcription and secretion [J]. Biochim Biophys Acta, 2010,1802(3): 363-372.

[67] Katsuma S, Hirasawa A, Tsujimoto G. Bile acids promote glucagon-like peptide-1 secretion through TGR5 in a murine enteroendocrine cell line STC-1 [J]. Biochem Biophys Res Commun, 2005,329(1): 386-390.

［68］ Thomas C, Gioiello A, Noriega L, et al. TGR5-mediated bile acid sensing controls glucose homeostasis ［J］. Cell Metab, 2009,10(3): 167-177.

［69］ Kobayashi M, Ikegami H, Fujisawa T, et al. Prevention and treatment of obesity, insulin resistance, and diabetes by bile acid-binding resin ［J］. Diabetes, 2007,56(1): 239-247.

［70］ Watanabe M, Houten S M, Mataki C, et al. Bile acids induce energy expenditure by promoting intracellular thyroid hormone activation ［J］. Nature, 2006,439(7075): 484-489.

［71］ Kars M, Yang L, Gregor M F, et al. Tauroursodeoxycholic Acid may improve liver and muscle but not adipose tissue insulin sensitivity in obese men and women ［J］. Diabetes, 2010,59(8): 1899-1905.

［72］ Angrisani L, Santonicola A, Iovino P, et al. Bariatric surgery worldwide 2013 ［J］. Obes Surg, 2015,25(10): 1822-1832.

［73］ Puzziferri N, Roshek T B 3rd, Mayo H G, et al. Long-term follow-up after bariatric surgery: a systematic review ［J］. JAMA, 2014,312(9): 934-942.

［74］ Ashrafian H, Bueter M, Ahmed K, et al. Metabolic surgery: an evolution through bariatric animal models ［J］. Obes Rev, 2010,11(12): 907-920.

［75］ Mutch D M, Fuhrmann J C, Rein D, et al. Metabolite profiling identifies candidate markers reflecting the clinical adaptations associated with Roux-en-Y gastric bypass surgery ［J］. PLoS One, 2009,4(11): e7905.

［76］ Lopes T I, Geloneze B, Pareja J C, et al. Blood metabolome changes before and after bariatric surgery: a (1)H NMR-based clinical investigation ［J］. OMICS, 2015,19(5): 318-327.

［77］ Bhutta H Y, Rajpal N, White W, et al. Effect of Roux-en-Y gastric bypass surgery on bile acid metabolism in normal and obese diabetic rats ［J］. PLoS One, 2015,10(3): e0122273.

［78］ Kohli R, Bradley D, Setchell K D, et al. Weight loss induced by Roux-en-Y gastric bypass but not laparoscopic adjustable gastric banding increases circulating bile acids ［J］. J Clin Endocrinol Metab, 2013,98(4): E708-E712.

［79］ Steinert R E, Peterli R, Keller S, et al. Bile acids and gut peptide secretion after bariatric surgery: a 1-year prospective randomized pilot trial ［J］. Obesity (Silver Spring), 2013,21(12): E660-E668.

［80］ Haluzikova D, Lacinova Z, Kavalkova P, et al. Laparoscopic sleeve gastrectomy differentially affects serum concentrations of FGF-19 and FGF-21 in morbidly obese subjects ［J］. Obesity (Silver Spring), 2013,21(7): 1335-1342.

［81］ Gerhard G S, Styer A M, Wood G C, et al. A role for fibroblast growth factor 19 and bile acids in diabetes remission after Roux-en-Y gastric bypass ［J］. Diabetes Care, 2013, 36 (7): 1859-1864.

［82］ Patti M E, Houten S M, Bianco A C, et al. Serum bile acids are higher in humans with prior gastric bypass: potential contribution to improved glucose and lipid metabolism ［J］. Obesity (Silver Spring), 2009,17(9): 1671-1677.

［83］ Keitel V, Gorg B, Bidmon H J, et al. The bile acid receptor TGR5 (Gpbar-1) acts as a neurosteroid receptor in brain ［J］. Glia, 2010,58(15): 1794-1805.

［84］ Yu H, Ni Y, Bao Y, et al. Chenodeoxycholic acid as a potential prognostic marker for Roux-en-Y gastric bypass in Chinese obese patients ［J］. J Clin Endocrinol Metab, 2015, 100 (11): 4222-4230.

［85］ Wei Y M, Yan J, Yang H X. Identification of severe gestational diabetes mellitus after new criteria used in China [J]. J Perinatol, 2016,36(2): 90-94.

[86] American Diabetes Association. Standards of medical care in diabetes—2014 [J]. Diabetes Care, 2014,37 (Suppl 1): S14-S80.

[87] Savvidou M, Nelson S M, Makgoba M, et al. First-trimester prediction of gestational diabetes mellitus: examining the potential of combining maternal characteristics and laboratory measures [J]. Diabetes, 2010,59(12): 3017-3022.

[88] Roberts L D, Koulman A, Griffin J L. Towards metabolic biomarkers of insulin resistance and type 2 diabetes: progress from the metabolome [J]. Lancet Diabetes Endocrinol, 2014,2(1): 65-75.

[89] Akturk M, Altinova A, Mert I, et al. Asymmetric dimethylarginine concentrations are elevated in women with gestational diabetes [J]. Endocrine, 2010,38(1): 134-141.

[90] Sibal L, Agarwal S C, Home P D, et al. The role of asymmetric dimethylarginine (ADMA) in endothelial dysfunction and cardiovascular disease [J]. Curr Cardiol Rev, 2010,6(2): 82-90.

[91] Gumus I I, Kargili A, Kaygusuz I, et al. The association between serum asymmetric dimethyl arginine levels and a history of gestational diabetes among healthy women [J]. Blood Coagul Fibrinolysis, 2012,23(5): 391-395.

[92] Sertkaya A C, Kafkasli A, Turkcuoglu I, et al. Asymmetric dimethylarginine level in hyperglycemic gestation [J]. Endocrine, 2011,40(2): 237-242.

[93] Diaz S O, Barros A S, Goodfellow B J, et al. Second trimester maternal urine for the diagnosis of trisomy 21 and prediction of poor pregnancy outcomes [J]. J Proteome Res, 2013,12(6): 2946-2957.

[94] Diaz S O, Pinto J, Graca G, et al. Metabolic biomarkers of prenatal disorders: an exploratory NMR metabonomics study of second trimester maternal urine and blood plasma [J]. J Proteome Res, 2011,10(8): 3732-3742.

[95] Cetin I, de Santis M S, Taricco E, et al. Maternal and fetal amino acid concentrations in normal pregnancies and in pregnancies with gestational diabetes mellitus [J]. Am J Obstet Gynecol, 2005,192(2): 610-617.

[96] 陈娇,周佳,韦双双,等.基于气相色谱-质谱联用技术的痛风病人血清代谢特征分析[J].分析测试学报,2016,35(2): 137-142.

[97] 刘晓琳,明雅男,张静怡,等.非酒精性脂肪性肝病不同表型的代谢组学研究[J].肝脏,2015,20(2): 95-100.

[98] Del Chierico F, Nobili V, Vernocchi P, et al. Gut microbiota profiling of pediatric nonalcoholic fatty liver disease and obese patients unveiled by an integrated meta-omics-based approach [J]. Hepatology, 2017,65(2): 451-464.

5 代谢组学与肝病

肝病种类繁多,我国以乙型肝炎病毒所致的急慢性肝炎、肝硬化和肝癌最为多见,占肝病的 80％ 以上。同时,随着各类药物(包括中医药)使用的普及,药物和毒物相关性肝病也逐年增多,占所有肝病的 2％～5％,占暴发性肝功能衰竭(简称肝衰竭)的 15％～30％。肝脏作为机体代谢的重要器官,一旦受损,将影响全身各个器官的功能。已有研究表明,肝病发生后,不但引起肝脏功能损伤,还将引起全身代谢发生紊乱。最常见的代谢紊乱有芳香族/支链氨基酸代谢紊乱、胆汁酸代谢紊乱、电解质平衡失调等。目前,临床上对电解质的检测技术已经相对完善,但尚缺少一种对代谢物进行全面检测的技术手段。作为系统生物学最下游的代谢组学,对研究疾病发生、发展过程中的变化规律,对发病机制研究及疾病诊断、治疗和疗效评估具有重要意义。

5.1 病毒性肝病的代谢组学研究

5.1.1 病毒性肝炎的代谢组学研究

乙型肝炎病毒(hepatitis B virus,HBV)感染的自然史一般分为 3(或 4)个阶段,即免疫耐受期、免疫清除期、非活动期(和再活动期)。其中免疫清除期是抗病毒治疗的最佳时期。目前,对不同感染阶段的判定依据,仅仅是血清生物化学指标和肝脏穿刺病理指标,尚无特异性生物标志物。邵雪等[1]采集了吉林大学第一医院肝胆胰内科 84 例慢性乙型肝炎(chronic hepatitis B,CHB)患者的血清和尿液样本,使用高效液相色谱-三重四极杆-飞行时间串联质谱联用技术,对慢性乙型肝炎免疫耐受期(30 例)、免疫清除期(30 例)、非活动期(24例)患者进行了代谢组学分析。研究发现,血清中23种代谢物可用于区别慢性乙型肝炎各分期,其中甘氨胆酸、牛磺胆酸、牛磺鹅脱氧胆酸、胆绿素、羰基癸烯酸和溶血磷脂酰胆碱是免疫清除期特异的临床指标,对于判断慢性乙型肝炎患者是否处于免疫清除期有较高的敏感性和特异性,而油酰胺可作为非活动期慢性乙型肝炎的生物标志物。

姜翠等[2,3]采集了慢性丙型肝炎患者、丙型肝炎病毒(hepatitis C virus,HCV)自发清除者和健康对照者各30例的血清样本,使用快速液相色谱-串联质谱联用(LC-MS-MS)技术对血清样本进行了检测。结果发现,25种代谢物在3组受试者中存在显著差异,其中7种被鉴定为花生四烯酸、棕榈油酸、葵酰基肉碱、溶血磷脂酰胆碱(C20:5、C16:0)、溶血磷脂酰乙醇胺(C16:0、C18:0),涉及脂肪酸代谢、磷脂代谢等。其中花生四烯酸及未鉴定出明确结构的质荷比(m/z)为179.0719、382.1360、548.3475、680.4281和303.2323的物质与HCV自发清除组的相关性较好,接受者操作特征曲线下面积(AUC)为0.887~0.977,具有较好的特异性和敏感性。

Zhang等[4]以黑龙江中医药大学附属医院13例乙型肝炎患者和11例健康志愿者为研究对象,使用超高效液相色谱-四极杆-飞行时间高分辨质谱联用(UPLC-Q-TOFHDMS)方法检测了受试者的尿液样本,发现11种尿液差异代谢物可以作为乙型肝炎的生物标志物(见表5-1)。其中,乙型肝炎患者尿液中酪氨酰胺(tyrosinamide)、生物素砜(biotin sulfone)、己酸(hexanoic acid)、1-氨基萘(1-aminonaphthalene)、7-脱氢胆固醇(7-dehydrocholesterol)、壬二酸(azelaic acid)的浓度显著高于健康志愿者,而α-N-苯乙酰基-L-谷氨酰胺(alpha-N-phenylacetyl-L-glutamine)、5-氧代-二十一烷酸(5-oxo-heneicosanoic acid)、D-氨基葡糖苷(D-glucosaminide)、硫酸苯酯(phenyl sulfate)和2-甲基马尿酸(2-methylhippuric acid)的浓度则显著低于健康志愿者。上述结果提示细胞色素P450调控的外源性物质代谢、苯丙氨酸代谢、氨基糖代谢和核苷酸糖代谢的异常扰动与乙型肝炎密切相关(见表5-1)。

表5-1 乙型肝炎患者尿液生物标志物鉴定

编号	差异代谢物	变化趋势	VIP
1.	酪氨酰胺	↑	7.31
2.	α-N-苯乙酰基-L-谷氨酰胺	↓	10.26
3.	生物素砜	↑	7.44
4.	己酸	↑	9.52

（续表）

编号	差异代谢物	变化趋势	VIP
5.	5-氧代-二十一烷酸	↓	7.01
6.	D-氨基葡糖苷	↓	7.73
7.	1-氨基萘	↑	8.89
8.	硫酸苯酯	↓	6.13
9.	7-脱氢胆固醇	↑	5.06
10.	壬二酸	↑	7.09
11.	2-甲基马尿酸	↓	7.43

Zhang 等[5]使用 LC-MS 方法检测了 26 例乙型肝炎肝衰竭患者的血清样本，经过离子阱-飞行时间质谱（Trap-TOFMS）鉴定后，发现 1-亚油酰甘油磷酸胆碱（1-linoleoylglycerophosphocholine）/1-亚油酰磷脂酰胆碱（1-linoleoylphosphatidylcholine）可能是乙型肝炎肝衰竭潜在的生物标志物（见表 5-2）。

表 5-2　质荷比为 520.336 的物质在 METLIN 代谢物数据库中的检索结果

分子量	名　称	分子式	CAS 编号	KEGG 编号
599.332 5	1-亚油酰甘油磷酸胆碱	$C_{26}H_{50}NO_7P$	15895-41-7	C04100
599.332 5	1-亚油酰磷脂酰胆碱	$C_{26}H_{50}NO_7P$	5655-12-9	

注：CAS, Chemical Abstracts Service,美国化学文摘服务社；KEGG, Kyoto Encyclopedia of Genes and Genomes,京都基因与基因组百科全书

5.1.2　肝纤维化的代谢组学研究

肝纤维化是各种慢性肝病发展过程中必然经历的病理阶段。Wei 等[6]使用硫代乙酰胺（thioacetamide，TAA）连续腹腔注射 7 周，诱导大鼠肝纤维化,使用核磁共振氢谱法检测大鼠血清和尿液代谢组。结果发现 TAA 诱导的大鼠发生肝纤维化,其差异代谢标志物主要包括尿液 2-羟基丁酸（2-hydroxybutyrate）、β-羟基丁酸（β-hydroxybutyrate）和己二酸（adipate）,血清苯丙氨酸（phenylalanine）、N,N-二甲基甘氨酸（N,N-dimethylglycine）、O-乙酰糖蛋白（O-acetylglycoprotein）、N-乙酰糖蛋白（N-acetylglycoprotein）和胆碱（choline）。TAA 干扰的代谢途径主要涉及三羧酸循环、丙酮酸代谢、淀粉和蔗糖代谢、糖酵解或糖异生、酮体降解、丁酸代谢,以及支链氨基酸（branched-chain amino acid，BCAA）（包括缬氨酸、亮氨酸和异亮氨酸）和芳香族氨基酸（aromatic amino acid，AAA）

（包括苯丙氨酸、酪氨酸和色氨酸）的生物合成。通过对差异代谢物和代谢途径的网络分析（见图 5-1）发现，在 TAA 诱导肝纤维化大鼠的代谢网络中，丙酮酸代谢处于非常重要的位置。

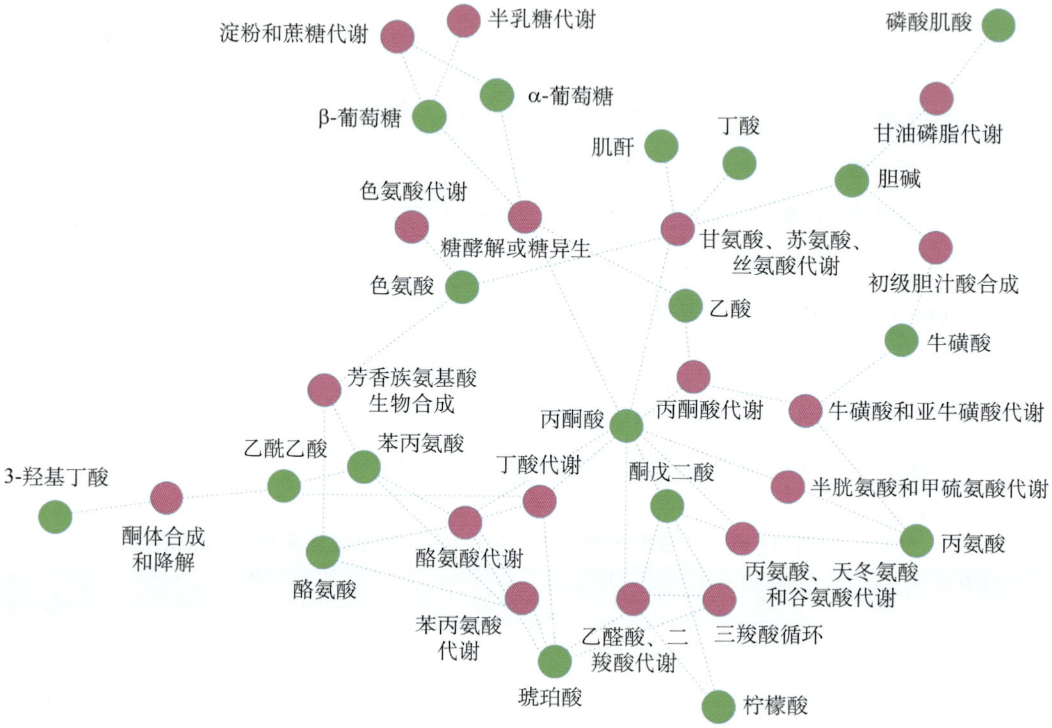

图 5-1　硫代乙酰胺诱导的大鼠肝纤维化产生的代谢网络扰动

●为异常改变的代谢物；●为相关代谢途径

姜辉等[7,8]使用皮下注射 50% 四氯化碳（carbon tetrachloride，CCl₄）橄榄油溶液诱导大鼠肝纤维化，基于 GC-TOFMS 技术对血清和尿液进行代谢组学检测分析。结果发现，肝纤维化大鼠尿液中 2-羟基丁酸、异亮氨酸、β-丙氨酸、氨基丙二酸、胞嘧啶、赖氨酸含量显著升高，血清中马尿酸、苹果酸、α-酮戊二酸含量显著升高，而血清中异亮氨酸、肉碱、葡萄糖、岩藻糖含量显著降低。上述结果反映大鼠肝纤维化过程中能量代谢、氨基酸代谢、脂肪酸代谢、糖代谢、细胞色素 P450 代谢和嘧啶合成代谢出现异常。

5.1.3　肝硬化的代谢组学研究

Yin 等[9]利用反相液相色谱-质谱联用技术，对乙型肝炎肝硬化和肝癌患者的血浆进行代谢组学研究,发现甘氨胆酸、甘氨鹅脱氧胆酸、牛磺胆酸和牛磺鹅脱氧胆酸可作为乙型肝炎肝硬化组的生物标志物,而神经鞘氨醇、植物鞘氨醇可作为原发性肝癌组的生物标志物。

Xue 等[10]募集复旦大学附属中山医院乙型肝炎无肝硬化患者 20 例和乙型肝炎肝硬化患者 20 例,使用 GC-MS 方法检测血清代谢标志物。结果筛选出 9 个代谢物可用于判断乙型肝炎肝硬化,包括乙酸(acetic acid)、山梨醇(sorbitol)、D-乳酸(D-lactic acid)、己酸(hexanoic acid)、1-萘胺(1-naphthalenamine)、丁酸(butanoic acid)、磷酸(phosphoric acid)、D-葡萄糖醇(D-glucitol)和葡萄糖(glucose)。其中乙型肝炎后肝硬化患者血清 D-乳酸、磷酸、D-葡萄糖醇浓度显著低于乙型肝炎患者,而血清己酸、1-萘胺、丁酸浓度则显著高于乙型肝炎患者(见表 5-3)。

表 5-3 区分乙型肝炎肝硬化和乙型肝炎无肝硬化患者的 9 种血清标志物含量

(单位:μmol/L)

选择的标志物	乙型肝炎无肝硬化组	乙型肝炎肝硬化组
乙酸	165±87	220±135
山梨醇	45±79	39±23
D-乳酸	208±582	69±46
己酸	12±17	25±28
1-萘胺	10±12	23±22
丁酸	17±22	53±95
磷酸	61±142	12±30
D-葡萄糖醇	82±295	18±17
葡萄糖	5 332±171	5 275±233

Fitian 等[11] 使用 GC-MS 和 UPLC-MS-MS 方法,检测了 30 例肝细胞癌(hepatocellular carcinoma,HCC)患者、27 例丙型肝炎肝硬化患者和 30 例健康志愿者的全血代谢组。结果显示,血浆中 12-羟二十碳四烯酸(12-hydroxyeicosatetraenoic acid,12-HETE)、15-羟二十碳四烯酸(15-hydroxyeicosatetraenoic acid,15-HETE)、鞘氨醇(sphingosine)、γ-谷氨酰胺氧化应激相关代谢物、黄嘌呤、丝氨酸、甘氨酸、天冬氨酸和酰基肉碱浓度升高,与 HCC 具有相关性;血浆中胆汁酸和二羧酸浓度升高与肝硬化具有高度相关性。上述结果提示氨基酸合成、细胞代谢调控、活性氧中和、类花生酸

代谢途径异常可能是 HCC 的标志,二羧酸代谢异常、胆汁酸代谢增强、纤维蛋白原裂解肽水平升高可能是肝硬化的特征。

肝硬化是多种慢性肝病发展的常见结局。Wang 等[12] 使用 GC-MS 和超高效液相色谱-飞行时间质谱联用(UPLC-TOFMS)两种方法,对 63 例乙型肝炎肝硬化患者和 31 例健康对照者的尿液样本进行了代谢组学研究。研究发现,尿液代谢谱以及相关的尿液差异代谢物,能够反映乙型肝炎肝硬化患者的肝功能 Child-Pugh 分级。通过在乙型肝炎肝硬化患者与健康人之间,以及乙型肝炎肝硬化肝功能 Child-Pugh 分级为 A 级、B 级和 C 级的 3 组患者之间进行比较,6 种尿液差异代谢物(α-羟基马尿酸、甜菜黄素、3-羟基异戊酸、刀豆氨酸琥珀酸、雌激素酮和甘氨熊脱氧胆酸)在肝功能 Child-Pugh 分级为 A 级、B 级和 C 级患者之间有显著差异,提示乙型肝炎肝硬化患者的氨基酸代谢、胆汁酸代谢、激素代谢和肠道菌群代谢存在异常(见图 5-2)。

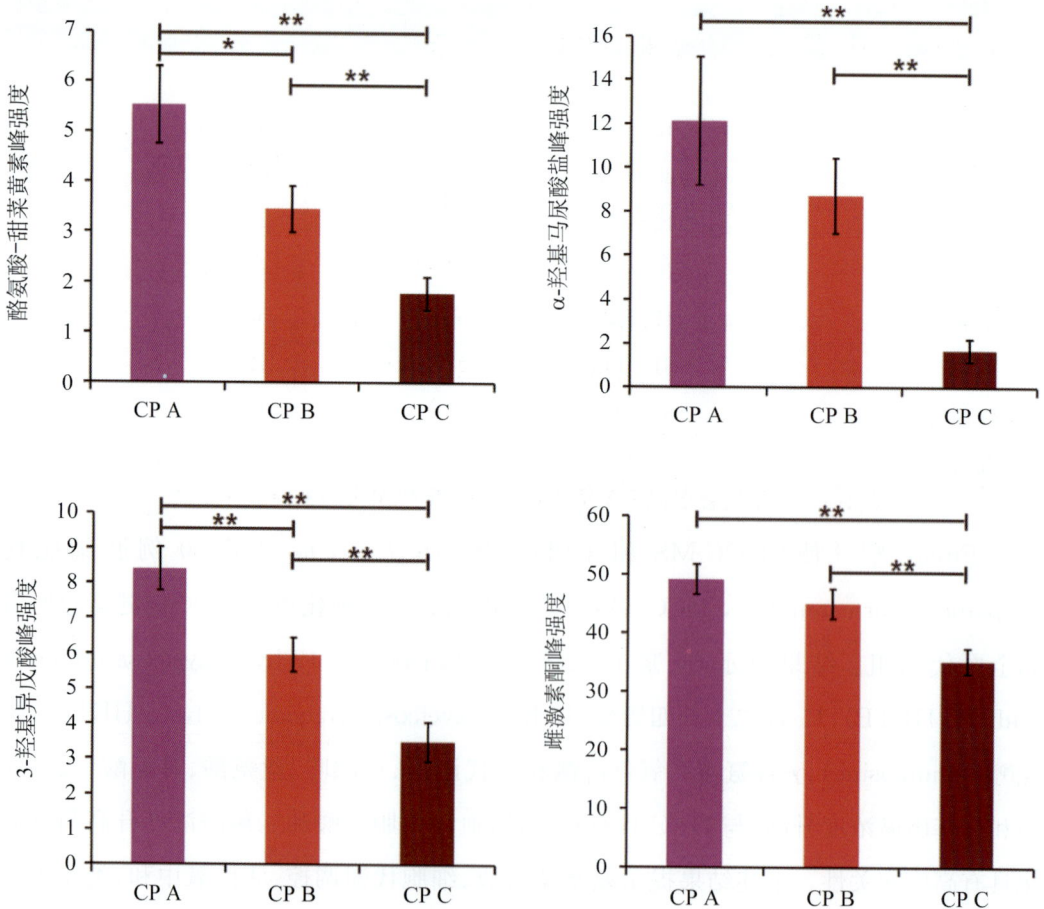

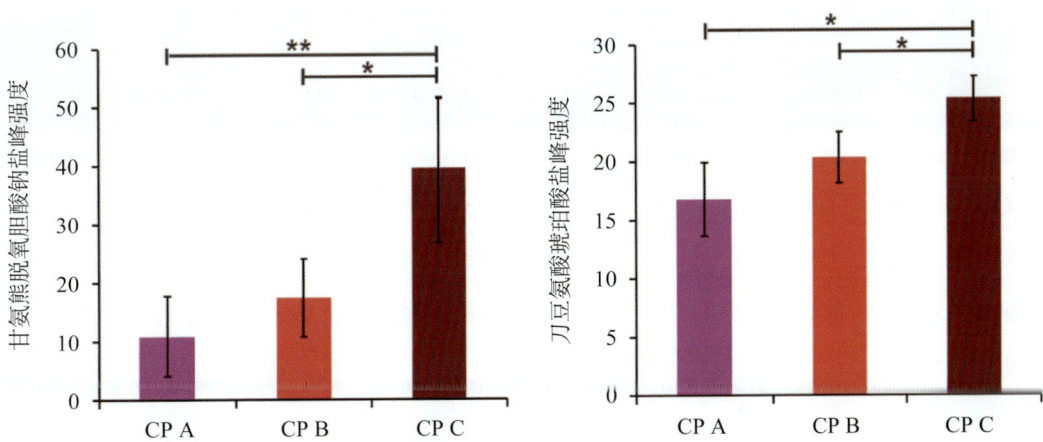

图5-2 乙型肝炎肝硬化肝功能 Child-Pugh(CP)分级为 A、B、C 级的患者 6 种尿液代谢物存在显著差异

$*$ 为 $P < 0.05$；$**$ 为 $P < 0.01$

采用同样的方法，Wang 等[13]将 63 例肝硬化患者根据中医证型分为 33 例肝肾阴虚证患者和 30 例湿热内蕴证患者。研究人员采用 GC-MS 和 UPLC-TOFMS 两种方法，对受试者进行了尿液代谢组学研究。结果发现，尿液代谢谱及相关的尿液差异代谢物，能够提供中医证型划分的生物学依据。在肝肾阴虚证肝硬化患者与健康人之间鉴定出 44 个差异代谢物，在湿热内蕴证肝硬化患者与健康人之间鉴定出 39 个差异代谢物。其中，乌头酸、柠檬酸与 2-戊烯二酸仅在肝肾阴虚证肝硬化患者中有显著变化，而马尿酸和 4-吡啶羧酸仅在湿热内蕴证肝硬化患者中有显著变化（见表 5-4）。上述结果提示显著变化的尿液代谢物为乙型肝炎肝硬化患者中医证候分型提供了依据，并且上述差异代谢物可以作为中医证候分型的潜在标志物。

表 5-4　肝硬化患者以及不同中医证型肝硬化患者尿液差异代谢物

代谢物	肝硬化与正常对照			肝肾阴虚证与正常对照		湿热内蕴证与正常对照		湿热内蕴证与肝肾阴虚证	
	VIP	FC	P	FC	P	FC	P	FC	P
气相色谱-质谱									
4-吡啶羧酸	1.855	0.46	1.53×10^{-2}	0.47	7.05×10^{-2}	0.38	9.40×10^{-3}	0.81	6.54×10^{-1}
苏氨酸	1.498	0.64	5.96×10^{-2}	0.63	2.98×10^{-2}	0.60	2.46×10^{-2}	0.96	8.96×10^{-1}
脯氨酸	1.474	1.30	1.79×10^{-1}	1.57	2.94×10^{-2}	1.79	3.50×10^{-3}	1.14	3.97×10^{-1}

（续表）

代谢物	肝硬化与正常对照			肝肾阴虚证与正常对照		湿热内蕴证与正常对照		湿热内蕴证与肝肾阴虚证	
	VIP	FC	P	FC	P	FC	P	FC	P
柠檬酸	1.33	1.50	8.28×10^{-3}	1.60	1.39×10^{-2}	1.37	1.39×10^{-1}	0.85	3.33×10^{-1}
乌头酸	1.393	1.36	1.97×10^{-3}	1.46	2.30×10^{-3}	1.27	7.49×10^{-2}	0.87	2.05×10^{-1}
2-戊烯二酸	1.734	1.58	1.95×10^{-2}	2.14	2.00×10^{-3}	1.52	1.57×10^{-1}	0.71	9.28×10^{-2}
马尿酸	1.905	0.47	2.34×10^{-2}	0.57	1.19×10^{-1}	0.36	1.33×10^{-2}	0.64	6.07×10^{-1}
2-氨基丁酸	1.954	0.38	2.04×10^{-2}	0.34	5.80×10^{-3}	0.30	4.30×10^{-3}	0.88	8.64×10^{-1}
乙酰柠檬酸	1.517	2.75	2.44×10^{-3}	3.26	9.30×10^{-3}	3.24	1.15×10^{-2}	1.00	9.87×10^{-1}
3,4-二羟基苯乙酸	2.121	1.88	2.08×10^{-4}	2.19	<0.0001	1.74	1.29×10^{-2}	0.80	1.30×10^{-1}
4-羟基苯基丙二酸	1.723	4.29	6.84×10^{-4}	4.41	1.65×10^{-2}	5.51	2.20×10^{-3}	1.25	4.40×10^{-1}
高效液相色谱-质谱									
顺乌头酸	2.0	0.75	6.30×10^{-5}	0.74	<0.0001	0.76	<0.0001	1.03	6.99×10^{-1}
焦谷氨酸	2.1	0.69	7.74×10^{-7}	0.65	<0.0001	0.75	<0.0001	1.15	1.02×10^{-1}
O-磷酸酪氨酸	2.0	0.70	3.71×10^{-6}	0.72	<0.0001	0.70	<0.0001	0.97	7.59×10^{-1}
3-甲氧基-4-羟苯基醇硫酸盐	2.1	1.70	3.15×10^{-9}	1.73	<0.0001	1.72	<0.0001	0.99	9.40×10^{-1}
α-羟基异丁酸	2.4	0.42	1.28×10^{-6}	0.46	<0.0001	0.35	<0.0001	0.75	2.13×10^{-1}
3-羟基异戊酸	2.4	0.55	1.84×10^{-10}	0.55	<0.0001	0.54	<0.0001	0.99	9.57×10^{-1}
多巴叶黄素	1.8	0.23	7.15×10^{-4}	0.30	2.00×10^{-4}	0.14	<0.0001	0.46	3.84×10^{-1}
α-羟基马尿酸	2.1	0.35	8.93×10^{-6}	0.42	<0.0001	0.24	<0.0001	0.57	1.38×10^{-1}

（续表）

代谢物	肝硬化与正常对照			肝肾阴虚证与正常对照		湿热内蕴证与正常对照		湿热内蕴证与肝肾阴虚证	
	VIP	FC	P	FC	P	FC	P	FC	P
刀豆氨酸琥珀酸	3.1	25.57	9.19×10^{-21}	25.94	$<0.000\,1$	25.79	$<0.000\,1$	0.99	9.58×10^{-1}
L-天冬氨酰-4-磷酸	1.6	0.71	1.41×10^{-4}	0.74	7.80×10^{-3}	0.60	$<0.000\,1$	0.82	4.96×10^{-2}
异黄蝶呤	1.6	0.74	2.66×10^{-3}	0.77	1.28×10^{-2}	0.71	1.50×10^{-3}	0.92	4.96×10^{-1}
酪氨酸-甜菜黄素	2.6	0.38	2.92×10^{-8}	0.41	$<0.000\,1$	0.34	$<0.000\,1$	0.83	4.21×10^{-1}
雌酮	1.4	0.78	1.70×10^{-3}	0.79	2.80×10^{-3}	0.78	1.30×10^{-3}	0.98	8.48×10^{-1}
甘胆酸-3-葡糖苷酸	1.7	5.18	7.02×10^{-7}	5.37	5.00×10^{-4}	5.30	5.00×10^{-4}	0.99	9.52×10^{-1}
牛磺猪胆酸	1.5	119.52	2.29×10^{-7}	119.94	2.90×10^{-3}	150.74	2.00×10^{-4}	1.26	4.20×10^{-1}
皮质酮四醇-3-葡糖苷酸	2.5	0.36	2.32×10^{-9}	0.44	$<0.000\,1$	0.24	$<0.000\,1$	0.54	2.95×10^{-2}
四氢醛固酮-3-葡糖苷酸	2.6	0.31	3.97×10^{-9}	0.37	$<0.000\,1$	0.22	$<0.000\,1$	0.58	1.01×10^{-1}
11-β-羟基醛固酮-3-葡糖苷酸	2.4	0.38	2.13×10^{-7}	0.44	$<0.000\,1$	0.31	$<0.000\,1$	0.70	1.76×10^{-1}
N-乙酰基白三烯 E4	2.6	0.12	2.82×10^{-6}	0.13	$<0.000\,1$	0.08	$<0.000\,1$	0.60	6.79×10^{-1}
11-氧代-雄酮葡糖苷酸	2.3	0.25	3.44×10^{-5}	0.29	$<0.000\,1$	0.19	$<0.000\,1$	0.67	4.60×10^{-1}
甘氨胆酸	1.9	12.72	3.61×10^{-10}	12.57	4.00×10^{-4}	16.45	$<0.000\,1$	1.31	2.15×10^{-1}
脱氢表雄酮-3-葡糖苷酸	2.4	0.29	1.45×10^{-7}	0.33	$<0.000\,1$	0.20	$<0.000\,1$	0.60	2.32×10^{-1}

（续表）

代谢物	肝硬化与正常对照			肝肾阴虚证与正常对照		湿热内蕴证与正常对照		湿热内蕴证与肝肾阴虚证	
	VIP	FC	P	FC	P	FC	P	FC	P
硫酸雄酮	2.5	0.01	1.28×10^{-5}	0.00	< 0.0001	0.02	< 0.0001	234.20	9.11×10^{-1}
硫酸睾酮	2.3	0.21	4.09×10^{-5}	0.21	< 0.0001	0.19	< 0.0001	0.90	8.74×10^{-1}
甘氨熊脱氧胆酸	1.3	16.41	1.30×10^{-4}	9.19	8.00×10^{-3}	23.03	2.00×10^{-4}	2.51	1.57×10^{-2}
葡萄糖醛酸雄酮	3.1	0.27	1.16×10^{-13}	0.31	< 0.0001	0.19	< 0.0001	0.62	9.19×10^{-2}
17-羟基醛固酮-3-葡糖苷酸	2.9	0.27	2.05×10^{-10}	0.31	< 0.0001	0.20	< 0.0001	0.67	2.28×10^{-1}
甘氨石胆酸-3-硫酸盐	2.9	0.04	3.09×10^{-7}	0.06	< 0.0001	0.01	< 0.0001	0.12	6.49×10^{-1}

注：VIP，variable importance in the projection，变量投影重要性指标；FC，fold change，倍数变化。P值表示统计学差异显著性

Wang 等在尿液代谢组学的基础上[12]，使用超高效液相色谱-三重四极杆质谱联用（UPLC-TQMS）技术，对 85 例乙型肝炎肝硬化患者和 88 例健康对照者的血液样本进行了胆汁酸代谢组学研究[14]。研究发现，胆汁酸中甘氨鹅脱氧胆酸、甘氨胆酸、牛磺胆酸、牛磺鹅脱氧胆酸、甘氨脱氧胆酸、甘氨熊脱氧胆酸、甘氨猪胆酸、甘氨石胆酸、鹅脱氧胆酸、胆酸、熊脱氧胆酸、猪胆酸、牛磺熊脱氧胆酸、牛磺脱氧胆酸、牛磺猪胆酸以及牛磺石胆酸水平在肝硬化患者中显著升高，并且其中 5 种胆汁酸（甘氨鹅脱氧胆酸、甘氨胆酸、牛磺胆酸、牛磺鹅脱氧胆酸以及甘氨熊脱氧胆酸）能够反映乙型肝炎肝硬化患者的肝功能 Child-Pugh 分级（见表 5-5）。同时，该结果在新募集的 53 例乙型肝炎肝硬化患者和 50 例健康对照者的血液样本中进一步得到验证。该研究结果显示，血液胆汁酸的动态变化能够反映肝功能损伤程度，凸显其作为生物标志物在肝硬化分期以及监测肝硬化进展中的应用潜力。

表 5-5 肝硬化患者及不同肝功能 Child-Pugh 分级患者血液胆汁酸代谢比较

胆酸	肝硬化与健康对照		肝硬化肝功能 A级与健康对照		肝硬化肝功能 B级与健康对照		肝硬化肝功能 C级与健康对照		肝硬化肝功能 A级与肝硬化肝功能 B级		肝硬化肝功能 A级与肝硬化肝功能 C级		肝硬化肝功能 B级与肝硬化肝功能 C级	
	FC	P	FC	P	FC	P	FC	P	FC	P	FC	P	FC	P
发现集														
甘氨鹅脱氧胆酸	3.96±0.9	7.67×10^{-14}	3.24±1.04	3.18×10^{-9}	3.61±0.39	2.39×10^{-26}	5.13±2.47	2.10×10^{-27}	−0.37±0.02	2.90×10^{-1}	−1.89±0.02	8.76×10^{-6}	−1.52±0.02	1.38×10^{-6}
甘氨胆酸	5.49±2.15	1.35×10^{-19}	4.71±2.53	4.48×10^{-10}	5.64±2.53	4.85×10^{-27}	6.3±3.29	2.12×10^{-36}	−0.94±0.03	5.56×10^{-3}	−1.59±0.03	9.70×10^{-3}	−0.66±0.03	7.33×10^{-6}
牛磺胆酸	7.81±4.93	5.06×10^{-12}	6.98±5.47	2.16×10^{-5}	7.83±4.8	1.32×10^{-17}	8.78±6.4	3.77×10^{-23}	−0.85±0.05	7.24×10^{-2}	−1.8±0.04	5.85×10^{-3}	−0.95±0.04	5.06×10^{-4}
牛磺鹅脱氧胆酸	6.49±3.65	5.96×10^{-12}	5.5±3.37	7.18×10^{-10}	6.55±4.13	4.99×10^{-15}	7.51±5.35	4.74×10^{-19}	−1.06±0.04	1.53×10^{-2}	−2.01±0.03	2.60×10^{-2}	−0.96±0.04	3.30×10^{-5}
甘氨脱氧胆酸	2.42±0.24	2.53×10^{-4}	2.73±1.04	5.49×10^{-5}	1.7±0.26	6.52×10^{-5}	2.57±1.77	6.20×10^{-4}	1.03±0.05	1.69×10^{-1}	0.16±0.05	3.38×10^{-1}	−0.87±0.07	8.48×10^{-1}
甘氨熊脱氧胆酸	4.44±2.87	3.44×10^{-3}	3.04±1.37	3.05×10^{-5}	4.62±3.3	7.39×10^{-5}	5.57±4.98	4.00×10^{-4}	−1.58±0.04	8.38×10^{-2}	−2.53±0.04	3.96×10^{-1}	−0.95±0.07	5.97×10^{-2}
甘氨猪胆酸	3.7±1.08	1.24×10^{-8}	3.23±1.2	6.10×10^{-8}	3.85±1.8	1.06×10^{-9}	4.23±2.76	4.57×10^{-9}	−0.63±0.07	2.14×10^{-1}	−1±0.07	5.41×10^{-1}	−0.37±0.11	9.46×10^{-2}
甘氨石胆酸	1.29±1.59	4.87×10^{-5}	1.3±1.24	2.31×10^{-5}	1.24±0.62	5.70×10^{-3}	1.32±0.39	2.64×10^{-3}	0.06±0.25	8.88×10^{-1}	−0.01±0.17	9.02×10^{-1}	−0.08±0.37	9.76×10^{-1}
鹅脱氧胆酸	2.06±0.38	1.68×10^{-5}	1.61±0.54	2.24×10^{-6}	2.17±0.74	1.01×10^{-3}	2.62±0.89	4.34×10^{-9}	−0.55±0.04	4.00×10^{-1}	−1.01±0.03	5.29×10^{-1}	−0.46±0.06	5.15×10^{-2}
胆酸	2.98±0.71	1.48×10^{-5}	2.5±0.71	5.72×10^{-6}	3.11±1.65	1.13×10^{-4}	3.55±2.25	3.19×10^{-7}	−0.61±0.06	3.79×10^{-1}	−1.05±0.05	5.80×10^{-1}	−0.44±0.08	1.23×10^{-1}
熊脱氧胆酸	2.62±1.08	9.95×10^{-3}	1.12±0.62	6.53×10^{-3}	3.58±2.42	6.20×10^{-4}	2.4±1.93	7.76×10^{-3}	−2.46±0.06	4.66×10^{-2}	−1.28±0.06	3.91×10^{-1}	1.18±0.16	2.39×10^{-1}

(续表)

胆酸	肝硬化与健康对照		肝硬化肝功能A级与健康对照		肝硬化肝功能B级与健康对照		肝硬化肝功能C级与健康对照		肝硬化肝功能A级与肝硬化肝功能B级		肝硬化肝功能A级与肝硬化肝功能C级		肝硬化肝功能B级与肝硬化肝功能C级	
	FC	P	FC	P	FC	P	FC	P	FC	P	FC	P	FC	P
猪胆酸	2.9±0.79	$1.01×10^{-4}$	2.71±1.28	$2.69×10^{-4}$	3.02±1.45	$1.74×10^{-5}$	3.07±2.29	$3.01×10^{-4}$	−0.31±0.08	$6.73×10^{-1}$	−0.36±0.08	$9.54×10^{-1}$	−0.05±0.14	$6.97×10^{-1}$
牛磺熊脱氧胆酸	5.8±4.25	$1.91×10^{-3}$	4.83±4.01	$9.44×10^{-3}$	6.55±5.58	$4.11×10^{-4}$	5.72±4.19	$2.36×10^{-10}$	−1.72±0.08	$1.64×10^{-1}$	−0.89±0.07	$5.37×10^{-1}$	0.83±0.12	$3.60×10^{-1}$
牛磺脱氧胆酸	4.18±2.2	$1.60×10^{-4}$	4.65±3.14	$4.30×10^{-5}$	3.17±1.24	$8.78×10^{-8}$	4.17±3.44	$1.90×10^{-4}$	1.48±0.09	$1.17×10^{-1}$	0.48±0.08	$3.02×10^{-1}$	−1±0.08	$6.30×10^{-1}$
牛磺猪胆酸	5.00±3.00	$2.41×10^{-3}$	4.41±3.74	$7.54×10^{-2}$	4.93±2.15	$3.45×10^{-13}$	5.87±4.65	$6.91×10^{-5}$	−0.52±0.08	$5.59×10^{-1}$	−1.46±0.09	$1.57×10^{-1}$	−0.94±0.09	$1.47×10^{-1}$
牛磺石胆酸	1.04±2.44	$1.63×10^{-3}$	1.14±1.73	$1.19×10^{-3}$	1.11±1.54	$3.69×10^{-3}$	0.61±3.2	$2.14×10^{-3}$	0.04±0.11	$9.02×10^{-1}$	0.53±0.13	$1.93×10^{-1}$	0.5±0.18	$1.32×10^{-1}$
验证集														
甘氨鹅脱氧胆酸	3.75±1.12	$1.55×10^{-7}$	3.14±1.22	$7.01×10^{-3}$	3.41±0.72	$1.87×10^{-11}$	4.99±3.36	$5.19×10^{-11}$	−0.27±0.5	$5.07×10^{-1}$	−1.85±0.14	$5.00×10^{-3}$	−1.58±0.04	$1.12×10^{-3}$
甘氨胆酸	5.5±2.7	$1.18×10^{-9}$	4.87±3.28	$1.36×10^{-2}$	5.53±3.05	$9.28×10^{-6}$	6.22±4.54	$1.06×10^{-4}$	−0.66±0.23	$1.89×10^{-1}$	−1.34±0.06	$3.62×10^{-2}$	−0.68±0.09	$1.46×10^{-1}$
牛磺胆酸	7.38±4.86	$1.91×10^{-7}$	6.43±4.47	$4.26×10^{-3}$	7.44±5.45	$7.89×10^{-7}$	8.25±6.61	$2.69×10^{-11}$	−1.01±0.08	$1.36×10^{-1}$	−1.82±0.14	$5.32×10^{-3}$	−0.81±0.16	$1.69×10^{-1}$
牛磺鹅脱氧胆酸	6.85±4.23	$2.71×10^{-8}$	5.73±3.54	$1.60×10^{-3}$	6.94±4.73	$2.63×10^{-8}$	7.77±6.07	$6.17×10^{-12}$	−1.21±0.2	$5.10×10^{-2}$	−2.05±0.53	$1.62×10^{-3}$	−0.84±0.03	$1.07×10^{-1}$
甘氨熊脱氧胆酸	4.9±2.5	$2.24×10^{-6}$	3.07±1.28	$1.20×10^{-2}$	5.07±2.53	$2.67×10^{-11}$	5.91±4.83	$4.98×10^{-7}$	−2±0.24	$1.63×10^{-3}$	−2.85±0.05	$1.11×10^{-2}$	−0.84±0.08	$1.40×10^{-1}$

注:FC, fold change,倍数变化。P值表示统计学差异显著性

5.1.4 肝癌的代谢组学研究

肝细胞癌是一种高病死率的原发性肝癌,其发病率在全球恶性肿瘤中位居第 5 位。肝细胞癌通常是由肝硬化发展而来。区分两者的生物标志物,对于临床判断肝硬化预后、早期诊断肝细胞癌具有重要意义。

Liu 等[15]使用[1]H-NMR 和 LC-MS 方法,检测了 68 例肝硬化患者、71 例肝细胞癌患者和 27 例健康志愿者的血清代谢物轮廓,鉴别出 31 种潜在的生物标志物,可用于评价肝细胞癌的诊断。研究结果表明,肝细胞癌患者的代谢途径发生改变,以酮体合成、柠檬酸循环、磷脂代谢、鞘脂类代谢、脂肪酸氧化、氨基酸分解和胆汁酸代谢等扰动为主要表现(见图 5-3)。

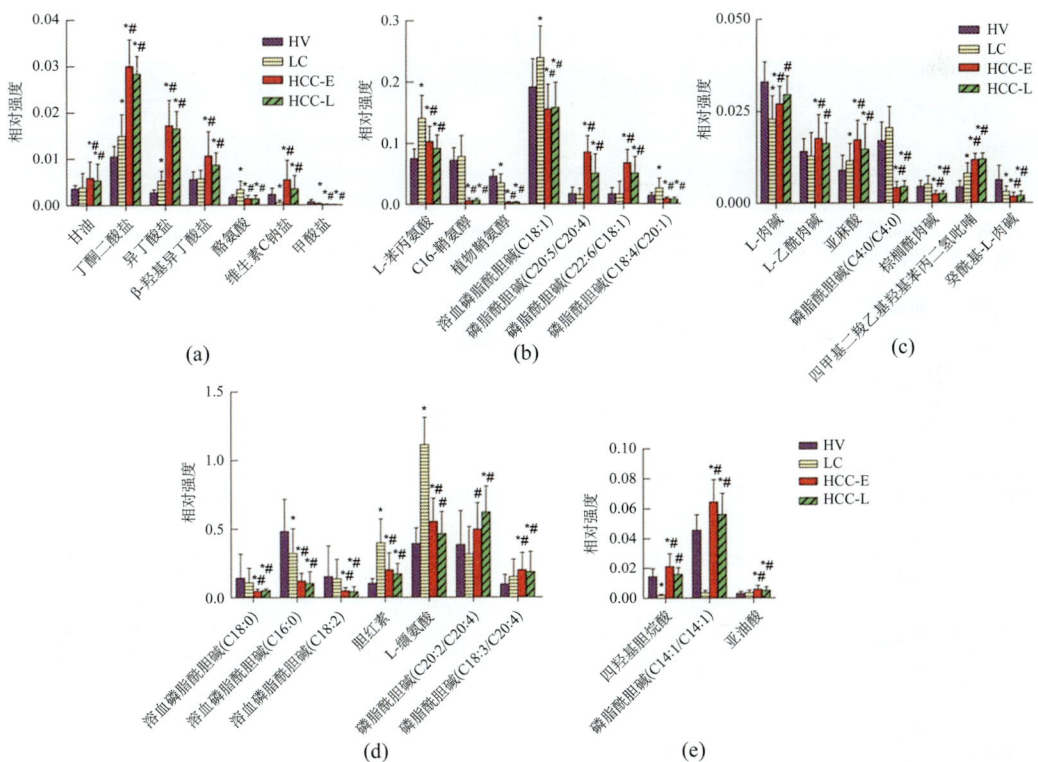

图 5-3　肝硬化患者、肝细胞癌患者及健康志愿者血清中 31 种代谢物相对信号强度变化比较

(a)中 7 种代谢物来源于[1]H-NMR 数据;(b)、(c)中 14 种代谢物来源于 RPLC-MS 数据;(d)、(e)中 10 种代谢物来源于 HILIC-MS 数据。HV,健康志愿者;LC,肝硬化患者;HCC-E,早期肝细胞癌患者;HCC-L,晚期肝细胞癌患者。＊为跟 HV 组相比 $P<0.05$;＃为跟 LC 组相比 $P<0.05$

Wang 等[16]使用 UPLC-MS 方法,检测分析了 82 例肝细胞癌患者、48 例肝硬化患者和 90 例健康志愿者的血清代谢物特征,发现肝细胞癌患者血清中有 13 种差异代谢物,反映其有机酸、磷脂、脂肪酸、胆汁酸和肠道菌群等关键代谢途径均存在显著改变。其中刀豆氨酸琥珀酸水平在肝硬化患者血清中显著降低,而在肝细胞癌患者血清中显著升高。甘氨鹅脱氧胆酸作为潜在的生物标志物,有可能成为肝细胞癌诊断和预后的重要指标。

Ressom 等[17]使用 UPLC-Q-TOFMS 方法,检测了 184 例肝硬化患者和 78 例肝硬化合并肝细胞癌患者的血清代谢物轮廓。结果发现与肝硬化患者比较,肝硬化合并肝细胞癌患者血清 1-磷酸鞘氨醇(sphingosine-1-phosphate)和溶血磷脂酰胆碱(C17：0)显著上调,而甘氨鹅脱氧胆酸-3-硫酸盐、甘氨胆酸、甘氨脱氧胆酸、牛磺胆酸、牛磺鹅脱氧胆酸显著下调,提示血清鞘脂类代谢、磷脂分解代谢、胆汁酸生物合成(特别是胆固醇代谢)异常改变是肝细胞癌的代谢特征(见表 5-6)。

表 5-6　肝细胞癌和肝硬化患者血清生物标志物平均峰强度

代谢物	代谢途径	质荷比(m/z)	保留时间(s)	测定模式	实验 1		实验 2		实验 3	
					肝细胞癌均数(标准差)	肝硬化均数(标准差)	肝细胞癌均数(标准差)	肝硬化均数(标准差)	肝细胞癌均数(标准差)	肝硬化均数(标准差)
甘氨脱氧胆酸片段	胆固醇代谢	414.300	227.2	POS	293 (111)	398 (108)	—	—	132 (51)	2 642 (92)
甘氨胆酸片段	胆固醇代谢	432.308	200.9	POS	2 849 (189)	9 150 (202)	—	—	—	—
甘氨脱氧胆酸	胆固醇代谢	448.306	227.0	NEG	50 346 (33 926)	56 887 (29 862)	—	—	629 (394)	9 701 (8 772)
甘氨脱氧胆酸	胆固醇代谢	450.321	227.0	POS	11 461 (918)	16 066 (829)	10 188 (153)	22 995 (192)	364 (12)	7 003 (331)
牛磺胆酸	胆固醇代谢	516.300	184.9	POS	—	—	645 (521)	1 756 (569)	89 (75)	967 (86)
甘氨鹅脱氧胆酸-3-硫酸盐	胆固醇代谢	528.264	202.6	NEG	3 716 (4 183)	7 056 (14 509)	—	—	—	—
甘氨胆酸	胆固醇代谢	464.302	201.8	NEG					103 (77)	1 475 (1 087)
牛磺鹅脱氧胆酸	胆固醇代谢	498.290	205.9	NEG	—	—	35 724 (231)	98 303 (232)	1 165 (1 270)	17 259 (20 014)
牛磺鹅脱氧胆酸	胆固醇代谢	500.306	206.9	POS	—	—	121 (152)	420 (136)	91 (22)	1 106 (398)

（续表）

代谢物	代谢途径	质荷比(m/z)	保留时间(s)	测定模式	实验1		实验2		实验3	
					肝细胞癌均数(标准差)	肝硬化均数(标准差)	肝细胞癌均数(标准差)	肝硬化均数(标准差)	肝细胞癌均数(标准差)	肝硬化均数(标准差)
1-磷酸-鞘氨醇	鞘脂代谢	378.241	261.4	NEG	3 042 (1 370)	2 239 (1 443)	—	—	182 (18)	104 (42)
1-磷酸-鞘氨醇	鞘脂代谢	380.256	261.4	POS	511 (354)	428 (234)	—	—	275 (74)	154 (66)
溶血磷脂酰胆碱(C18：0)	磷脂代谢	496.340	298.9	POS	230 263 (160)	197 037	—	—	44 164 (64)	21 684 (13)
溶血磷脂酰胆碱(C17：0)	磷脂代谢	510.357	318.2	POS	4 823 (195)	3 762 (169)	—	—	763 (23)	234 (31)
溶血磷脂酰胆碱(C18：0)	磷脂代谢	524.371	338.6	POS	4 150 (734)	3 588 (523)	—	—	17 893 (584)	8 801 (464)
溶血磷脂酰胆碱(C15：0)	磷脂代谢	482.324	280.5	POS	2 608 (440)	2 176 (448)	—	—	463 (30)	297 (22)
溶血磷脂酰乙醇胺(C22：6)	磷脂代谢	524.279	281.4	NEG	3 128 (2 260)	1 967 (1 691)	—	—	257 (135)	40 (42)
溶血磷脂酰乙醇胺(C20：4)	磷脂代谢	500.279	282.7	NEG	3 101 (1 416)	2 397 (1 307)	—	—	251 (71)	95 (70)
溶血磷脂酰乙醇胺(C20：3)	磷脂代谢	504.310	282.3	POS	372 (678)	298 (484)	—	—	540 (7)	88 (5)
溶血磷脂酰胆碱(C22：6)	磷脂代谢	568.341	283.2	POS	3 693 (315)	2 593 (222)	—	—	460 (10)	114 (16)
磷脂酰丝氨酸(O-C18：0/C0：0)	磷脂代谢	512.335	271.3	POS	1 255 (208)	1 032 (166)	—	—	122 (10)	77 (134)

　　Dai 等[18]使用 LC-MS 方法，检测了 21 例健康志愿者、21 例肝硬化患者和 28 例早期肝细胞癌患者的尿液类固醇激素代谢物。结果发现肝硬化和早期肝细胞癌患者的尿

液类固醇激素整体降低。其中 2 种尿液类固醇激素代谢物表睾酮和别四氢皮质醇对于识别早期肝细胞癌和肝硬化显示出较好的诊断效能。

Chen 等[19]收集了 82 例肝细胞癌患者、24 例良性肝肿瘤患者和 71 例健康对照者的血清和尿液样品，使用 UPLC-Q-TOFMS 以及 GC-TOFMS 分析鉴定了血清和尿液差异代谢物用作人肝细胞癌筛查的潜在生物标志物。经过多元与单元统计分析，鉴定出肝细胞癌关键代谢途径如胆汁酸代谢、游离脂肪酸代谢、糖酵解、尿素循环和甲硫氨酸代谢中 43 种血清差异代谢物和 31 种尿液差异代谢物。结果发现胆汁酸、组氨酸和肌苷在肝细胞癌患者中显著增高，提示可以将这些代谢物作为肝细胞癌检测的潜在生物标志物并做进一步验证。定量检测结果显示甘氨鹅脱氧胆酸、甘氨胆酸、牛磺胆酸及鹅脱氧胆酸与肝硬化和肝炎密切相关。采用鉴定的生物标志物，能成功将甲胎蛋白水平小于 20 ng/ml 的肝细胞癌患者与健康对照者区分开。上述结果表明，代谢组学分析方法是肝细胞癌患者诊断和分层的有效筛选工具（见表 5-7）。

表 5-7　肝细胞癌患者血清和尿液差异代谢物

代谢物	代谢途径	肝细胞癌患者（血清）			肝细胞癌患者（尿液）		
		VIP	P	FC±SD	VIP	P	FC±SD
脱氧胆酸	胆汁酸代谢	1.49	2.43×10^{-3}	0.36±0.1			
甘氨鹅脱氧胆酸	胆汁酸代谢	1.53	1.80×10^{-3}	6.67±1.59			
甘氨胆酸	胆汁酸代谢	1.18	3.52×10^{-3}	6.4±1.66	0.63	9.33×10^{-4}	45±14.96
牛磺胆酸	胆汁酸代谢	1.17	1.87×10^{-2}	25.36±6.41			
石胆酸	胆汁酸代谢	0.12	1.45×10^{-2}	0.93±0.21			
花生四烯酸	脂肪酸代谢	1.44	5.38×10^{-8}	0.84±0.01			
顺-5,8,11,14,17-二十碳五烯酸	脂肪酸代谢	1.68	5.70×10^{-4}	0.43±0.08			
十二碳六烯酸	脂肪酸代谢	1.27	2.43×10^{-6}	0.82±0.03			
甘油	脂肪酸代谢	1.16	2.00×10^{-5}	0.85±0.02			
肉豆蔻酸	脂肪酸代谢	1.84	1.45×10^{-4}	0.66±0.06			
神经酸	脂肪酸代谢	1.39	4.75×10^{-3}	0.56±0.09			
丙氨酸	甲硫氨酸代谢				2.12	2.68×10^{-2}	0.71±0.09
半胱氨酸	甲硫氨酸代谢	1.29	1.81×10^{-6}	1.25±0.03	1.57	3.34×10^{-3}	0.35±0.12

（续表）

代谢物	代谢途径	肝细胞癌患者(血清)			肝细胞癌患者(尿液)		
		VIP	P	FC±SD	VIP	P	FC±SD
胱氨酸	甲硫氨酸代谢	1.91	1.54×10^{-14}	1.44±0.04	1.09	4.34×10^{-2}	1.32±0.11
甘氨酸	甲硫氨酸代谢	1.01	2.37×10^{-4}	0.86±0.02			
丝氨酸	甲硫氨酸代谢	1.16	2.06×10^{-5}	0.84±0.02			
牛磺酸	甲硫氨酸代谢	0.91	2.48×10^{-4}	1.45±0.15	1.35	1.22×10^{-2}	1.43±0.13
天冬氨酸	尿素循环	1.26	3.06×10^{-6}	0.89±0.01			
瓜氨酸	尿素循环	1.51	9.47×10^{-9}	0.87±0.01			
谷氨酸	尿素循环						
鸟氨酸	尿素循环	1.55	3.55×10^{-9}	0.96±0.03			
延胡索酸	三羧酸循环	1.39	2.17×10^{-7}	1.28±0.04			
琥珀酸	三羧酸循环				1.97	4.02×10^{-2}	0.63±0.12
α-酮戊二酸	三羧酸循环	1.18	1.58×10^{-5}	1.11±0.01			
乳酸	糖酵解	1.08	7.97×10^{-5}	1.16±0.03			
丙酮酸	糖酵解	1.26	3.46×10^{-6}	1.18±0.03			
4-羟基苯	肠道菌群代谢				1.39	4.51×10^{-2}	0.69±0.13
氧化三甲胺	肠道菌群代谢				1.74	1.09×10^{-3}	0.54±0.07
犬尿酸	色氨酸代谢	1.24	4.76×10^{-6}	0.77±0.03			
色氨酸	色氨酸代谢	1.12	4.00×10^{-5}	0.76±0.03			
多巴胺	酪氨酸代谢				2.2	2.53×10^{-5}	1.64±0.11
同型香草酸	酪氨酸代谢				2.73	4.10×10^{-3}	0.65±0.06
去甲变肾上腺素	酪氨酸代谢				1.48	5.69×10^{-3}	0.44±0.12
腺嘌呤	嘌呤代谢				1.45	7.09×10^{-3}	0.44±0.1
腺苷	嘌呤代谢				1.92	2.97×10^{-4}	1.6±0.11
次黄嘌呤	嘌呤代谢				1.42	8.18×10^{-3}	1.42±0.13
肌苷	嘌呤代谢	0.93	1.27×10^{-10}	40.62±19.37			

（续表）

代谢物	代谢途径	肝细胞癌患者（血清）			肝细胞癌患者（尿液）		
		VIP	P	FC±SD	VIP	P	FC±SD
尿酸	嘌呤代谢				1.5	5.15×10^{-3}	1.61±0.16
黄嘌呤	嘌呤代谢				1.64	2.18×10^{-3}	1.61±0.16
肌肽	组氨酸代谢				1.28	1.81×10^{-2}	0.83±0.04
赖氨酸	赖氨酸降解	1.32	8.93×10^{-7}	0.79±0.03			
烟酸	烟酸和烟酰胺代谢				1.33	1.37×10^{-2}	0.24±0.1
氨基葡萄糖	氨基糖代谢	1.53	6.16×10^{-9}	0.62±0.03			
N-乙酰-L-天冬氨酸	天冬氨酸代谢				1.09	4.38×10^{-2}	1.37±0.14
D(＋)-半乳糖	半乳糖代谢						
焦谷氨酸	谷胱甘肽代谢	0.88	1.53×10^{-3}	0.9±0.02			
苯丙氨酸	苯丙氨酸和酪氨酸代谢	1.06	1.22×10^{-4}	0.85±0.02	1.41	8.64×10^{-3}	1.26±0.07
胞苷	嘧啶代谢	1.02	4.05×10^{-2}	0.55±0.13			
二氢尿嘧啶	嘧啶代谢				2	1.50×10^{-4}	1.41±0.07
半胱氨酸	牛磺酸代谢				1.84	5.33×10^{-4}	0.4±0.05
牛磺酸	牛磺酸代谢				1.55	3.89×10^{-3}	1.53±0.16
苏氨酸	苏氨酸代谢				2.34	7.18×10^{-6}	1.77±0.13
亮氨酸	缬氨酸、亮氨酸和异亮氨酸代谢	1.21	1.45×10^{-2}	0.83±0.05			
β-丙氨酸	β-丙氨酸代谢	0.85	2.45×10^{-3}	0.8±0.05			
吡哆醛	维生素代谢				1.33	1.32×10^{-2}	1.99±0.32
维生素 E	维生素代谢	1.37	3.19×10^{-7}	0.96±0			
2,3-二羟基-2(3H)-呋喃酮	其他	1.63	3.37×10^{-10}	1.43±0.04			
甘油酸	其他	1.93	6.53×10^{-15}	0.79±0.02			
2-吡咯烷酮-5-羧酸	其他				1.2	2.65×10^{-2}	0.52±0.11
3-氨基-2-哌啶酮	其他	1.56	2.71×10^{-9}	0.85±0.01			

(续表)

代谢物	代谢途径	肝细胞癌患者(血清)			肝细胞癌患者(尿液)		
		VIP	P	FC ± SD	VIP	P	FC ± SD
4-酮基葡萄糖	其他	1.74	8.19×10^{-12}	0.6±0.03			
6-氨基己酸	其他				2.36	5.49×10^{-6}	0.09±0.02
丁胺	其他				1.38	1.06×10^{-2}	1.5±0.17
阿拉伯糖	其他	1.98	6.70×10^{-16}	0.45±0.03			
肉碱	其他	1.39	5.16×10^{-4}	1.36±0.07			
肌酐	其他	1.6	8.81×10^{-10}	0.77±0.02			
肌酸	其他				2	1.49×10^{-4}	0.46±0.07
N-乙酰神经氨酸	其他				2.29	1.08×10^{-5}	2.43±0.26
油酸酰胺	其他	2.67	7.62×10^{-48}	0.7±0.01			
O-磷酸-L-丝氨酸	其他				1.22	2.33×10^{-2}	1.36±0.11
磷酸	其他	1.48	2.36×10^{-8}	0.88±0.01			

注：VIP，变量投影重要性指标；FC，倍数变化；SD，标准差。P 值表示统计学差异显著性

　　肝切除术是治疗肝细胞癌的有效方法之一。肝细胞癌手术后有30%～50%的复发率。Zhou 等[20]使用 LC-MS 方法，检测了18例复发性肝细胞癌晚期和22例复发性肝细胞癌早期患者的血浆差异代谢物。结果发现两组患者在氨基酸、胆汁酸、胆固醇、脂肪酸、磷脂和糖类代谢方面存在显著差异。其中，与复发性肝细胞癌晚期患者相比，复发性肝细胞癌早期患者血浆胆汁酸、类固醇类和脂肪酸代谢有显著变化。多不饱和脂肪酸中的二十碳五烯酸、二十二碳六烯酸、亚油酸水平降低，被认为是复发性肝细胞癌早期的代谢特征。

5.2　非病毒性肝病的代谢组学研究

5.2.1　药物和毒物性肝炎的代谢组学研究

　　药物性肝损伤(drug-induced liver injury，DILI)是指在临床药物治疗过程中，由于药物毒性损伤或药物过敏反应所致的肝脏疾病，也称为药物性肝炎。在美国，药物引起的急性肝衰竭占全部急性肝衰竭的50%以上。在我国，药物性肝损伤占急性肝炎住院患者的10%左右。药物性肝损伤临床表现多样，轻度的药物性肝损伤仅表现为转氨酶

升高,重度的药物性肝损伤可引起肝衰竭甚至导致患者死亡。缺乏特异、敏感的临床诊断标志物以及可靠的临床评估体系是药物性肝损伤难以得到早期诊断、早期治疗甚至导致患者死亡的根本原因。

　　李小芬等[21]收集了 2008 年—2009 年浙江大学医学院附属第一医院的 28 例药物性肝损伤住院患者,以 23 例健康人作为对照,使用 LC-MS 方法研究血清代谢组学改变。药物性肝损伤患者均有确切的用药史,于用药后 1~4 周内出现不同程度的食欲缺乏、乏力、上腹部不适、恶心、呕吐等消化系统症状,实验室检查存在血清丙氨酸转氨酶及胆红素升高等肝功能损伤的表现,所有患者自身免疫性肝炎抗体为阴性,病毒性肝炎血清学标志物为阴性,排除酒精性肝病及遗传性肝病等,临床诊断为药物性肝损伤。研究发现,与健康对照组相比,血清中溶血磷脂酰胆碱(C16:0)、溶血磷脂酰胆碱(C18:0)、溶血磷脂酰胆碱(C18:3)、溶血磷脂酰胆碱(C18:2)的浓度明显降低,硬脂酰胺、油酰胺、十四酰胺、磷脂酰胆碱、甘氨鹅脱氧胆酸、甘氨胆酸、胆红素、次黄嘌呤的浓度显著升高(见表 5-8)。这些差异代谢物有可能成为诊断药物性肝损伤的潜在血清生物标志物。

表 5-8　药物性肝损伤患者血清差异代谢物

名　称	质荷比(m/z)	保留时间(min)	VIP	P 值	改变的倍数
溶血磷脂酰胆碱(C16:0)	496.341 2	4.923 8	13.85	<0.001	2.29 ↓
溶血磷脂酰胆碱(C18:0)	524.371 0	5.620 9	8.81	<0.001	3.11 ↓
溶血磷脂酰胆碱(C18:3)	518.322 0	4.914 2	7.05	<0.001	2.25 ↓
溶血磷脂酰胆碱(C18:2)	520.342 3	4.616 7	6.99	<0.001	1.81 ↓
硬脂酰胺	546.353 4	6.505 9	6.33	<0.001	1.65 ↑
油酰胺	282.279 1	6.070 7	4.88	0.038	1.14 ↑
十四酰胺	228.231 2	5.232 0	2.60	<0.001	1.27 ↑
甘氨鹅脱氧胆酸	472.303 0	3.563 2	3.51	<0.001	38.25 ↑
甘氨胆酸	466.317 0	3.032 9	1.76	<0.001	114.75 ↑
次黄嘌呤	137.048 1	0.667 6	0.69	<0.001	6.52 ↑
胆红素	585.271 3	2.958 0	0.68	<0.001	14.69 ↑

注:VIP, variable importance in the projection,变量投影重要性指标。↑表示血清浓度升高;↓表示血清浓度下降

　　丙戊酸钠(sodium valproate)是一种常用的抗癫痫处方药。但是,丙戊酸钠的不良反应较多,特别是对肝脏的毒性损伤。Huo 等[22]使用 UPLC-MS 和 ¹H-NMR 方法,检

测了 34 例服用丙戊酸钠的癫痫患者血清代谢组。根据肝功能水平,将 34 例癫痫患者分为肝功能正常组和肝功能损伤组。通过血清代谢组学研究发现,丙戊酸钠诱导的肝毒性主要表现在葡萄糖、乳酸盐、乙酰乙酸、极低密度脂蛋白/低密度脂蛋白、磷脂酰胆碱、卵磷脂、胆碱、肌酐、氨基酸、N-乙酰糖蛋白、丙酮酸盐和尿酸异常改变。上述结果提示丙戊酸钠引起的肝毒性主要扰动糖酵解、脂代谢、能量代谢和部分氨基酸代谢。

硫代乙酰胺(TAA)是一种具有肝毒性的化学制剂,常用于诱导急慢性肝损伤动物模型。Jeong 等[23]使用 TAA 10 mg/kg 和 30 mg/kg 剂量连续 28 天诱导大鼠肝损伤动物模型。使用 LC-TOF-MS 方法,检测大鼠血清和肝组织代谢轮廓。结果发现 TAA 可以引起大鼠血清和肝组织中胆汁酸、酰基肉碱和磷脂的异常改变。TAA 能够呈剂量依赖性地增加血清结合型胆汁酸水平,其中以牛磺胆酸、牛磺鹅脱氧胆酸、牛磺脱氧胆酸浓度升高最为显著。

5.2.2　酒精性肝病的代谢组学研究

酒精性肝病(alcoholic liver disease,ALD)是指由于长期或大量饮酒所导致的一系列肝脏损害性病变,其病程发展与饮酒量和时间相关。根据病变程度及发展过程,酒精性肝病分为酒精性脂肪肝、酒精性肝炎、酒精性肝纤维化和酒精性肝硬化 4 个阶段。根据世界卫生组织(WHO)的最新统计,有害使用酒精导致每年 250 万人死亡;酒精在 60 多种不同类型疾病(如心血管疾病、癫痫、糖尿病、癌症等)的发病过程中都起到重要作用。目前,ALD 在发达国家酒精相关疾病中占比最高,而且即便是在发展中国家,酒精也是很多疾病的主要原因,而且预计这一数字还将迅速增长。ALD 已经成为威胁人类生命健康的重要肝脏疾病之一。ALD 的发病机制十分复杂,ALD 是多层次、多途径、多方面的损伤。在酒精参与下,生物体无论在基因水平、转录水平、蛋白质水平,还是生物小分子水平,自上而下都发生了关联性变化,形成一个复杂的基因调控网络系统。因此,很难通过个别基因或个别蛋白质参与的某条或某几条信号转导途径揭示 ALD 的发病机制,而且这也不能全面反映多种分子的作用及相互作用下的受损肝脏状态。但是,近年来,研究者使用代谢组学方法,对 ALD 的代谢特征开展了探索性研究。

Rachakonda 等[24]使用 UPLC-MS-MS 方法,检测了 25 例急性重型酒精性肝炎患者和 25 例稳定期酒精性肝硬化门诊患者的血清代谢组。与酒精性肝硬化患者相比,急性重型酒精性肝炎患者甘油三酯分解增强、线粒体脂肪酸 β 氧化受损、ω 氧化上调。多种溶血脂质和相关代谢物低水平表达,提示急性重型酒精性肝炎患者质膜重构降低。急性重型酒精性肝炎患者的大部分血清胆汁酸浓度升高,而脱氧胆酸和甘氨脱氧胆酸浓度降低,提示肠道生态失调。在能量代谢方面,研究人员发现急性重型酒精性肝炎患者存在葡萄糖消耗增加、三羧酸循环活力改变、多肽分解代谢增强,与谷胱甘肽代谢相关的小分子和抗氧化维生素消耗水平异常改变。同时,还发现其中 15 种代谢物与重型酒精性肝炎 180 天生存期存在密切的相关性,有可能成为判断疾病预后的生物标志物(见表 5-9)。

表 5-9　与急性重型酒精性肝炎 180 天生存期相关的 15 种代谢物

代　谢　物	单变量优势比	95%可信区间	P 值
谷氨酰胺	23.994	1.215～1 192.400	0.034
3-甲氧基酪氨酸	0.084	0.005～0.825	0.032
3-羟基异丁酸	0.400	0.114～0.987	0.045
α-酮基丁酸	0.339	0.095～0.862	0.018
2-羟基丁酸	0.510	0.229～0.968	0.038
S-甲基半胱氨酸	31.712	1.334～2 131.335	0.028
缬氨酰精氨酸	30.848	1.705～1 669.992	0.013
甘露糖	0.128	0.013～0.746	0.018
17-甲基硬脂酸	0.196	0.028～0.918	0.037
1-亚油酰甘油磷酸乙醇胺	15.767	1.129～737.559	0.033
β-谷固醇	0.228	0.285～0.987	0.047
21-羟孕烯醇酮硫酸	0.206	0.028～0.802	0.009
孕甾体单硫酸酯	0.262	0.039～0.900	0.025
4-雄甾-3-β,17-甲基二硫醇二硫酸盐	0.035	0.001～0.985	0.045
N1-甲基腺苷	0.680	0.349～1.148	0.049

　　Lian 等[25]使用 UPLC-MS 方法,检测了 18 例酒精性肝硬化患者、18 例乙型肝炎肝硬化患者和 22 例健康志愿者的血清代谢组。与健康对照组相比,酒精性肝硬化和乙型肝炎肝硬化患者的血清代谢组学改变存在一致性,血清溶血磷脂酰胆碱类(C16∶0、C18∶0、C18∶2、C18∶3、C20∶3、C20∶5)的浓度在酒精性肝硬化和乙型肝炎肝硬

化患者中均显著降低,血清胆汁酸(甘氨胆酸、甘氨鹅脱氧胆酸)、次黄嘌呤、硬脂酰胺的浓度均显著升高。目前认为这些代谢物可能是肝硬化的共性生物标志物。酒精性肝硬化和乙型肝炎肝硬化的血清代谢组学特征也有各自的特异性。酒精性肝硬化患者血清油酸酰胺和十四烷酰胺水平显著升高,而乙型肝炎肝硬化患者则显著降低,这两种代谢物可能是区别酒精性肝硬化和乙型肝炎肝硬化的特异性生物标志物。

5.2.3 脂肪性肝病的代谢组学研究

非酒精性脂肪性肝病(non-alcoholic fatty liver disease, NAFLD)是遗传-环境-代谢应激相关性疾病,是常见的慢性肝脏疾病之一,包括单纯性脂肪肝以及由其演变的非酒精性脂肪性肝炎(non-alcoholic steatohepatitis,NASH)和肝纤维化、肝硬化,往往与肥胖、糖尿病、高脂血症、高血压病等胰岛素抵抗相关性疾病并存,严重威胁人类健康。

脂毒性被认为是能够反映 NAFLD 进展到 NASH 的关键机制。Loomba 等[26]采用 LC-MS-MS 方法,检测了 10 例肝活检证实的 NAFLD 患者、9 例肝活检证实的 NASH 患者、10 例经核磁共振氢谱(^{1}H-NMR)证实的无 NAFLD 表型健康志愿者的血浆脂质代谢物。结果发现,血浆类花生酸和其他的多不饱和脂肪酸代谢谱能够区分 NAFLD 和 NASH。其中,可区分两组患者的最重要的一个候选生物标志物是 11,12-二羟二十碳三烯酸(11,12-dihydroxy-eicosatrienoic acid)(ROC 曲线下面积 $AUC = 1$)。此外,13,14-二氢-15-酮前列腺素 D2(13,14-dihydro-15-keto prostaglandin D_2)和 20-羧基花生四烯酸(20-carboxy-arachidonic acid)组合后,也具有很好的区分 NAFLD 和 NASH 的作用(ROC 曲线下面积 $AUC=1$)(见表 5-10)。11,12-二羟二十碳三烯酸、13,14-二氢-15-酮前列腺素 D2 和 20-羧基花生四烯酸可以作为诊断 NASH 的主要的类花生酸候选生物标志物。

表 5-10　区分 NAFLD 和 NASH 的血清生物标志物的诊断准确性

生物标志物	AUC	95%可信区间	P 值
前列腺素 E2	0.81	0.60～1.00	0.004 3
13,14-二氢-15-酮前列腺素 D2	0.93	0.82～1.00	<0.000 1
8S-羟基-4Z,6E,10Z-十六碳三烯酸	0.81	0.59～1.00	0.007 7

（续表）

生物标志物	AUC	95%可信区间	P 值
15-羟基二十碳四烯酸	0.91	0.76~1.00	<0.000 1
11,12-二羟二十碳三烯酸	1.00	—	—
14,15-二羟二十碳三烯酸	0.82	0.62~1.00	0.002 2
20-羧基花生四烯酸	0.96	0.86~1.00	<0.000 1
亚油酸 12,13-顺式环氧化物组	0.87	0.68~1.00	0.000 1
13,14-二氢-15-酮前列腺素 D2 ＋20-羧基花生四烯酸	1.00	—	—

　　肝纤维化是 NAFLD 进一步发展的必经病理阶段。Tokushige 等[27]使用毛细管电泳和液相色谱-质谱联用技术,检测了作为测试集的 44 例 NAFLD 患者、作为验证集的 105 例 NAFLD 患者、26 例原发性胆汁性胆管炎（primary biliary cholangitis，PBC）患者和 48 例健康志愿者的血清代谢组。在测试集 NAFLD 患者血清中,发现 28 种差异代谢物与晚期肝纤维化密切相关（见表 5-11）。其中,3 种硫酸化类固醇代谢物变化最为显著。随着 NAFLD 患者肝纤维化的进展,血清中硫酸脱氢表雄酮（dehydroepiandrosterone sulfate，DHEA-S）和硫酸本胆烷醇酮（5α-androstan-3β ol-17-one sulfate，etiocholanolone-S）水平逐渐降低;16-羟基硫酸脱氢表雄酮（16-hydroxydehydroepiandrosterone sulfate，16-OH-DHEA-S）水平逐渐升高。此 3 种代谢物的异常改变,在验证集 NAFLD 患者中得到进一步验证确认,并且发现 16-羟基硫酸脱氢表雄酮与硫酸脱氢表雄酮的浓度比值以及 16-羟基硫酸脱氢表雄酮与硫酸本胆烷醇酮的浓度比值,与 NAFLD 的肝纤维化分期存在强相关性（见图 5-4）。

表 5-11　筛选到的与 NAFLD 晚期肝纤维化相关的潜在标志物

ID	代　谢　物	相对面积		
		F<3	F≥3	P 值
NA03_513	硫酸本胆烷醇酮	0.102 2±0.088 2	0.026 9±0.026 9	0.000
NA03_504a	神经酸	0.008 3±0.002 7	0.014 4±0.014 4	0.002
NA03_703	16-羟基-表雄酮-S	0.018 2±0.014 7	0.040 2±0.040 2	0.004
NA03_118	谷氨酰胺	4.008 8±1.394 9	5.002 6±5.002 6	0.004

（续表）

ID	代 谢 物	相对面积		
		F＜3	F≥3	P 值
NA03_273	肌肽	0.003 6±0.002 1	0.006 8±0.006 8	0.005
NA03_126	三乙醇胺	0.003 5±0.001 7	0.002 4±0.002 4	0.006
NA03_247	犬尿酸	0.020 7±0.004 9	0.025 4±0.025 4	0.007
NA03_266	表雄酮-2S	0.036 3±0.036 4	0.015 0±0.015 0	0.008
NA03 438a	乙酸	0.037 1±0.022 8	0.058 5±0.058 5	0.014
NA03_036	牛磺酸	0.014 4±0.005 3	0.010 7±0.010 7	0.018
NA03_141a	壬酸	0.051 2±0.008 9	0.045 0±0.045 0	0.019
NA03_239	O-乙酰肉碱	0.394 6±0.080 6	0.480 2±0.480 2	0.020
NA03_183	血清素	0.005 3±0.002 5	0.003 7±0.003 7	0.020
NA03_021a	戊酸	0.053 8±0.039 1	0.035 2±0.035 2	0.022
NA03_170a	癸酸	0.046 5±0.010 8	0.040 3±0.040 3	0.026
NA03_087	甘氨酸	0.012 2±0.008 0	0.020 7±0.020 7	0.027
NA03_497	乙酰肉碱(C13：1)	0.012 1±0.009 5	0.021 3±0.021 3	0.027
NA03_104a	辛酸	0.026 0±0.006 4	0.022 6±0.022 6	0.030
NA03_121	谷氨酸	2.333 7±1.564 6	1.604 8±1.604 8	0.033
NA03_236	不对称二甲基精氨酸	0.008 7±0.001 6	0.009 8±0.009 8	0.034
NA03_472a	芥酸	0.003 7±0.002 4	0.007 4±0.007 4	0.034
NA03_009a	丁酸(或)异丁酸	0.034 1±0.013 5	0.027 5±0.027 5	0.037
NA03_057	苯甲酸	0.020 0±0.003 2	0.018 3±0.018 3	0.038
NA03_102	1-甲基-4-咪唑乙酸	0.006 4±0.002 7	0.004 7±0.004 7	0.038
NA03_454a	15-碳四烯酸	0.012 8±0.015 5	0.005 7±0.005 7	0.039
NA03_506	表雄酮-S	0.277 6±0.231 9	0.142 4±0.142 4	0.041
NA03_069	哌啶酸	0.049 7±0.058 2	0.025 8±0.025 8	0.043
NA03_067a	庚酸	0.018 8±0.005 8	0.016 3±0.016 3	0.047

注：ID，物质编号。F＜3，肝纤维化0～2期；F≥3，肝纤维化3～4期

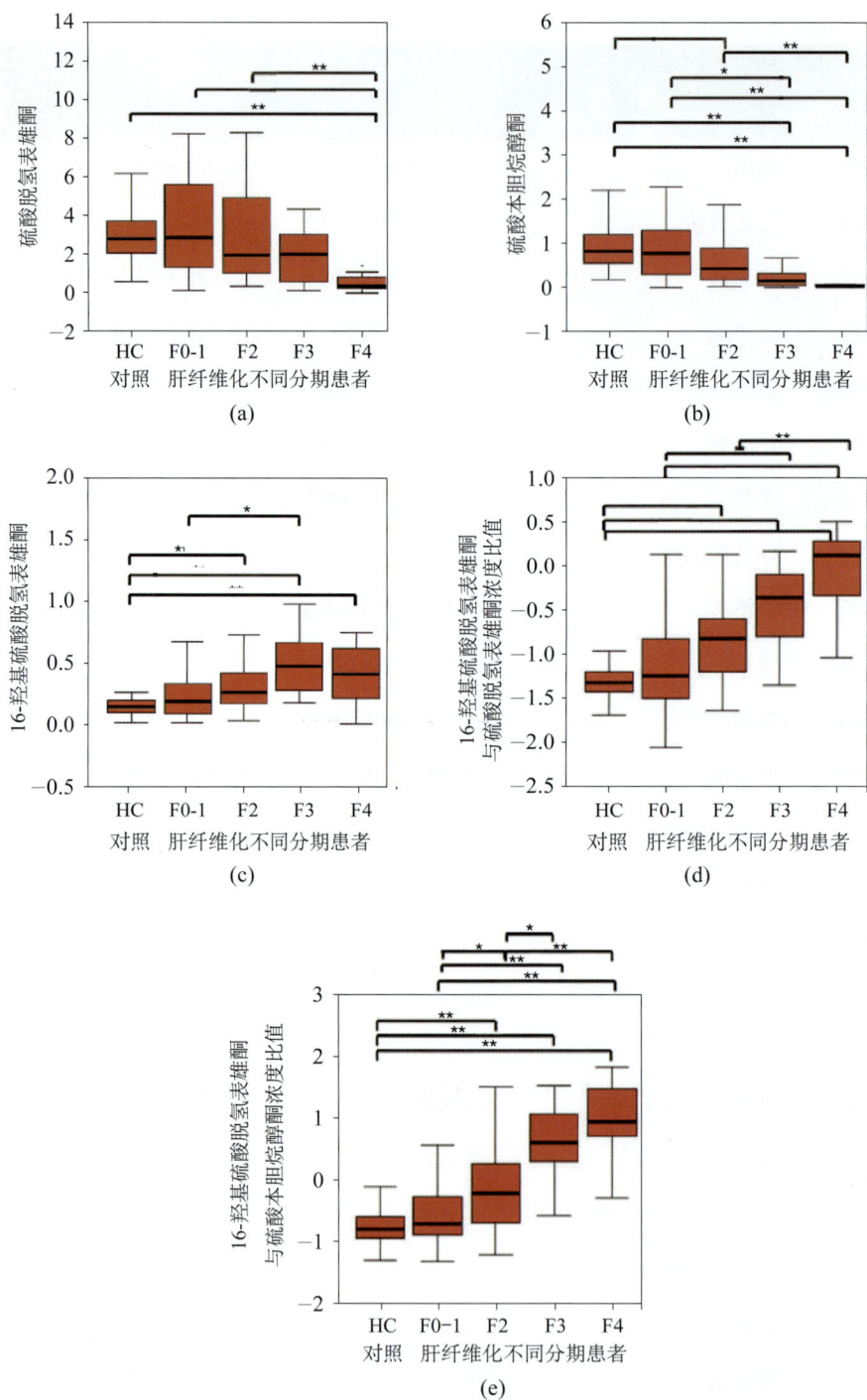

图 5-4 血清生物标志物浓度与 NAFLD 患者肝纤维化分期存在相关性

HC,健康对照组;F0-1,肝纤维化 0～1 期;F2,肝纤维化 2 期;F3,肝纤维化 3 期;F4,肝纤维化 4 期。
* 为 P＜0.05, ** 为 P＜0.01

5.3　小结

　　肝脏是人体最重要的物质代谢和解毒器官,对糖类、蛋白质、脂肪、激素、药物等内源性或外源性物质发挥着重要的代谢作用,生物体内源性代谢物(组)的性质和量的变化能够客观反映出肝脏功能状态的差异。当肝脏出现病变时,代谢表型即会有灵敏体现。代谢组学对于肝脏疾病复杂环境的评估更具可行性,能够更好地反映基因和(或)蛋白质改变所带来的系统水平变化,且可发现因疾病单基因变化或多系统蛋白质改变时机体自身协调的综合作用。

　　本章较为系统地梳理了近年来代谢组学技术在肝脏疾病研究中的应用,包括病毒性肝炎、肝纤维化、肝硬化、肝癌、药物性和毒物性肝炎、酒精性肝病、非酒精性脂肪性肝病。代谢组学技术不仅能够筛查出肝脏疾病所具有的特征性代谢物及代谢途径,而且能够进一步区分肝脏疾病发生发展不同病理生理阶段的代谢差异,为肝病的精准医疗提供客观证据。同时,当前的初步研究证实,代谢组学技术对区分肝脏疾病的中医证型具有较高的应用前景。代谢组学技术未来将成为中医证型分类客观化研究的有力工具,代谢表型将能部分揭示中医证候分类的生物学本质。

　　本章所列举的研究样本主要为血液和尿液,未来研究可使用代谢组学方法更加广泛地检测其他种类的样本,丰富肝脏疾病的诊断、分期、治疗等方面潜在的生物标志物,以利于代谢组学技术在肝病临床诊疗中的进一步应用。

参考文献

［1］ 邵雪.基于HPLC/TripleTOF-MS/MS技术慢性乙型肝炎感染不同阶段的代谢组学研究［D］.长春:吉林大学,2012.

［2］ 姜翠,吴瑞红,王晓美,等.丙型肝炎病毒自发清除者的血清代谢组学研究［J］.中华传染病杂志,2013,31(2):101-106.

［3］ 姜翠.丙型肝炎病毒自发清除者的血清代谢组学研究［D］.长春:吉林大学,2013.

［4］ Zhang A, Sun H, Han Y, et al. Urinary metabolic biomarker and pathway study of hepatitis B virus infected patients based on UPLC-MS system［J］. PLoS One, 2013,8(5):e64381.

［5］ Zhang L, Jia X, Peng X, et al. Development and validation of a liquid chromatography-mass spectrometry metabonomic platform in human plasma of liver failure caused by hepatitis B virus［J］. Acta Biochim Biophys Sin (Shanghai), 2010,42(10):688-698.

［6］ Wei D D, Wang J S, Wang P R, et al. Toxic effects of chronic low-dose exposure of thioacetamide on rats based on NMR metabolic profiling [J]. J Pharm Biomed Anal, 2014, 98: 334-338.

［7］ 姜辉, 吴芙蓉, 高家荣, 等. 疏肝健脾方对 CCl₄ 诱导的肝纤维化大鼠尿液代谢组学的影响[J]. 中成药, 2014, 36(12): 2457-2462.

［8］ 姜辉, 吴芙蓉, 高家荣, 等. 疏肝健脾方对四氯化碳诱导肝纤维化大鼠血清代谢组学的影响[J]. 中华肝脏病杂志, 2015, 23(2): 139-141.

［9］ Yin P, Wan D, Zhao C, et al. A metabonomic study of hepatitis B-induced liver cirrhosis and hepatocellular carcinoma by using RP-LC and HILIC coupled with mass spectrometry [J]. Mol Biosyst, 2009, 5(8): 868-876.

［10］ Xue R, Dong L, Wu H, et al. Gas chromatography/mass spectrometry screening of serum metabolomic biomarkers in hepatitis B virus infected cirrhosis patients [J]. Clin Chem Lab Med, 2009, 47(3): 305-310.

［11］ Fitian A I, Nelson D R, Liu C, et al. Integrated metabolomic profiling of hepatocellular carcinoma in hepatitis C cirrhosis through GC/MS and UPLC/MS-MS [J]. Liver Int, 2014, 34 (9): 1428-1444.

［12］ Wang X, Wang X, Xie G, et al. Urinary metabolite variation is associated with pathological progression of the post-hepatitis B cirrhosis patients [J]. J Proteome Res, 2012, 11 (7): 3838-3847.

［13］ Wang X, Xie G, Wang X, et al. Urinary metabolite profiling offers potential for differentiation of liver-kidney yin deficiency and dampness-heat internal smoldering syndromes in posthepatitis B cirrhosis patients [J]. Evid Based Complement Alternat Med, 2015, 2015: 1-11.

［14］ Wang X, Xie G, Zhao A, et al. Serum bile acids are associated with pathological progression of hepatitis B-induced cirrhosis [J]. J Proteome Res, 2016, 15(4): 1126-1134.

［15］ Liu Y, Hong Z, Tan G, et al. NMR and LC/MS-based global metabolomics to identify serum biomarkers differentiating hepatocellular carcinoma from liver cirrhosis [J]. Int J Cancer, 2014, 135(3): 658-668.

［16］ Wang B, Chen D, Chen Y, et al. Metabonomic profiles discriminate hepatocellular carcinoma from liver cirrhosis by ultraperformance liquid chromatography-mass spectrometry [J]. J Proteome Res, 2012, 11(2): 1217-1227.

［17］ Ressom H W, Xiao J F, Tuli L, et al. Utilization of metabolomics to identify serum biomarkers for hepatocellular carcinoma in patients with liver cirrhosis [J]. Anal Chim Acta, 2012, 743: 90-100.

［18］ Dai W, Yin P, Chen P, et al. Study of urinary steroid hormone disorders: difference between hepatocellular carcinoma in early stage and cirrhosis [J]. Anal Bioanal Chem, 2014, 406(18): 4325-4335.

［19］ Chen T, Xie G, Wang X, et al. Serum and urine metabolite profiling reveals potential biomarkers of human hepatocellular carcinoma [J]. Mol Cell Proteomics, 2011, 10(7): M110.004945.

［20］ Zhou L, Liao Y, Yin P, et al. Metabolic profiling study of early and late recurrence of hepatocellular carcinoma based on liquid chromatography-mass spectrometry [J]. J Chromatogr B Analyt Technol Biomed Life Sci, 2014, 966: 163-170.

［21］ 李小芬, 连江山, 王银银, 等. 基于超高效液相色谱质谱的药物性肝损害患者血清代谢组学研究 [J]. 中国微生态学杂志, 2013, 25(6): 625-629.

［22］ Huo T, Chen X, Lu X, et al. An effective assessment of valproate sodium-induced hepatotoxicity with UPLC-MS and ¹HNMR-based metabonomics approach [J]. J Chromatogr B Analyt Technol

Biomed Life Sci，2014，969：109-116.

［23］ Jeong E S，Kim G，Shin H J，et al. Increased serum bile acid concentration following low-dose chronic administration of thioacetamide in rats，as evidenced by metabolomic analysis ［J］. Toxicol Appl Pharmacol，2015，288(2)：213-222.

［24］ Rachakonda V，Gabbert C，Raina A，et al. Serum metabolomic profiling in acute alcoholic hepatitis identifies multiple dysregulated pathways ［J］. PLoS One，2014，9(12)：e113860.

［25］ Lian J S，Liu W，Hao S R，et al. A serum metabonomic study on the difference between alcohol- and HBV-induced liver cirrhosis by ultraperformance liquid chromatography coupled to mass spectrometry plus quadrupole time-of-flight mass spectrometry ［J］. Chin Med J (Engl)，2011，124(9)：1367-1373.

［26］ Loomba R，Quehenberger O，Armando A，et al. Polyunsaturated fatty acid metabolites as novel lipidomic biomarkers for noninvasive diagnosis of nonalcoholic steatohepatitis ［J］. J Lipid Res，2015，56(1)：185-192.

［27］ Tokushige K，Hashimoto E，Kodama K，et al. Serum metabolomic profile and potential biomarkers for severity of fibrosis in nonalcoholic fatty liver disease ［J］. J Gastroenterol，2013，48(12)：1392-1400.

6
代谢组学与心血管疾病

    据世界卫生组织(WHO)统计,心血管疾病、传染病和癌症占据人类死亡病因的前3位。到2030年,全球因心血管疾病死亡的人数将会增至2 360万。在我国,随着生活水平的提高及生活方式的改变,心血管疾病的发病率逐年升高,且趋于低龄化。流行病学调查研究发现,随着人群危险因素聚集暴露程度增加,心血管疾病检出率明显提高,这表明心血管疾病的发生是多因素作用的结果;同时,危险人群的分布特点又与该病的发病和死亡特征相吻合,这也提示开展心血管疾病风险人群防治的重要性。心血管疾病是由遗传因素和环境因素共同作用所致的复杂疾病。但是,目前心血管疾病发病隐匿,发病机制仍不清楚,应用代谢组学技术及时对内源性代谢物的变化进行分析,对明确心血管疾病的发病机制,心血管疾病的早期诊断评估以及预防、治疗等具有十分重要的意义。

    目前,在先天性代谢性疾病领域,大量的代谢物已经用于对疾病的诊断、进展及治疗进行评价[1]。当传统的心肌损伤指标如肌钙蛋白未发生改变时,大量的代谢物改变可以警示机体状态的扰动。一些代谢物如葡萄糖、肌酐、尿素、尿酸已经应用于评估人类疾病的发展状态[2]。因此,不管对于人类还是动物,一个全面的血清、尿液等样本的代谢组学研究都有助于充分地发现心血管疾病发生发展时关键代谢物及代谢途径的改变,甚至还可以发现微生物代谢途径的改变。近年来,研究人员利用代谢组学技术对多种心血管疾病进行研究并取得了一定的进展。研究发现,这些疾病发生过程中机体生化代谢发生了明显变化,并且某些特异代谢物的变化程度与疾病的严重程度密切相关,主要涉及能量代谢、氨基酸代谢、脂代谢等[3]。本章将从原发性高血压、高脂血症、动脉粥样硬化、心力衰竭、冠心病等疾病入手,阐述代谢组学在心血管疾病诊断、发展以及治疗中为精准医疗提供的科学依据。

6.1 原发性高血压的代谢组学研究

原发性高血压(essential hypertension)又称高血压病,是一种多基因因素和环境因素(钠盐、酒精过量和肥胖等)共同作用诱发的疾病,尤其是家族聚集性高血压患者有很强的遗传倾向[4]。原发性高血压是最常见的慢性病。全世界大约有10亿原发性高血压患者,而每年高血压相关疾病造成近700万患者死亡[5]。截至2012年10月,我国的高血压患者人数已逾2.5亿,但是治疗率和控制率分别低于40%和10%[6]。另外,高血压也是其他疾病如心脑血管疾病的一个主要危险因素,可使脑卒中、充血性心力衰竭及肾功能衰竭等疾病的发生率增加[7]。然而,原发性高血压的发病机制目前仍不清楚,这为其根治带来了一定的困难。随着代谢组学技术在原发性高血压疾病预测及抗高血压药物治疗的研究中逐步得到应用,利用代谢组学技术可以对原发性高血压不同疾病阶段、不同年龄段或者不同给药干预等状况下机体内代谢物质的变化趋势进行鉴定及定量分析,有利于提高对该疾病发病机制、诊断的认识并指导原发性高血压的预防和治疗。

6.1.1 原发性高血压发病机制的代谢组学研究

到目前为止,已经有很多研究人员从基因、蛋白质等不同层面对原发性高血压的发病机制进行了研究。随着代谢组学技术的发展,国内外学者已经开始对原发性高血压进行代谢组学研究。一项涉及4个地区(中国、日本、英国、美国)17个中心人群的临床代谢表型研究,利用¹H-NMR技术分析了4630位参与者的24 h尿代谢物,结果发现[8]:尿代谢物在东西方人群中存在明显差异,这种差异与饮食结构、饮食相关的主要风险因素、冠心病或者脑卒中发病率有关。该结果说明代谢谱在不同的人群中具有特异性,通过代谢物可以将这些人群区分为不同的代谢亚型。而这种特异性将为疾病的发生、进展、治疗等提供客观的科学依据,从而有利于进行准确的诊断及精准的预防和治疗。在这些差异代谢物中,研究者发现4种代谢物与血压水平有关,其中丙氨酸和马尿酸不仅与血压水平有关还可反映饮食和肠道菌群的变化。另外,马尿酸的变化不仅与肠道菌群的改变有关,马尿酸的产生还需要在肝脏中经过肝药酶细胞色素P450催化的苯甲酸与甘氨酸相结合,因此,马尿酸含量的变化在某种程度上预示着肝药酶细胞色素 P450 活性也发生了改变。该研究成果表明不同的人群代谢表型不同,也就是同一疾病可以分为不同的亚型,从而指导进行不同的治疗,实现精准治疗的目标。

原发性高血压按照收缩压(SBP)水平不同可以分为临界高血压(130～139 mmHg,1 mmHg＝0.133 kPa)、高血压Ⅰ期(140～159 mmHg)、高血压Ⅱ期(160～179 mmHg)、高血压Ⅲ期(≥180 mmHg)。通过疾病的不同分期,或许可以找到疾病各个分期的物质基础,从而有利于采取相应的干预措施。Brindle 等[9] 按照 SBP 水平高低将原发性高血压患者分为 3 组:17 例 SBP≥150 mmHg、19 例 SBP 在 131～149 mmHg 范围内和 28 例 SBP≤130 mmHg。研究人员应用基于^{1}H-NMR 的代谢组学技术对该人群的血清代谢谱进行了检测分析,发现 SBP≤130 mmHg 和 SBP≥131 mmHg 人群的血清代谢谱图有明显差异,能被明显区分开,而这种差异主要是由于患者的脂质代谢不同造成的;但是 SBP≥150 mmHg 和 SBP≥131 mmHg 的人群血清代谢谱图相似,不能被区分开,此结果说明血清代谢谱的脂质代谢改变与 SBP 高低有一定的关系。国外的临床研究表明,血浆游离脂肪酸浓度升高与原发性高血压发病有明显的相关性,可以将体内游离脂肪酸的浓度水平作为预测原发性高血压发病的危险因素。Lu 等[10] 采用 GC-TOFMS 代谢组学方法发现原发性高血压患者血浆中游离脂肪酸和部分氨基酸水平明显异常,表现出较为明显的脂代谢紊乱。这一结果提示,人群中游离脂肪酸水平高的个体患原发性高血压的风险明显高于其他个体[11]。此外,氨基葡糖、D-山梨糖醇、L-硬脂酰甘油和高半胱氨酸 4 种代谢物与高血压存在一定的关系[12]。其中高半胱氨酸(homocysteine,Hcy)源于饮食摄取的甲硫氨酸。当血管内皮受损时,Hcy 可以通过损伤血管内皮细胞,同时引起血管平滑肌细胞的增殖、胶原的合成,促进脂质沉积于细胞壁和泡沫细胞形成,诱导粥样斑块和血栓形成。多项临床研究证实血 Hcy 与高血压密切相关,Hcy 浓度与高血压的危险程度呈正相关。Hcy 可激活 NF-κB,增加 CRP、IL-6、IL-8 等促炎性细胞因子的分泌,进而导致单核细胞 MCP-1 等趋化因子表达上调,血管内皮细胞黏附分子表达受到刺激,促进巨噬细胞聚集。同时,Hcy 还可促进活性氧(ROS)的产生,刺激 B 细胞、T 细胞的增殖,增加血浆和组织中血管紧张素Ⅱ的水平,为进一步阐释原发性高血压的发病机制提供了更加明确的科学依据。因此,除了根据 SBP 水平将人群分为正常、临界高血压和高血压Ⅰ期、Ⅱ期、Ⅲ期之外,还可以尝试根据代谢物水平高低对人群进行危险分层,以利于指导医生确定治疗时机、策略与估计预后。

此外,原发性高血压发病年龄出现低龄化趋势。来自美国国家健康与营养调查(National Health and Nutrition Examination Surveys)的数据显示,年轻人(18~39 岁)原发性高血压的患病率和治疗率分别为 59% 和 40%,均低于老龄者相应的患病率和治疗率(84% 和 77%)。而 Litwin 等[13]通过血流动力学研究报道,儿童和青少年所患高血压是一种免疫代谢性疾病。因此,需要对年轻的原发性高血压患者进行早诊断并提出有效的治疗方法。Wang 等[14]应用 GC-MS 技术对低年龄患者(18~35 岁)的血浆进行了代谢物检测,20 位处于高血压 I 期的男性患者及 20 位健康男性志愿者的血浆代谢谱中赖氨酸(降低)、甘氨酸(降低)、胱氨酸(降低)等氨基酸的代谢紊乱可能是造成年轻人更容易患原发性高血压的原因。这也再次验证了原发性高血压患者中存在一定的氨基酸代谢紊乱。

6.1.2　原发性高血压治疗的代谢组学研究

目前,用于治疗原发性高血压的药物可分为五大类:钙拮抗剂、血管紧张素转换酶(ACE)抑制剂、血管紧张素受体拮抗剂、利尿剂、β受体阻滞剂。为预防和控制原发性高血压,生活方式的改善如限盐、戒烟、减重、限酒、增加钾摄入量及体力活动等也有一定的必要性。中国、美国和欧洲 3 个指南均认为不同类别降压药物在某些治疗效果或特殊的人群中存在一定的差异。因此,对特定的强制性适应证应采用特定类别的降压药物。代谢组学技术除了可以对原发性高血压的发病机制进行探讨,还可以对药物干预原发性高血压的机制及疗效进行研究,可以明确不同人群为什么对同一降压药产生不同的应答,可以挖掘不同降压药的不同机制,从而为不同原发性高血压患者采用不同的治疗方法提供了一定的科学依据,推动精准医学在疾病治疗中的应用。

Wikoff 等[15]研究了不同种族人群在接受降压药物治疗后机体的代谢情况。分别给予黑种人和白种人原发性高血压患者 β受体阻滞剂阿替洛尔,给药后第 9 周,收集患者的血浆进行 GC-TOFMS 代谢物分析,发现白种人服药后血浆中饱和棕榈酸、单不饱和油酸、棕榈油酸、多不饱和花生四烯酸、亚麻酸以及游离脂肪酸水平显著下降,而黑种人在服药前后血浆中的这些代谢物却没有明显变化。白种人服药后酮体 β-羟基丁酸水平下降尤其明显,下降约 33%,但黑种人则没有这种变化。研究人员通过对差异代谢物之间的关系进行分析构建了代谢网络图,可以更清晰地观察代谢物的变化以及它们之间通过怎样的代谢途径联系在一起,如图 6-1 所示。此外,研究人员还针对研究对象的

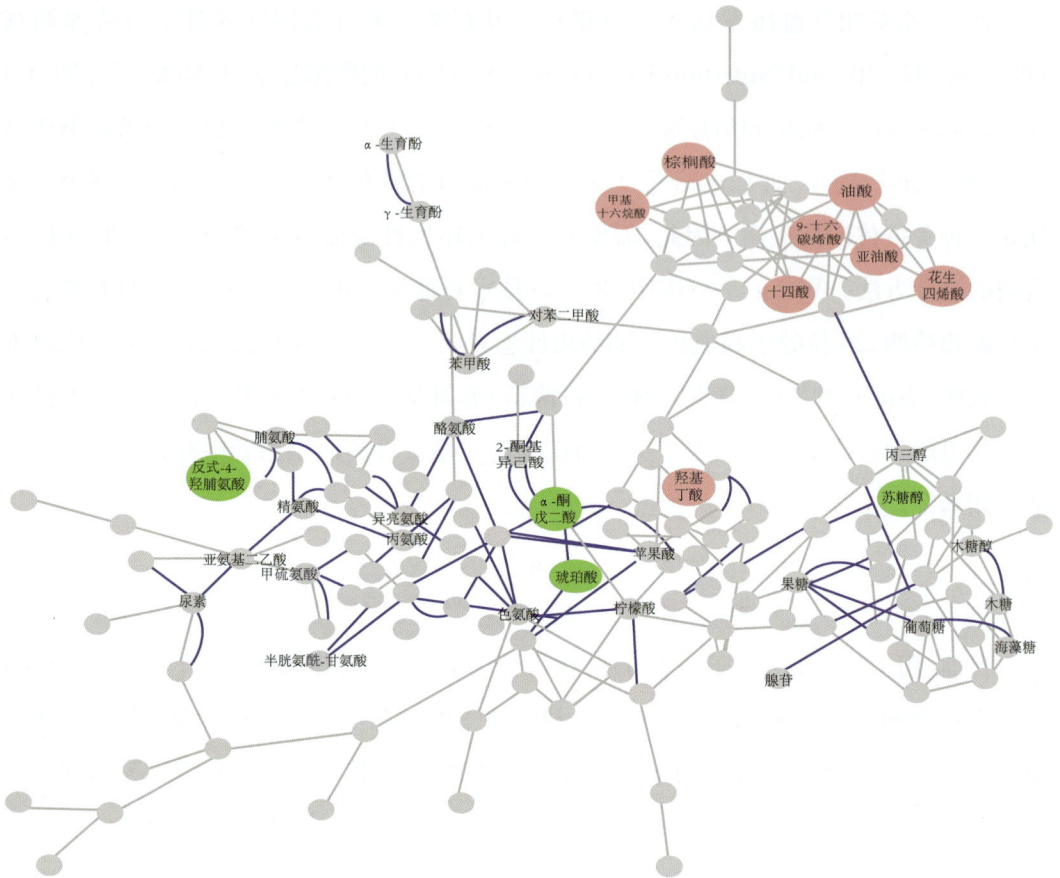

图 6-1　阿替洛尔治疗 9 周后白种人群中代谢物变化网络图

红色代表代谢物浓度降低;绿色代表代谢物浓度升高;蓝线代表化合物之间存在相互作用;线条代表化合物之间的关系(图片修改自参考文献[15])

基因展开研究,发现黑种人群中肝脂酶的 SNP rs9652472 与油酸有关,而在白种人群中基因 *PLA2G4C* 的 SNP rs7250148 与油酸有关。此项研究提示,阿替洛尔引起的代谢物变化与人种以及基因型有关系,可以借助代谢组学技术从机体代谢物入手追踪不同人种或个体的遗传基因的差异,判断药物对不同高血压患者治疗效果的差异性。

在另外一项研究中,研究者采用代谢组学方法对常用降血压及降脂药物进行研究,希望可以发现不同药物分别引起代谢物产生何种变化,基于这些变化的代谢物提出准确药效物质基础,从而初步阐释不同患者采用不用治疗方案的必要性及其科学依据[16]。该研究纳入 1 762 例接受治疗的患者,采用 UPLC-MS-MS 和 GC-MS 两种技术对患者血清代谢谱进行检测,其中在 β 受体阻滞剂组发现 11 种差异代谢物,在血管紧张素转换酶抑制剂组发现 4 种差异代谢物,在利尿剂组出现 7 种差异代谢物,在他汀类组有 10 种差异代谢物,在贝特类组有9种差异代谢物,如图6-2所示。这些差异代谢物在各组中具有不同的生物学意义,β受体阻滞剂组相关差异代谢物浓度的改变预示药物不良反应的产生,如5-羟色胺增加、游离脂肪酸水平降低。在他汀类组和血管紧张素转换酶抑制剂组中,这些差异代谢物可以揭示其药物的作用机制,如他汀类药物可以降低血中胆固醇水平从而影响胆固醇合成或者降解中代谢物的水平,血管紧张素转换酶抑制剂中有关代谢物为脱精氨酸9缓激肽和天冬氨酰苯丙氨酸,这两种代谢物是该药物的底物和产物。贝特类组中的2-羟基异丁酸可能是非诺贝特的一种分解产物,可能是这类药物在人体中的一个降解靶点,如图6-3所示。该研究证明代谢组学可以通过检测代谢物水平的变化预判药物不良反应的出现以及根据代谢物水平的改变指导临床用药。此外,即使药物的作用靶标相同,药物的理化性质、代谢途径、相互作用的差异性也可能导致药物的疗效或不良反应的差异。例如,一些药物同为他汀类药物,但代谢途径有较大差异,如辛伐他汀、阿托伐他汀和洛伐他汀由细胞色素P450 3A4酶(CYP3A4)代谢,氟伐他汀由细胞色素P450 2C9酶(CYP2C9)代谢,西立伐他汀由CYP3A4和细胞色素P450 2C8酶(CYP2C8)代谢,普伐他汀的代谢有多种途径,如葡萄糖醛酸结合反应、氧化反应等。这些事实证明不同药物的代谢水平也存在一定的差异,代谢组学技术将进一步推动精准医疗的发展。

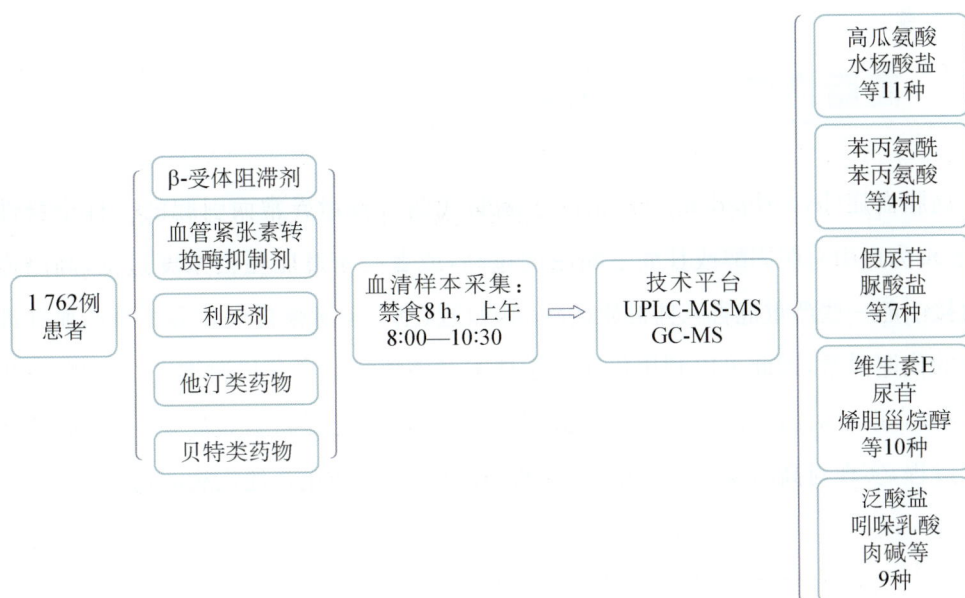

图6-2　利用不同代谢组学方法寻找不同药物引起的特异性差异代谢物

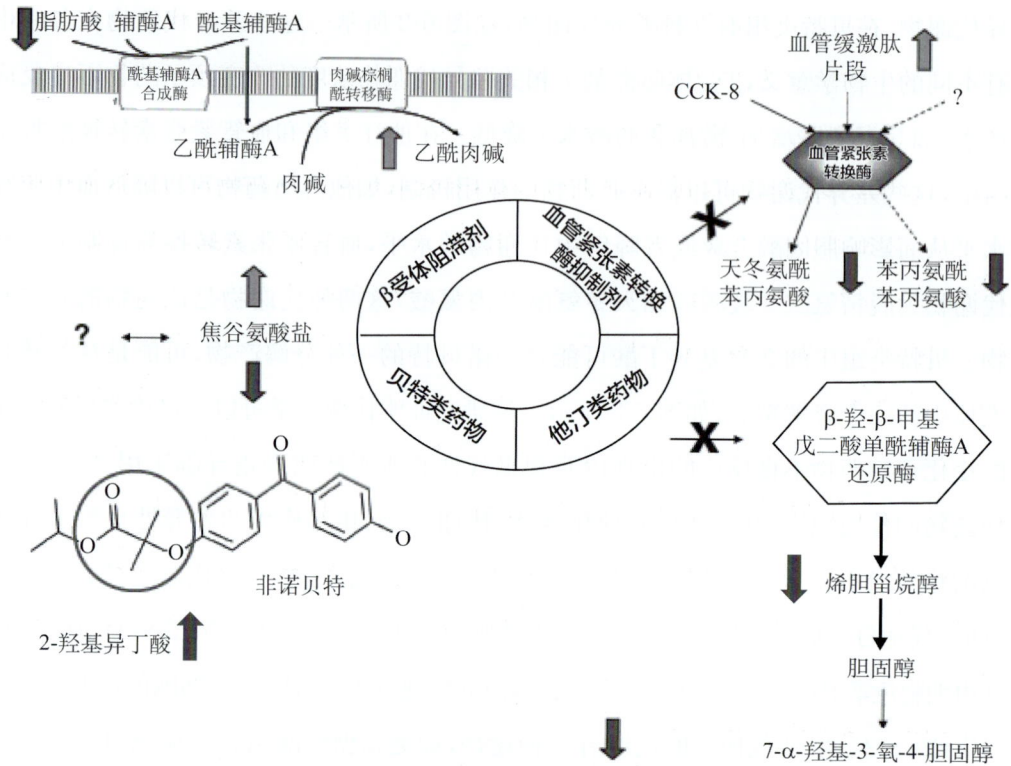

图 6-3　不同药物治疗后差异代谢物总览

β受体阻滞剂与脂肪酸代谢相关,血管紧张素转换酶抑制剂与血管紧张素转换酶基质以及产物的水平有关,他汀类药物与胆固醇合成降解有关,贝特类药物可能与其产物水平失衡有关(图片修改自参考文献[16])

6.2　高脂血症的代谢组学研究

　　高脂血症(hyperlipidemia)是指由于脂肪代谢或转运异常而引起的一种全身性疾病,表现为血中总胆固醇或甘油三酯浓度过高,或者高密度脂蛋白浓度过低,高脂血症可直接引起一些严重危害人体健康的疾病,如冠心病、动脉粥样硬化等。高脂血症涉及机体的代谢异常,因此可以利用代谢组学技术对该疾病的紊乱代谢物进行检测,发现其标志物,有助于对高脂血症发病分子机制的认识,精准把握高脂血症发生、发展的病理变化过程,实现对高脂血症早期预防、诊断和治疗,从而防止其他疾病的发生。

6.2.1　高脂血症诊断的代谢组学研究

　　因为高脂血症可直接引起一些严重危害人体健康的疾病,如冠心病、动脉粥样硬化等,所以及时对高脂血症进行诊断和治疗,将有效地预防其他心血管疾病的发生。一般对高脂血症的研究是通过血清或血浆生化指标分析及组织病理学评价,然而通过这些方法并不能充分地认识高脂血症。利用代谢组学方法可以寻找疾病状态或者疾病不同阶段的差异代谢物,及时对高脂血症进行诊断,并采取相应的预防措施防止其他疾病发生。应用 ^{1}H-NMR 技术检测正常对照组和高脂血症患者组各 10 例受试者的血浆标本获得代谢指纹图谱,采用正交偏最小二乘法判别分析(OPLS-DA)进行模式识别,并通过模型分析和非参数检验鉴别血浆代谢谱。结果发现,与正常对照组相比,高脂血症患者组血浆中低密度脂蛋白与极低密度脂蛋白的比值、乳酸、糖蛋白水平明显增加,而丙氨酸、缬氨酸、胆碱、肌酸、酪氨酸、谷氨酰胺及血糖水平下降。说明高脂血症患者体内存在脂肪代谢、氨基酸代谢、糖脂代谢等方面的异常,同时血浆中谷氨酰胺、胆碱、肌酸等成分在高脂血症患者中显著降低,这提示细胞膜、自由基受到损伤,为高脂血症的发生机制提供了科学依据。由这些代谢物构建的模型主成分回归系数 $R^2 = 0.885$, $Q^2 = 0.332$,这说明模型的精度较好,该模型可作为高脂血症的诊断模型,对于高脂血症的早期诊断及预防有积极作用[17]。

Jiang 等[18]采用 ^{1}H-NMR 技术对高脂高胆固醇饮食诱导的高脂血症大鼠血浆、尿液、肝组织进行了全面的代谢谱检测。其中在血浆中发现 40 种内源性差异代谢物。另外,在尿液中存在 80 种差异代谢物,在肝脏中有 60 种水溶性差异代谢物。由图 6-4 的 PCA 图看出,不同时间点之间的区分度不明显。但是利用血浆中 40 种内源性代谢物再次进行 PCA 分析可以发现,4 个时间点(0 周、4 周、24 周、42 周)之间存在一定的分离趋势(R^2X 分别为 0.296、0.449、0.529,见图 6-5),这说明不同时间点之间存在一定的差异。研究人员对不同样本的代谢物进行了定量分析,其中对尿液中部分代谢物不同时间点的含量进行分析发现,从 0 周到 35 周,代谢物 β-羟基丁酸、乙酰乙酸盐、丙酮、异丁酸盐、丙酮酸盐水平升高,而牛磺酸、柠檬酸盐、琥珀酸盐、顺乌头酸、醋酸盐、酪氨酸、胞嘧啶水平下降;到了 42 周,胆碱、甜菜碱、丙氨酸、烟酰胺氧化物、2-羟基异丁酸、乙酰谷氨酸化合物水平与 35 周相比明显升高,如图 6-6 所示。图 6-6 中(a)、(b)、(c)3 个部分还分别表示糖代谢、氨基酸代谢、肠道菌群代谢的变化趋势。该研究表明不同阶段的代谢物存在一定的差异,从而解释了代谢物从正常生理状态到病理状态的转变,如图 6-7 所示。机体耗能时,糖代谢加速分解,并生成大量的中间代谢物——丙酮酸,其中一部分进入线粒体进一步氧化,一部分还原成乳酸,还有一部分经过丙氨酸转氨酶的作用生

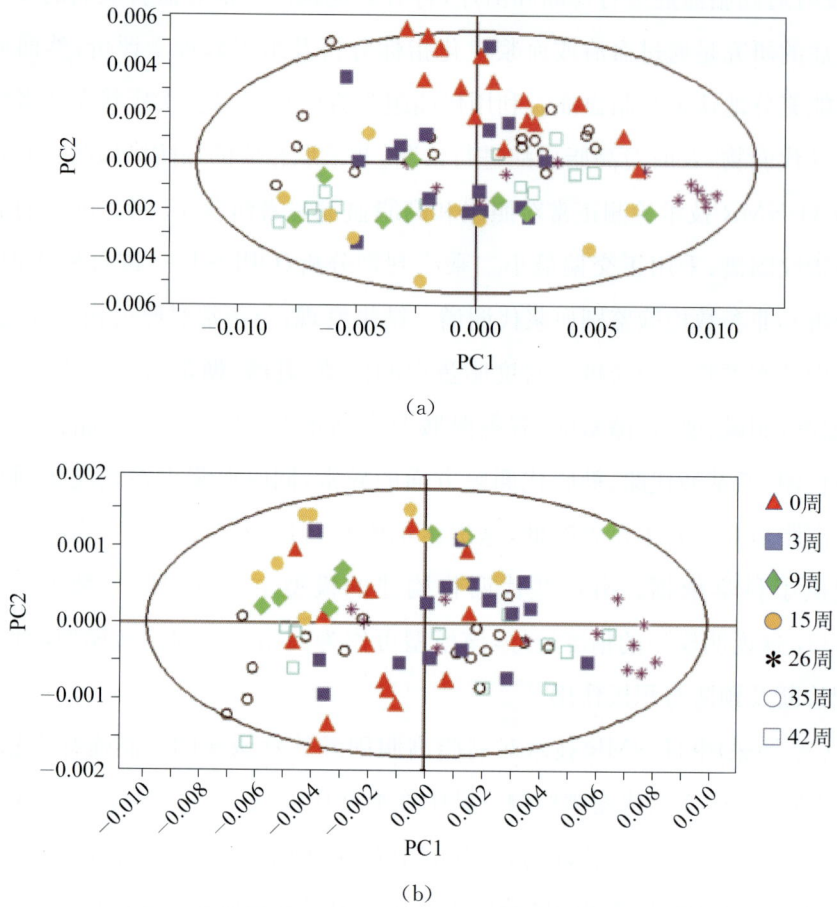

（a）

（b）

图 6-4　高脂血症大鼠血浆中不同时间点差异代谢物两种分析方式的 PCA 图

（a）¹H-CPMG-NMR 分析；（b）¹H-LEDBP-NMR 分析（图片修改自参考文献[18]）

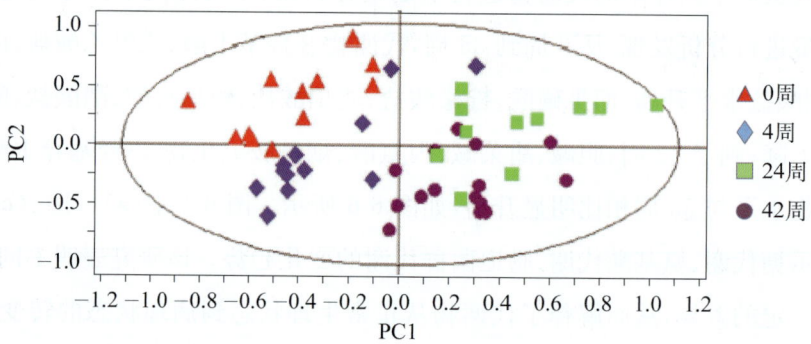

图 6-5　高脂血症大鼠血浆中 40 种差异代谢物不同时间点的 PCA 得分图

（图片修改自参考文献[18]）

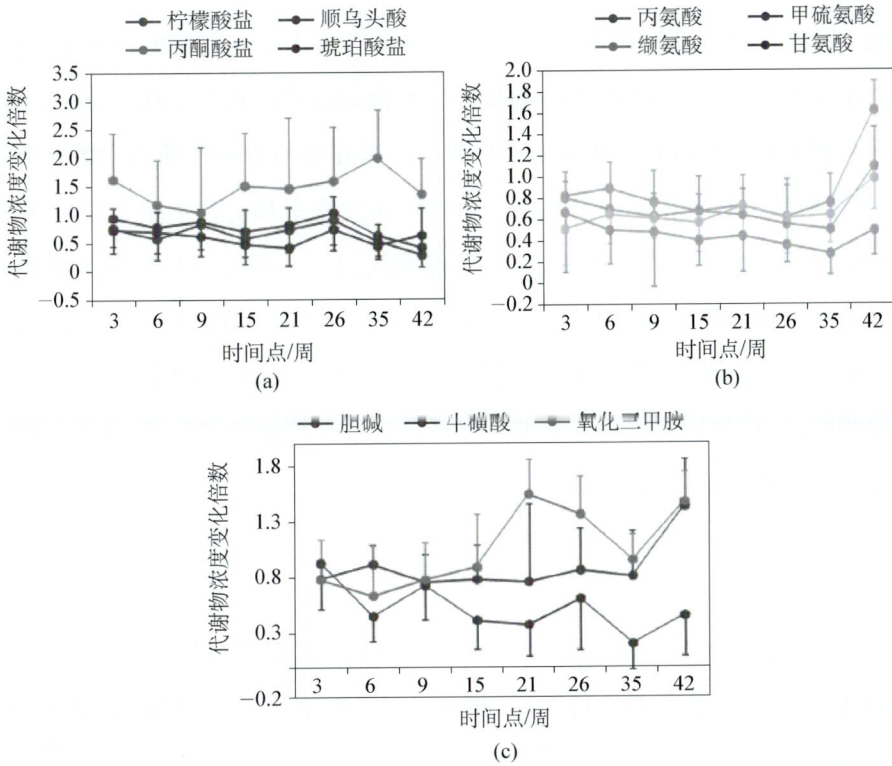

图 6-6 高脂高胆固醇动物尿液样本中不同时间点不同代谢物的浓度变化轨迹

(图片修改自参考文献[18])

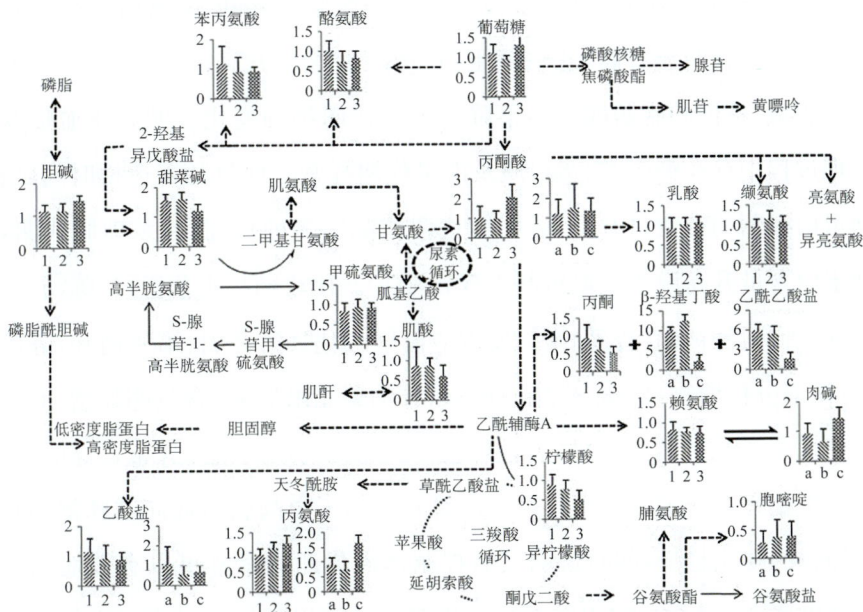

图 6-7 高脂血症动物样本中不同时间点主要的代谢物与涉及的代谢途径

1、2、3 分别表示来自 4、21、35 周的血清样本；a、b、c 分别表示来自 6、21、42 周的尿液样本(图片修改自参考文献[18])

成丙氨酸。丙氨酸经过血液循环进入肝脏,脱氨基后再次生成丙酮酸,丙酮酸经糖异生作用进而生成糖。从 0～35 周,丙酮酸盐水平升高,而到了 42 周,丙氨酸水平升高,该结果进一步提示糖代谢过程发生改变。糖代谢异常在心血管疾病患者中的普遍性已经被证明,各个阶段的血糖代谢异常均与心血管疾病发病率和病死率相关,因此尽早地识别出各个阶段的血糖异常非常重要,同时完善糖代谢异常的筛查与管理策略将有助于疾病的预防。肠道菌群被喻为人体的"微生物器官",参与、辅助宿主胆固醇代谢、氧化应激和炎症,对心血管疾病的发生、发展具有一定作用。因此,对不同阶段的差异代谢物进行检测验证,找到相应的标志物群可以准确地诊断疾病发展阶段,并进行相应的治疗,从而快速准确地防止疾病恶化。

6.2.2　高脂血症预防的代谢组学研究

采用大鼠颈动脉针控线拴法、维生素 D_3 注射结合高脂饲料喂饲法复制大鼠高脂血症模型,术后第 5 天开始给药进行干预,并分别于造模第 2、4、8 周取血,进行血脂、血液流变学、组织病理学及代谢组学检测及分析。血脂及病理学结果显示该造模方法成功建立了大鼠高脂血症模型。通过 ^{1}H-NMR 图谱及模式识别对不同时间点的血浆代谢物分析发现,与正常对照组相比较,造模 2 周模型血浆中乳酸、乙酸、丙氨酸、甘油等脂代谢重要的中间产物明显升高,乙酰糖蛋白、葡萄糖含量升高;同时胆碱、磷脂酰胆碱、甘油磷脂酰胆碱、不饱和脂肪酸含量下降。这些代谢物的变化表明高脂血症及动脉粥样硬化病理过程中存在糖脂类、蛋白质及能量代谢异常。而且随着造模时间延长,出现了乙酰糖蛋白和葡萄糖含量升高,表明脂代谢紊乱影响糖代谢,导致糖脂代谢紊乱,同时乙酰糖蛋白含量升高说明凝血机制出现异常[19]。比较药物干预组[二陈汤组、血府逐瘀汤组及阿托伐他汀钙(立普妥)组],发现造模早、中期(第 2 周、第 4 周)二陈汤的作用较明显,可使部分代谢物(胆碱、磷脂酰胆碱、甘油磷脂酰胆碱)含量明显增加,说明二陈汤不仅对脂代谢紊乱有调节作用,而且可改善胆碱类物质的代谢异常,二陈汤在高脂血症病理演变中始终有一定的干预作用。该研究说明了由高脂血症向动脉粥样硬化发展时体内代谢物的变化趋势,同时说明及时控制体内代谢物紊乱可以有效地减少其他疾病的发生和发展[19],也在一定程度上说明代谢组学可以更好地对疾病进行诊断并指导采用相应的预防措施从而降低疾病进一步发展的风险。

6.2.3　高脂血症治疗的代谢组学研究

研究发现甲硝唑对血脂正常的健康志愿者具有降血脂作用。而 Shamkhani 等[20]也在一项交叉实验中证实了甲硝唑对高血脂患者有调节血脂作用。近年来,有研究人员建议将甲硝唑作为新一代的降脂药物在临床上使用。但是迄今为止,甲硝唑的降脂机制仍不清楚。研究人员基于 GC-TOFMS 技术研究甲硝唑对高脂血症金黄地鼠整体代谢的调节作用,结果显示高脂血症组金黄地鼠的血清中多种游离脂肪酸(包括月桂酸、亚油酸、十八碳烯酸等)和胆固醇显著增多,而透明质酸、肌酐、琥珀酸等明显降低($P<0.05$)。此外,大量的氨基酸如苯丙氨酸、色氨酸、谷氨酸、苏氨酸、甲硫氨酸也发生紊乱。给予甲硝唑后,金黄地鼠体内的游离脂肪酸和胆固醇水平大多向正常水平回归,氨基酸代谢紊乱也得到了明显的改善。其中多巴胺和赖氨酸的血清浓度明显降低(与正常对照组和高脂血症组比较都有显著性差异,$P<0.05$)[21]。另外一项研究基于[1]H-NMR 技术对连续服用 4 周虫草素(140 mg/kg)和辛伐他汀(2 mg/kg)的高脂血症组金黄地鼠血浆及肝脏代谢谱进行了比较,结果显示血浆和肝脏中的甘油三酯、胆固醇、乳酸盐、乙酸盐、丙氨酸、谷氨酰胺水平升高,而胆碱类代谢物(磷酸胆碱、磷脂酰胆碱、甘油磷脂酰胆碱)、葡萄糖、糖原的水平降低。甘油三酯水平升高可引起低密度脂蛋白增高和高密度脂蛋白胆固醇减少,从而诱导疾病发生、发展。

通过给药组间的比较,发现虫草素在血浆中的脂肪调节作用较小,而在肝脏中的脂肪水平调节作用明显,说明虫草素通过影响肝脏中的脂肪水平起到保护作用。此外,一种腺苷类似物 2′,3′,5′-三乙酰-N6-(3-羟基苯胺)腺苷(WS070117)被用于高脂血症的干预,可以明显降低总胆固醇、甘油三酯、低密度脂蛋白胆固醇水平,这可以说明 WS070117 治疗高脂血症的有效性,但是生化指标不能充分地区分该药物和其他降脂剂之间的药效机制。应用[1]H-NMR 技术发现 WS070117 通过改变血清及肝脏中的脂质、脂质代谢相关分子、糖类及某些关键的氨基酸代谢水平抑制高脂血症的进一步发展,阐述了 WS070117 的可能药效机制,提示该新型物质是治疗高脂血症的候选药物[22]。

以上研究表明,不同的药物干预通过不同的代谢途径可达到相同的治疗效果,进一步说明通过研究不同干预方式的代谢谱变化可以提供更具有针对性的疾病治疗方案,达到精准治疗的目的。但是目前探讨机制和药效研究广泛,需要对特异的差异代谢物进一步筛选和验证,以提高对高脂血症的诊断和指导疾病治疗方案的选择。

6.3　动脉粥样硬化的代谢组学研究

动脉粥样硬化(atherosclerosis，AS)是指动脉血管中的脂质沉淀形成内膜粥样斑块，以动脉壁增厚、变硬和弹性减退为特征的动脉硬化性疾病。目前，西医治疗主要采用降低血脂的他汀类药物[23]、贝特类药物和烟酸类药物，另外还有抗氧化剂、抗血小板凝集药物，但有些药物容易产生耐药性及剂量依赖的肝毒性[24]。心血管疾病的预测结果[25]及动脉粥样硬化的风险性研究[26]显示，心血管疾病的致死病例中，多数伴随动脉粥样硬化或动脉局部硬化。动脉粥样硬化发病与氧化应激有关，氧化应激会损伤内皮依赖的血管功能、诱导内皮细胞凋亡、诱导内皮细胞中黏附分子表达、促进血管平滑肌细胞的增殖和迁移，导致细胞功能的失调，进一步导致代谢物水平的紊乱。氧化应激还导致脂质过氧化，所以动脉粥样硬化往往伴有脂质代谢的异常。此外，糖代谢异常也会增加心血管疾病的发病率，血糖升高会加重细胞代谢，产生大量过氧化物，激活胰岛β细胞，引起胰岛素分泌异常，导致葡萄糖代谢的恶性循环，而且糖基化产物与相应受体结合生成的黏附因子可介导单核细胞聚集于血管内皮，成为诱导动脉粥样硬化的早期关键步骤。因此，动脉粥样硬化的防治亟须通过新的技术对疾病的代谢物水平进行检测，从而对现行的预防治疗策略进行补充。代谢组学研究将为动脉粥样硬化的预防、诊断和药物作用的评价提供帮助。

6.3.1　动脉粥样硬化诊断的代谢组学研究

近年来，基因组学、蛋白质组学和代谢组学等领域的进展使临床心血管疾病诊断和风险评估的能力大大增强。虽然侵入性的冠状动脉造影仍然是诊断动脉粥样硬化的"金标准"，但代谢物筛查结合传统的风险因子评估对提高非侵入性诊断及病理分级的准确性具有潜在的重大意义[27]。Brindle 等[28]应用 ^{1}H-NMR 技术，以 36 例严重心血管疾病患者和 30 例心血管动脉粥样硬化患者的血清为研究对象，进行了代谢组学分析，探讨了确定冠状动脉疾病的诊断及其严重程度的新方法。结果显示：在 NMR 谱的脂质区域，代谢标志物对冠状动脉疾病诊断的灵敏度及专一性高于 90%，有助于疾病的辅助诊断。该模型还可以判别出疾病轻、中、重的严重程度和累及血管的数目，甚至可以细分出轻、中、重等亚型。利用高分离度快速液相色谱与四极杆-飞行时间串联质谱联用(RRLC-Q-TOFMS)技术筛选 15 名动脉粥样硬化患者与 15 名健康者之间的尿液差异代谢谱,通过构建模型,发现在正离子模式下,前 2 个主成分可以解释 86% 的变量,前 3 个主成分可以解释 95% 的变量;而在负离子模式下,前 2 个主成分可以解释 84% 的变量,前 3 个主成分可以解释 94% 的变量。筛选并鉴定出 4 种生物标志物,其中尿酸和胍基乙酸水平上调,可能与动脉粥样硬化的发病机制有关[29]。

寻找不同阶段疾病的代谢标志物,可以准确地对疾病发展进程进行诊断,并有助于采取准确的治疗措施。采用 GC-MS 技术对 10 名健康者、9 名非 ST 段抬高型急性冠状动脉综合征(NSTE-ACS)患者、10 名稳定型动脉粥样硬化患者进行血浆代谢谱检测,通过 PLS-DA 建模分析,可以准确地对 3 组进行分类诊断,其中,非 ST 段抬高型急性冠状动脉综合征患者与健康者及动脉粥样硬化患者与健康者之间的诊断错误率为 5.3% 和 0。其中非 ST 段抬高型急性冠状动脉综合征患者血浆中柠檬酸、4-羟脯氨酸、天冬氨酸及果糖水平显著降低,而乳酸盐、尿素、葡萄糖及缬氨酸水平显著升高。这为动脉粥样硬化的早期诊断提供了必要的代谢标志物,有利于防止疾病的进一步恶化[30]。联用 GC-MS 和 ¹H-NMR 技术对稳定型动脉粥样硬化患者与健康者的血浆代谢谱进行比对[31],发现了 24 种差异代谢物,其中包括葡萄糖、丙酮酸盐、长链脂肪酸等。这些研究表明,代谢组学技术可以帮助更好地了解动脉粥样硬化及其发展进程的血浆代谢物变化状态,因此这些差异代谢物可以作为生物标志物用于冠状动脉相关疾病进程的研究[32]。

该病在老年人中发病率高,所以针对年龄高的患者展开代谢谱生物标志物研究,可以有效地预测患者发病的可能性并及时采取措施进行预防。在一项老年人心血管疾病研究中[$n=67$,年龄平均值$=(85\pm3)$],研究人群患病率高达 68%。研究人员对该人群进行了代谢物分析,共找到 49 种差异代谢物,对代谢物之间的关系以及代谢物与疾病复发的相关性进行了研究,并进行了建模。随后采用 17 例患者进行验证,发现长链或者中链的酰基肉碱与疾病的发病率有关,酰基肉碱在循环代谢中的浓度变化可以反映线粒体功能失调的改变程度及疾病发展情况[33],并且可以提高相关疾病的预测准确率,对病患分类的准确率达 41%[34]。冠状动脉疾病及其相关的危险因子存在一定的代谢遗传性。研究表明,遗传变异性与冠状动脉疾病发展及治疗反应有关。一项关于日本冲绳老年人的研究表明,该地区老年人羟脯氨酸水平高,提示可能与该地区老年人冠状动脉疾病患病率较低相关,冠状动脉疾病可能有代谢遗传性[35]。另一项研究采用 LC-MS 和 GC-MS 技术对 8 个早产儿家庭的 66 种代谢物进行了分析,包括酰基肉碱类、氨基酸、游离脂肪酸等[36]。结果在所有 3 组患者中都发现了代谢物的高度遗传性，这些代谢物包括酮类、β-羟基丁酸、肉碱、氨基酸等。

这些研究显示，代谢组学技术对这类疾病可以提供准确、无创伤性、快速的诊断，还有可能用于临床疾病的筛选以及准确治疗。

6.3.2　动脉粥样硬化预防的代谢组学研究

一项临床研究发现食源性磷脂酰胆碱如胆碱、氧化三甲胺（TMAO）、甜菜碱是心血管疾病的危险因素[37]。遗传因素、环境因素及其共同作用参与促进了心血管疾病的发生和发展，其中食物中富含磷脂酰胆碱、胆碱、肉碱等营养素，而这些物质，尤其是血浆TMAO 水平升高与心血管疾病发生及心肌梗死、脑卒中、死亡等不良心血管事件发生存在一定的相关性。TMAO 可降低肝脏部分胆汁酸转运蛋白基因的表达，从而减少胆固醇清除，并干扰粥样斑块内胆固醇的逆向转运。

在载脂蛋白 E（apolipoprotein E，ApoE）基因敲除小鼠模型中，研究者发现丙氨酸/丙酮酸的比值下降，同时胆汁酸盐代谢中的 TMAO 在雌雄个体间存在差异[38]。在饮食中补充胆碱、TMAO 或者甜菜碱会引起与动脉粥样硬化相关的巨噬细胞清道夫受体水平升高，促进动脉粥样硬化的发生。血浆 TMAO 水平与膳食胆碱的摄入量、肠道菌群的活性及黄素单氧化酶的活性有关。肠道菌群失衡可通过促进胆固醇的蓄积、氧化应激、促炎性细胞因子的释放促进动脉粥样硬化的发生，但肠道中的益生菌又可降低血浆中的胆固醇水平、抑制促炎性细胞因子的表达，对心血管存在保护作用。通过对肠道菌群和基因表达的研究发现，心血管疾病的发生发展与依赖于肠道菌群代谢的食源性磷脂酰胆碱存在一定的关系。

在 LDLR$^{-/-}$ 和 ApoE 基因敲除小鼠两种模型中，均发现三羧酸循环、脂肪酸代谢及胆碱代谢途径发生明显的变化，尤其是胆碱氧化代谢途径[38]。游离脂肪酸可通过破坏内皮细胞、参与氧化应激等方式诱导动脉粥样硬化的发生发展。软脂酸是游离脂肪酸中最丰富的饱和脂肪酸，能刺激血管内皮细胞 C 反应蛋白、IL-6 释放，刺激巨噬细胞IL-6、TNF-α 的表达，促进单核细胞黏附，激活炎症反应。同时，还可以激活 TLR，刺激脂肪细胞和巨噬细胞促炎性细胞因子的释放。随后的研究还发现棕榈酸酯通过在凋亡和炎症方面的作用诱发动脉粥样硬化的发生[39]。基于这些动物模型的研究可以发现动脉粥样硬化的发生与脂肪酸代谢、胆碱代谢紊乱有很大关系，为动脉粥样硬化的演变过程研究与及时预防治疗提供了准确的科学依据。这不仅有助于人们对动脉粥样硬化的病理机制有更好的系统认识，还有助于人们发现新的生物标志物并及时采取相应的预防措施[40]。

6.3.3 动脉粥样硬化和急性冠状动脉综合征的代谢组学应用案例分析

该研究目的是为了寻找与动脉粥样硬化、急性冠状动脉综合征（ACS）以及疾病恢复相关的尿液蛋白质和代谢标志物[41]。采用两种生物样本：一种为动脉粥样硬化兔子模型尿样（正常组和模型组），一种为 ACS 患者尿样（健康组、ACS 住院患者、ACS 出院患者）。动物模型尿样代谢谱经过 NMR 技术检测，并用二维 NMR 进行定性分析，而临床尿样代谢谱采用 LC-MS-MS 的选择反应监测（SRM）模式进行分析。其中临床样本检测出 37 种潜在差异代谢物，有 19 种在动脉粥样硬化动物模型中被验证（见表 6-1）。在 ACS 患者（ACSt0）和恢复患者（ACSt1）的尿样中，丙氨酸、阿拉伯醇的水平明显升高，而鲨肌醇水平降低，这些变化与在动物模型中的变化一致。腐胺、环己醇、对苯醌、亚精胺、N-乙酰神经氨糖酸、β-羟基丁酸在 ACSt0 期水平升高，但是腐胺、环己醇在 ACSt1 期明显趋向正常水平，而甲酰乙内脲、2-羟基苯乙酸在 ACSt0 期水平明显降低，在 ACSt1 期水平升高（见图 6-8）。将临床 ACS 患者尿样差异代谢物和动脉粥样硬化动

表 6-1　动脉粥样硬化模型中选择反应监测模式确定的差异代谢物

化合物	模型组/对照组	P	化合物	模型组/对照组	P
甲酰乙内脲	↑	*	L-丝氨酸	↓	***
6-磷酸葡糖酸	↓	***	对苯醌	↓	***
甜菜碱	↑	****	哌啶酸	↓	****
环己醇	↓	*	腐胺	↓	*
二甲基甘氨酸	↑	***	邻苯二酚	↓	****
甘氨酸	↑	*	鲨肌醇	↓	****
亚牛磺酸	↓	****	亚精胺	↓	*
L-丙氨酸	↑	**	牛磺酸	↓	
L-阿糖醇	↑		酪胺	↓	***
L-赖氨酸	↓	**			

* 为 $P < 0.05$，** 为 $P < 0.01$，*** 为 $P < 0.001$，**** 为 $P < 0.000\,1$

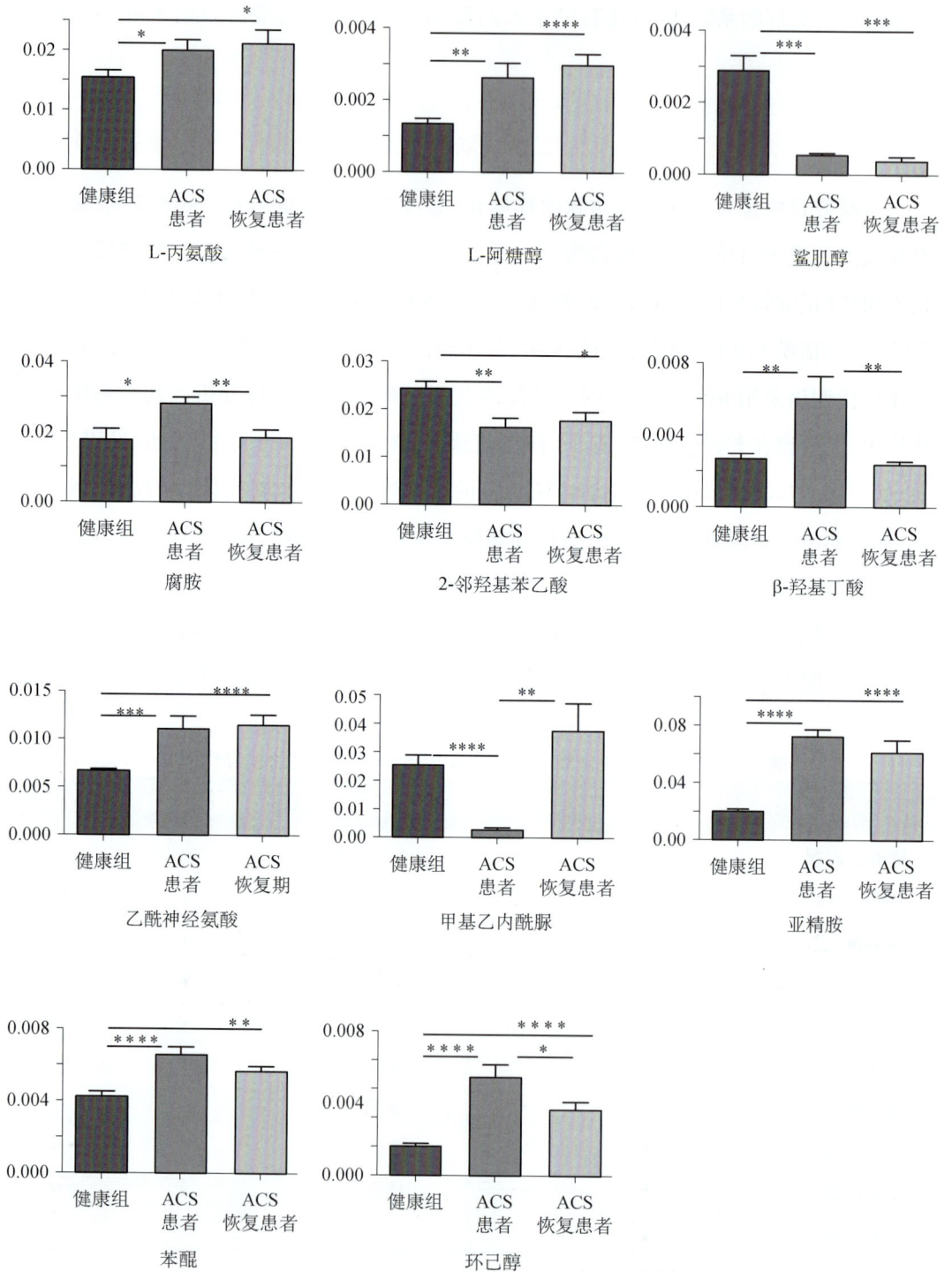

图 6-8　差异代谢物在 ACS 患者研究不同组尿液中的差异分析

(图片修改自参考文献[41])

物模型发病进展中的不同代谢物进行整合,通过 KEGG 数据分析发现,其主要涉及精氨酸和脯氨酸代谢、谷胱甘肽代谢等代谢途径。腐胺和亚精胺的代谢水平显著升高,它们都是鸟氨酸的代谢物,同时它们又都是多胺的重要组成部分,而多胺被认为是肿瘤的标志物,所以这两种代谢物与 ACS 的发病发展具有一定的关系。代谢途径分析中精氨酸代谢异常。一氧化氮合酶(NOS)是一氧化氮合成过程中的关键酶,也是利用精氨酸作为催化底物的酶,但不是唯一催化精氨酸反应的酶。精氨酸酶作为尿素循环中的关键酶,也能催化精氨酸使其生成鸟氨酸和尿素,在机体氮代谢中发挥重要的作用。精氨酸酶可通过竞争 NOS 共同的催化底物精氨酸,抑制 NOS 的功能,导致 NO 合成减少,从而影响内皮细胞的功能。内皮细胞的功能改变是动脉粥样硬化发生的因素,其功能的降低会引起正常的抗凝、抗细胞黏附和抗氧化能力减弱,从而诱导脂蛋白在病变部位氧化和损害血管壁。该研究还进行了相关蛋白的研究,结合各部分研究结果寻找 ACS 恢复的代谢生物标志物,不仅为诊断治疗提供明确的指标,并且有利于疾病机制的挖掘(见图 6-9)。

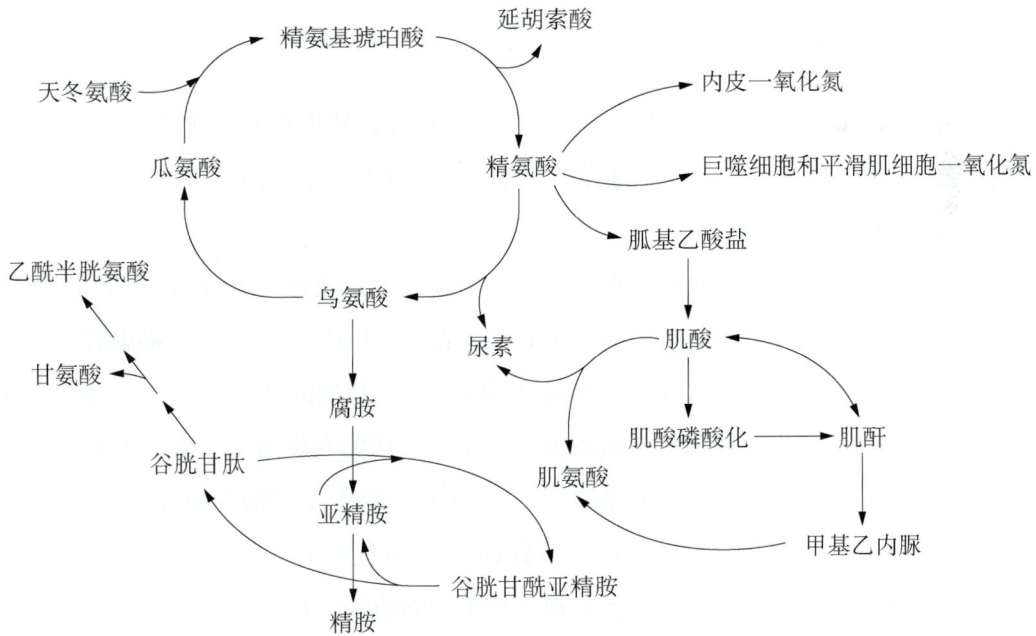

图 6-9　动脉粥样硬化动物模型和急性冠状动脉综合征患者尿液差异代谢物涉及代谢途径

(图片修改自参考文献[41])

6.4　心力衰竭的代谢组学研究

心力衰竭(heart failure，HF)是一种复杂的临床综合征，是各种病因导致的心血管疾病的严重阶段。其患病率高，病死率大。据统计，人群中心力衰竭的患病率为 $1.5\%\sim2.0\%$，65 岁以上可达 $6\%\sim10\%$，全世界心力衰竭患者约为 2 250 万，5 年病死率约为 50%，10 年上升至 90%。2004 年，Van Bilsen 等提出了衰竭心肌的代谢重构概念，即发生心力衰竭时，不但心肌结构发生改变，心肌细胞中葡萄糖、脂肪酸、乳酸等物质代谢也发生紊乱，并导致心脏功能异常的现象，指出心脏代谢重构可能是慢性心力衰竭发生发展的重要机制之一[42]。虽然近几年的基础研究或者临床观察对心力衰竭有了新的认识，但是其中关键问题——如何检测和评价心脏能量代谢是否改变以及改变的程度仍然是一个巨大的挑战。心肌代谢紊乱，内源性代谢物质在比例、浓度及代谢通量等方面的失调都会在血液、尿液等样本中得到反映。因此，利用代谢组学方法研究代谢谱随时间的变化，有助于提供心力衰竭过程中整体功能的完整信息。

6.4.1　不同类型心力衰竭的代谢组学研究

心力衰竭发病后，根据相应指标和并发症等又可分为缺血性心力衰竭、舒张性心力衰竭、充血性心力衰竭等。利用代谢组学技术可针对不同的疾病类型筛选各自的差异代谢物，进行辅助诊断和治疗。

Kang 等[43]利用 ^{1}H-NMR 对缺血性心力衰竭患者的尿液进行了分析，其中 15 例缺血性心力衰竭患者与 20 例健康者的尿液代谢谱比对结果显示：在心力衰竭患者中乙酸盐、丙酮、甲基丙二酸、胞嘧啶、苯乙尿酸水平升高，而甲基烟酰胺水平下降。这些差异代谢物提示心力衰竭患者体内的三羧酸循环和脂肪酸代谢发生紊乱。利用充血性心力衰竭动物模型对心肌组织进行代谢谱检测，在代谢物分析中发现葡萄糖、丙氨酸、ADP/ATP 以及 α-酮异戊酸的含量上升，提示糖代谢、α-酮酸代谢的改变[44]。脂肪酸和葡萄糖是心肌能量代谢的底物，正常成年人心肌细胞中的脂肪酸氧化为心肌提供 $60\%\sim90\%$ 的能量，葡萄糖氧化为心肌提供 $10\%\sim40\%$ 的能量。这些代谢组学研究结果提示，在心力衰竭的状态下，心肌能量代谢底物将发生变化，心肌葡萄糖氧化代谢相对增强，而脂肪酸氧化代谢比例也相应发生改变。其本质可能为参与脂肪酸氧化的酶系表达水平与葡萄糖氧化酶系表达水平之间发生了转化。

　　按照左室射血分数(LVEF)值又可将心力衰竭患者分为不同的组别。心力衰竭患者按 LVEF 值大小可分为 2 个亚组：LVEF≤40％组和 40％＜LVEF＜50％组[45]。采用 NMR 技术对血清代谢谱进行检测，经过分析发现 8 种与心肌能量消耗(MEE)相关的血清差异代谢物，其中丙酮、β-羟基丁酸、琥珀酸与 MEE 呈正相关，谷氨酰胺、缬氨酸、丙氨酸、甲硫氨酸与 MEE 呈负相关，而肌酸在中度 MEE 时升高，高 MEE 时反而减少。其中 β-羟基丁酸、丙氨酸等代谢物在另一项研究中被验证[46]。脑钠肽(brain natriuretic peptide，BNP)是利钠肽家族成员，是由一对二硫键连接的包含 17 个氨基酸的环状结构，但氨基端和羧基端结构不同，因此具有不同的生理功能。近年来的研究表明，脑钠肽可作为心血管疾病诊断、治疗和预后评估的理想指标。采用 GC-MS 技术进行代谢组学研究发现，LVEF≤40％组患者血清 α-酮戊二酸的浓度明显高于 LVEF 正常者，且与脑钠肽有良好的相关性，因此 α-酮戊二酸有望成为心力衰竭新的血清生物标志物[47]。

　　除了 1H-NMR 技术，其他代谢组学技术也应用到心力衰竭疾病的诊断中，用于寻找新的生物标志物。Zheng 等[48]应用 GC-MS 和 LC-MS 技术对 204 种血清代谢物进行检测，并评估了它们与心力衰竭之间的相关性。其中 16 种代谢物与疾病有关，然而只有 6 种代谢物被定性，其中 4 种涉及氨基酸代谢，另外两种分别为二肽化合物和糖醇。采用 LC-MS-MS 技术对血浆代谢谱进行检测，发现 19 种代谢物与心力衰竭相关，其生物学特性包括细胞外基质重塑、炎症、胰岛素抵抗、肾脏功能障碍及对缺血性损伤的心肌保护[49]。利用 GC-MS 和 LC-MS 联用技术，Steffens 等[50]对患有抑郁症的心力衰竭患者和没有患抑郁症的心力衰竭患者进行了血样代谢谱比对，发现几种氨基酸水平在两组中存在显著差异。氨基酸不仅是酶的重要底物，也是重要的调节物，在许多物质代谢途径中起重要作用。任何一种氨基酸的缺失都会影响免疫系统和其他器官功能的正常发挥。例如，苯丙氨酸是一种体内儿茶酚胺类神经递质的前体物质；缬氨酸、亮氨酸、异亮氨酸属于支链氨基酸，支链氨基酸在心肌应激时加速分解以提供能量，促进心肌蛋白质合成，抑制蛋白质降解，从而减轻心肌的应激损伤程度。游离脂肪酸为心肌的能量底物，与心力衰竭患者心肌能量代谢的改变密切相关。经过分析发现，患有抑郁症的心力衰竭患者酮体水平降低，二羧酸水平升高，该发现提示该组患者中存在脂肪酸 β 氧化水平的降低和 ω-氧化水平的升高。该研究为患有抑郁症心力衰竭患者的诊断提供了客观指标。

利用不同技术对不同类型心力衰竭进行研究,将会更全面地探讨心力衰竭共同的物质基础,同时也会筛选出各种类型心力衰竭的特有差异代谢物,从而为其预防及治疗提供更加准确的指导。

6.4.2　心力衰竭诊断的代谢组学研究

在疾病的早期诊断中,有一些标志物可作为诊断指标,如脑钠肽。同时,脑钠肽也可作为没有明显症状的心血管疾病的预后评价指标。作为心脏分泌的循环激素,脑钠肽具有利尿、利钠、降血压和松弛平滑肌的功能,可通过对肾脏和全身血管的作用参与体内水盐代谢的调节。在代谢组学的应用研究中,发现将几种代谢物作为指标或许比单纯采用脑钠肽作为指标更有利于疾病的诊断。

研究者分两个阶段(筛选阶段和验证阶段)对心力衰竭患者的血浆代谢谱进行了LC-MS检测。根据美国心脏协会/美国心脏病学会(AHA/ACC)心力衰竭分类标准,纳入了515例参与者(114例健康者和401例心力衰竭患者),其中筛选阶段共234例(51例健康者,43例心力衰竭 A 期患者,67例心力衰竭 B 期患者,73例心力衰竭 C 期患者),验证阶段包括218例心力衰竭 C 期患者和63例健康志愿者。筛选阶段采用非靶向分析方法发现一些氨基酸和磷脂在健康者和心力衰竭 C 期患者之间区别明显。采用这些代谢物对样本进行分析,OPLS-DA 得分图表明这些代谢物可以很好地将两组区分开,如图 6-10(a)所示。随后,研究者按年龄相匹配的原则选择样本并进行分析,结果显示两组之间的差异与年龄无关,如图 6-10(b)所示。同时,利用筛选出的第一主成分(tPS[1])对心力衰竭 A 期和 B 期的患者进行分析,得分图显示利用 AHA/ACC 标准分类的心力衰竭 B 期患者存在较大的异质性,如图 6-10(c)和(d)所示。分别以第一主成分和脑钠肽同时对心力衰竭 C 期患者和健康者进行接受者操作特征(ROC)曲线分析,曲线下面积(AUC)均为 0.99~1.0。值得注意的是,组氨酸、苯丙氨酸、亚精胺、磷脂酰胆碱(C34：4)4 种代谢物的组合可以将 AUC 提高至 0.99。研究人员还用 4 种代谢物组合(tPS[2])进行了 OPLS-DA 分析,结果显示 4 种代谢物组合比单独进行 ROC 曲线分析结果好,如图 6-10(e)和(f)所示[51]。

对血浆差异代谢物分析发现,心力衰竭 C 期患者精氨酸代谢途径中的几种代谢物(谷氨酰胺、瓜氨酸)水平降低,谷氨酸、鸟氨酸、亚精胺的水平却升高。此外,尽管心力

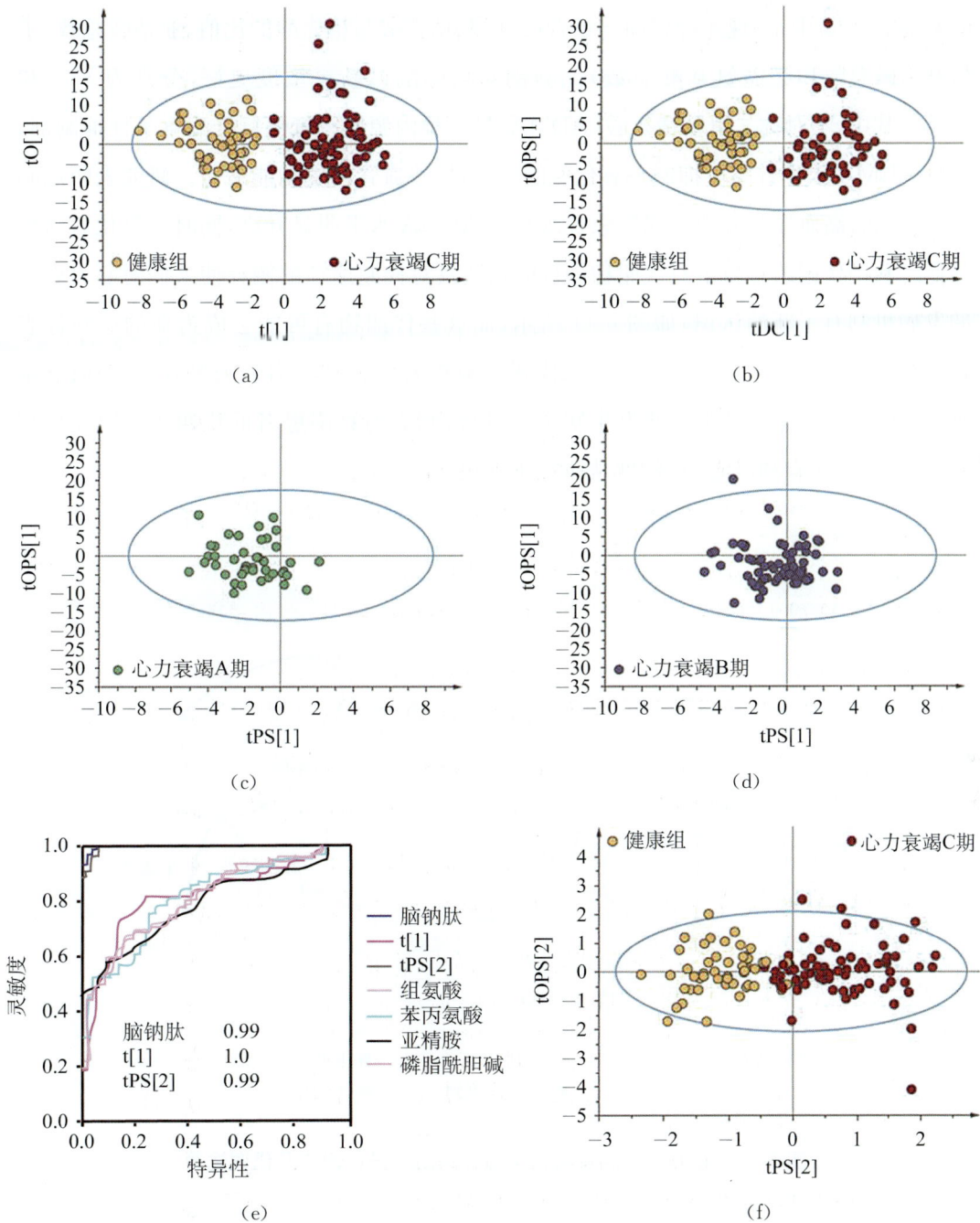

图 6-10 利用 LC-MS 技术对心力衰竭患者血浆代谢谱的分析结果

(a)心力衰竭 C 期患者和健康者的 OPLS-DA 得分图；(b)年龄匹配的 OPLS-DA 得分图；(c)、(d)采用 tPS[1]分别对心力衰竭 A 期、B 期患者进行 OPLS-DA 分析的得分图；(e)利用脑钠肽、tPS[1]和 tPS[2]进行 *ROC* 曲线分析；(f)利用 tPS[2]（主要的 4 种代谢物）对心力衰竭 C 期患者和健康者进行 OPLS-DA 分析的得分图(图片修改自参考文献[51])

衰竭 C 期患者的磷脂水平下降,但是芳香族氨基酸(酪氨酸、苯丙氨酸)代谢上调。在 *ROC* 曲线分析中,发现 4 种代谢物组合(二甲基精氨酸与精氨酸的比值、亚精胺总数、丁酰基肉碱总数和必需氨基酸总数)比脑钠肽指标的诊断灵敏度更好,分别为 85% 和 74%。其中,不对称二甲基精氨酸(ADMA)是一种内源性一氧化氮合酶竞争性抑制剂,血浆 ADMA 水平升高可抑制一氧化氮的合成,导致血管内皮功能障碍。研究表明冠心病、糖尿病、高血压及心力衰竭等患者血浆中 ADMA 水平明显升高,同时一氧化氮活性降低。利用代谢组学技术对代谢物进行的筛选及对代谢途径的阐释使人们对心力衰竭的发病机制有了新的认识,如图 6-11 所示,而这些代谢物有可能会成为新的诊断标志物。越来越多的研究显示心力衰竭与代谢失衡有关[51]。在心力衰竭患者中,心肌能量利用从脂肪酸代谢向糖类代谢发生转变,所以检测心力衰竭患者的代谢谱可以发现相关标志物,从而有利于心力衰竭疾病的诊断和治疗[52]。

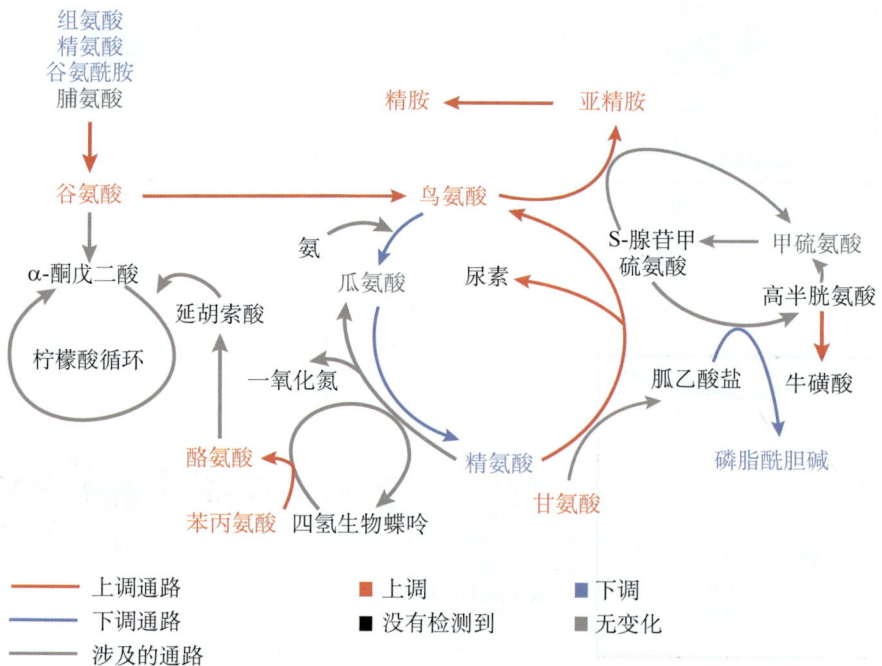

图 6-11　心力衰竭患者与健康组之间的差异代谢物及代谢途径

(图片修改自参考文献[51])

此外,急性心力衰竭患者的病死率一直很高,特别是住院的第 1 天。因此,新的预测指标将会为及时优化治疗方案提供依据,从而降低患者的病死率。Desmoulin 等[53]采用 ¹H-NMR 技术对 126 例住院病例进行了血浆代谢谱检测,对发现的差异代谢物又采用 74 例样本进行了验证。研究结果提示:体内呈现高水平乳酸盐和低浓度总胆固醇的患者死亡概率更高。通过 ROC 曲线分析发现,乳酸盐、胆固醇的浓度及两者的比值可以更好地预测 30 天内的生存率,其中两者比值的预测准确度达到 82%,如图 6-12 所示。在生存分析中,乳酸盐与总胆固醇的浓度比值≥0.4 的患者病死率较高,其灵敏度和特异性分别为 82% 和 64%,如图 6-13 所示。随后,采用 74 例患者样本对该指标进行验证,结果证实该比值可以作为客观有效的评价短期生存率的指标,对治疗方法选择具有参考价值。

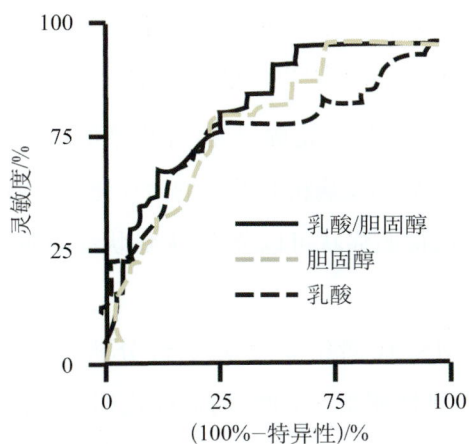

图 6-12 不同代谢标志物的 ROC 曲线分析

乳酸/胆固醇,乳酸与总胆固醇的浓度比值(图片修改自参考文献[53])

图 6-13 利用乳酸盐与总胆固醇的浓度比值在样本中进行的生存分析

乳酸/胆固醇,乳酸盐与总胆固醇的浓度比值(图片修改自参考文献[53])

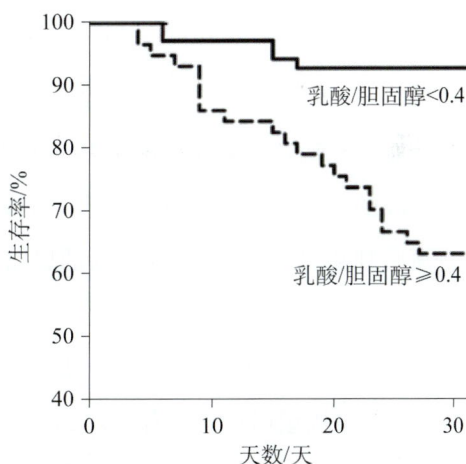

目前,心力衰竭多根据患者的症状和体征进行综合诊断,超声心动图是诊断心力衰竭最常用的一种无创性检查技术,但由于一些条件的限制,对部分患者仍不能及时做出诊断。因此,临床上需要特异性和灵敏度高的实验室分析指标,增加心力衰竭诊断的准确率,减少误诊率,尤其是对于轻度和重度心力衰竭患者进行区分,为心力衰竭的合理治疗赢取时间。

6.5 冠心病的代谢组学研究

冠状动脉粥样硬化性心脏病(coronary atherosclerotic heart disease,CHD),简称

冠心病,是导致心血管疾病高病死率的最重要因素。据 WHO 统计,仅 2008 年由冠心病导致的死亡人数就占心血管疾病总死亡人数的 42.2%。因此,冠心病的预防和治疗是降低心血管疾病发病率和病死率的重要手段和途径。在我国,随着生活水平的提高及生活方式的改变,冠心病患者已超过千万人,并且每年将以 20% 的速度增加;每年死于各种冠心病的人数已经超过 100 万,并且冠心病的发病年龄也越来越低,35～55 岁男性的冠心病病死率增加最迅速。冠心病的诊断也越来越受到人们的重视。更早期、更准确的诊断,以及更及时、更正确的治疗,对改善预后、降低冠心病病死率具有重要意义。

6.5.1 冠心病诊断的代谢组学研究

针对冠心病这一复杂疾病的特定患者群进行血清代谢轮廓研究,寻找该疾病不同病程阶段的特征代谢物及代谢途径,可以探索冠心病的发病机制及新的治疗靶点,为该病的预后判断、诊断及治疗提供新的思路。冠心病按照症状可以分为:无症状性心肌缺血、心绞痛、缺血性心肌病、心肌梗死和猝死。

采用超高效液相色谱-质谱联用(UPLC-MS)代谢组学研究平台分析健康组(28 例)、无斑块组(17 例)、有斑块组(27 例)、心肌梗死组(31 例)的血样代谢谱,经过 PCA 及 OPLS-DA,筛选并鉴定出对急性心肌梗死具有诊断效能的 3 种代谢物:L-苏氨酸、3-甲基-2-丁烯-1-硫醇和 4-羟基-6-酮基二十二烷。通过各组之间的统计分析,发现 L-苏氨酸、3-甲基-2-丁烯-1-硫醇、N-乙酰-白三烯和 4-羟基-6-酮基二十二烷 4 种物质在不同组别的水平不同可能成为急性心肌梗死治疗的新靶点[54]。白三烯是作用较强的促炎性细胞因子,而 5-脂氧合酶激活蛋白(5-lipoxygenase activating protein,ALOX5AP)则是白三烯合成的关键调控因素。对心肌梗死患者进行基因筛选,确认 *ALOX5AP* 基因可能与心肌梗死和脑卒中有关。*ALOX5AP* 突变增加了动脉血管壁白三烯的产生和炎症介质的分泌,从而引发血管炎症和动脉粥样硬化的形成,导致管壁狭窄、损坏和破裂。代谢组学的研究不仅佐证了其他技术的研究结果,也提示其可作为一种新的手段进行疾病监测。

基于 GC-MS 技术对 40 例健康对照者和 94 例冠心病患者的血浆进行检测。结合直观推导式演进特征投影法(HELP)等化学计量学多元分辨技术对重叠色谱峰进行分辨和解析,对其中的 46 种内源性代谢物进行了定性定量分析,其预测准确率及敏感度分别为 98.51％和 97.87％,最终筛选出的 4 种差异代谢物(甘氨酸、丝氨酸、亮氨酸、尿素)可以很好地区分冠心病患者和健康者,预测准确率及灵敏度达到 99.25％和 98.94％。本研究又对不同严重程度的冠心病患者进行了生物标志物的筛选,发现 4 个权重值较大的可能潜在标志物:乳酸、缬氨酸、甲基丙二酸和甘油磷酸酯[55]。Lin 等[56]对 14 例无症状性心肌缺血患者和 25 例健康对照者的血浆进行了 LC-TOFMS 的检测。通过分析发现 4 种血浆磷脂浓度的变化与无症状性心肌缺血的发生有关,同时血浆磷脂的变化在无症状性心肌缺血出现酶变化之前出现,所以有可能作为诊断指标为诊断无症状性心肌缺血提供一定的参考。此外,运用 ^{1}H-NMR 技术对心绞痛型冠心病患者和健康对照者的血清内源性代谢物进行测定,比较两组的代谢谱发现,冠心病组的乳酸、丙氨酸、谷氨酸盐、葡萄糖、脂质、低密度脂蛋白/极低密度脂蛋白含量明显高于健康对照组,而甜菜碱、牛磺酸、磷酸胆碱的含量低于健康对照组,说明冠心病组与能量代谢、脂代谢、糖代谢紊乱关系密切[57]。而对不同的人群患者进行 NMR 检测发现[58],苯丙氨酸、单不饱和脂肪酸、多不饱和脂肪酸的水平变化可以作为生物标志物预测冠心病的发生。游离脂肪酸是生物膜的组成成分,细胞膜是细胞损害的最敏感部位。细胞膜上的磷脂成分决定了膜的流动性,细胞膜磷脂结合不饱和脂肪酸和胆固醇能使其流动性增加,相反结合饱和脂肪酸则能降低其流动性。棕榈酸、肉豆蔻酸、月桂酸有升高胆固醇的作用,可能与抑制低密度脂蛋白受体的活性有关。单不饱和脂肪酸对心血管疾病作用的机制主要是对血脂代谢、血凝功能以及内皮细胞功能的影响。同时,反式脂肪酸可以改变人体的血脂组成,干扰正常的脂质代谢,刺激炎症反应,诱导内皮细胞损伤和凋亡。通过大量的代谢组学研究,可以筛选不同种类的差异代谢物并初步解释其生物学意义,这为冠心病的早期诊断、预测和发病机制研究提供了有用的参考信息。

6.5.2 冠心病治疗的代谢组学研究

目前,用于冠心病治疗的单靶标药物可以分为五大类,包括扩张冠状动脉药物如硝酸酯类药物,降血脂药物如他汀类药物,抗高血压药物如 β 受体阻滞剂、钙离子受体拮抗剂、血管紧张素受体拮抗剂和血管紧张素转换酶抑制剂,抗血小板药物如阿司匹林以及溶栓药物如尿激酶。但近年来传统中医药在冠心病治疗中发挥着十分重要的作用，虽然在临床应用广泛且疗效显著，但其药效物质及作用机制还不完全清楚，导致其在国际推广中发展缓慢。

汪晋等[59]运用 GC-MS 代谢组学方法研究了结扎冠状动脉致大鼠心肌缺血和给药后大鼠血清代谢物的变化。结果表明，冠状动脉结扎后，心肌细胞缺氧受损，丙酮酸转化为乳酸的代谢水平增强，赖氨酸和缬氨酸含量升高。由于赖氨酸和缬氨酸属于生糖氨基酸，可代谢转变为琥珀酸或草酰乙酸进入三羧酸循环，两者含量升高说明糖异生受限制。此外，苹果酸和柠檬酸含量降低，表明三羧酸循环受阻，进而导致线粒体及内质网等细胞器功能紊乱。给予三七总皂苷后，大鼠的疾病状态缓解。通过对不同组大鼠血清代谢物进行比较，筛选出 10 种潜在的代谢标志物，阐释了三七总皂苷通过维持线粒体正常功能、减轻代谢紊乱发挥治疗作用，是治疗心肌缺血的物质基础。此外，Jiang 等[60]利用 ^{1}H-NMR 对人参皂苷、五味子素、麦冬皂苷 D 及其组合对急性心肌梗死大鼠模型进行疗效及机制探讨。研究发现联合治疗组疗效明显好于单独治疗组。通过差异代谢物及代谢途径分析发现，联合治疗组中乳酸盐水平明显降低，该结果提示联合治疗组通过降低乳酸盐水平提高心肌代谢能力。Li 等[61]运用 ^{1}H-NMR 技术研究薤白治疗急性心肌缺血大鼠的效果和作用机制，研究结果显示中药薤白可显著改善缺血造成的心肌损伤，其作用机制主要通过 3 个方面实现：抑制脂肪酸氧化，即通过降低乙酸乙酯与 β-羟基丁酸比值改变能量代谢；上调体内组氨酸、精氨酸及二甲基甘氨酸水平，促进支链氨基酸（BCAA）代谢，保护损伤心肌；降低活性氧自由基水平。Xiang 等[62]利用 LC-Q-TOFMS 的代谢组学技术比较了麝香保心丸和其他制剂（辛伐他汀、阿替洛尔、雷米普利、氢氯噻嗪、阿司匹林）对心肌梗死治疗干预的作用机制。相比西药制剂，麝香保心丸能显示出更好的治疗效果。研究结果显示，麝香保心丸不仅具有一定的抗氧化损伤作用（dUMP、马尿酸、高胱氨酸、5-甲基胞嘧啶、1-棕榈酰-2-戊二酰磷脂酰胆碱）、抗炎作用（前列腺素 E₂、白三烯 A4 甲酯），而且还能调节能量代谢（5-氨基咪唑核苷酸、次黄嘌呤、尿囊素、乳酸和 3-甲基黄嘌呤）。

随着代谢组学的应用，越来越多的中药药效物质基础和药效机制被揭示。基于不同代谢组学技术研究应用不同中药治疗心肌梗死型冠心病作用机制的国内外相关报道如表 6-2 所示。

表 6-2 基于不同代谢组学技术对不同中药治疗心肌梗死型冠心病作用机制的研究

研究内容	样品类型	分析技术	作用途径
血竭治疗心肌缺血[63]	血浆	UPLC-TOFMS	干扰血管平滑肌收缩,调节鞘脂类代谢、苯丙氨酸代谢和支链氨基酸代谢等
麦冬治疗心肌梗死[64]	血清	GC-MS	下调乳酸、琥珀酸、硬脂酸、L-苏氨酸、L-脯氨酸、氨基丙二酸等 23 种内源性代谢物水平,涉及糖酵解、三羧酸循环、脂肪酸的 β 氧化、氨基酸代谢和尿素循环
双龙方治疗心肌梗死[65]	尿液	UPLC TOFMS	干扰三羧酸循环(上调柠檬酸、草酰琥珀酸水平)、氨基酸代谢(上调 N-乙酰-DL-色氨酸、N-乙酰谷氨酸水平)和戊糖磷酸途径(下调葡萄糖 6 磷酸、D-葡萄糖醛酸-1-磷酸盐水平),增加 ATP 生成,减少乳酸堆积等,从而减少心肌损伤
麝香保心丸治疗心肌梗死[66]	尿液、血清	LC-Q-TOFMS	尿液代谢组学研究结果显示有 16 种差异代谢物,其中 8 个差异代谢物与能量代谢途径有关;血清代谢组学研究结果显示肾上腺酮、醛固酮、皮质醇、肾上腺素水平降低,它们通过抑制类固醇激素的生物合成途径减少与肥厚相关代谢物的生成

6.6 小结

精准医学的优势在于有助于准确诊断和个体化治疗,从而实现因人而异、因病施治。为了达到这个目标,需要不仅根据症状和体征对疾病进行传统分类,还要根据疾病的分子基础对疾病进行重新"分类",并在分子层面上"对症用药",找到最适合的药物或治疗手段。其本质就是运用系统的前沿技术,对大样本人群与特定疾病类型进行生物标志物的分析与鉴定、验证与应用,从而精确找到疾病的原因和治疗的靶点,并对一种疾病的不同状态和过程进行精确亚分类,最终实现对于疾病和特定患者进行个性化精准治疗的目的,提高疾病诊治与预防的效益。

近年来,研究已经发现对代谢综合征的有效干预有助于降低心血管事件的发生率以及代谢综合征本身的致死率和致残率。在充分了解疾病临床表现及发病机制的基础上,可通过对饮食、作息、运动进行调整及药物治疗达到干预目的,其中代谢物(生物大分子的前体及降解产物)在生物体系中起着至关重要的作用。由于心血管疾病本身的复杂性,应用基因组学和蛋白质组学技术对疾病的变异基因、表达蛋白进行筛选,有助于从源头阐释疾病的机制。但心血管疾病导致机体的生理过程发生改变(病理变化),

最终使得机体的代谢物也产生相应的变化,因此通过代谢物变化可以对潜在的生化反应进行有效的监测,表明基因和功能之间的关系,反映机体系统的生理和病理状态。因此,对这些由疾病引起的代谢物变化进行代谢组学检测及定量分析,发现代谢途径的调节机制和关键调节点,有助于对疾病机制进行阐释,并且同时结合传统的风险因子评估对提高心血管疾病预测的准确性及治疗具有潜在的重大意义。值得注意的是,代谢物在尿液、血清等生物样本中化学性质较稳定,具备优良的标志物特性,可以采用多种技术对大样本量的疾病代谢谱进行系统检测。同时,因为心血管疾病是一个多因素参与的复杂病理过程,所以生物标志物也应该是多层次、多水平的,应用代谢组学技术对同一疾病的不同类型或者疾病的不同阶段进行代谢物检测,寻找各自的生物标志物,对疾病的进一步分类,以及为患者提供更具针对性和有效性的防疗措施具有重要意义。

毋庸置疑,精准医学计划将带来一场医学界变革,将改变临床实践。心血管疾病的诊断和治疗将会取得突破性进展,而代谢组学也将在该计划中彰显其巨大的推动作用。随着代谢组学技术的不断发展、相应分析软件及系统生物学技术的不断成熟,生物标志物群的发现和确认成为可能。充分发现和验证心血管疾病不同类型和不同阶段的生物标志物群有助于提高心脑血管疾病风险的预测能力,建立简便、准确、安全、可靠的诊断方法,从而提高治疗方法和药物的有效性和特异性。

参考文献

[1] Wikoff W R, Gangoiti J A, Barshop B A, et al. Metabolomics identifies perturbations in human disorders of propionate metabolism [J]. Clin Chem, 2007,53(12): 2169-2176.

[2] Lewis G D. The emerging role of metabolomics in the development of biomarkers for pulmonary hypertension and other cardiovascular diseases (2013 Grover Conference series) [J]. Pulm Circ, 2014,4(3): 417-423.

[3] Bernini P, Bertini I, Luchinat C, et al. The cardiovascular risk of healthy individuals studied by NMR metabonomics of plasma samples [J]. J Proteome Res, 2011,10(11): 4983-4992.

[4] O'shaughnessy K M. The genetics of essential hypertension [J]. Brit J Clin Pharmaco, 2001,51 (1): 5-11.

[5] Afridi I, Canny J, Yao C H, et al. 2003 World Health Organization (WHO)/International Society of Hypertension (ISH) statement on management of hypertension [J]. J Hypertens, 2003,21(11): 1983-1992.

[6] 吴兆苏,霍勇,王文,等. 中国高血压患者教育指南[J]. 慢性病学杂志,2014,15(1): 1-30.

[7] Danaei G, Finucane M M, Lin J K, et al. National, regional, and global trends in systolic blood pressure since 1980: systematic analysis of health examination surveys and epidemiological studies with 786 country-years and 5.4 million participants [J]. Lancet, 2011, 377(9765):

568-577.

[8] Holmes E, Loo R L, Stamler J, et al. Human metabolic phenotype diversity and its association with diet and blood pressure [J]. Nature, 2008,453(7193): 396-400.

[9] Brindle J T, Nicholson J K, Schofield P M, et al. Application of chemometrics to H-1 NMR spectroscopic data to investigate a relationship between human serum metabolic profiles and hypertension [J]. Analyst, 2003,128(1): 32-36.

[10] Lu Y, Hao H, Wang G, et al. Metabolomics approach to the biochemical differentiation of Traditional Chinese Medicine syndrome types of hypertension [J]. Chin J Clin Pharmacol Ther, 2007,12(10): 1144-1150.

[11] Fagot-Campagna A, Balkau B, Simon D, et al. High free fatty acid concentration: an independent risk factor for hypertension in the Paris Prospective Study [J]. Int J Epidemiol, 1998,27(5): 808-813.

[12] Liu Y, Chen T, Qiu Y, et al. An ultrasonication-assisted extraction and derivatization protocol for GC/TOFMS-based metabolite profiling [J]. Anal Bioanal Chem, 2011,400(5): 1405-1417.

[13] Litwin M, Michałkiewicz J, Gackowska L. Primary hypertension in children and adolescents is an immuno-metabolic disease with hemodynamic consequences [J]. Curr Hypertens Rep, 2013, 15(4): 331-339.

[14] Wang L, Hou E T, Wang L J, et al. Reconstruction and analysis of correlation networks based on GC-MS metabolomics data for young hypertensive men [J]. Anal Chim Acta, 2015, 854: 95-105.

[15] Wikoff W R, Frye R F, Zhu H, et al. Pharmacometabolomics reveals racial differences in response to atenolol treatment [J]. PLoS One, 2013,8(3): e57639.

[16] Altmaier E, Fobo G, Heier M, et al. Metabolomics approach reveals effects of antihypertensives and lipid-lowering drugs on the human metabolism [J]. Eur J Epidemiol, 2014,29(5): 325-336.

[17] 薛琪, 聂晓莉, 罗仁, 等. 基于 OPLS-DA 的高脂血症血浆 1H-NMR 研究[J]. 实用医学杂志, 2010, 26(21): 3874-3877.

[18] Jiang C Y, Yang K M, Yang L, et al. A (1)H NMR-based metabonomic investigation of time-related metabolic trajectories of the plasma, urine and liver extracts of hyperlipidemic hamsters [J]. PLoS One, 2013,8(6): e66786.

[19] 张蕾, 张琪, 游云, 等. 基于代谢组学技术探讨高脂血症及动脉粥样硬化痰瘀证候的演变规律[J]. 中国中西医结合杂志, 2015,35(7): 823-833.

[20] Shamkhani K, Azarpira M, Akbar M H. An open label crossover trial of effects of metronidazol on hyperlipidaemia [J]. Int J Cardiol, 2003,90(2-3): 141-145; discussion 145-146.

[21] 顾胜华, 阿基业, 查伟斌, 等. 代谢组学研究甲硝唑对高脂血症金黄地鼠机体代谢的影响[J]. 中国药科大学学报, 2012,43(5): 443-448.

[22] Sun Y, Lian Z, Jiang C, et al. Beneficial metabolic effects of 2', 3', 5'-tri-acetyl-N6-(3-hydroxylaniline) adenosine in the liver and plasma of hyperlipidemic hamsters [J]. PLoS One, 2012,7(3): e32115.

[23] Miller D T, Ridker P M, Libby P, et al. Atherosclerosis: the path from genomics to therapeutics [J]. J Am Coll Cardiol, 2007,49(15): 1589-1599.

[24] Macdonald J S, Halleck M M. The toxicology of HMG-CoA reductase inhibitors: prediction of human risk [J]. Toxicol Pathol, 2004,32(Suppl 2): 26-41.

[25] Vlachopoulos C, Aznaouridis K, Stefanadis C. Prediction of cardiovascular events and all-cause

mortality with arterial stiffness：a systematic review and meta-analysis ［J］. J Am Coll Cardiol，2010，55(13)：1318-1327.

［26］ Yang E Y, Chambless L, Sharrett A R, et al. Carotid arterial wall characteristics are associated with incident ischemic stroke but not coronary heart disease in the Atherosclerosis Risk in Communities (ARIC) Study ［J］. Stroke, 2011,43(1)：103-108.

［27］ 赵立波,黄琳,刘一,等.代谢组学与冠状动脉粥样硬化［J］.中华临床医师杂志,2011,5(24)：7327-7330.

［28］ Brindle J, Antti H, Holmes E, et al. Rapid and noninvasive diagnosis of the presence and severity of coronary heart disease using ¹H-NMR-based metabonomics ［J］. Nat Med, 2002,8 (12)：1439-1444.

［29］ 庞博,越晧,王恩鹏,等.动脉粥样硬化患者尿液的代谢组学研究［J］.分析化学,2015,11(43)：1766-1771.

［30］ Vallejo M, Garcia A, Tunon J, et al. Plasma fingerprinting with GC-MS in acute coronary syndrome ［J］. Anal Bioanal Chem, 2009,394(6)：1517-1524.

［31］ Teul J, Ruperez F J, Garcia A, et al. Improving metabolite knowledge in stable atherosclerosis patients by association and correlation of GC-MS and ¹H NMR fingerprints ［J］. J Proteome Res, 2009,8(12)：5580-5589.

［32］ Du F, Virtue A, Wang H, et al. Metabolomic analyses for atherosclerosis, diabetes, and obesity ［J］. Biomark Res, 2013,1(1)：17.

［33］ Fadini G P. Age-associated cardiovascular risk and metabolomics of mitochondrial dysfunction ［J］. Atherosclerosis, 2014,232(2)：257-258.

［34］ Rizza S, Copetti M, Rossi C, et al. Metabolomics signature improves the prediction of cardiovascular events in elderly subjects ［J］. Atherosclerosis, 2014,232(2)：260-264.

［35］ Bernstein A M, Willcox B J, Tamaki H, et al. First autopsy study of an Okinawan centenarian：absence of many age-related diseases ［J］. J Gerontol A Biol Sci Med Sci, 2004,59(11)：1195-1199.

［36］ Shah S H, Hauser E R, Bain J R, et al. High heritability of metabolomic profiles in families burdened with premature cardiovascular disease ［J］. Mol Syst Biol, 2009,5：258.

［37］ Wang Z, Klipfell E, Bennett B J, et al. Gut flora metabolism of phosphatidylcholine promotes cardiovascular disease ［J］. Nature, 2011,472(7341)：57-63.

［38］ Cheng K, Benson G, Grimsditch D, et al. Metabolomic study of the LDL receptor null mouse fed a high-fat diet reveals profound perturbations in choline metabolism that are shared with ApoE null mice ［J］. Physiol Genomics, 2010,41(3)：224-231.

［39］ Chen X, Liu L, Palacios G, et al. Plasma metabolomics reveals biomarkers of the atherosclerosis ［J］. J Sep Sci, 2010,33(17-18)：2776-2783.

［40］ Simmons R D, Kumar S, Jo H. The role of endothelial mechanosensitive genes in atherosclerosis and omics approaches ［J］. Arch Biochem Biophys, 2016,591：111-131.

［41］ Martin-Lorenzo M, Zubiri I, Maroto A S, et al. KLK1 and ZG16B proteins and arginine-proline metabolism identified as novel targets to monitor atherosclerosis, acute coronary syndrome and recovery ［J］. Metabolomics, 2014,11(5)：1056-1067.

［42］ van Bilsen M, Smeets P J, Gilde A J, et al. Metabolic remodelling of the failing heart：the cardiac burn-out syndrome ［J］. Cardiovasc Res, 2004,61(2)：218-226.

［43］ Kang S M, Park J C, Shin M J, et al. (1)H nuclear magnetic resonance based metabolic urinary profiling of patients with ischemic heart failure [J]. Clin Biochem, 2011,44(4)：293-299.

[44] De Souza A I, Cardin S, Wait R, et al. Proteomic and metabolomic analysis of atrial profibrillatory remodelling in congestive heart failure [J]. J Mol Cell Cardiol, 2010,49(5)：851-863.

[45] 杜智勇. 代谢组学方法评价慢性心力衰竭代谢重构的基础与临床研究[D]. 广州：南方医科大学,2012.

[46] 沈安娜. ^{1}H-NMR 代谢组学技术及多普勒超声心动图在评价慢性心力衰竭心肌能量代谢中的临床应用[D]. 广州：南方医科大学,2010.

[47] Dunn W B, Broadhurst D I, Deepak S M, et al. Serum metabolomics reveals many novel metabolic markers of heart failure, including pseudouridine and 2-oxoglutarate[J]. Metabolomics, 2007,3(4)：413-426.

[48] Zheng Y, Yu B, Alexander D, et al. Associations between metabolomic compounds and incident heart failure among African Americans：the ARIC Study [J]. Am J Epidemiol, 2013,178(4)：534-542.

[49] Chan C X, Khan A A, Choi J H, et al. Technology platform development for targeted plasma metabolites in human heart failure [J]. Clin Proteomics, 2013,10(1)：7.

[50] Steffens D C, Jiang W, Krishnan K R, et al. Metabolomic differences in heart failure patients with and without major depression [J]. Geriatr Psychol Neur, 2010,23(2)：138-146.

[51] Doehner W, Frenneaux M, Anker S D. Metabolic impairment in heart failure：the myocardial and systemic perspective [J]. J Am Coll Cardiol, 2014,64(13)：1388-1400.

[52] Vardeny O, Gupta D K, Claggett B, et al. Insulin resistance and incident heart failure the ARIC study (Atherosclerosis Risk in Communities) [J]. JACC Heart Fail, 2013,1(6)：531-536.

[53] Desmoulin F, Galinier M, Trouillet C, et al. Metabonomics analysis of plasma reveals the lactate to cholesterol ratio as an independent prognostic factor of short-term mortality in acute heart failure [J]. PLoS One, 2013,8(4)：e60737.

[54] 刘婕. 基于 UPLC-MS 的冠心病患者血清代谢轮廓研究[D]. 天津：天津医科大学,2014.

[55] 夏继东. 基于 GC-MS 的冠心病血浆代谢组学研究[D]. 长沙：中南大学,2012.

[56] Lin H L, Zhang J, Gao P. Silent myocardial ischemia is associated with altered plasma phospholipids [J]. J Clin Lab Anal, 2009,23(1)：45-50.

[57] Vaarhorst A A, Verhoeven A, Weller C M, et al. A metabolomic profile is associated with the risk of incident coronary heart disease [J]. Am Heart J, 2014,168(1)：45-52.

[58] Wurtz P, Havulinna A S, Soininen P, et al. Metabolite profiling and cardiovascular event risk：a prospective study of 3 population-based cohorts [J]. Circulation, 2015,131(9)：774-785.

[59] 汪晋,张玉峰,邵青,等. 三七总皂苷对急性心肌缺血大鼠血清代谢物组的影响研究[J]. 中国中药杂志,2010,35(23)：3199-3202.

[60] Jiang M, Kang L, Wang Y, et al. A metabonomic study of cardioprotection of ginsenosides, schizandrin, and ophiopogonin D against acute myocardial infarction in rats [J]. BMC Complement Altern Med, 2014,14：350.

[61] Li F, Xu Q, Zheng T, et al. Metabonomic analysis of Allium macrostemon Bunge as a treatment for acute myocardial ischemia in rats [J]. J Pharm Biomed Anal, 2014,88：225-234.

[62] Xiang L, Jiang P, Zhan C, et al. The serum metabolomic study of intervention effects of the traditional Chinese medicine Shexiang Baoxin Pill and a multi-component medicine polypill in the treatment of myocardial infarction in rats [J]. Mol Biosyst, 2012,8(9)：2434-2442.

［63］ Qi Y，Gu H，Song Y，et al. Metabolomics study of resina draconis on myocardial ischemia rats using ultraperformance liquid chromatography/quadrupole time-of-flight mass spectrometry combined with pattern recognition methods and metabolic pathway analysis［J］. Evid Based Complement Alternat Med，2013，2013：438680.

［64］ Yao H，Shi P，Zhang L，et al. Untargeted metabolic profiling reveals potential biomarkers in myocardial infarction and its application［J］. Mol Biosyst，2010，6(6)：1061-1070.

［65］ Liang X P，Chen X，Liang Q L，et al. Metabonomic study of Chinese Medicine Shuanglong Formula as an effective treatment for myocardial infarction in rats［J］. J Proteome Res，2011，10 (2)：790-799.

［66］ Jiang P，Dai W X，Yan S K，et al. Biomarkers in the early period of acute myocardial infarction in rat serum and protective effects of Shexiang Baoxin Pill using a metabolomic method［J］. J Ethnopharmacol，2011，138(2)：530-536.

7 代谢组学与脑部疾病

2013 年 4 月 2 日,美国总统奥巴马宣布启动了美国"推进创新神经技术脑研究计划",简称"脑计划",该计划旨在探索人类大脑工作机制、绘制脑活动全图,并最终开发出针对大脑疾病的疗法。人脑的结构和功能非常复杂,需要从分子、细胞、系统、代谢和行为等不同层次进行研究和整合。代谢作为生物信息流的最下游,承载信息传递的特殊功能,结合上游的基因、转录、蛋白质及神经系统,能够更好地反映大脑的工作原理及患病机制,揭开大脑的神秘面纱。目前,已经有许多代谢组学研究,对从低等动物如果蝇的神经系统到哺乳动物甚至人类的大脑展开代谢分析,同时结合脑部相关疾病,研究疾病对脑代谢的影响。

脑部疾病通常表现为一组临床症状,个体差异大,不同患者往往表现出不同的临床特征。缺乏准确的表型定义使得对脑部疾病的诊断容易出现偏差。研究表明,脑内信号传输过程和中心碳代谢的改变(如糖酵解、氧化磷酸化和戊糖磷酸途径)在神经退行性疾病(阿尔茨海默病、帕金森病和亨廷顿病)和精神类疾病(抑郁症、精神分裂症和双相情感障碍)发病机制中扮演了重要的角色[1]。利用代谢组学技术通过对生物系统内源性代谢物的综合分析,可以发现与疾病相关的生物标志物,并且由于代谢处于生命活动调控的末端,代谢组学数据更易于与传统手段的测定结果相联系[2],从而为实现脑部疾病的精确诊断提供化学标签。

不同于个体化医疗强调为个体设计独特的治疗方式,精准医学主要是服务于疾病新分类的需求,基于分子表型的疾病新分类系统发展在精准医学中具有重要的作用[3],有助于探索新的治疗策略以及新药开发。目前,对多数生物体液及脑部代谢物的作用及其所在的生化代谢途径、代谢调控已有一定的认识,当用代谢组学的方法测定了一定数量的分子之后,对代谢途径和网络的整体分析能够使人们站在更高的角度更加直观地去看这些代谢物和脑部哪些生物学过程相关,从分子层面解释脑部疾病的整体生物学行为,驱动脑部疾病新分类系统的发展,从而指导基于脑部疾病分型的个体化医疗。

由于脑部疾病中晚期治疗效果不佳,脑部疾病治疗的关键是早期诊断和早期药物干预。生物体液和脑组织中的代谢变化反映了脑部疾病病理变化的结果,并且特异代谢物变化的异常程度往往与疾病的严重程度密切相关,机体内低分子量代谢物的动态变化规律可以表征脑部疾病的病理变化趋势,从而在分子层面实现对脑部疾病的精准分级,为脑部疾病的精准防治提供依据。

7.1　肝性脑病的代谢组学研究

肝性脑病(hepatic encephalopathy,HE)是由肝衰竭或门体分流引起的、以代谢紊乱为主要特征的中枢神经系统功能失调综合征,其主要临床表现是意识障碍、行为失常和昏迷[4]。HE发病机制复杂,尚未充分阐明,这阻碍了该领域的进展。并且,由于临床研究和标准化定义的不足,HE在疾病的定义、诊断、分级和治疗上至今没有公认的标准,这已成为HE疾病研究的更大障碍。在临床工作中,HE的诊断倾向于依靠地方标准和医生的个人判断[5]。

肝脏是机体新陈代谢的中心器官,机体代谢物的变化能够很好地表征肝功能的异常及肝脏疾病的严重程度。鉴于肝衰竭在HE中的重要作用,在疾病状态下,对机体代谢物的定量描述将能实现对HE的精准刻画,从而建立起疾病的代谢表型。HE分子表型的建立,将在HE的精确分级、精确诊断以及精准防治中发挥重要的作用。最终,通过还原相关联生物事件,建立代谢表型与遗传表型之间的关系,可以揭示HE内在的发病机制,指导HE的临床精准治疗,探索新的治疗策略以及进行新药开发。

7.1.1　肝性脑病诊断的代谢组学研究

代谢处于机体生化反应的末端,代谢变化是机体基因和蛋白质变化的终端放大。在疾病状态下无须探讨复杂的生命调控过程,只要通过对生命体某一时刻所有低分子量代谢物进行定性、定量分析便可以灵敏地给出疾病病理变化的结果,实现对疾病的精准诊断。目前,已经有很多研究开始应用代谢组学的方法分析肝性脑病患者血清或脑组织中的代谢谱,建立 HE 诊断模型,筛选疾病相关的生物标志物,用于 HE 的精准诊断。

轻微型肝性脑病(minimal hepatic encephalopathy,MHE)是 HE 的一个特殊类型,通常无明显的 HE 症状及体征,需用精细智力试验或神经电生理检测才可见智力或神经、精神缺陷[6]。但心理智能测试易受年龄、性别、教育和文化程度差异的影响,神经电生理测试的特异性及敏感性低[7],因此目前没有单一的测验方法或一组测验方法能精确地排除非 MHE 患者及诊断 MHE 患者[8]。Jiménez 等[9]运用 ^{1}H-NMR 技术,以 30 例肝硬化且并发 MHE 的患者、62 例肝硬化患者及 69 名健康人为研究对象,进行血清代谢组学研究,并结合偏最小二乘法判别分析(PLS-DA)区分肝硬化患者和 MHE 患者,从而建立 MHE 诊断模型(诊断模型系数 R^2Y 为 0.68,Q^2Y 为 0.63),对是否患有 MHE 做出准确诊断。研究发现,MHE 患者血清中的葡萄糖、乳酸、甲硫氨酸、氧化三甲胺和甘油水平增加,胆碱、支链氨基酸、丙氨酸、甘氨酸、乙酰乙酸和脂肪酸水平降低,客观地反映了不同病例组之间可测量的生化差异。齐素文等[10]采用 NMR 技术进行了类似的临床研究,并用 MHE 患者的临床样本对所建立的基于代谢组学诊断模型的有效性进行了验证。

7.1.2 肝性脑病治疗的代谢组学研究

HE 的精准医疗就是在分子层面,对 HE 特异性代谢物所涉及的生物学过程进行分析,建立代谢表型与遗传表型的关系,认识疾病发生的内在机制,获取 HE 基因突变的靶点,从而选择相应的治疗药物或指导 HE 新药的开发,开展对 HE 的精准治疗。目前,对疾病生化过程认识的不足导致 HE 缺乏有效的治疗手段。

钟宇等[6]采用 GC-TOFMS 技术对 29 例 MHE 患者和 50 名健康人进行血清代谢组学研究,并采用 PCA 和正交偏最小二乘法判别分析(OPLS-DA)方法进行建模分析,结合单维 t 检验,最终在 MHE 患者血清中确定了 60 种差异代谢物,其中发生上调的有 36 种,发生下调的有 24 种。研究人员进一步通过对差异代谢物所参与的生物学过程进行分析,部分揭示了 MHE 可能的发病机制。该研究认为 MHE 是由体内高半胱氨酸、二十二碳六烯酸、牛磺酸、芳香族氨基酸和支链氨基酸的代谢失衡引起,进而促进患者认知功能障碍的发生,并且与患者记忆力及反应速度的下降等密切相关,该项研究为精确地指导 MHE 疾病的对因治疗提供了依据。魏丹丹、孔令义等[11]以硫代乙酰胺诱导的 HE 模型小鼠的肝脏和脑组织样本为研究对象,采用 ¹H-NMR 技术进行代谢组学检测,并结合 OPLS-DA 方法对代谢组学数据进行建模分析,以获取在 MHE 组和正常组间存在显著差异的代谢物。在此基础上,进一步利用生物信息学的方法对差异代谢物所参与的生物学过程进行研究,通过 MetPA(http://www.metaboanalyst.ca)数据平台分析,揭示 HE 在生物学上真正有意义的代谢模式(见图 7-1)。研究表明,在 HE 模型大鼠中,虽然肝脏和脑组织中发生紊乱的具体代谢物种类不同,但是它们却对应相同的代谢途径,反映了肝脏和脑在 HE 疾病发病过程中功能和信息方面的密切联系[见图 7-1(a)和(b)]。代谢途径和网络的整体分析能够使人们站在更高的角度更加直观地看这些代谢物在整体的生物学行为,从而提高人们对疾病发病机制的认识,有助于精准地指导临床用药或者指导新药的开发。牛磺酸是肝脏和中枢神经系统中含量最丰富的氨基酸之一,主要在肝脏中合成,然后转运至脑发挥作用。在牛磺酸对硫代乙酰胺诱导的 HE 模型小鼠的治疗性研究中发现,牛磺酸能够改善 HE 模型小鼠肝脏和脑组织的代谢异常,对 HE 具有有效的治疗作用[11]。

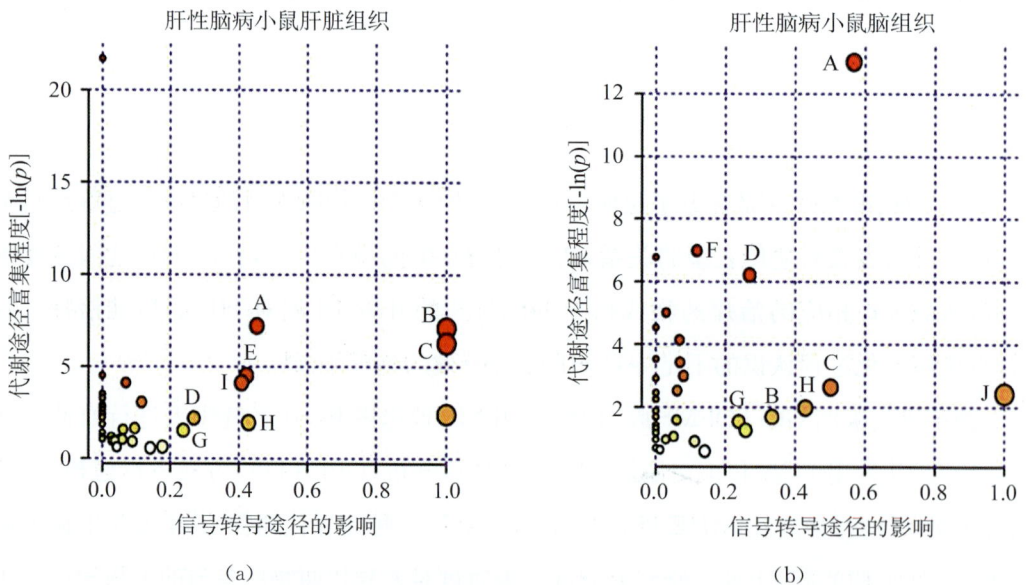

图 7-1 通过 MetPA 分析得到的肝性脑病代谢途径分析概要图

图中所示为与对照组相比,肝性脑病模型小鼠肝脏(a)和脑组织(b)发生改变的代谢途径。A,丙氨酸、天冬氨酸和谷氨酸代谢途径;B,缬氨酸、亮氨酸、异亮氨酸生物合成途径;C,苯丙氨酸、酪氨酸、色氨酸生物合成途径;D,甘氨酸、丝氨酸和苏氨酸代谢途径;E,谷胱甘肽代谢途径;F,精氨酸和脯氨酸代谢途径;G,烟酸和烟酰胺代谢途径;H,牛磺酸和亚牛磺酸代谢途径;I,苯丙氨酸代谢途径;J,D-谷氨酰胺和 D-谷氨酸代谢途径(图片修改自参考文献[11])

7.1.3 肝性脑病预防的代谢组学研究

大多数神经系统疾病、精神疾病及其他中枢神经系统紊乱的诊断都是基于系列症状进行分级计分,在多数情况下,这种方法无法鉴定出具有潜在疾病风险的人群或诊断正确率较低[12],更无法实现对脑部疾病的精准分级。生命组学的发展使得人们能从更精确的层次上对生命活动有所了解。HE 疾病的代谢组学研究表明,生物体液和脑组织中的代谢物能反映脑部疾病病理变化的结果,并且代谢物变化的异常程度往往与疾病的严重程度密切相关。鉴于此,机体内低分子量代谢物的动态变化规律可以表征 HE 的病理变化趋势,从而在分子层面实现对 HE 的精准分级,为 HE 的精准防治提供依据。

Barba 等人[13]通过门腔静脉吻合术诱导大鼠发生急性肝损伤,在此基础上将动物分为 4 组,分别为肝动脉结扎组(结扎 6 h,HE 前驱和昏迷阶段)、假手术组、肝动脉结扎后轻度低温治疗组(35℃,6 h)和轻度低温治疗组(35℃,15 h)。以急性肝损伤模型大鼠脑组织为研究对象,应用 ¹H-NMR 技术进行代谢物研究,并通过 PCA 和 PLS-DA 建立分类模型,寻找可用于肝性脑病分级的特异性的生物标志物。实验结果表明,代谢组学方法可以用于评估肝性脑病的严重程度,从而可以用于肝性脑病的准确分级。

7.2 老年痴呆的代谢组学研究

老年痴呆(senile dementia)是以记忆力减退、认知功能障碍和精神行为异常为主要特征的神经退行性疾病,并日益成为严重的全球公共卫生问题。老年痴呆分为原发性和继发性两种。原发性老年痴呆可分为阿尔茨海默病(Alzheimer's disease,AD)、血管性痴呆(vascular dementia,VD)以及两者并存的混合性痴呆(mixed dementia,MD);继发性老年痴呆可能与脑血管疾病、中毒、帕金森病、脑外伤后遗症等有关[14]。

由于药物干预大多在老年痴呆晚期进行,在临床上美国 FDA 批准的药物并没有对老年痴呆提供有效的治疗。而且越来越多的证据表明,老年痴呆是以代谢异常为基础的疾病[15],并且目前对多数生物体液及脑部代谢物的作用及其所在的生化代谢途径、代谢调控机制已有较多的认识。因此,基于代谢组学的老年痴呆疾病的研究将助力对老年痴呆发病的分子机制的认识,精准把握老年痴呆疾病发生、发展的动态病理变化过程,通过获取老年痴呆的生物标志物实现对老年痴呆的早期预防及精准诊断和治疗。

7.2.1　老年痴呆诊断的代谢组学研究

AD 是老年痴呆最常见的原因之一,占痴呆发生率的 50%～70%。AD 是一种以进行性认知功能障碍为主要特征的神经退行性疾病[16]。大约有 520 万美国人患有 AD,其中 500 万人年龄在 65 岁以上[17]。AD 的最终确诊是在 AD 患者死后通过诸如 Gallyas-Braak 等染色方法对多个脑部区域老年斑和神经原纤维缠结的明确检测实现的。因此,能够将脑部特定区域的代谢物变化与发生于 AD 的确切的病理改变相联系是非常有用的[18]。

Cui 等[19]以 46 例 AD 患者和 36 名健康人为研究对象,应用 UPLC-Q-TOFMS 技术对研究对象的尿液和血液样本进行代谢组学研究。首先通过模式识别技术(PCA 和 OPLS-DA)对代谢谱进行识别,以筛选潜在的有差异的代谢物,并结合串联质谱对差异代谢物进行定性确认。研究发现,AD 患者的氨基酸和磷脂代谢发生异常,并且有棕榈酰胺特异表达。之后用 UPLC-MS 方法对潜在的代谢生物标志物进行定量分析,通过接受者操作特征(ROC)曲线研究代谢物对疾病的识别能力。结果表明,软脂酸、溶血磷脂酰胆碱(C18:0)、溶血磷脂酰胆碱(C18:2)、L-谷氨酰胺和 5-L-谷氨酰甘氨酸在 AD 诊断中具有重要的作用。通过纳入新的临床样本,研究进一步对 5 种差异代谢物的诊断作用进行验证,血液软脂酸、溶血磷脂酰胆碱(C18:2)以及尿液 5-L-谷氨酰甘氨酸被认为是最理想的 AD 诊断代谢标志物,ROC 曲线分析所得的曲线下面积(AUC)值分别为 0.714、0.996 和 0.734(见图 7-2)。

7.2.2　老年痴呆治疗的代谢组学研究

老年痴呆目前在临床上较难治愈,对老年痴呆治疗的国内外研究均处于探索积累阶段。由于缺少可以进行临床诊断的明确的生物标志物,老年痴呆治疗药物的开发受到严重阻碍[20]。AD 典型的病理改变是 Tau 蛋白的双股螺旋形细丝形成的神经原纤维缠结(neurofibrillary tangles,NFT)和 β 淀粉样蛋白(β-amyloid protein,A β)沉积形成的老年斑。AD 的发病机制至今仍未揭示,引人注目的数据表明 β 淀粉样蛋白水平的增高是多条细胞代谢途径影响的结果。因此,对多种细胞网络变化的研究是必要的,可以增进对早期疾病发病机制的理解以及发现新的药物治疗靶点[21],从而对疾病进行精准治疗。

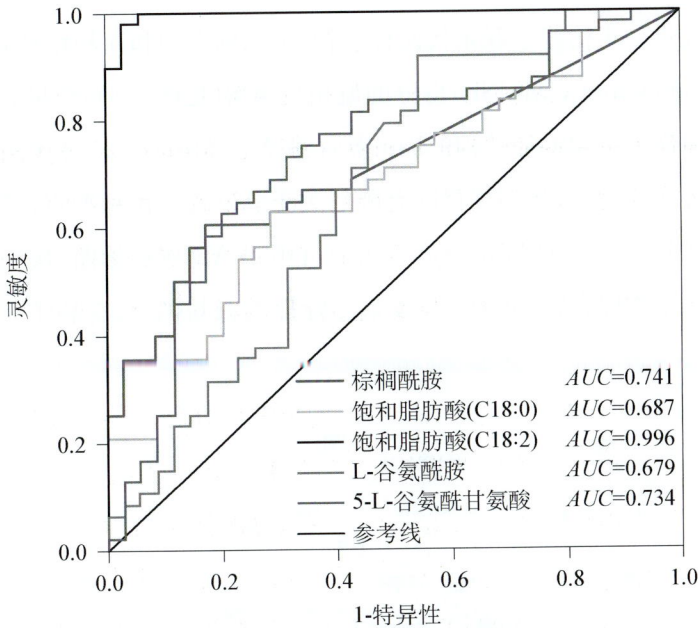

图7-2 5个生物标志物区分AD患者和健康对照的 *ROC* 曲线分析

(图片修改自参考文献[19])

Kaddurah-Daouk 等[22] 利用基于液相色谱电化学阵列（liquid chromatography electrochemical array，LCECA）技术的靶向代谢组学平台，以 15 例 AD 患者和 15 例年龄性别相匹配的正常人死后的脑室脑脊液（CSF）为研究对象，共鉴定出 104 种差异代谢物，并对神经递质（如多巴胺和 5-羟色胺）信号转导途径和氧化应激相关代谢途径中的 33 种已知代谢物进行了深入分析。与对照组相比，AD 患者去甲肾上腺素水平显著降低，以色氨酸、去甲肾上腺素和吲哚乙酸为变量建立的诊断模型能够明显区分 AD 组和正常组。研究还进一步对代谢组学研究结果和病理解剖学研究结果进行关联分析，结果显示，去甲肾上腺素、甲硫氨酸、α-生育酚、3-甲氧酪胺和嘌呤代谢途径中代谢物水平的降低，5-羟色胺水平的升高与神经原纤维缠结和 β 淀粉样蛋白沉积有关。基于相同的代谢组学研究平台，Kaddurah-Daouk 等[23] 对 AD 开展了另外一项代谢组学研究，以 40 例 AD 患者、36 例轻度认知功能障碍（mild cognitive impairment，MCI）患者和 38 名健康人为研究对象，对脑脊液样本中 71 种代谢物（其中 24 种已知）的水平进行定量检测。通过单维和多维统计分析发现，与健康对照组相比，AD 患者中甲硫氨酸、5-羟基吲哚乙酸、香草扁桃酸、黄嘌呤核苷和谷胱甘肽存在显著差异；对统计上有显著差异的代谢物所涉及代谢途径进行分析表明,AD 与色氨酸、酪氨酸和甲硫氨酸及嘌呤代谢途径的紊乱有关。研究还进一步构建了联系代谢标志物、临床标志物和简易精神状态检查(mini-mental state examination,MMSE)得分的偏相关网络(见图 7-3),结果表明深层次的生化改变与 β 淀粉样蛋白 42(Aβ42)和 Tau 蛋白的异常代谢有关。对代谢网络与已知疾病病理标志物关系的研究,将超越目前有限的关于 AD 的假说和靶点,帮助人们更加深入地了解疾病机制,从而有可能由此产生新的可用于 AD 疾病诊断、疾病风险预测以及疾病分型的候选生物标志物,并为 AD 疾病治疗提供新的靶点,有利于开展对 AD 的精准治疗。

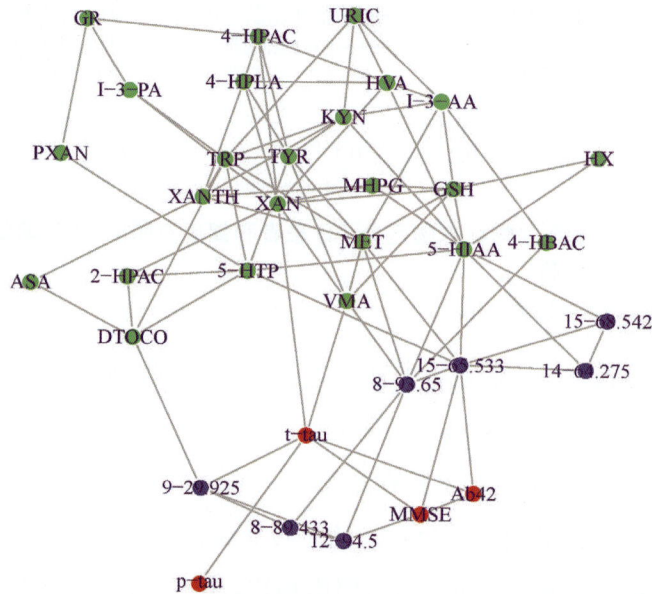

图 7-3　疾病偏相关网络

图中所示为由 AD 临床标志物和简易精神状态检查得分(红色标记)、脑脊液中已知的重要的代谢标志物(绿色标记)以及未知的重要代谢标志物(蓝色标记)组成的偏相关网络。图中数字表示脑脊液中未知代谢物的编号(图片修改自参考文献[23])

7.2.3　老年痴呆防治的代谢组学研究

由于老年痴呆的中晚期治疗效果不佳,老年痴呆治疗的关键是早期诊断和早期药物干预。Czech 等[24] 根据简易精神状态检查得分对纳入临床研究的 79 例 AD 患者进行分级(轻中度 AD:简易精神状态检查得分>22;重度 AD:简易精神状态检查得分为14~22),应用基于 GC-MS 和 LC-MS-MS 技术的代谢组学平台对 AD 患者和 51 个正常人的脑脊液样品进行代谢谱分析。结果显示，皮质醇水平与 AD 疾病进程有关，在重度 AD 患者中可检测到其升高（见图 7-4）。升高的半胱氨酸和降低的尿苷水平对轻度 AD 患者（简易精神状态检查得分＞22）来说则是最好的检测指标，其检测灵敏度和特异性均高于 75％。此外，除了半胱氨酸和尿苷之外，联合包括皮质醇在内的 3～5 个代谢物，可使检测的灵敏度和特异性达到 80％以上。

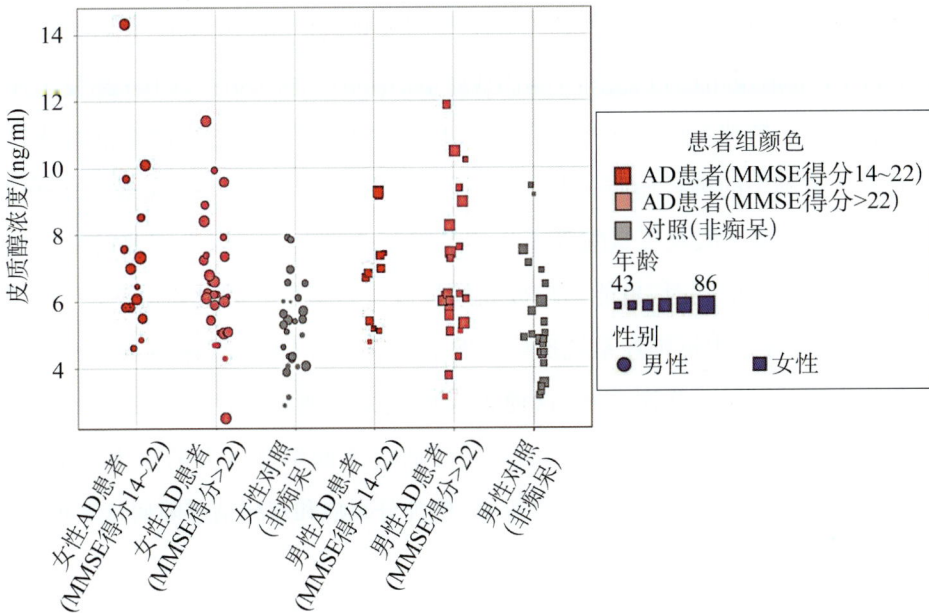

图 7-4　AD 患者与健康人的皮质醇含量变化

AD，阿尔茨海默病；MMSE，简易精神状态检查（图片修改自参考文献[24]）

在准确认识老年痴呆发病过程的基础上，对老年痴呆进行动态的研究，把握老年痴呆发生、发展的分子机制，是实现老年痴呆精准防治的关键。有研究表明，AD 相关的病理改变可追溯到老年痴呆临床症状发生前数年甚至是数十年[25]。介于正常与非常轻微的 AD 之间的一种过渡阶段的认知状态，正在成为痴呆早期诊断和防治研究中最为活跃的领域，也是进行预防性干预的最佳阶段，这个阶段的认知障碍被称为轻度认知功能障碍[26]。轻度认知功能障碍被认为是介于正常认知功能和 AD 之间的中间状态[27]。Graham 等[28]利用高分辨质谱（HRMS）技术，以 16 例轻度认知功能障碍患者，19 例被诊断为轻度认知功能障碍后发展成为 AD 的患者以及 37 名年龄相匹配的健康人为研究对象，进行血浆代谢组学研究。通过代谢数据库查找和代谢途径的富集分析，共发现

22条生化代谢途径受到干扰。研究表明,基于高分辨质谱法的非靶标代谢组学研究可以识别人体血液中的病理改变,并且与传统的临床诊断相比,研究所建立的预测模型能够提前两年对轻度认知功能障碍患者发展为 AD 的风险进行预测。

7.3 精神疾病的代谢组学研究

机体代谢物的范围并不限于代谢途径中酶的底物或产物,它们充当结构单元、信号分子、调控因子等诸多角色,在生命活动中以代谢网络的形式相互作用,参与生命活动的各个过程[1, 29]。精神类疾病的发生与神经递质、磷脂、固醇等的代谢紊乱及线粒体功能异常有关。大脑中的神经递质一般由多巴胺、肾上腺素、去甲肾上腺素、5-羟色胺、组胺、乙酰胆碱、γ-氨基丁酸及谷氨酸等小分子组成。这些小分子作为重要的具有信使功能的分子在传递信号的同时,也能影响彼此的释放或重摄取。因此,任何一条代谢途径的紊乱,都可能会导致中枢神经系统疾病的发生[30]。如今,利用代谢组学技术可以研究几乎全部代谢物的关键性代谢途径,这使得人们能详细地分析代谢物及其代谢途径对精神疾病的影响,并在疾病的病因、诊断和治疗研究方面彰显巨大的潜力。迄今,代谢组学在精神疾病中的研究主要集中在抑郁症、精神分裂症和双相情感障碍这 3 种疾病。

7.3.1 抑郁症的代谢组学研究

抑郁症(depression)即忧郁障碍,是一种常见的以反复发作而持久的心境低落并伴随躯体症状为主要临床特征的情绪精神障碍[31]。抑郁症的发生与遗传、神经生化、心理、社会和环境等多种因素有关,由于其发病机制可能涉及神经、内分泌、免疫等多个系统功能的改变,目前尚无可用于抑郁症临床诊断及可用于预测抗抑郁药物有效性的生物标志物。而基于全谱扫描与模式识别方法相结合的代谢组学平台已经应用于抑郁症代谢表型的研究,以此为基础建立抑郁症诊断模型,可以实现对抑郁症的精确诊断。同时,通过生物信息学方法构建代谢表型与遗传表型的关系,可揭示抑郁症的发病机制,提供可用于抑郁症治疗的新作用靶点。

7.3.1.1 抑郁症的精确诊断

重度抑郁症(major depressive disorder,MDD)是以自发性情绪低落为主的一系列抑郁症状,目前尚无能够实现 MDD 精确诊断的有效的生物标志物。

Zheng 等[32]以 58 例首发 MDD 患者和 42 名健康人为研究对象,利用[1]H-NMR 技术进行血浆代谢谱检测,并通过 OPLS-DA 对 MDD 患者和正常对照者的代谢差异进行识别,建立 MDD 诊断模型,研究还用 26 例盲例对 MDD 诊断模型的效能进行了检验,发现该疾病诊断模型具有较高的灵敏度(92.8%)和特异度(83.3%)。基于相同的代谢组学平台,Zheng 等[33]以 82 例首发 MDD 患者和 82 名健康对照者为研究对象,对潜在的尿液差异代谢物进行研究,通过 44 例 MDD 患者和 52 名健康人对差异代谢物进行验证(研究流程图见图 7-5)。研究表明,丙二酸、甲酸盐、甲基烟酰胺、丙氨酸、间羟基苯乙酸这 5 种代谢物可以作为 MDD 潜在的尿液诊断标志物。ROC 曲线分析结果显示,这组代谢物在训练集和测试集中均能有效区分 MDD 患者和健康对照者,其 AUC 值分别为 0.81 和 0.89。

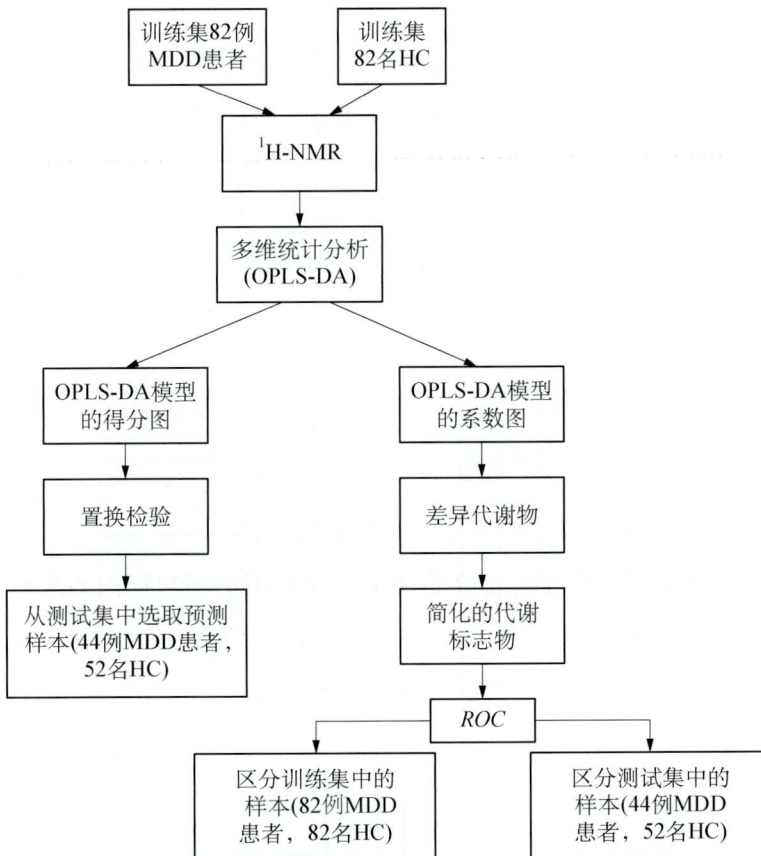

图 7-5 基于[1]H-NMR 代谢组学技术研究 MDD 尿液代谢标志物的工作流程图

MDD,重度抑郁症;HC,健康对照者;OPLS-DA,正交偏最小二乘法判别分析(图片修改自参考文献[32])

7.3.1.2 抑郁症的精准治疗

大多数 MDD 患者以抗抑郁药作为一线治疗药物,但是这些抗抑郁药对 MDD 患者的疗效存在很大的差异。平均 40% 的 MDD 患者对这些药物没有反应,2/3 以上患者的症状在抗抑郁治疗后没有完全缓解。因此,有必要对药物敏感性存在差异的患者进行研究,寻找能够预测药物治疗效果的标志物,指导临床选择合适的药物对 MDD 进行精准治疗。Ji 等[34] 最新报道了对选择性 5-羟色胺重摄取抑制剂(selective serotonin reuptake inhibitors,SSRI)敏感型与非敏感型 MDD 患者的代谢差异,并提出基于药物代谢组学的药物基因组学研究思路,即寻找一系列有显著差异的代谢物,并尽量把它们整合到一条或多条代谢途径中,进而寻找该代谢途径酶系及相关的基因位点(研究策略见图 7-6)。研究以 20 例对依他普仑(一种 SSRI)敏感型 MDD 患者和 20 例对依他普仑非敏感型 MDD 患者为研究对象,利用 GC-MS 技术对患者的血浆样本进行研究。研究发现,SSRI 敏感型与非敏感型 MDD 患者的甘氨酸代谢存在差异,血浆中甘氨酸含量与治疗效果呈显著负相关,并且通过进一步实验发现,表达甘氨酸脱氢酶的基因多态性与 SSRI 的疗效有关,该实验结果为 MDD 的个体化治疗提供了依据。

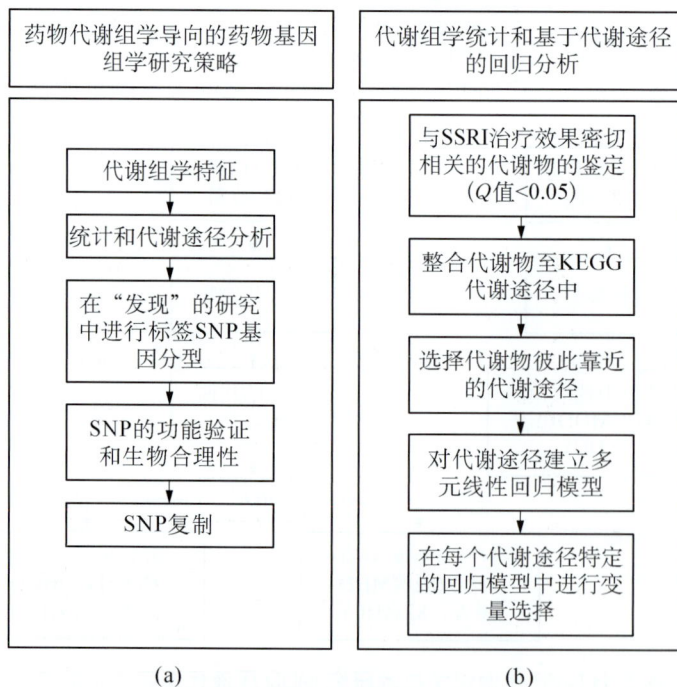

图 7-6 整体研究策略和代谢组学统计及代谢途径分析

(图片修改自参考文献[34])

7.3.2 精神分裂症的代谢组学研究

精神分裂症（schizophrenia，SZ）是一种常见的慢性精神疾病，确切的发病机制迄今不明。以往认为，该病可能与中枢神经系统的结构和功能紊乱有关。目前有研究表明，SZ 患者出现以胰岛素抵抗为核心的代谢综合征的比例显著高于普通人群，提示 SZ 可能不仅是中枢神经系统的疾病，更可能是一种与代谢相关的全身系统性疾病[35, 36]。并且精神分裂症表现为一组临床症状，个体差异大，不同患者表现出来的临床特征不同，缺乏准确的表型定义。上述情况导致临床对精神分裂症的诊断出现偏差。因此，有必要在分子层次对 SZ 进行系统的研究。代谢组学能详细地描述受到扰动的生化途径，使得建立 SZ 的准确分子表型、在分子层次实现对 SZ 的精准诊断成为可能，而通过生物信息学技术对这些代谢途径中能够反映疾病特征的关键性生物标志物进行研究，为揭示疾病的机制和作用靶点提供了基础[37]。

7.3.2.1 精神分裂症的精准诊断

已有数据表明，精神分裂症患者和健康对照者在神经生理测试、脑部结构和功能成像、尸脑组织、基因表达和遗传多态性方面均有明显差异，但将这些差异用作诊断标准时，离临床症状越远的指标对疾病分类的效力越差，表现最好的还是基于临床症状的诊断[38]。代谢组学具有表征基因组和它们的表型变化之间关系的可能性，是机体与遗传、环境因素之间交互作用的最终结果，代谢表型最接近临床表型，而代谢物可能是识别疾病和理解疾病发病机制关键的生物标志物[1, 39]（见图 7-7）。

Holmes 等[40]应用 ^{1}H-NMR 技术对 152 名首发、未服用抗精神病药物的偏执型 SZ 患者和健康人的脑脊液样本进行了代谢组学研究，发现了包括葡萄糖、谷氨酰胺、柠檬酸、丙氨酸等在内的可能的 SZ 特征性代谢标志物，并且这些标志物在测试样本中的灵敏度和特异度分别高达 82% 和 85%。He 等[41]通过建立定量代谢组学平台，对血浆中 103 种代谢物进行了靶标定量分析，并比较了这些代谢物的浓度在 216 名健康人和 265 例 SZ 患者中的变化。与健康人相比，4 种氨基酸（精氨酸、谷氨酸盐、组氨酸和鸟氨酸）和一种脂肪酸[酰基-烷基磷脂酰胆碱（C38：6）]的含量在 SZ 患者中发生了明显的改变，并且与性别、年龄及 BMI 组合相比（56.3%），这 5 种差异代谢物组合的 *ROC* 曲线下面积达到 80.5%，这一结果表明这 5 种代谢物对 SZ 的诊断具有相对较高的灵敏度和特异度，因而可以作为 SZ 诊断的潜在的生物标志物（见图 7-8）。

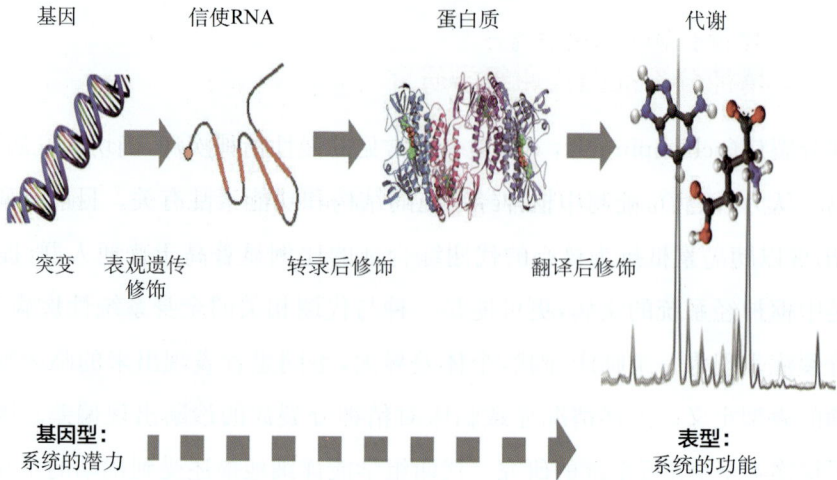

图 7-7 分子生物学和系统生物学的中心法则

代谢处于生命活动调控的末端,最接近生物表型(图片修改自参考文献[1])

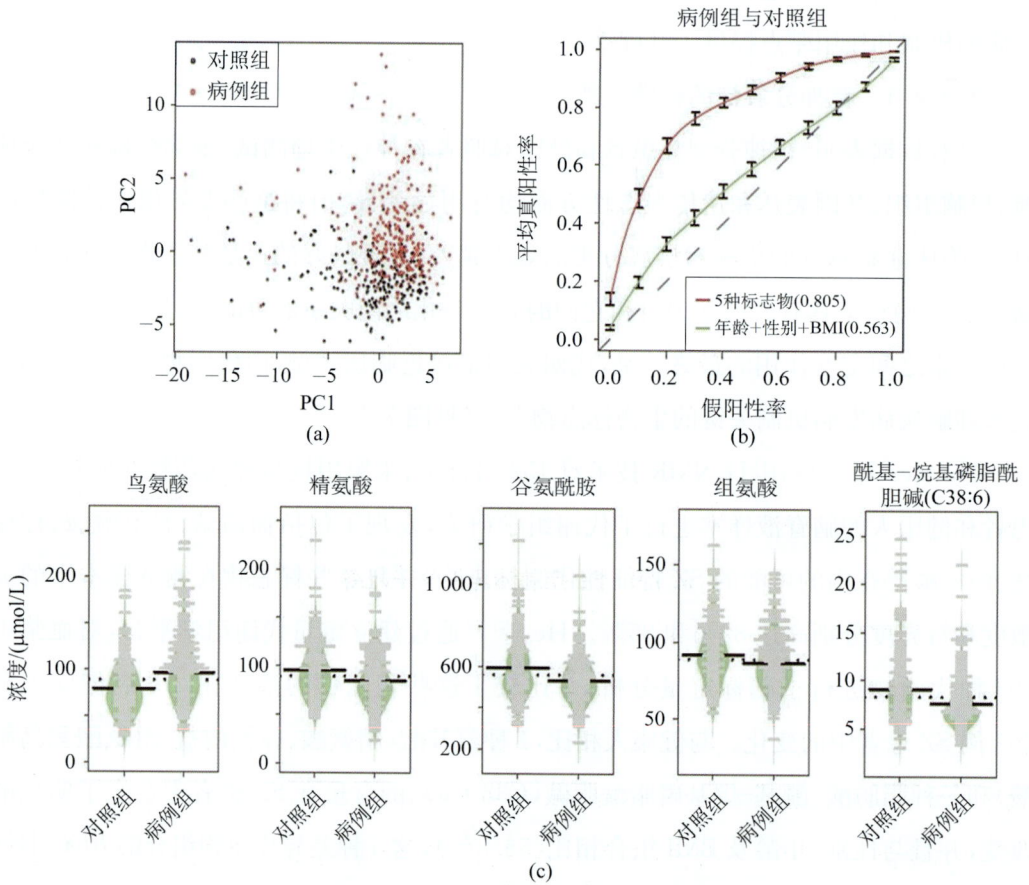

(a)

(b)

(c)

图 7-8 SZ 患者和健康人的代谢组学区分

(a) 偏最小二乘法分析表明 SZ 患者(红色表示)和健康对照者(黑色表示)存在明显的代谢差异;(b) ROC 曲线显示模型中 5 种差异代谢物组合(红色表示)和年龄、性别及 BMI 组合(绿色表示)对疾病的区分效果;(c) 5 种差异代谢物浓度的豆型图(图片修改自参考文献[41])

7.3.2.2 精神分裂症的精准治疗

通过对疾病代谢途径进行研究,对疾病代谢网络进行整合及建立与蛋白质组学、基因组学技术的广泛联系,构建 SZ 疾病特异性的分子网络,将能更好地诠释疾病的发病机制,从而为基于分子机制对 SZ 展开精准的治疗提供依据。He 等[41]通过代谢组学的方法对 SZ 潜在的生物标志物进行研究,建立了基于 5 种代谢标志物和 13 个 SZ 风险基因的 SZ 疾病特异性分子网络(见图 7-9),并通过对网络中蛋白质/基因的功能注释分析,探讨了相关代谢途径的遗传易感性。研究结果显示,与谷氨酰胺和精氨酸代谢相关联的生物合成途径的畸变和相关的信号转导途径的改变是遗传危险因素,这可能是导致 SZ 和记忆障碍的机制。

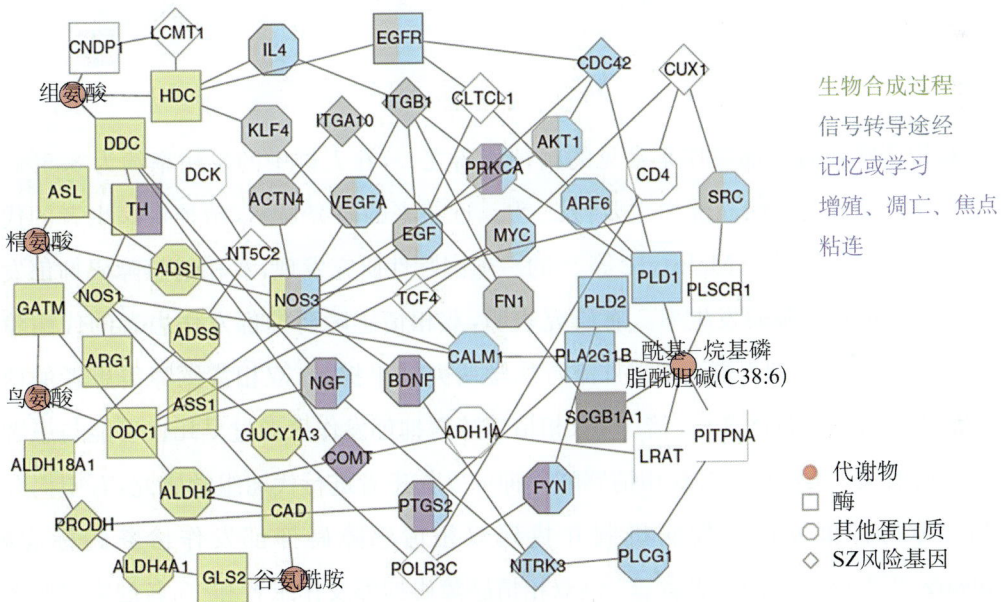

图 7-9 SZ 疾病特异性分子网络

(图片修改自参考文献[41])

虽然现今找到的与抗精神病药物药效相关的代谢标志物的数量还很有限,但均反映了抗精神病药物在改善 SZ 患者精神症状的同时,可能会给他们的整体健康带来危害,如出现代谢综合征、锥体外系反应等。代谢组学技术能够从多个维度构建药物与机体代谢途径及病理生理变化之间的关联,可用于抗精神病药物疗效和安全性等指标的评估。通过寻找这些代谢标志物,有望确定患者属于何种反应人群,以便选择疗效最佳、不良反应最小的药物进行治疗,从而真正做到"个体化治疗和优化治疗"。并且,通过对这些标志物的分析,可以找到一些代谢途径,它们将帮助人们在保留药物疗效的同时克服药物的不良反应,并广泛用于新药的研发[37]。Kaddurah-Daouk 等[42]采用特定的脂质代谢平台,通过 7 种脂质等级测定了服用利培酮、奥氮平和阿立哌唑治疗前后精神分裂症患者体内 300 多种极性和非极性脂质代谢分子的变化。结果显示,药物治疗前,与健康者相比,SZ 患者存在磷脂酰胆碱和磷脂酰肌醇浓度的明显变化;经过治疗后,每组 SZ 患者体内均可测得独特的脂质标志物,SZ 患者体内的磷脂酰胆碱浓度显著上升,且利培酮组和奥氮平组患者体内甘油三酯浓度升高和游离脂肪酸浓度下降较阿立哌唑组更显著。研究结果表明,虽然不同的抗精神病药物可能出现一些相同的疗效如症状的改善,但他们在体内的代谢途径和代谢效应是不同的,这能很好地解释为何这些药物常常具有不同的不良反应。

7.3.3 双相情感障碍的代谢组学研究

双相情感障碍抑郁发作是常见的精神障碍之一,在人群中的发病率约为 3.5%,以反复发作的抑郁与情绪高涨为主要特征[43]。近年来的研究显示,精神疾病患者的代谢障碍问题日益明显[44]。McIntyre 等[45]的一项国际性研究发现,双相情感障碍抑郁发作患者有很高的代谢障碍发生率。有研究表明,双相情感障碍抑郁发作患者的代谢障碍患病率约为 8%,亚洲人群更高[46];流行病学研究结果提示,双相情感障碍患者的糖尿病患病率是普通人群的 3~5 倍[47],双相情感障碍抑郁发作患者过早死亡可能与患者的代谢障碍有关[48]。因此,对双相情感障碍抑郁发作患者进行代谢组学研究,有望揭开双相情感障碍抑郁发作的发病机制并找到双相情感障碍抑郁发作诊断的标志物。Schwarz 等[49]以 15 例 SZ 患者、15 例双相情感障碍抑郁发作患者和 15 名健康对照者为研究对象,采用高通量光谱法对灰质、白质及红细胞样本进行代谢组学分析。研究发现,与健康者相比,SZ 患者和双相情感障碍抑郁发作患者血液和脑实质中的游离脂肪酸和磷脂酰胆碱浓度存在显著的变化,这提示脂质异常可能是双相情感障碍的内在特性,而这种特性可能同时表现在中枢神经系统和外周组织。Lan 等[50]通过 ^{1}H-NMR 方法对有双相情感障碍抑郁发作病史患者的尸检脑组织(背外侧前额叶皮质)代谢谱进行分析,并利用双相情感障碍抑郁发作动物模型进行验证。研究发现,双相情感障碍抑郁发作患者尸检脑组织中谷氨酸和葡萄糖水平显著升高。而用药后,双相情感障碍抑郁发作动物模型脑组织中谷氨酸与谷氨酰胺的比值下降,γ-氨基丁酸水平升高,以此推测兴奋性和抑制性神经递质的平衡失调可能是双相情感障碍抑郁发作发生的主要机制。

7.4 与脑计划契合的代谢组学研究

脑计划研究的终极目标是探索人类大脑的工作机制,绘制脑功能活动全图[51],这通常被认为是自然科学的"最后疆域"。功能影像技术的应用使人们能够从活体和系统水平研究脑,为在无创条件下了解人在疾病、行为活动时脑的功能活动提供了可以探视的窗口。以功能性磁共振成像(functional magnetic resonance imaging, fMRI)技术为代表的新技术为脑连接图谱的解析开辟了初始疆域,解决了诸如语言、情感、抉择和幻觉等脑功能模块的区域定位问题,但面对瞬息万变的脑动态活动,仍缺乏对局部细节的描绘,产生很多模糊的图像[52]。

随着人类基因组测序的完成和后基因组时代的到来,人们迫切希望从细胞、分子水平探讨脑的功能和结构。在脑部某一特定部位受到刺激后进行代谢组学分析,可以探知大脑功能或结构改变的精细特征。而代谢物分析通常只能在均一化的样品或提取物中进行,但是特定的细胞和组织却具有不同的代谢物特征。代谢成像可以追踪受刺激后组织中代谢物分布的改变。正电子发射断层成像(positron emission tomography, PET)等非侵入式分子影像技术通过对脑血流、糖代谢和氧代谢的测量为脑部疾病的诊断提供量化的指标,已经广泛应用于脑功能的研究[53]。Silverman 等[54]利用氟代脱氧葡萄糖正电子发射断层成像(FDG-PET)技术检测脑区的葡萄糖代谢以对 AD 进行诊断,诊断模型的灵敏度约为 94%,特异度约为 73%。

7.5 小结

Huang 等[55]采用 NMR 技术测定了首发精神分裂症患者、有前驱症状患者以及健康者脑脊液的代谢组。结果显示,29%有前驱症状个体的脑脊液代谢组发生了明显的变化(如葡萄糖水平的上升和乳酸盐水平的下降),这些变化与首发未服药患者的代谢轮廓相似。在随后的 3 年随访中,有前驱症状个体中仅 29%最终被确诊为精神分裂症,与之前脑脊液代谢组发生变化的个体并不完全一致,从而证明脑部疾病的生化改变可能通过有前驱症状患者脑脊液代谢物的测定进行追溯,但如果仅单次在某个时间点测得生化紊乱并不足以用于疾病的预测。

由于人脑由错综交织的神经元构成,一个多世纪以来对大脑的探索才刚刚触及这个巨大科学挑战的表层,这类研究的惯例是从动物模型出发。不同于基因、蛋白质等具有相对严格的种属和细胞特异性,同一代谢物在任何其存在的物种中都具有相同的理化性质,并且代谢途径在进化过程中是保守的,啮齿类动物和人类体内的代谢途径在本质上是相同的。Dickens 等[56]研究发现,大部分但并非所有的代谢物改变在人和动物模型上是保守的。因此,基于疾病动物模型研究所获取的代谢表征可以直接支持人体实验研究[57]。

生物体液是新陈代谢的终端产物,反映的是整个生命体系在应激状态下代谢的综合变化,不具备组织特异性,并且由于血脑屏障的存在,血液、尿液和脑脊液等生物体液的代谢组学不能完全反应脑部代谢状况[58]。因为脑和脑脊液中一些小分子能够自由交换,所以普遍认为脑脊液样品更能反映脑部的代谢过程,并且有研究表明,相比于脊椎脑脊液,脑室脑脊液可能能更好地反映脑中相关的变化[22]。然而血液样本在临床上更容易获得,因而更加适合研发能够监测或者预测疾病进程的血液生物标志物[23]。并且,Trushina 等[57]对阿尔茨海默病的代谢组学研究表明,疾病所造成的血液中代谢物的变化与脑脊液中的代谢变化重合度很高,这更增加了血液代谢组学临床应用的吸引力。

参考文献

[1] Ivanisevic J, Siuzdak G. The role of metabolomics in brain metabolism research [J]. J Neuroimmune Pharm, 2015,10(3): 391-395.

[2] 黄青,阿基业,周国华.基于药物代谢组学的个体化医疗研究进展[J].药学学报,2014,49(11): 1491-1497.

[3] 何明燕,夏景林,王向东.精准医学研究进展[J].世界临床药物,2015,36(6): 418-422.

[4] American Association for the Study of Liver Diseases, European Association for the Study of the Liver. Hepatic encephalopathy in chronic liver disease: 2014 practice guideline by the European Association for the Study of the Liver and the American Association for the Study of Liver Diseases [J]. J Hepatol, 2014,61(3): 642-659.

[5] Vilstrup H, Amodio P, Bajaj J, et al. Hepatic encephalopathy in chronic liver disease: 2014 Practice Guideline by the American Association for the Study of Liver Diseases and the European Association for the Study of the Liver [J]. Hepatology, 2014,60(2): 715-735.

[6] 钟宇,姚春,姚凡,等.29 例轻微型肝性脑病患者血清中特异性代谢物[J].世界华人消化杂志,2015,23(34): 5452-5457.

[7] 李素文,许建明,胡凯风,等.轻微肝性脑病患病情况调查及相关危险因素分析[J].胃肠病学和肝病学杂志,2012,21(2): 176-179.

［8］ Lauridsen M M，Jepsen P，Vilstrup H. Critical flicker frequency and continuous reaction times for the diagnosis of minimal hepatic encephalopathy：a comparative study of 154 patients with liver disease［J］. Metab Brain Dis，2011,26(2)：135-139.

［9］ Jiménez B，Montoliu C，MacIntyre D A，et al. Serum metabolic signature of minimal hepatic encephalopathy by [1]H-nuclear magnetic resonance［J］. J Proteome Res，2010，9（10）：5180-5187.

［10］ 齐素文，戴勇，欧阳昕，等. 轻微肝性脑病患者血清中代谢物组的研究［J］. 第三军医大学学报，2011,33(23)：2503-2507.

［11］ Wei D D，Wang J S，Li M H，et al. A pilot study of the onset of hepatic encephalopathy (OHE) in mice induced by thioacetamide and the protective effect of taurine by holistic metabolic characterization［J］. Metabolomics，2015,11(3)：559-570.

［12］ 曹蓓，阿基业，王广基，等. 代谢组学在临床研究中的应用及进展［J］. 生命科学，2010,22(8)：761-771.

［13］ Barba I，Chatauret N，García-Dorado D，et al. A ^{1}H nuclear magnetic resonance-based metabonomic approach for grading hepatic encephalopathy and monitoring the effects of therapeutic hypothermia in rats［J］. Liver Int，2008,28(8)：1141-1148.

［14］ 沈来凤. 老年痴呆症的研究进展［J］. 现代医药卫生，2010,26(4)：542-544.

［15］ 杨裕华，王际莘，鲁燕. 糖脂代谢对老年痴呆影响的研究进展［J］. 广东医学，2012,33（18）：2849-2853.

［16］ Avrahami L，Eldar-Finkelman H. GSK-3 and lysosomes meet in Alzheimer's disease［J］. Commun Integr Biol，2013,6(5)：e25179.

［17］ Alzheimer's Association. Alzheimer's Disease Facts and Figures［EB/OL］. http：//www. alz. org/alzheimers-dementia/facts-figures.

［18］ Inoue K，Tsutsui H，Akatsu H，et al. Metabolic profiling of Alzheimer's disease brains［J］. Sci Rep，2013,3：2364.

［19］ Cui Y，Liu X，Wang M，et al. Lysophosphatidylcholine and amide as metabolites for detecting Alzheimer disease using ultrahigh-performance liquid chromatography-quadrupole time-of-flight mass spectrometry-based metabonomics［J］. J Neuropathol Exp Neurol，2014,73(10)：954-963.

［20］ Barba I，Fernandez-Montesinos R，Garcia-Dorado D，et al. Alzheimer's disease beyond the genomic era：nuclear magnetic resonance（NMR）spectroscopy-based metabolomics［J］. J Cell Mol Med，2008,12(5a)：1477-1485.

［21］ Trushina E，Dutta T，Persson X M，et al. Identification of altered metabolic pathways in plasma and CSF in mild cognitive impairment and Alzheimer's disease using metabolomics［J］. PLoS One，2013,8(5)：e63644.

［22］ Kaddurah-Daouk R，Rozen S，Matson W，et al. Metabolomic changes in autopsy-confirmed Alzheimer's disease［J］. Alzheimers Dement，2011,7(3)：309-317.

［23］ Kaddurah-Daouk R，Zhu H，Sharma S，et al. Alterations in metabolic pathways and networks in Alzheimer's disease［J］. Transl Psychiatry，2013,3：e244.

［24］ Czech C，Berndt P，Busch K，et al. Metabolite profiling of Alzheimer's disease cerebrospinal fluid［J］. PLoS One，2012,7(2)：e31501.

［25］ Bateman R J，Xiong C，Benzinger T L，et al. Clinical and biomarker changes in dominantly inherited Alzheimer's disease［J］. N Engl J Med，2012,367(9)：795-804.

［26］ 孟文超，王纯莹. 老年痴呆研究进展［J］. 军医进修学院学报，2008,29(5)：445-446.

[27] Paracha U Z, Qadri I, Hayat K, et al. Biomarkers for Alzheimer's disease and potential future directions [J]. Aging Neurodegener, 2013,1(1): 25-29.

[28] Graham S F, Chevallier O P, Elliott C T, et al. Untargeted metabolomic analysis of human plasma indicates differentially affected polyamine and L-arginine metabolism in mild cognitive impairment subjects converting to Alzheimer's disease [J]. PLoS One, 2015,10(3): e0119452.

[29] 张永煜,张玮,杨永清. 系统生物学在中医药研究中的应用[M].北京:科学出版社,2014: 39-50.

[30] 江沛,蔡骅琳,李焕德,等. 代谢组学技术在神经精神性疾病中的应用研究进展[J].中国临床药理学杂志,2012,28(7): 550-553.

[31] Hill R J, Chopra P, Richardi T. Rethinking the psychogenic model of complex regional pain syndrome: somatoform disorders and complex regional pain syndrome [J]. Anesth Pain Med, 2012,2(2): 54.

[32] Zheng P, Gao H C, Li Q, et al. Plasma metabonomics as a novel diagnostic approach for major depressive disorder [J]. J Proteome Res, 2012,11(3): 1741-1748.

[33] Zheng P, Chen J, Huang T, et al. A novel urinary metabolite signature for diagnosing major depressive disorder [J]. J Proteome Res, 2013,12(12): 5904-5911.

[34] Ji Y, Hebbring S, Zhu H, et al. Glycine and a glycine dehydrogenase (GLDC) SNP as citalopram/escitalopram response biomarkers in depression: pharmacometabolomics-informed pharmacogenomics [J]. Clin Pharmacol Ther, 2011,89(1): 97-104.

[35] Lee N Y, Kim S H, Jung D C, et al. The prevalence of metabolic syndrome in Korean patients with schizophrenia receiving a monotherapy with aripiprazole, olanzapine or risperidone [J]. Prog Neuro Psychoph, 2011,35(5): 1273-1278.

[36] McEvoy J P, Meyer J M, Goff D C, et al. Prevalence of the metabolic syndrome in patients with schizophrenia: baseline results from the Clinical Antipsychotic Trials of Intervention Effectiveness (CATIE) schizophrenia trial and comparison with national estimates from NHANES III [J]. Schizophr Res, 2005,80(1): 19-32.

[37] 乔颖,盛建华,李华芳. 精神分裂症代谢组学研究进展[J].中国临床药学杂志,2014,23(3): 195-198.

[38] 杨景雷. 精神分裂症的体液代谢组学研究[D].上海:上海交通大学,2011.

[39] 乔颖,李华芳. 精神障碍的代谢组学研究进展[J].中国临床药学杂志,2013,22(1): 33-37.

[40] Holmes E, Tsang T M, Huang J T, et al. Metabolic profiling of CSF: evidence that early intervention may impact on disease progression and outcome in schizophrenia [J]. PLoS Med, 2006,3(8): e327.

[41] He Y, Yu Z, Giegling I, et al. Schizophrenia shows a unique metabolomics signature in plasma [J]. Transl Psychiatry, 2012,2: e149.

[42] Kaddurah-Daouk R, McEvoy J, Baillie R A, et al. Metabolomic mapping of atypical antipsychotic effects in schizophrenia [J]. Mol Psychiatry, 2007,12(10): 934-945.

[43] Kessler R C, Berglund P, Demler O, et al. Lifetime prevalence and age-of-onset distributions of DSM-IV disorders in the National Comorbidity Survey Replication [J]. Arch Gen Psychiatry, 2005,62(6): 593-602.

[44] 邢梦娟,洪武,黄佳,等. 双相情感障碍躁狂相患者糖脂代谢相关因素分析[J].上海交通大学学报(医学版),2015,35(10): 1474-1478.

[45] McIntyre R S, Danilewitz M, Liauw S S, et al. Bipolar disorder and metabolic syndrome: an international perspective [J]. J Affect Disord, 2010,126(3): 366-387.

［46］Musselman D L，Betan E，Larsen H，et al. Relationship of depression to diabetes types 1 and 2：epidemiology，biology，and treatment [J]. Biol Psychiatry，2003,54(3)：317-329.

［47］McIntyre R S，Konarski J Z，Misener V L，et al. Bipolar disorder and diabetes mellitus：epidemiology，etiology，and treatment implications [J]. Ann Clin Psychiatry，2005,17(2)：83-93.

［48］Osby U，Brandt L，Correia N，et al. Excess mortality in bipolar and unipolar disorder in Sweden [J]. Arch Gen Psychiatry，2001,58(9)：844-850.

［49］Schwarz E，Prabakaran S，Whitfield P，et al. High throughput lipidomic profiling of schizophrenia and bipolar disorder brain tissue reveals alterations of free fatty acids，phosphatidylcholines，and ceramides [J]. J Proteome Res，2008,7(10)：4266-4277.

［50］Lan M J，McLoughlin G A，Griffin J L，et al. Metabonomic analysis identifies molecular changes associated with the pathophysiology and drug treatment of bipolar disorder [J]. Mol Psychiatry，2009,14(3)：269-279.

［51］龙程. 脑研究的进展，挑战与机遇[J]. 华南师范大学学报(自然科学版)，2013,45(6)：161-164.

［52］吉永华. 你中有我，我中有你——脑科学时代的雷霆[J]. 自然杂志，2015,37(1)：61-64.

［53］Lin A L，Rothman D L. What have novel imaging techniques revealed about metabolism in the aging brain [J]. Future Neurol，2014,9(3)：341-354.

［54］Silverman D H，Small G W，Chang C Y，et al. Positron emission tomography in evaluation of dementia：Regional brain metabolism and long-term outcome [J]. JAMA，2001,286(17)：2120-2127.

［55］Huang J T，Leweke F M，Tsang T M，et al. CSF metabolic and proteomic profiles in patients prodromal for psychosis [J]. PLoS One，2007,2(8)：e756.

［56］Dickens A M，Larkin J R，Davis B G，et al. NMR-based metabolomics separates the distinct stages of disease in a chronic relapsing model of multiple sclerosis [J]. J Neuroimmune Pharmacol，2015,10(3)：435-444.

［57］Trushina E，Mielke M M. Recent advances in the application of metabolomics to Alzheimer's disease [J]. Biochim Biophys Acts，2014,1842(8)：1232-1239.

［58］Griffin J L，Salek R M. Metabolomic applications to neuroscience：more challenges than chances [J]. Expert Rev Proteomics，2007,4(4)：435-437.

8

代谢组学与药物疗效和不良反应评价

在临床上，相同药物对不同患者的治疗反应往往存在很大的差异，这种差异既可以表现在药物的疗效上，也可以表现在不良反应上。因此，针对不同患者间的遗传多态性及个体间的代谢差异，制订个性化的治疗方案，实现药物疗效最大化和不良反应最小化，一直是临床医学所追求的目标。与药物基因组学的研究策略相似，药物代谢组学（pharmacometabolomics）方法通过检测患者治疗前的代谢表型，并将其与药物的治疗反应进行关联分析，寻找可能用于预测药物治疗反应的代谢标志物，诠释涉及药物反应差异的代谢途径和可能的机制，目前已经在多个临床药物的研究中获得令人振奋的结果。同时，应用代谢组学方法对药物干预后患者的内源性代谢谱进行分析，寻找与药物疗效及不良反应相关的特征代谢物，以及所涉及的代谢途径，能够加深对药物疗效及不良反应产生与机体代谢关系的认识，推动合理化用药和个性化治疗目标的实现。

本章将对近年来代谢组学在药物疗效及不良反应评价方面的应用进行总结，探讨以代谢组学为基础的系统药理学方法对于实现个体化治疗目标的前景。其中，代谢组学在化学药物疗效评价中的应用以阿司匹林、辛伐他汀、舍曲林、阿替洛尔等药物为例进行介绍，代谢组学在不良反应评价中的应用以半乳糖胺、对乙酰氨基酚、顺铂为例进行探讨。同时，本章也将就代谢组学在部分中药疗效和不良反应评价中的应用进行阐述。

8.1 化学药物疗效评价的代谢组学研究

8.1.1 阿司匹林抗血小板聚集疗效评价的代谢组学研究

阿司匹林是临床上最为常用的抗炎、抗血小板聚集及解热镇痛类药物。由于其显著的抗血小板聚集作用,能够显著降低因心血管事件所导致的死亡风险,被广泛地应用于冠心病等心血管疾病的预防。但是,研究表明大约 25％的患者显示出对阿司匹林抗血小板聚集作用的抵抗[1, 2]。阿司匹林通过不可逆地抑制环氧化酶-1 的活性,阻止花生四烯酸转化为血小板激动剂血栓素 A2,发挥抗血小板聚集的作用。然而,研究发现在一些患者中即使环氧化酶-1 的活性被阿司匹林完全抑制,依然存在阿司匹林抵抗的现象[3, 4],这说明阿司匹林发挥作用可能存在环氧化酶-1 非依赖的途径,并且这些环氧化酶-1 非依赖的途径可能与阿司匹林的抗血小板聚集效应有关。

Yerges-Armstrong 等[5]通过药物代谢组学指导药物基因组学(pharmacometabolomics-informed pharmacogenomics)的研究策略,对临床上较为常见的阿司匹林抵抗现象进行了研究。他们首先从遗传与表型干预(Heredity and Phenotype Intervention,HAPI)心脏研究中挑选了 76 个健康受试者,给予低剂量阿司匹林干预 2 周。通过观察胶原诱导的体外血小板聚集实验,将 76 名受试者分成由 40 人和 36 人组成的阿司匹林高响应组与低响应组。实验发现,在阿司匹林给药前,胶原诱导的血小板聚集作用在低响应组就轻度高于高响应组,并且这种差异在阿司匹林给药后更为显著。随后,利用气相色谱-质谱联用(GC-MS)技术对受试者给药前、后血液样本中 180 种已知代谢物进行了检测,并筛选出 18 种差异代谢物,其中包括 2 种阿司匹林的体内代谢物——水杨酸(salicylic acid)和水杨尿酸(salicyluric acid)。在余下的 16 种内源性差异代谢物中,嘌呤代谢途径的代谢物与阿司匹林的暴露最为相关,涉及的代谢物有腺苷一磷酸(adenosine monophosphate,AMP)、肌苷、鸟苷、腺苷、黄嘌呤和次黄嘌呤。在此基础上,他们利用 GC-MS 对上述 6 种代谢物及尿酸在给药前、后样本中的含量进行了检测,并分析了这些代谢物在阿司匹林高响应组与低响应组之间的区别,发现肌苷水平在阿司匹林给药后的两组中都显著升高,且在低响应组的升高程度显著高于高响应组。腺苷水平在高响应组中给药前后基本没有变化;而低响应组的腺苷水平在阿司匹林暴露前与高响应组无差异,在阿司匹林暴露后显著升高。在此基础上,研究人员利用 GC-MS 对以上 6 种代谢物和尿酸在给药前、后含量的变化进行了检测,并比较了这些代谢物在阿司匹林高响应组与低响应组之间的区别,如图 8-1 所示。研究发现,给药后肌苷水平不论在高响应组还是低响应组都显著升高,但是给药后低响应组的肌苷水平升高程度显著高于高响应组;腺苷水平在阿司匹林高响应组中给药前、后基本没有变化,而在阿司匹林低响应组中给药后显著升高。

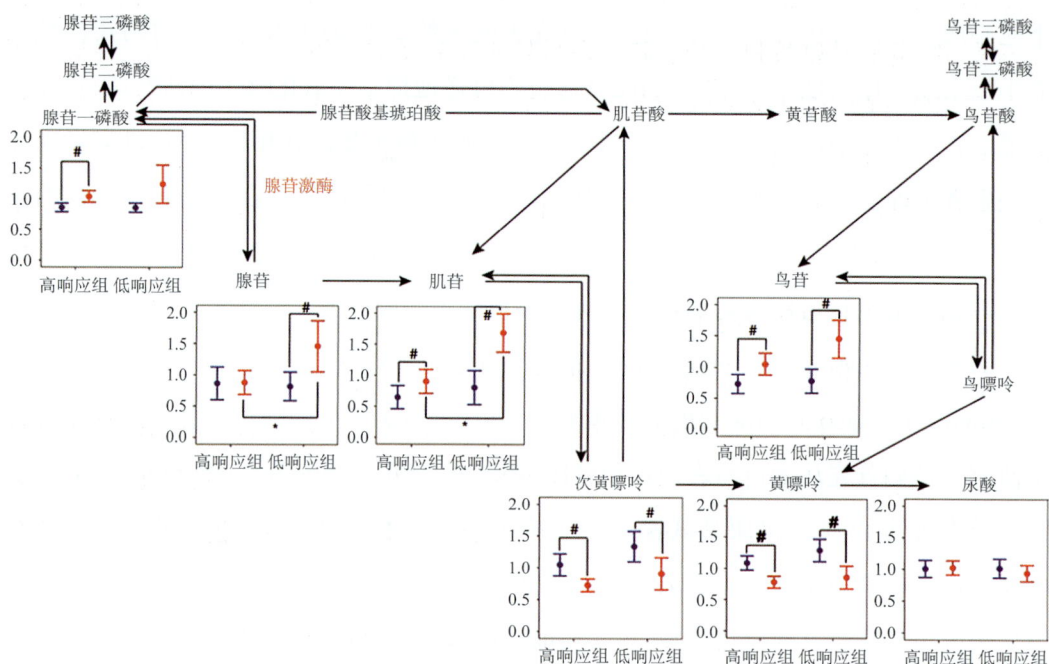

图 8-1　6 种来自嘌呤代谢途径差异代谢物的含量在给药前后的变化

蓝色与红色分别表示阿司匹林给药前后的代谢物水平及变化;# 表示给药后与给药前相比 $P < 0.05$;* 表示应答者与不应答者相比 $P < 0.05$
(图片修改自参考文献[5])

根据上述利用代谢组学方法观察到的嘌呤代谢物的差异,研究人员进一步对与嘌呤代谢相关的 9 种基因的单核苷酸多态性(single nucleotide polymorphism,SNP)进行了分析,最终发现位于腺苷酸激酶(adenylate kinase,ADK)基因中的 51 个 SNP 与阿司匹林治疗的血小板聚集相关,而关联性最强的 SNP 位于内含子 rs16931294,该区域低频的 G 等位基因个体与常见的 A 等位基因个体相比,阿司匹林给药后血小板聚集性更高。因此,拥有 GG 基因型的人比拥有 AA 基因型的人在阿司匹林给药后血小板聚集性更高,而相应的分析也表明,拥有 rs16931294 G 等位基因个体在阿司匹林给药后肌苷和鸟苷的水平也显著高于 A 等位基因个体。

Ellero-Simatos 等[6]利用药物代谢组学方法,对阿司匹林在不同个体间的不同干预反应进行了研究。研究人员从 HAPI 心脏研究中选择了 745 位志愿者,连续给予低剂量阿司匹林(81 mg/d)2 周,根据给药后的反应差异选择位于第一象限的阿司匹林高响应组(42 人)和位于第四象限的阿司匹林低响应组(38 人),应用多级主成分分析与线性混合模型等方法在总体 80 个样本中确定了阿司匹林给药前、后的 19 种差异代谢物。通过两组间的代谢特征分析,最终确定了 4 种与阿司匹林干预效应相关的特征代谢物:丙氨酸、牛磺酸、甘氨酸和 5-羟色胺。在另外 125 名受试者的重复性试验中,他们发现 15 种代谢物在阿司匹林给药前、后有显著的变化。在这次试验中,他们观察到低响应组的 5-羟色胺水平在阿司匹林给药前、后均显著高于高响应组,而牛磺酸、甘氨酸与丙氨酸则没有显著性差异。随后,他们进一步观察了血小板激动剂与阿司匹林给药后血小板聚集机制上的关系,发现阿司匹林给药与胶原诱导的血小板聚集有关联,而与花生四烯酸诱导的血小板聚集没有关联。

为了证实个体基线水平的 5-羟色胺是否能够作为预测阿司匹林干预反应的标志物,研究人员在体外胶原诱导的血小板聚集实验中研究了 5-羟色胺与阿司匹林干预效应的关系。首先,他们比较了富血小板血浆(platelet-rich plasma)、贫血小板血浆(platelet-poor plasma)和血清中的 5-羟色胺含量。结果表明贫血小板血浆中的 5-羟色胺水平远低于富血小板血浆和血清中的 5-羟色胺水平,说明血清中的 5-羟色胺主要来源于血小板。在接下来的试验中,首先根据富血小板血浆中 5-羟色胺水平的高低将样本分为 2 组,在阿司匹林给药前、后分别测定血小板聚集情况,结果发现在阿司匹林干预前,5-羟色胺高、低两组样本对于花生四烯酸或胶原诱导的血小板聚集作用没有显著性差异。阿司匹林给药后,花生四烯酸诱导的血小板聚集作用被完全抑制,且两组样本间没有差异,但是,阿司匹林对胶原诱导的血小板聚集的抑制作用在高基线水平的 5-羟色胺组明显减弱,说明 5-羟色胺的水平与胶原诱导的血小板聚集作用呈正相关。5-羟色胺是一种弱血小板聚集激动剂,它本身并不能激活血小板,但可以剂量依赖性地增强其他激动剂对血小板的激动作用。该研究成果表明 5-羟色胺的水平可能用于预测个体对于阿司匹林抗凝治疗的反应。

与此类似,Ellero-Simatos 等[7]应用药物代谢组学方法,还从氧化脂质代谢的角度对阿司匹林抵抗的现象进行了研究。研究人员首先从 HAPI 心脏研究中挑选出 156 名健康受试者,并采集他们在低剂量阿司匹林(81 mg/d)干预14天前后的血液样本。通过液相色谱-质谱联用(LC-MS)代谢组学平台检测了血清中30种独特的氧化脂质,其中包括花生四烯酸、亚麻酸、α-亚麻酸、多不饱和脂肪酸等脂肪酸的衍生物。考虑到性别在阿司匹林应答及代谢谱方面的差异,研究人员首先观察了阿司匹林对于氧化脂质代谢的作用是否与性别有关,结果发现虽然阿司匹林引起的代谢物波动在男女性别之间存在差异(8种代谢物在女性组显著升高,仅有1种代谢物在男性组显著升高),但线性混合模型计算发现阿司匹林对氧化脂质代谢的作用与性别无关。

随后,通过对整个队列样本中氧化脂质的检测发现,26种代谢物的水平在阿司匹林暴露后显著下降,仅有13,14-二氢前列腺素F_2(13,14-dihydro-PGF_2)的水平上升,其中下降最为显著的为环加氧酶(COX)代谢物。为了进一步评价阿司匹林暴露对于氧化脂质代谢途径的影响,研究人员对氧化脂质代谢物进行了聚类分析。第1类是由花生四烯酸通过脂氧合酶(LOX)或环加氧酶形成的氧化脂质;第2类是由通过脂氧合酶或细胞色素(CYP)合成的亚油酸衍生物组成;第3类是由花生四烯酸和二十碳五烯酸衍生的相互关联的细胞色素产物组成。除了第1类氧化脂质外,尽管阿司匹林降低了大多数代谢物的水平,但是并未改变第2类、第3类氧化脂质代谢物之间的相关关系。研究人员认为这个现象的产生可能与某些上游代谢途径的改变有关,如脂肪酸前体水平的改变。为此,研究人员对氧化脂质的两种主要的脂肪酸前体物游离花生四烯酸和亚油酸的水平进行了检测。结果表明,阿司匹林给药显著降低了亚油酸的水平,而不影响花生四烯酸的水平。最后,研究人员还对氧化脂质的水平与体外血小板聚集之间是否有关进行了检测,发现5种代谢物(13-羟基亚油酸、9-羟基亚油酸、12,13-二羟基十八碳-9-烯酸、9-羟基十八碳三烯酸、12,13-环氧十八烯酸)与阿司匹林给药后胶原诱导的血小板聚集显著相关。该研究表明,在健康志愿者中低剂量阿司匹林暴露可引起血清氧化脂质水平下降,且与性别无关。血清氧化脂质水平下降与阿司匹林引起的非酯化脂肪酸前体水平下降有关,而由亚油酸衍生的氧化脂质与非环氧化酶-1介导的阿司匹林反应显著相关。同时,该研究表明药物代谢组学不仅能够发现与阿司匹林干预效应有关的代谢物,还能加深人们对于阿司匹林新的作用机制的认识。

8.1.2 舍曲林抗抑郁疗效评价的代谢组学研究

5-羟色胺重摄取抑制剂对重度抑郁症的治疗作用往往会出现药效延迟现象。以舍曲林为例,临床双盲试验结果显示舍曲林对于重度抑郁症的治疗效果与安慰剂相当,而患者对于安慰剂治疗的反应机制仍不清楚[8]。因此,寻找能够预测抗抑郁药物治疗效果的生物标志物,以及建立一种能够早期发现部分对于安慰剂治疗有效的患者的方法,对于抗抑郁药物的研发及临床应用具有十分重要的意义。

Kaddurah-Daouk 等[9]应用药物代谢组学方法,对舍曲林及安慰剂治疗的重度抑郁症患者的早期生化改变进行了分析,并对药物及安慰剂所导致的生化改变与治疗后第1周及第4周的结果进行了相关分析,确定了导致舍曲林疗效延迟的生物化学基础。该研究将75例非精神病类重度抑郁症患者随机分为舍曲林治疗组($n = 35$)和安慰剂治疗组($n = 40$)。根据临床需要,0周时给予舍曲林的剂量为50 mg/d,1周时增加至100 mg/d,2周时增加至150 mg/d,共进行为期4周的试验,并采集0周、1周与4周时的血清样本,使用气相色谱-飞行时间质谱联用(GC-TOFMS)的代谢组学平台进行检测,半定量检测到348种化合物,其中包括143种已知化合物,17种通过美国国家标准与技术研究院(NIST)质谱库鉴定的化合物,以及188种未知化合物。代谢途径网络模型图显示不论是舍曲林治疗组,还是安慰剂治疗组,给药后4周血清水平发生变化的代谢物数量远远多于给药后1周,且两组发生变化的代谢网络大部分不同。通过相关性分析研究人员发现,在第1周时,舍曲林治疗组的5-甲氧基色胺(5-methoxytryptamine,5-MTPM)水平下降与抑郁症状减轻之间的联系最为突出,其余还有核糖、海藻糖、胱氨酸,而水平上升的物质中与抑郁症状关联较为紧密的有花生四烯酸和 α-酮戊二酸。到了第4周,与症状减轻联系最为显著的是缬氨酸、亮氨酸和异亮氨酸三种支链氨基酸(branched-chain amino acid,BCAA)水平下降,且支链氨基酸水平越低,治疗效果越好。此外,半胱氨酸、乳酸和假尿苷水平升高也与症状减轻有关。研究发现,安慰剂治疗第1周时的疗效与磷酸水平下降、4-羟脯氨酸及苹果酸水平上升有关,三羧酸循环及尿酸循环中的部分代谢物变化与抑郁评分改变有关。安慰剂治疗第4周的症状减轻则与乳酸、糖、草酰乙酸、酮体、吲哚-3-乙酸、尿酸循环代谢物及丙氨酸的改变有关。与舍曲林不同的是,研究发现安慰剂疗效与支链氨基酸无关。

同样,Zhu 等[10]从色氨酸途径中的甲氧基吲哚(methoxyindole)和犬尿氨酸(kynurenine,KYN)着手,对舍曲林与安慰剂的疗效差异机制进行了研究。研究发现,对舍曲林响应较好的患者给药前的5-甲氧基色胺水平较高,且给药后下降的程度更大。与给药前相比,这些患者的5-甲氧基色醇(5-methoxytryptophol,5-MTPOL)和褪黑素

(melatonin，MEL)的水平增加，犬尿氨酸与褪黑素的比值(KYN/MEL)、3-羟基犬尿氨酸(3-hydroxykynurenine，3-OHKY)与褪黑素的比值(3-OHKY/MEL)均下降，而在舍曲林低响应的患者中未观察到该现象。在安慰剂干预有效的患者中，他们观察到5-甲氧基色醇和褪黑素的水平增加，犬尿氨酸与褪黑素的比值、3-羟基犬尿氨酸与褪黑素的比值显著下降，且5-甲氧基色胺的水平和给药后第4周的反应无关。因此，基于给药前5-甲氧基色胺水平与舍曲林响应的正相关关系，可以通过检测给药前患者的基础5-甲氧基色胺的水平预测舍曲林的干预效果。

上述研究结果表明，可以通过代谢组学方法检测患者基础代谢物中的生物标志物，预测药物的临床疗效，为临床个体化治疗提供支持。同时，该研究也表明，应用药物代谢组学方法检测受试者基础代谢中的特定标志物，可以将药物或安慰剂对照的受试者进行分类，指导药物的临床试验和新药研发。

8.1.3 氯胺酮抗抑郁疗效评价的代谢组学研究

临床上，双相情感障碍抑郁发作的抗抑郁治疗主要针对5-羟色胺能(5-hydroxytryptaminergic)和去甲肾上腺素能(noradrenergic)系统。这些药物在治疗上往往存在明显的药效延迟现象，而且不同患者对于相同治疗药物的反应也存在明显的个体差异。此外，针对谷氨酸能系统(glutamatergic system)的N-甲基-D-天冬氨酸受体(N-methyl-D-aspartic acid receptor，NMDA受体)拮抗剂也是双相情感障碍抑郁发作治疗的另一个重要的选择。以NMDA受体拮抗剂氯胺酮(ketamine)为例，氯胺酮具有快速和显著的抗抑郁疗效，对于曾用其他抗抑郁药物治疗失败的双相情感障碍抑郁发作患者来说，其有效率大约为65%[11]，然而人们对于造成氯胺酮在不同患者中疗效差异的遗传及生物化学机制的了解仍然非常有限。

Villasenor[12]等应用基于LC-Q-TOFMS的代谢组学方法，对22例接受盐酸氯胺酮(0.5 mg/kg)治疗以及17例接受安慰剂治疗双相情感障碍抑郁发作患者的血浆代谢谱进行了分析。同时，所有双相情感障碍抑郁发作患者在氯胺酮输注前4周及输注时均接受锂剂或丙戊酸钠的治疗。研究人员首先收集了氯胺酮输注后第40、80、110及230分钟的血液样本，采用蒙哥马利和阿斯伯格抑郁症等级量表(Montgomery-Asberg depression rating scale，MADRS)对抑郁进行评分。与给药前相比，给药后第230分钟时MADRS评分下降超过50%的患者为高响应患者，以此为标准，接受氯胺酮治疗的

22 例双相情感障碍抑郁发作患者中有 13 例为高响应患者,其余 9 人为低响应患者,而在接受安慰剂治疗组,10 例为高响应患者,7 例为低响应患者。为了明确患者服用情绪稳定剂锂剂或丙戊酸钠是否会影响其对于氯胺酮治疗的响应,研究人员分别对接受锂剂和丙戊酸钠组内的高响应与低响应患者进行比较,发现在氯胺酮治疗的患者中,接受锂剂与丙戊酸钠治疗的患者间有 28 种差异代谢物,而同样的差异也在接受安慰剂的患者中被发现,说明情绪稳定剂影响患者的代谢。在氯胺酮与安慰剂治疗组,酰基肉碱(acylcarnitines)、辛酸(octanoic acid)及其同类代谢物在丙戊酸钠治疗组显著高于锂剂治疗组,而苯丙氨酸及色氨酸在锂剂治疗组升高,两者与接受氯胺酮治疗有关,并在高、低响应组未见差异。为了进一步寻找与氯胺酮治疗响应有关的差异代谢物,研究人员又对 16 例接受锂剂治疗的氯胺酮治疗样本进行了分析,而另外 6 例接受丙戊酸钠治疗的患者由于样本量过小未进行单独分析。PLS-DA 模型显示接受氯胺酮治疗的高响应与低响应患者区分效果十分显著,其对样本的预测能力超过 60%。研究人员利用 165 种潜在的生物标志物建立 OPLS-DA 模型,发现 18 种差异化合物,其中 6 种在低响应组升高,12 种下降。在锂剂治疗的安慰剂组,高、低响应组样本在 PLS-DA 模型上有很好区分,而不同响应组之间所发现的差异代谢物在安慰剂与氯胺酮治疗组并不一致,说明在服用情绪稳定剂锂剂的氯胺酮治疗患者中,部分代谢物的变化与该药物治疗的效应相关,如单酰甘油、溶血磷脂酰胆碱(lysophosphatidylcholine,LPC)类、溶血磷脂酰乙醇胺(lysophosphatidylethanolamine,LPE)类等。

尽管该研究的样本量有限,但是初步的结果表明氯胺酮治疗不同响应患者之间代谢谱的差异与氯胺酮药物本身无关,而与接受治疗的患者自身特有的生物化学基础差异有关,代谢组学方法能够区分不同双相情感障碍抑郁发作患者对于氯胺酮治疗的响应,所发现的高、低响应患者之间的差异代谢物有可能为双相情感障碍抑郁发作患者的药物治疗选择提供帮助,从而实现双相情感障碍抑郁发作患者的个体化治疗。

8.1.4　辛伐他汀降脂疗效评价的代谢组学研究

他汀类药物是一种 HMG-CoA 还原酶抑制剂,通过减少胆固醇合成和调节下游代谢途径降低血浆低密度脂蛋白胆固醇(low-density lipoprotein cholesterol,LDL-C),临床上广泛用于降低血浆低密度脂蛋白胆固醇和心血管疾病的发病率[13]。尽管他汀类药物在临床上的使用十分广泛,但数据表明他汀类药物在不同个体间的疗效差异十分显著[14]。考虑到环境因素和肠道菌群代谢在药物代谢及药物效应发挥中扮演的重要角色,基因因素仅占其中的一小部分,药物基因组学对于药物个体间差异机制的解释非常有限[15]。因此,应用代谢组学方法,寻找与药物效应相关的个体基础代谢标志物,预测他汀类药物在不同患者中的疗效,从而指导临床的个体化治疗,以及发现与药物效应相关的新机制具有重要的实际意义。

辛伐他汀是活性较低的药物前体,进入人体后经代谢转化形成活性更强的辛伐他汀酸发挥作用。Kaddurah-Daouk 等[16]通过气相色谱-质谱联用(GC-MS)的代谢组学平台,对 3 条胆固醇代谢途径——胆固醇合成、饮食中的固醇摄入和胆汁酸合成过程的代谢物变化进行了分析。他们从 944 名胆固醇和遗传药理学研究(Cholesterol and Pharmacogenetics study,CAP study)的参与者中随机挑选了 100 名受试者并从辛伐他汀治疗后低密度脂蛋白胆固醇变化幅度最高和最低的 10% 人群中各选择了 24 名受试者,前者用于观察辛伐他汀干预后低密度脂蛋白胆固醇整体水平的变化,后者用于观察受试者对于辛伐他汀治疗的不同反应。研究人员给予上述患者药物治疗(40 mg/d)6 周,采集给药前后的空腹血液样本,并对其中 12 种固醇和 14 种胆汁酸的水平进行了分析。结果发现,给药前血液中的多种内源性初级胆汁酸和次级胆汁酸水平与辛伐他汀的降脂作用呈负相关关系。在第 2 组辛伐他汀治疗不同响应的患者中,发现患者给药前次级胆汁酸水平越高,药物降低低密度脂蛋白的作用越显著,包括石胆酸(lithocholic acid,LCA)、牛磺石胆酸(taurolithocholic acid,TLCA)、甘氨石胆酸(glycolithocholic acid,GLCA),还有粪固醇(coprostanol,COPR,一种肠道菌还原内源性胆固醇的代谢物)。

此外,不论是初级胆汁酸还是次级胆汁酸,高响应组与低响应组之间都有差异。初级胆汁酸在高响应组中与胆固醇合成无关,与饮食固醇类代谢物摄入呈负相关,但在低响应组中,初级胆汁酸与饮食固醇类代谢物摄入呈轻微的正相关。相反地,次级胆汁酸在高响应组中与胆固醇合成呈正相关,而在低响应组中呈负相关。胆汁酸和他汀类药物在小肠和肝脏中共享转运蛋白。此外,还观察到血浆中辛伐他汀的浓度和次级胆汁酸水平呈显著的正相关。早期研究显示,空腹辛伐他汀酸浓度和单核苷酸多态性之间联系紧密,于是研究人员以编码有机阴离子转运蛋白 SLCO1B1(即 OATP1B1,一种肝脏摄取胆汁酸和辛伐他汀的重要转运蛋白)的 *SLCO1B1* 基因多态性位点 rs4149056 的多态性作为研究对象,探究固醇类和胆汁酸类物质在给药前的浓度与辛伐他汀响应之间的关系,最终发现7种胆汁酸与位于*SLCO1B1*基因上的rs4149056单核苷酸多态性有关,并发现两个次级胆汁酸(石胆酸和牛磺石胆酸)可以作为生物标志物用于预判辛伐他汀高度响应者。

Trupp等[17]利用基于GC-TOFMS的代谢组学平台,对相同来源的研究对象的血液样本进行非目标性代谢谱分析,寻找与辛伐他汀治疗后低密度脂蛋白下降程度相关的特征代谢谱,以及能够预测辛伐他汀治疗效果的基础代谢物。研究发现,辛伐他汀治疗后患者血浆游离胆固醇水平下降,必需氨基酸水平升高。进一步分析发现,与低密度脂蛋白胆固醇下降显著相关的代谢物有尿素循环中间物和部分氨基酸包括鸟氨酸、胱氨酸、赖氨酸及瓜氨酸。这些改变提示辛伐他汀治疗导致尿素循环的流量增加、氨基酸的降解增加。通过斯皮尔曼(Spearman)相关系数分析,研究人员发现辛伐他汀治疗后低密度脂蛋白胆固醇下降的程度与给药前受试者血液中的尿苷(uridine)水平呈负相关,而与假尿苷(pseudouridine)水平呈正相关。此外,在辛伐他汀降低低密度脂蛋白胆固醇的高响应受试者中,给药前血液中的黄嘌呤(xanthine)、2-羟基戊酸(2-hydroxyvaleric acid)、琥珀酸(succinic acid)和硬脂酸(stearic acid)的水平较低,即上述代谢物给药前的水平与辛伐他汀的疗效呈负相关,而半乳糖醛酸与辛伐他汀的治疗效果呈正相关。

最后,研究人员通过OPLS-DA方法分析受试者基础代谢中与辛伐他汀治疗效果相关的基础代谢物,试图找到可以用来预测药物应答的生物标志物。在一系列能够预测辛伐他汀给药后疗效差异的基础代谢物中,发现相关性最为显著的代谢物有黄嘌呤、2-羟基戊酸、琥珀酸及硬脂酸。虽然,这些新发现的差异代谢物与胆固醇代谢没有直接联系,但它们可能通过不同的代谢途径在辛伐他汀降脂中发挥重要作用。虽然上述代谢组学的结果还需要在后续的临床研究中进行验证,但这些研究所揭示的基础代谢与辛伐他汀降脂疗效之间的联系可能也适合于其他他汀类药物。随着代谢组学方法与技术的不断完善,通过基础代谢分析寻找能够预测药物反应的生物标志物必将有力地推动临床个体化治疗的实现。

8.1.5　左旋肉碱治疗败血症及感染性休克疗效评价的代谢组学研究

败血症是指致病菌或条件致病菌侵入血液循环,并在血液中生长繁殖,产生毒素而发生的急性全身性感染。临床上超过 20％的败血症患者及 40％的感染性休克患者在治疗中死亡[18]。其中的原因大致有以下两点：一是无法准确区分出对于某种治疗手段最为敏感的患者；二是在给药后也缺乏较好的手段来监控和预测患者对药物的应答反应。目前，人们在精准医疗方面的努力正在不断增加，除药物基因组学以外，药物代谢组学在精准医疗方面似乎有着更广阔的应用前景。

Puskarich 等[19]应用基于 NMR 的药物代谢组学方法，对 16 例使用左旋肉碱（12 g，静脉给药）治疗以及 14 例使用生理盐水作为安慰剂治疗的重症败血症患者的血浆代谢谱进行了分析，试图区分出对左旋肉碱高响应与低响应患者的代谢表型。研究人员首先收集了给药前（T0）以及给药后 24 h、48 h 两个时间点（T24，T48）的血液样本，共鉴定出 38 种化合物。在 T0 时，给药组与安慰剂组的代谢物水平没有差异；到 T24 时，给药组的肉碱和乙酰肉碱水平显著高于安慰剂组。研究发现，给药组的幸存与死亡患者之间存在一系列的差异代谢物，包括 β-羟基丁酸（β-hydroxybutyrate）、乙酰乙酸（acetoacetate）、3-羟基异戊酸（3-hydroxyisovalerate）、肌酸（creatine）、甜菜碱（betaine）和缬氨酸（valine）等。值得注意的是，随着时间的推移，死亡患者的肉碱和乙酰肉碱水平显著高于幸存患者，而在 T0 时，死亡患者的乙酰肉碱与肉碱的比值显著高于幸存患者。代谢途径分析显示，给药组给药前的酮体合成及降解途径在区分幸存与死亡患者方面影响最大。由于 β-羟基丁酸是检测到的浓度最高的酮体，研究人员尝试着确认其是否能作为预测左旋肉碱治疗响应度的潜在生物标志物。他们根据 T0 时 β-羟基丁酸和乙酰乙酸的水平将给药组和安慰剂组患者分别分成高酮体组与低酮体组。结果发现高酮体组患者体内的乙酰肉碱与肉碱的比值显著高于低酮体组患者，而且不论是左旋肉碱治疗组，还是安慰剂治疗组，所有患者的其他临床指标之间并不存在明显的差异，说明乙酰肉碱与肉碱的比值与其他的临床指标相比较，可能更具有成为评价左旋肉碱治疗效果的生物标志物的潜力。此外，研究还发现，甲硫氨酸、赖氨酸、苯丙氨酸和酪氨酸等氨基酸在低酮体的治疗组中水平更高，而肉碱和乙酰肉碱则在高酮体的治疗组中水平较高，说明肉碱治疗不仅影响肉碱相关的代谢途径，而且对感染性休克相关的其他病理生理过程也产生影响。进一步的比较表明，相对于高酮体患者来说，肉碱治疗低酮体患者的存活率更高。

这些研究数据表明，药物代谢组学与传统的药理学研究方法相比，能够更明确地区分左旋肉碱治疗败血症的不同反应表型，所发现的差异代谢物可以为临床治疗败血症与感染性休克提供参考,为其临床个体化治疗提供依据。不过,由于该研究的样本量过小,相关结论仍需要进一步的临床验证。

8.1.6　阿替洛尔治疗高血压疗效评价的代谢组学研究

高血压是最为常见的慢性病之一。临床上,高血压的发病原因具有高度的异质性,而且不同的患者对于相同的药物治疗往往也存在明显的个体间差异。因此,针对不同发病原因的高血压患者制订个体化的治疗方案显得尤为重要,而人们对于造成这种个体间差异的原因还不是非常了解。以 β 受体阻滞剂阿替洛尔为例,即使是作为一线的降压药物,阿替洛尔也仅能对部分高血压患者有效[20, 21]。

Wikoff 等[22]应用代谢组学方法,研究了阿替洛尔在不同人种(白种人和非裔美国人)患者中所引起的生化代谢改变。他们从药物基因组学评估降压药反应研究(Pharmacogenomic Evaluation of Antihypertensive Responses study,PEAR study)中筛选出 272 名高血压患者的血浆样本(基础血样和阿替洛尔给药 9 周后血样)。经阿替洛尔治疗后,无论是白种人还是非裔美国人的平均收缩压和舒张压、低密度脂蛋白、高密度脂蛋白和血浆肾素活性都显著降低,而葡萄糖、甘油三酯和尿酸则显著升高。不过,白种人和非裔美国人的血压和血浆肾素活性存在显著性差异。利用 GC-TOFMS 对患者的血液样本进行分析,鉴定出 157 种化合物,发现其中与阿替洛尔暴露有关的代谢物包括多种饱和及不饱和游离脂肪酸,而这些游离脂肪酸在白种人中下降,在非裔美国人中没有明显改变。此外,阿替洛尔治疗后,酮体中的 β-羟基丁酸在白种人中下降 33%,而在非裔美国人中则没有明显改变。

基于上述观察到的游离脂肪酸在阿替洛尔治疗的白种人及非裔美国人中的不同变化,研究人员进一步研究了油酸与阿替洛尔降压疗效的关系。通过心血管单核苷酸多态性微阵列检测了与油酸相关的 16 种脂肪酶的编码基因,最终发现肝脂酶 rs9652472 多态性位点与白种人的油酸应答有联系,而非裔美国人则没有该位点多态性。磷脂酶 A2(phospholipase A2,PLA2)家族中 *PLA2G4C* 基因上的 rs7250148 多态性位点与非裔美国人的油酸应答有联系,而白种人则没有该位点多态性。这些结果表明,应用代谢组学及药物基因组学方法,不仅有助于发现与药物疗效相关的特征代谢物,而且能够揭示与药物疗效相关的遗传学差异,加深对药物机制的认识。

8.1.7 抗精神疾病类药物治疗精神分裂症疗效评价的代谢组学研究

精神分裂症（schizophrenia，SZ）患者大多存在抗氧化防御系统（antioxidant defense system，AODS）损伤和明显的氧化应激反应，说明自由基介导的损伤在精神分裂症病理生理学中扮演了重要角色。机体的抗氧化防御系统失调，会导致还原性谷胱甘肽水平下降，而且除了谷胱甘肽氧化还原反应有关的机制之外，嘌呤的分解代谢在减缓氧化应激引起的线粒体功能损伤方面也发挥着重要作用[23]。

Yao[24]等应用高效液相色谱联用 16 通道电量多极阵列系统（high-pressure liquid chromatography coupled with a 16-channel coulometric multi-electrode array system，HPLC-CMEAS），对 25 例首发精神分裂症患者基线及抗精神病药物治疗 4 周后，以及 30 例健康对照者血浆中 6 种嘌呤代谢物的含量进行了检测，这 6 种嘌呤代谢物分别是尿酸、黄嘌呤、黄嘌呤核苷、鸟嘌呤、鸟苷及次黄嘌呤。研究结果表明，首发精神分裂症患者血浆中黄嘌呤核苷的基线水平显著高于健康对照组，而经抗精神病药物治疗 4 周后，其水平明显下降，但仍然高于健康对照组。尿酸和鸟嘌呤在首发精神分裂症患者的基线水平则显著低于健康对照组。为了进一步比较嘌呤代谢物与底物的关系，研究人员又对 6 种嘌呤代谢物之间的 13 种比值进行了分析，结果发现在首发精神分裂症患者的基线血浆中鸟嘌呤与鸟苷的比值、尿酸与鸟苷的比值以及尿酸与黄嘌呤核苷的比值显著低于健康对照组，而黄嘌呤核苷与鸟嘌呤的比值则相反。首发精神分裂症患者经过 4 周的药物治疗后，除了尿酸与鸟苷的比值恢复到健康对照组的水平外，其余几种嘌呤代谢物的比值都依然保持了原来的水平。研究者应用逻辑回归方法，对上述嘌呤代谢物对于不同组别的区分能力进行了分析，结果发现血浆中低水平的鸟嘌呤对于区分健康对照组与首发精神分裂症患者基线样本的正确率分别达到 67%（20/30）和 68%（17/25），而对于健康对照组与首发精神分裂症患者治疗 4 周后样本的正确区分能力分别达到 70%（21/30）和 76%（19/25）。随后，研究人员进一步对其中 25 例首发精神分裂症患者接受抗精神病药物治疗前后的嘌呤代谢与临床特征之间的联系进行分析，研究发现基线水平尿酸与鸟嘌呤的比值可以较好地预测抗精神病药物治疗 4 周后的效果，即给药前患者血浆中嘌呤代谢物尿酸与其前体鸟嘌呤的比值越低，则药物治疗的效果越好，如图 8-2 所示。此外，分析还发现，基线水平的黄嘌呤核苷与鸟苷的比值与患者的神经症状存在正相关关系，而患者的基线鸟苷水平与思维障碍、基线尿酸水平与思维

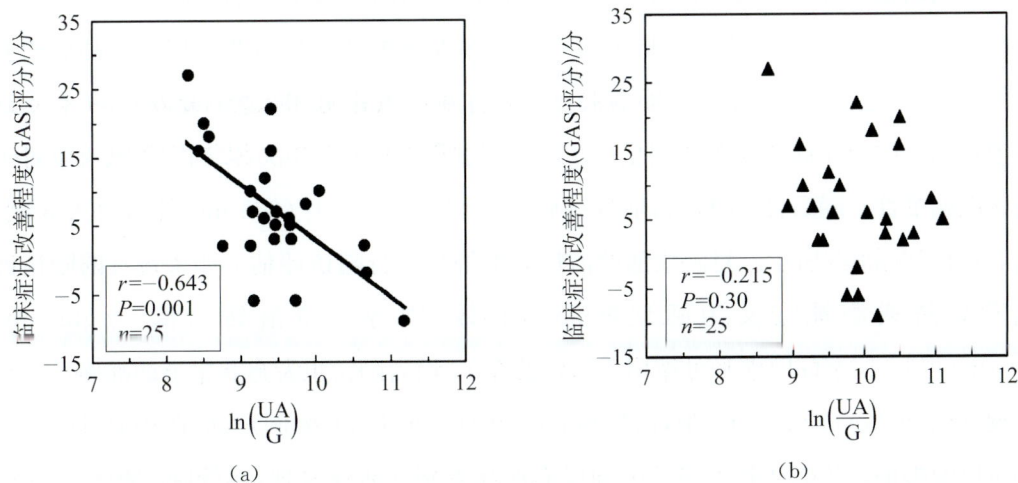

图 8-2　首发精神分裂症患者给予抗精神病药物治疗前后尿酸和鸟嘌呤核苷的比值与临床症状改善之间的联系

(a)为基线水平；(b)为药物治疗 4 周后。UA 代表尿酸的浓度；G 代表鸟嘌呤的浓度；ln,自然对数；GAS, Global Assessment Scale,大体评定量表(图片修改自参考文献[25])

整合能力则呈现负相关关系[25]。

　　上述结果说明,精神分裂症患者治疗前血浆中嘌呤代谢物的水平与抗精神病药物治疗效果之间存在紧密的联系,部分嘌呤代谢物及它们之间的比值很有可能可以作为潜在的生物标志物,用于患者临床个体化治疗效果的预测。通过应用代谢组学方法检测患者血液中特定嘌呤代谢物的水平,有可能为精神疾病患者的临床药物治疗提供重要指导,实现抗精神病药物的个体化治疗目标。

8.1.8　阿坎酸治疗酒精依赖疗效评价的代谢组学研究

　　酒精使用障碍(alcohol use disorder,AUD)是指酒精所引起患者脑内兴奋性与抑制性神经递质信号转导途径失衡所导致的一系列症状。阿坎酸(acamprosate)是牛磺酸类似物,能够通过调节患者脑内谷氨酸能神经失衡对酒精使用障碍产生治疗作用。不过,临床上仅一部分患者对阿坎酸治疗能够产生响应[26],而这些对阿坎酸治疗响应的患者与非响应的患者可能在临床和生化指标等多个方面存在差异[27]。因此,发现与阿坎酸治疗响应相关的生物标志物,从而筛选出对于阿坎酸治疗能够产生积极响应的患者,是提高其临床治疗效果的关键。

　　Nam[28]等应用基于 UPLC-MS-MS 的药物代谢组学方法,对 120 例酒精依赖患者治疗前后的血液样本进行分析,试图寻找可以预测与阿坎酸治疗响应有关的生物标志物。在这项研究中,研究人员分析了所有 120 例入选患者治疗前及治疗 3 个月后的血液样本,其中包括响应患者 71 例(保持戒酒)、非响应患者 49 例(饮酒复发)。所有受试对象在试验的第 1 周接受单次剂量为 333 mg 的阿坎酸,每天3 次,以确定受试对象对于药物的耐受性。随后,给予标准剂量的阿坎酸治疗,每次 2 片(333 mg/片),每天 3 次,试验设计如图 8-3 所示。对阿坎酸的治疗结果每月进行随访评估。如果每月的随访评估都保持戒酒被定义为阿坎酸治疗有效,则 γ-谷氨酰转肽酶(γ-glutamyl transpeptidase,γ-GT)水平可被用于评估治疗 12 周后随访患者自我报道的准确性。在发现队列(discovery cohort)中,治疗响应(51 例)与非响应(39 例)人群在年龄、性别、饮酒量以及抑郁或焦虑症状等多个方面没有明显差别。研究发现,尽管阿坎酸响应人群

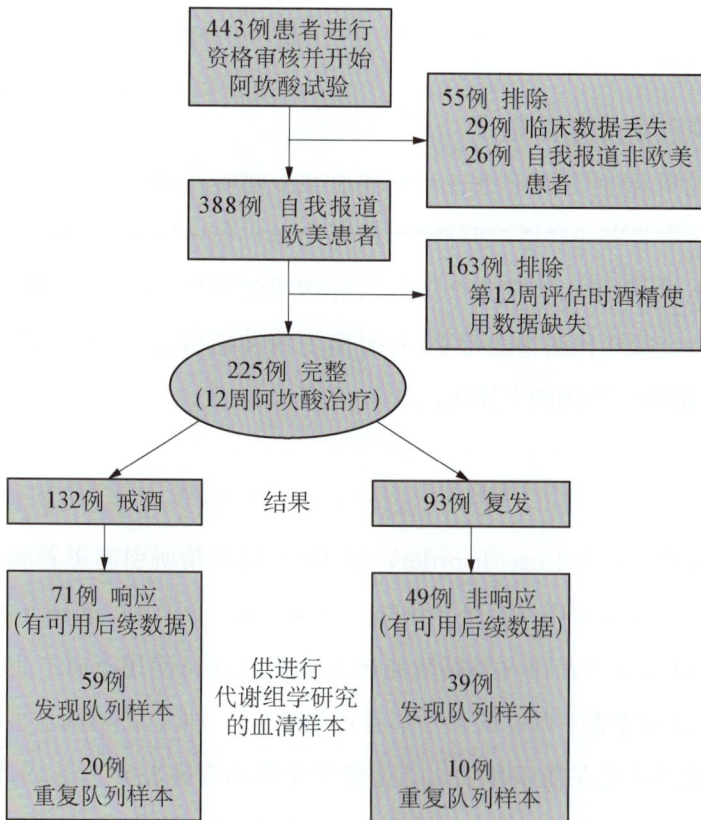

图 8-3　阿坎酸治疗酒精依赖患者试验样本筛选图

(图片修改自参考文献[28])

的药物治疗依从性显著高于非响应人群,但两者的血清阿坎酸水平却没有差异。此外,阿坎酸治疗响应与非响应人群的基线 γ-GT 水平都较高,不过,γ-GT 仅在响应人群经阿坎酸治疗 12 周后恢复至正常范围,相似的结果在重复队列(replication cohort)样本中得到验证,如图 8-4 所示。

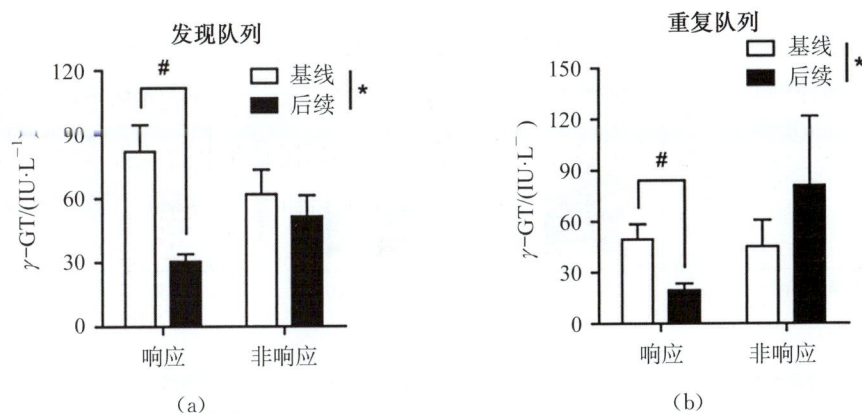

图 8-4 阿坝酸治疗酒精依赖响应与非响应患者血清 γ-GT 水平图

★ $P < 0.05$,表示时间带来的主要影响;# $P < 0.05$,表示个体比较(图片修改自参考文献[28])

由于阿坎酸是一种氨基酸衍生物,且能降低脑内谷氨酸水平,研究人员推测阿坎酸可能会影响血液中谷氨酸及其他氨基酸或其衍生物的体内稳态。因此,他们检测了治疗前后一共 36 种代谢物(包括阿坎酸和 20 种氨基酸在内)的轮廓。在发现队列的治疗前后样本中他们发现了 14 种差异代谢物,而在重复队列的治疗前后样本中仅发现 4 种差异代谢物,且其变化趋势与发现队列的结果相一致。值得注意的是,不论是在发现队列还是重复队列样本中,基线血清谷氨酸水平在阿坎酸治疗响应人群中都显著高于非响应人群,且在治疗 12 周后血清谷氨酸水平显著下降,而血清谷氨酸水平在阿坎酸治疗非响应患者的治疗前后基本无差异,如图 8-5 所示。为了研究阿坎酸药理作用的潜在机制,研究人员还检测了阿坎酸治疗响应与非响应人群间差异代谢物的代谢途径。有趣的是,他们发现氨水平的变化趋势与谷氨酸水平的变化趋势极为相似(基线时较高,治疗后显著降低),这意味着谷氨酸和氨在谷氨酰胺合成酶(glutamine synthetase,GS)作用下的缩合反应在阿坎酸的药理作用中可能扮演重要角色。于是,他们进一步检查了阿坎酸治疗响应与非响应人群血清中谷氨酰胺合成酶的活性。尽管在治疗前后,响应与非响应组的平均血清谷氨酰胺合成酶活性没有差异,但只有响应组的基础血清谷氨酰胺合成酶活性与谷氨酸或氨的水平呈现出显著的相关性，说明响应组在基线水平时较高的血清谷氨酸和（或）氨水平可以增加谷氨酰胺合成酶的活性。此外，他们还进一步检测了谷氨酸与谷氨酰胺的比值，以此作为评价谷氨酰胺合成酶活性的指标，其趋势与血清谷氨酸、氨水平的变化相一致，如图 8-6 所示。

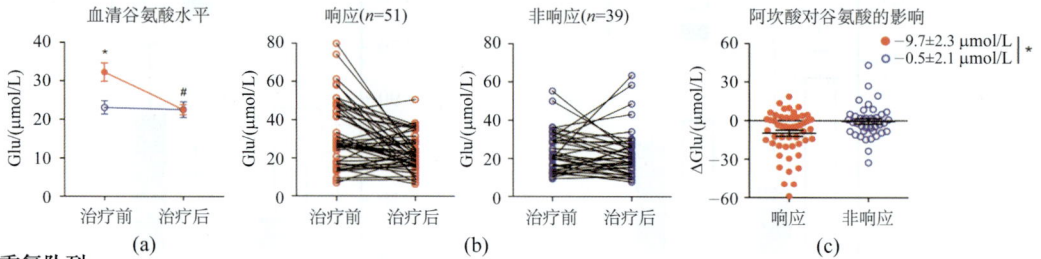

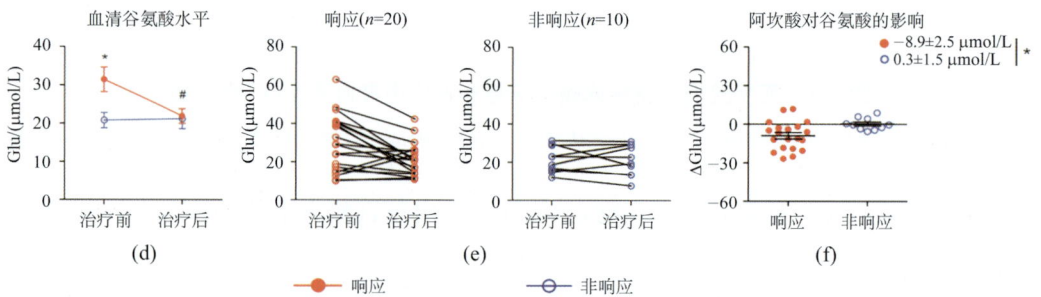

图 8-5 阿坎酸对血清谷氨酸水平的影响

(a)中：* 为 Wilcoxon 秩和检验，$P= 0.012$；♯ 为 Wilcoxon 配对符号秩检验，$P < 0.001$。(c)中：* 为 Wilcoxon 秩和检验，$P= 0.031$。(d)中：* 为 Wilcoxon 秩和检验，$P= 0.036$；♯ 为 Wilcoxon 配对符号秩检验，$P= 0.001$。(f)中：* 为 Wilcoxon 秩和检验，$P= 0.014$。Glu，谷氨酸（图片修改自参考文献[28]）

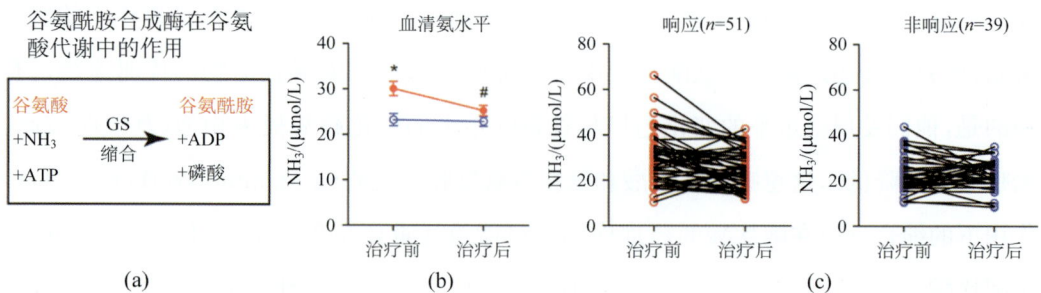

重复队列

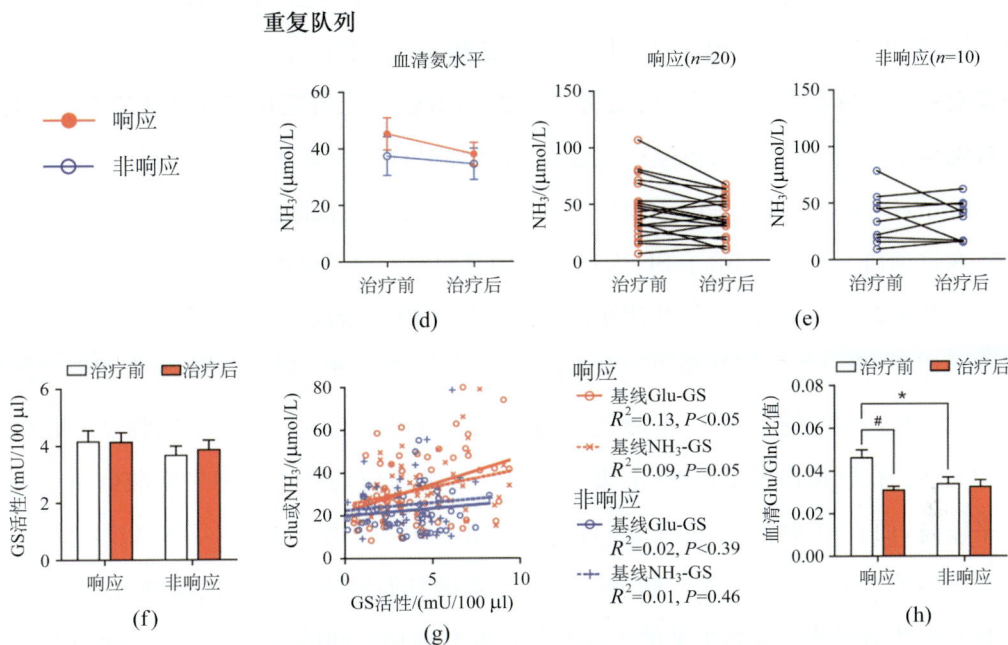

图 8-6　阿坎酸激活谷氨酰胺合成酶代谢

(a)表示谷氨酰胺合成酶在谷氨酸代谢中的作用；(b)~(e)表示阿坎酸对血清氨水平的影响；(f)表示血清谷氨酰胺合成酶的活性；(g)表示血清谷氨酰胺合成酶活性与血清谷氨酸或氨水平的相关性；(h)表示血清谷氨酸与谷氨酰胺的比值。(b)中：* 为 Wilcoxon 秩和检验，$P = 0.003$；# 为 Wilcoxon 配对符号秩检验，$P = 0.002$。(h)中：* 为 Wilcoxon 秩和检验，$P = 0.016$；# 为 Wilcoxon 配对符号秩检验，$P < 0.0001$。GS，谷氨酰胺合成酶；NH_3，氨；Glu，谷氨酸；Gln，谷氨酰胺(图片修改自参考文献[28])

　　上述实验表明，利用药物代谢组学方法，检测血清中基线谷氨酸的水平，可以预测酒精使用障碍患者对于阿坎酸治疗的不同响应。虽然该方法目前还存在缺少对照组或安慰剂组的局限性，但仍然能够体现出药物代谢组学在个性化治疗中的巨大潜力。通过检测患者基础代谢物中的生物标志物，可以预测药物的临床疗效，筛选对于药物治疗能够产生明显应答的患者，并加深对药物作用机制的认识，指导药物的临床试验和新药研发。

8.2　化学药物不良反应评价的代谢组学研究

8.2.1　对乙酰氨基酚不良反应评价的代谢组学研究

　　对乙酰氨基酚片(扑热息痛)是临床上使用最为广泛的解热镇痛药之一，其化学成分为对乙酰氨基酚(acetaminophen)。据统计，在美国约有 50% 的药物诱导的急性肝损伤是由对乙酰氨基酚所导致的[29]。然而,对乙酰氨基酚引起的肝损伤具有明显的异质性,即少数患者即使给予很高剂量的对乙酰氨基酚也不会产生明显的肝损伤,对乙酰氨基酚对不同个体肝毒性差异的机制仍不清楚。Clayton[30]等应用基于核磁共振(NMR)的代谢组学方法,研究了大鼠基础代谢与动物对于对乙酰氨基酚引起的肝损伤反应差异的关系,以及对乙酰氨基酚干预后不同应答大鼠之间的代谢谱差异。

在这项研究中,他们给予SD大鼠单次剂量的对乙酰氨基酚(600 mg/kg)灌胃处理,收集给药前后的尿液样本,对其代谢谱进行分析。根据给药24 h之后动物肝脏组织的病理学评分,将对乙酰氨基酚引起的肝损伤程度分成三级。通过对给药前动物尿液代谢谱的分析,发现基线条件下部分代谢物的水平与大鼠给药后肝损伤的程度存在明显的相关性。在肝损伤程度较轻(Ⅰ级)的动物中,给药前动物尿液中牛磺酸(taurine)的水平较高,而在肝损伤程度较重(Ⅲ级)的动物中,氧化三甲胺(TMAO)和甜菜碱(betaine)的水平较高。由于牛磺酸是一种已知的具有解毒功效的代谢物,在大鼠中观察到的给药前尿液中较高水平的牛磺酸与轻度肝损伤之间的关系可能与其解毒功能有关。此外,动物尿液中牛磺酸的浓度反映了机体无机硫酸盐的水平,而后者也是对乙酰氨基酚在体内代谢成其磺酸化形式的前体。研究表明,对乙酰氨基酚引起肝损伤严重的大鼠给药后尿液中对乙酰氨基酚磺酸化代谢物的比例较低。由于TMAO是一种已知的与宿主体内肠道菌群代谢有关的代谢物,尿液中TMAO浓度的变化也可以反应宿主体内肠道菌群结构或功能的不同。因此,给药前尿液中较高水平的TMAO与对乙酰氨基酚之间的正相关关系表明宿主肠道菌群代谢也可能参与对乙酰氨基酚引起的肝损伤。该研究表明基于给药前代谢谱分析的药物代谢组学方法,不仅可以发现与药物毒性效应相关的基线特征代谢物,也可以促进对药物毒性效应机制的认识。

在上述实验研究的基础上,Clayton等[31]在健康志愿者中研究了宿主基础代谢与对乙酰氨基酚体内代谢的关系。该研究选择了99名健康成年男性,所有受试者在试验前1周内均未接受任何药物,收集给药前的基础尿液样本,之后给予1 g剂量的对乙酰氨基酚,收集给药后6 h之内的尿液样本,利用NMR进行代谢谱检测,如图8-7所示。研究发现,给药前尿液中肠道菌代谢相关的代谢物硫酸对甲酚(p-cresol sulfate,PCS)和苯乙酰谷氨酰胺(phenylacetylglutamine,PAG)水平越高,对乙酰氨基酚在体内的磺酸化与葡萄糖醛酸化代谢物的比值(S/G)越低,产生这种现象的原因是由于内源性的对甲酚与对乙酰氨基酚的结构相似,两者竞争共同的代谢底物磺基转移酶1A1(sulfotransferase

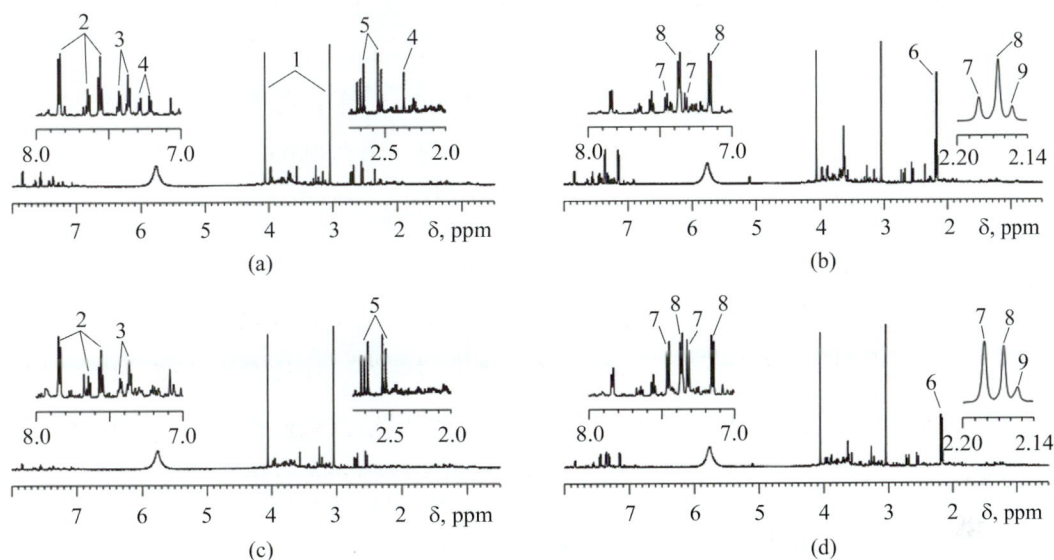

图 8-7　两例志愿者服用对乙酰氨基酚前后尿液样本的 ¹H-NMR 谱

(a) 尿液中含相对高浓度硫酸对甲酚的志愿者给药前尿液核磁共振谱；(b) 尿液中含相对高浓度硫酸对甲酚的志愿者给药后 0～3 h 尿液核磁共振谱；(c) 尿液中不含硫酸对甲酚的志愿者给药前尿液核磁共振谱；(d) 尿液中不含硫酸对甲酚的志愿者给药后 0～3 h 尿液核磁共振谱。峰编号对应物质：1，肌酐；2，马尿酸；3，苯乙酰谷氨酰胺；4，硫酸对甲酚；5，柠檬酸；6，对乙酰氨基酚相关的乙酰化代谢物；7，硫酸对乙酰氨基酚；8，葡萄糖醛酸化对乙酰氨基酚；9，其他对乙酰氨基酚相关化合物(图片修改自参考文献[31])

1A1，SULT1A1)，如图 8-8 所示。因此，研究人员认为空腹服用对乙酰氨基酚时肝脏不良反应增加也可能与宿主体内对甲酚的含量上升有关。更进一步的分析认为，肠道菌群代谢物对甲酚与对乙酰氨基酚之间在体内代谢上存在的竞争关系，也可以延伸到其他以磺酸化为主要代谢途径的药物，提示宿主肠道菌的代谢参与影响部分药物的毒性效应，而药物代谢组学未来有可能通过检测基础代谢中宿主与肠道菌共同代谢物的变化，预测个体对于特定药物干预后的不良反应，指导临床合理和安全用药，促进个体化治疗的实现。

此外，Winnike 等[32]应用药物代谢组学方法，在健康志愿者中探索利用代谢物预测对乙酰氨基酚的肝脏不良反应。在 71 名入选的健康志愿者中，连续给予 7 天的对乙酰氨基酚药物(4 g/d)，动态收集每 24 h 的尿样及血清生化指标。根据给药后，血清丙氨酸转氨酶(alanine aminotransferase，ALT)升高幅度将人群分成肝损伤高响应组(ALT升高幅度高于基线水平的 2 倍以上)和低响应组(ALT 升高幅度低于基线水平的1.5 倍)，如图 8-9 所示。

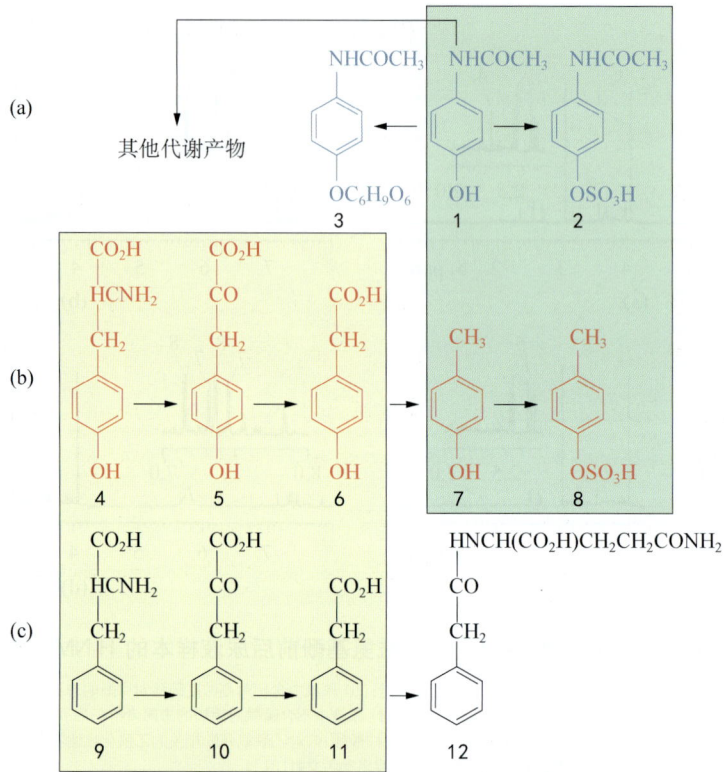

图 8-8　对乙酰氨基酚及其结构类似物的体内代谢

(a) 对乙酰氨基酚羟基(1)可磺酸化产生硫酸对乙酰氨基酚(2),或葡萄糖醛酸化产生对乙酰氨基酚葡萄糖醛酸代谢物(3);(b) 从酪氨酸(4)逐步产生硫酸对甲酚(8)。绿色背景部分突出了高度类似的对乙酰氨基酚和对甲酚磺酸化反应的潜在竞争关系。(c) 从苯丙氨酸(9)逐步产生对苯乙酰谷氨酰胺(12)的过程。黄色背景部分突出了其与酪氨酸代谢的相似性。数字编号对应化合物:1,对乙酰氨基酚;2,硫酸对乙酰氨基酚;3,葡萄糖醛酸对乙酰氨基酚;4,酪氨酸;5,对羟基苯丙酮酸;6,对羟基苯乙酸;7,对甲酚;8,硫酸对甲酚;9,苯丙氨酸;10,苯丙酮酸;11,苯乙酸;12,苯乙酰谷氨酰胺(图片修改自参考文献[31])

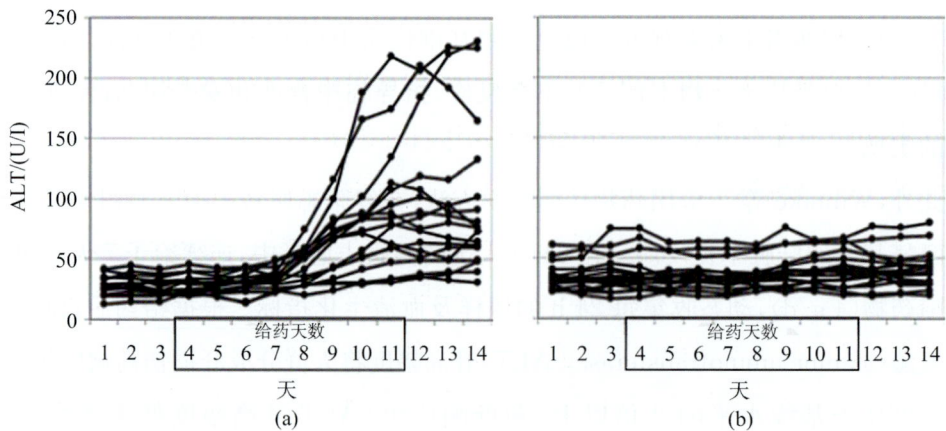

图 8-9　对乙酰氨基酚给药前后不同受试者的血清 ALT 水平变化

(a) 对乙酰氨基酚高响应组;(b) 对乙酰氨基酚低响应组。4～11 天为对乙酰氨基酚连续给药期间(图片修改自参考文献[32])

研究发现,利用给药前基线水平的代谢谱并不能很好地将对乙酰氨基酚给药后的肝损伤应答与非应答人群区分开。不过,研究人员通过对给药第5～6天的尿液代谢谱进行分析发现,在 ALT 还没有显著升高的时候,肝损伤应答与非应答人群能够被代谢谱显著区分,并发现对乙酰氨基酚的毒性代谢物 N-乙酰对苯醌亚胺(N-acetyl-p-benzoquinone imine,NAPQI)在肝损伤应答与非应答组明显不同。而且,其他内源性代谢物的加入有利于两组人群的区分,这说明在对乙酰氨基酚的干预下,宿主个体内源性代谢的改变与对乙酰氨基酚的肝损伤反应之间存在密切的关联。该研究虽然并未在基础尿液代谢谱中发现能够预测对乙酰氨基酚引起肝损伤反应的代谢物,但是通过代谢谱分析,在肝损伤表型尚未出现的药物干预早期成功区分出后期肝损伤应答与非应答人群。由于临床中很多慢性疾病需要长期的药物治疗,应用代谢组学方法检测患者在药物干预前或药物治疗过程中的代谢谱变化,为可能发生药物不良反应的患者提供预警,对于提高药物治疗的安全性、推动个体化治疗的实现具有十分重要的意义。

8.2.2　半乳糖胺不良反应评价的代谢组学研究

半乳糖胺(galactosamine)是一种常见的用于制造急性肝损伤模型的药物,它引起肝毒性的机制被认为与扰动肝脏尿苷酸(uridylate)代谢有关[33-35]。在大鼠中,半乳糖胺引起的肝毒性在不同个体间的差异很大[20]。Coen 等[36]应用药物代谢组学方法,研究了大鼠代谢表型的动态变化与半乳糖胺肝毒性应答差异之间的关联。根据单剂量腹腔注射半乳糖胺后的不同反应,雄性 SD 大鼠被分成高响应组与低响应组。两组动物经过11 天的洗脱期后,再次接受腹腔注射半乳糖胺。收集初次给药前24 h 及给药后72 h 内的尿液样本,以及两次给药 24 h 后的血液样本;收集给药前 24 h 及两次给药后 24 h 的粪便样本,用于血清生化、促炎性细胞因子及代谢组学分析。

结果显示,在经过初次给药后分出的对半乳糖胺高响应与低响应的大鼠,在第 2 次给药后,均产生了明显的肝损伤,初次低响应而第 2 次高响应的大鼠被称为诱导响应组。初次响应大鼠在第 2 次给药后 ALT 水平升高程度反而低于诱导响应组大鼠,推测可能是因为初次应答大鼠在首次应答后产生了对半乳糖胺的适应性。同样,肝脏的病理评分也显示诱导响应组大鼠的肝脏坏死程度最严重。基于 NMR 代谢物分析发现,尿液中的 N-乙酰葡糖胺(N-acetylglucosamine)水平和半乳糖胺导致的肝毒性相关,并且能够反应大鼠从对半乳糖胺抵抗至诱导响应的动态变化过程。在粪便提取物的代谢物检测中,半乳糖胺低响应组出现了半乳糖胺吡嗪(galN-pyrazines)并伴随着其他内源性代谢物的波动,如羟基丁酮(acetoin,3-hydroxy-2-butanone)升高和 N-丁酸盐降低。羟基丁酮是一种微生物代谢物,N-丁酸盐是一种结肠细菌的代谢物,它们在低响应组中的波动说明低响应组的肠道菌群在半乳糖胺的作用下可能发生了改变。羟基丁酮在正常大鼠的 NMR 粪便代谢轮廓中还没有被发现过,因此研究人员认为羟基丁酮可以预测半乳糖胺诱导的大鼠肝损伤低响应者的肠道菌功能,是一种潜在的生物标志物。而大鼠对于半乳糖胺没有产生响应的原因可能和它们特殊的肠道菌有关,在低响应大鼠中,肠道菌可以将半乳糖胺作为碳源进行分解代谢,从而产生对其引起的肝损伤的抵抗。

在初次半乳糖胺给药后 24 h,高响应组动物血清中甜菜碱及酪氨酸水平升高,而葡萄糖、脂质、组氨酸、胆碱/磷酸胆碱及丙氨酸水平下降。在第 2 次给予半乳糖胺 24 h 后的尿液分析中发现,诱导响应组大鼠的血清代谢轮廓与初次响应组大鼠相似,而两次均响应组大鼠尿液中出现半乳糖胺、N-乙酰葡糖胺、半乳糖胺吡嗪及尿苷酸,但是与正常组相比,两次均响应组大鼠尿液中的 N-甲基烟酰胺(N-methylnicotinamide,NMND)、N-甲基烟酸(N-methylnicotinic acid,NMNA)、柠檬酸盐和 α-酮戊二酸减少。此外,与正常组相比,无论是两次均响应组还是诱导响应组大鼠的肝脏糖原、葡萄糖、谷胱甘肽、乳酸、肌苷及腺苷等含量都显著减少。

该研究显示,应用代谢组学方法能够动态地捕捉药物干预后机体所发生的一系列代谢改变,通过将代谢改变与生化、组织病理学诊断相结合,能够更加清晰地反映药物对于机体的影响,加深人们对于药物毒性机制的理解。

8.2.3 顺铂不良反应评价的代谢组学研究

顺铂是临床上使用最为广泛的广谱抗癌药物之一,但其严重的肾毒性往往是造成肿瘤化疗失败的主要原因[37,38]。临床上,在使用高剂量顺铂的患者中,约有 20% 存在严重的肾功能紊乱,而且顺铂引起的肾毒性反应程度在不同患者之间也存在很大差异[27,28]。因此,人们一直寄希望于应用药物基因组学手段,通过检测不同患者的基因多态性,制订针对不同遗传学背景患者的个体化治疗方案。尽管药物基因组学在一些个案的研究中取得了一定的成功,但是影响药物疗效及不良反应的因素除了遗传因素外,还有宿主自身的代谢及包括肠道菌群在内的环境因素。药物代谢组学对宿主整体代谢谱进行分析,所测定的代谢物波动是基因和环境因素相互作用的最终结果。因此,药物代谢组学方法在预测和评价药物不良反应中具有更大的应用潜力。

Kwon 等[39]利用基于 NMR 的代谢组学平台,对顺铂引起的肾毒性反应的异质性开展了研究。在 15 只 SD 大鼠中,给予 10 mg/kg 剂量的顺铂,结果发现其中 10 只大鼠血尿素氮(blood urea nitrogen,BUN)和肌酐(creatinine,Cr)水平明显升高,并伴随有明显的肾小管和细胞形状变形,其余 5 只大鼠在血尿素氮、肌酐及肾脏组织病理学上与正常组没有差别。因此,研究人员将这两组大鼠分别命名为顺铂毒性高响应组及低响应组。利用 NMR 检测大鼠给药前后的尿液样本发现,给药后顺铂毒性高响应组的代谢物水平与低响应组存在显著性差异,而低响应组与正常组之间则没有差异。此外,低响应组给药前后的代谢谱相似,说明顺铂对于低响应组的代谢并未造成影响。研究人员应用 OPLS-DA 方法,成功地将给药前的高响应组与低响应组区分开。利用统计全相关谱分析(statistical total correlation spectroscopy analysis)方法,研究人员找出 28 种将两组区分开的关键代谢物,并挑出了其中关联度最高的 4 种代谢物,分别是尿囊素、肌酐、琥珀酸和酮戊二酸,前 3 种代谢物在低响应组中水平明显升高,而酮戊二酸在高响应组中水平升高。最后,利用 OPLS-DA 模型中的留一法分析(leave-one-out analysis),发现给药前的代谢物对于顺铂毒性反应预测的准确率达到 66%,说明动物给药前的代谢与动物对于顺铂毒性的反应差异存在高度的相关性。

虽然这项针对顺铂的肾毒性差异研究尚处于实验研究阶段,但是该研究所取得的证据对于推动在临床上应用药物代谢组学方法,针对顺铂等肿瘤化疗药物治疗过程中频繁出现的不良反应的预测和研究具有十分重要的参考意义。基于药物代谢组学的研究策略,下一步如果能够通过检测和分析肿瘤患者化疗前及治疗过程中的代谢谱,找到能够预测药物不良反应的代谢标志物,将大大提高肿瘤化疗的安全性和依从性,推动肿瘤个体化治疗目标的实现。

8.3　中药疗效评价的代谢组学研究

中药成分的多样性与复杂性是中药药效机制研究面临的巨大挑战。代谢组学通过对给药后机体内源性代谢物的系统性分析,发现与药物干预效应有关的内源性代谢谱的波动,寻找特征性差异代谢物以及所扰动的代谢网络,揭示拥有复杂组分的中药对于机体的整体作用[40]。目前,代谢组学已经广泛应用于单味中药及复方的药理作用与机制的研究中,为从整体角度揭示中药作用机制提供了新的思路与方法。

人参属药材如人参、三七和西洋参的主要有效成分都含有人参皂苷,具有补益作用,常作为补气活血的保健中药使用。Zhang[41]等从人参皂苷入手,利用非靶标 GC-MS 方法对口服给予人参皂苷的冷应激大鼠尿液进行了代谢组学分析。他们将 14 只 SD 大鼠分为正常对照组与给药组(剂量为 100 mg/kg),给药 14 天后将所有大鼠暴露于冷应激(−10℃)2 h,并收集不同时间点(第 7、13、14、17 天)的尿液样本。代谢谱分析、PCA 得分图和 PLS-DA 图均显示,在给药 14 天后,正常对照组与给药组的代谢状态能清晰地区分开,并且研究人员还从中找出了 25 种差异代谢物。同时,研究人员利用靶向的 UPLC-MS 方法对急性冷应激前后尿液中的外源性代谢物——人参皂苷代谢物进行了含量分析,发现上游人参皂苷(如 Rg1、Re 和 Rf)在经过冷暴露之后显著增加,下游人参皂苷(如 CK、PPD 和 PPT)相应降低,显示应激对胃肠道吸收代谢的影响。此外,研究人员还将人参皂苷与显著变化的代谢物进行了相关性分析,结果显示人参皂苷 Rg1 和 Re 与三羧酸循环和肠道菌群代谢相关,而人参皂苷 PPD 与色氨酸代谢具有较高的相关性。Wang[42]等则应用代谢组学方法对人参皂苷治疗慢性不可预知应激性抑郁大鼠的作用机制进行了研究。因为抑郁症是一种机制复杂的身心疾病,其发病机制和治疗仍缺乏公认的实验室检查指标和生物学指标,而使用代谢组学技术可为其机制研究和客观评价提供有效方法。研究人员使用氯丙咪嗪和天然成分(圣约翰草提取物)作为阳性对照药,使用 GC-MS 方法分析大鼠的血清、尿液及脑组织的代谢组,并结合行为学实验、蔗糖偏好实验、摄食量和体重及应激激素的测定结果,对人参皂苷的抗抑郁作用进行评价。结果显示,人参皂苷的药理作用及代谢调节作用优于传统合成药物(氯米帕明)及天然成分(圣约翰草提取物),后两者主要作用于单胺类神经递质及其代谢物,而人参皂苷则同时作用于单胺类神经递质和兴奋性/抑制性氨基酸代谢途径。而且对慢性应激造成的中枢或者外周的代谢物紊乱,人参皂苷的调节作用都明显优于这两种抗抑郁药物。该研究揭示了人参皂苷抗应激性抑郁的代谢保护作用,为学界认识抑郁症的发病及治疗机制、客观评价人参有效成分的疗效及理解其作用机制提供了重要参考。

中药炮制是中药增效减毒的常用方法。莫毛燕[43]等应用代谢组学方法,对干姜炒炭炮制前后的药效进行了评价。研究人员首先使用 0.03 g/g 大黄药液给雄性 SD 大鼠连续灌胃 10 天制备大鼠虚寒性出血症模型，从造模第 6 天开始分别给予干姜和炮制后（姜炭）的醇提液，给药 10 天后收集 24 h 尿液。利用核磁共振氢谱技术分析了大鼠尿液的代谢指纹谱，结合 PCA 和 PLS-DA 找出空白组与模型组、姜炭组、干姜组间的代谢谱差异。研究发现，干姜炮制前后均可以使虚寒性出血症大鼠发生紊乱的内源性代谢谱回归正常水平，但是炮制前的干姜作用不及炮制后的姜炭。进一步分析发现了大鼠尿液中与虚寒性出血症相关的 7 种潜在生物标志物。因为药物的治疗作用是将病理状态下异常变化的代谢物群回调到正常状态，所以研究人员选取了回调明显、具有显著性差异的代谢物作为药物的药效生物标志物，并以矫正率评价药物的整体疗效［矫正率＝100％×（给药组积分值－模型组积分值）/（空白组积分值－模型组积分值）］。在以上 7 种病症相关的潜在生物标志物中，乙酰乙酸、丙酮酸、氧化三甲胺、牛磺酸、色氨酸被筛选出来作为姜炭温经止血的药效生物标志物。该研究不仅为中药疗效评价提供了新的方法，也可以为利用代谢组学进行中医"证"的物质基础研究提供新的思路。

在中药复方的疗效评价中，代谢组学方法也显示出很好的应用潜力。宋洪运[44]等筛选了 40 例年龄在 19～23 岁的典型经前期综合征（PMS）肝气逆证患者，均分为疾病组与治疗组开展经前平颗粒干预试验，并以 20 例正常女性作为对照组。收集受试者经前及经后 5 天的尿液样本，经基于 UPLC-Q-TOFMS 的尿液代谢组学分析，结果显示在经期前，治疗组与对照组的尿样代谢轮廓相似，而疾病组的尿样代谢轮廓则与其余两组存在明显差异，这说明经前平颗粒在一定程度上可以纠正 PMS 肝气逆证的内源性代谢紊乱。在经期后，疾病组的代谢轮廓不仅与正常组存在显著性差异，与经期前相比也具有明显差异，而正常组和治疗组在经期前后的尿样代谢轮廓无明显差异。这些结果首次从微观代谢物角度印证了 PMS 肝气逆证患者具有"经前症状，经后消失"的重要特点。此外，研究人员共鉴定出 17 种与之相关的差异代谢物，其中 PMS 肝气逆证患者尿液中的 N-乙酰谷氨酸-γ-半醛水平较正常人显著降低，而组氨酸、香草扁桃酸则显著升高。这 3 个差异代谢物可以作为经前平颗粒药效评价的潜在生物标志物。

熊莉华[45]等对 18 例糖尿病合并骨代谢异常患者进行了为期 3 个月的双黄益骨方治疗，并收集了治疗前（18 例）、后（15 例）的血液样本进行自身对照研究，并且运用基于核磁共振的代谢组学方法，对双黄益骨方的治疗作用机制进行了研究。研究发现，经治疗后患者血液样本中瓜氨酸、缬氨酸、甜菜碱、谷氨酰胺、O-乙酰糖蛋白、N-乙酰糖蛋白、丙酮酸及三羧酸循环产物（α-酮戊二酸、柠檬酸）的水平上升，而支链氨基酸（亮氨酸、异亮氨酸)、乙酸盐、葡萄糖、丙氨酸的水平下降。患者治疗前后的代谢谱差异明显,表明糖尿病合并骨代谢异常患者在接受治疗前后,体内的代谢谱发生了明显的变化,双黄益骨方可以改善糖尿病骨质疏松症患者能量代谢、脂肪代谢及氨基酸代谢的紊乱。以上结果提示双黄益骨方治疗糖尿病合并骨代谢异常是通过改善机体代谢紊乱发挥功效的。

顾平[46]等选择了高血压阴虚阳亢证患者 25 例(疾病组),给予镇肝熄风汤治疗,每次 150 ml,每天两次,共进行为期 60 天的治疗以观察药物的治疗效果,并设定了一组由 28 例健康体检者组成的对照组。研究人员采集了对照组及疾病组患者治疗前后的血液样本,运用基于高效液相色谱-串联质谱联用技术的代谢组学方法检测血浆代谢物。经治疗后,疾病组患者的眩晕、头痛、腰膝酸软、五心烦热等临床症状较治疗前有明显改善,各项临床症状积分均明显降低,总有效率为 96%。PCA 分析表明,疾病组在治疗前与治疗后及正常对照组之间明显分离,治疗后向正常对照组靠近,这说明镇肝熄风汤对高血压阴虚阳亢证患者有良好的治疗效果。进一步的数据分析显示,与正常对照组相比,缬氨酸、苏氨酸、天冬氨酸、鸟氨酸水平在疾病组中呈上升趋势,棕榈酸水平呈下降趋势,这 5 种物质可能是高血压阴虚阳亢证的潜在证候标志物。然而在治疗后,仅有棕榈酸的下降趋势被回调,而其余 4 种物质的水平更加偏离健康水平,由此提示棕榈酸可能作为高血压阴虚阳亢证的潜在证候标志物及中药疗效相关的标志物。但是,棕榈酸对于该证候及在中药复方中确切的作用仍有待于进一步的验证。

此外,代谢组学方法在中药复方药效的实验研究中也得到了越来越多的应用。刘彩春[47]等采用乙酰苯肼制备大鼠溶血性贫血模型,并给予驴胶补血颗粒进行治疗,试图研究驴胶补血颗粒的作用机制。研究人员采集大鼠血清后使用核磁共振的代谢组学方法进行检测,分析血清中内源性代谢物的变化。研究结果显示,驴胶补血颗粒可以回调模型组血清中脂质及乳酸水平的升高及丙氨酸、缬氨酸、肌酐、磷酸胆碱、甘油磷酸胆碱、氧化三甲胺、甘氨酸和精氨酸水平的下降,并使之接近正常对照组水平。上述结果表明驴胶补血颗粒可以改善大鼠贫血,其作用机制主要涉及能量代谢、脂质代谢、肠道菌代谢等代谢途径的调节。沈淑洁[48]等采用基于 ^{1}H-NMR 技术的代谢组学方法,观察经半夏厚朴汤治疗后,戊巴比妥钠诱导大鼠体内血清与尿液中小分子代谢物的变化。研究结果显示,半夏厚朴汤组延长戊巴比妥钠诱导大鼠的睡眠时间。尿液与血清代谢物 PCA 图显示,半夏厚朴汤组与空白对照组明显分离。经分析得到血清与尿液中共

10 种差异代谢物,推测半夏厚朴汤的作用机制可能是通过调节谷氨酰胺、磷酸肌酸、α-酮戊二酸的含量,减轻脑内神经兴奋性从而起到调节睡眠的作用。Chu[49] 等使用腹腔注射 D-半乳糖并同时灌胃给予氯化铝($AlCl_3$)105 天制备实验性阿尔茨海默病(AD)大鼠模型,并使用开心散进行治疗,于第 106 天收集大鼠血样与组织样本。Morris 水迷宫实验、苏木精-伊红(H-E)染色和免疫组织化学的结果显示,开心散可以显著改善模型大鼠的认知功能障碍,减轻海马的组织病理学异常,降低 β 淀粉样蛋白 1-40(A β 1-40)在海马区的表达。通过超高效液相色谱-电喷雾电离-四极杆-飞行时间高分辨质谱联用(UPLC-ESI-Q-TOFHDMS)技术对 AD 的代谢谱进行检测,发现 48 种与 AD 有关的潜在生物标志物,其中 36 种代谢物可能与开心散治疗 AD 相关。根据 MetPA 代谢途径分析的结果,研究人员绘制了实验性 AD 的异常代谢网络,并发现开心散发挥疗效的机制可能与脂肪酸、磷脂、胆汁酸、氨基酸及核苷酸代谢调节有关。

8.4 中药不良反应评价的代谢组学研究

中药及中药复方的安全性历来存在很多争议。影响中药毒性的因素往往包括中药的种植环境、炮制方法、配伍应用及其体内生物转化过程等多个方面,因而中药及其复方的毒性机制研究也较为困难[50]。近年来,代谢组学技术也被应用于中药复方毒性作用机制研究。通过发现单味药或复方中与毒性相关的生物标志物,为揭示中药的毒性机制提供了重要的信息。

马兜铃酸(aristolochic acid)是马兜铃科植物的主要活性成分,具有抗感染、抗癌及提高免疫力等功能。1992 年,比利时发生妇女服用从中国香港进口含防己和厚朴的减肥中药引发肾衰竭的事故[51]。一些研究报道认为这些肾损伤的案例与服用中药有关。此后,不断有服用含有马兜铃酸的中药或中药制剂的患者发生肾衰竭的案例被报道[52, 53]。近年来的研究证明,马兜铃酸的确是导致服用相关中药引发肾损伤的主要活性成分[53]。然而,基于传统病理生理学及分子生物学的研究方法并未能充分揭示马兜铃酸引发肾损伤的机制,而人们利用基于 NMR 和色谱质谱联用的代谢组学技术,在揭示马兜铃酸引起肾损伤机制的研究上取得了积极的成果,为将代谢组学应用于中药毒性机制的研究提供了重要的参考。

Chen 等[54] 利用 LC-MS 检测了马兜铃酸处理大鼠的尿液样本,发现马兜铃酸处理可以显著加速高半胱氨酸（homocysteine）的生成和叶酸（folic acid）循环，降低花生四烯酸（arachidonic acid）的生物合成。此外，利用线性判别分析（linear discriminant analysis）法，研究人员发现通过对动物尿液代谢谱的检测，可以准确地判别出大鼠是否接受过马兜铃酸的处理，准确率达到95%。Ni 等[55]利用基于 GC-MS 和 LC-MS 联用的代谢组学方法对上述动物的尿液样本进一步进行分析，发现马兜铃酸处理引起大鼠一系列的代谢改变，包括部分三羧酸循环中间产物（如柠檬酸、异柠檬酸、乌头酸和琥珀酸）水平的下降、肠道菌群相关代谢物水平的波动如羟基苯丙酸（hydroxyphenylpropionate）和羟基苯乙酸（hydroxyphenylacetate），以及多种氨基酸及脂肪酸水平的改变。上述结果说明马兜铃酸能够改变动物的能量代谢、氨基酸及脂肪酸代谢，并可能影响动物肠道菌群的功能。

Chan 等[56]利用液相色谱-串联质谱方法对马兜铃酸诱导的肾损伤大鼠尿液的剂量与时间相关的代谢谱进行了分析，结果发现大鼠尿液中的柠檬酸和含葡糖苷酸的代谢物（glucuronide containing metabolite）可以作为反映马兜铃酸肾毒性的潜在生物标志物。此外，Lin 等[57]也使用了同样的检测平台，开展了马兜铃酸处理大鼠的血浆代谢组学研究，发现结合葡糖苷酸（glucuronide conjugate）、胆汁酸、溶血磷脂酰胆碱（lysophosphatidylcholine）和脂肪酸等多种代谢物在不同剂量马兜铃酸组有显著变化。Zhao 等[58]则利用 UPLC-Q-TOFHDMS 为基础的代谢组学方法，研究长期给予马兜铃酸诱导的慢性肾损伤大鼠的内源性代谢物的动态变化。他们将 64 只大鼠分为正常组和马兜铃酸组，给药组隔周给予 20 mg/kg 的马兜铃酸（溶解于 0.5% NaHCO₃），分别于第 4、8、12 周收集动物 24 h 尿液和血液样本。经过代谢组学平台检测及多元变量统计分析，结果发现，尽管马兜铃酸引起的血清生化指标异常仅在实验的第 8 周和第 12 周出现，但是尿液代谢组学分析显示，从第 4 周开始马兜铃酸处理动物的整体轮廓已经与正常对照组明显区分，并随着给药时间的延长更加显著，这说明马兜铃酸对于动物整体代谢的影响先于肾损伤相关血清生化指标显著改变的出现（见图 8-10）。

进一步分析发现，马兜铃酸引起的尿液差异代谢物包括：柠檬酸、乌头酸、延胡索酸、葡萄糖、肌酐、硫酸对甲酚、硫酸吲哚酚、马尿酸、苯乙酰甘氨酸、犬尿酸、吲哚甲酸、精胺、尿酸、尿囊素、胆汁酸和牛磺酸。其中部分代谢物的水平从给药第 4 周便出现明显变化，如马尿酸、葡萄糖、精胺、苯乙酰甘氨酸、胆汁酸、柠檬酸、吲哚甲酸、乌头酸和延胡索酸等，如图 8-11 所示。

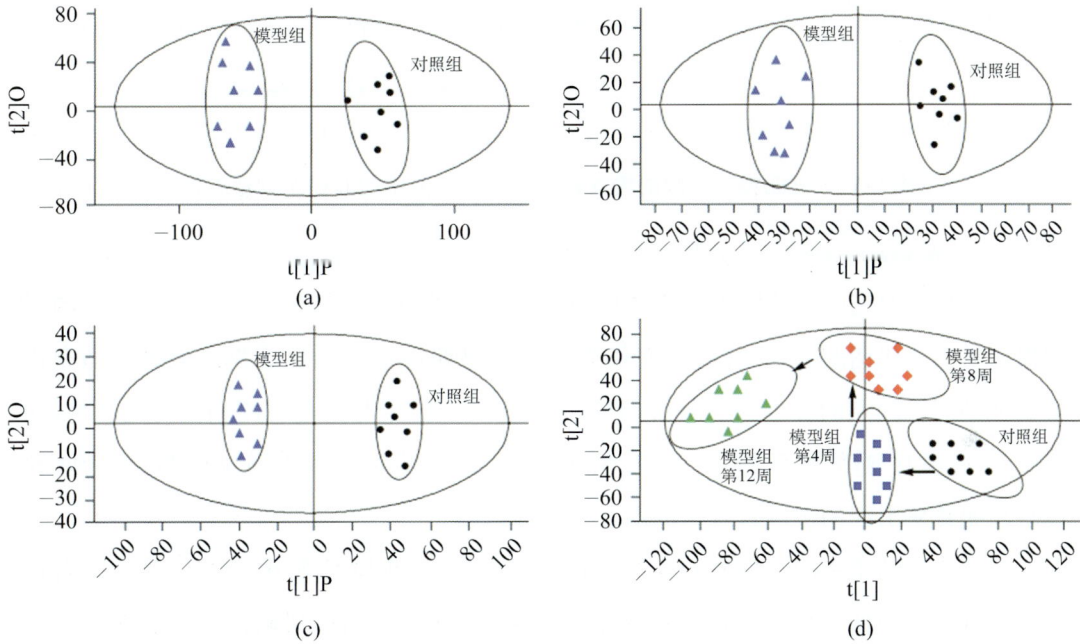

图 8-10 马兜铃酸引起的慢性肾毒性模型组和正常对照组大鼠尿液代谢谱比较

(a)～(c) 马兜铃酸给药第 4、8、12 周动物尿液样本代谢谱的 OPLS-DA 图；(d) 第 4、8、12 周的模型组与正常对照组动物样本代谢谱的 PCA 图(图片修改自参考文献[58])

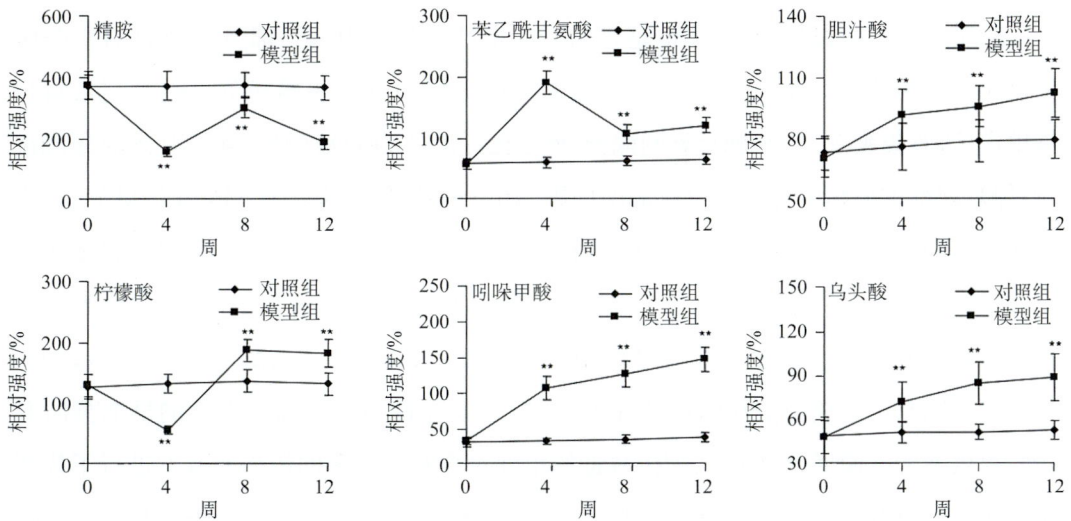

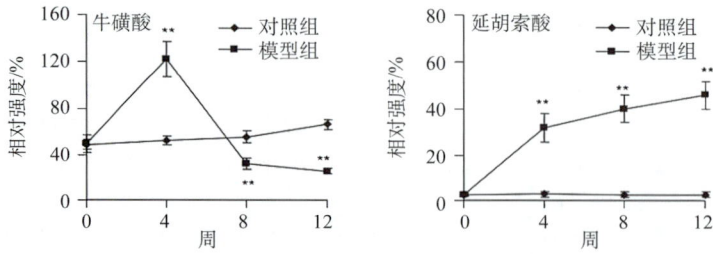

图 8-11　马兜铃酸引起的慢性肾损伤动物尿液中的潜在生物标志物

(图片修改自参考文献[58])

　　这些早期改变的代谢物不仅表明代谢组学方法可以更灵敏地捕捉到药物引起的组织损伤早期的代谢改变,而且有可能作为潜在的早期毒性生物标志物。根据对马兜铃酸处理不同时间点的样本进行分析,研究人员筛选出数个与给药时间相关的代谢物,如精胺、苯乙酰甘氨酸、胆汁酸、柠檬酸、吲哚甲酸、乌头酸、牛磺酸及延胡索酸,作为能够反映马兜铃酸引起的慢性肾毒性的潜在生物标志物。

　　上述研究结果表明,马兜铃酸引起的代谢改变在血液与尿液中具有异同性,两者相结合能够更全面地表征马兜铃酸对于整体代谢的影响。同时,利用代谢组学方法对马兜铃酸处理过程样本进行分析,可以发现与毒性发生相关的早期代谢改变。如果将代谢组学与传统的血液生化指标检测以及针对特定靶标的分子生物学研究相结合,不仅有助于揭示马兜铃酸引起肾损伤的新机制,而且有可能发现能够反映肾损伤程度的生物标志物。

　　除了马兜铃酸以外,雷公藤也是容易引起毒性的常见中药。邵凤[59]等针对雷公藤甲素对大鼠的急性毒性开展了研究,通过对实验动物单次灌胃给予低、中、高剂量雷公藤甲素后,收集第 0、1、3 和 7 天的尿液,然后使用 GC-TOFMS 代谢组学技术对尿液进行检测,观察雷公藤甲素对大鼠尿液中内源性小分子化合物的影响。PCA 结果显示,不同剂量给药和不同时间取样的尿液中内源性小分子代谢谱有明显差异,可被清晰地区分并呈现明显的时间相关的动态变化轨迹。进一步分析代谢谱数据得出,雷公藤甲素可以引起尿液中的苹果酸、柠檬酸、牛磺酸、谷氨酸、苏氨酸及软脂酸等发生明显改变,这些代谢物有可能成为潜在的毒性标志物,为含雷公藤类药物临床毒性的早期预防和诊断提供参考。谢彤[60]等则从配伍减毒的角度对含有雷公藤的清络通痹方进行了代谢组学研究。研究人员将 30 只雌性 SD 大鼠随机分为正常对照组、雷公藤组和清络通痹方组,连续灌胃给药 28 天后处死小鼠并采集血样。实验中雷公藤的用药剂量为 10 倍临床剂量[即 0.8～2.5 g/(kg·d)]，保证雷公藤组能够诱导产生稳定、明显的肝毒性，清络通痹方组除雷公藤的用量为临床剂量的 10 倍以外，其余组方药物均为临床用量。生化检测结果表明，清络通痹方能够逆转雷公藤提取物导致的转氨酶升高，说明该剂量下清络通痹方具有配伍减毒的作用。同时，采用基于 GC-MS-MS 的代谢组学方法对采集到的血液进行分析。通过变量投影重要性指标（VIP）和单因素方差分析筛选出的差异代谢物显示，清络通痹方能够逆转雷公藤组中生糖氨基酸包括丙氨酸、谷氨酰胺、丝氨酸、脯氨酸等水平的升高，但并不能逆转支链氨基酸缬氨酸和异亮氨酸水平的下降。

甘草是一种经常被用于调和药物烈性的中药，然而其配伍减毒的机制尚不明确。唐冰雯[61]等针对传统中药配伍禁忌中的"十八反"之甘遂反甘草，尝试通过代谢组学的技术对甘遂配伍甘草后的减毒机制进行研究。实验采用 48 只 SD 雄性大鼠，随机分为空白对照组、甘遂组、甘草组和甘遂-甘草 1:4 组（配伍组）。血浆生化分析和肾脏组织病理切片 H-E 染色检测的结果均显示，甘遂配伍甘草后甘遂的毒性明显下降。进一步分析发现，甘草组对大鼠肾脏内源性代谢物的影响不大。甘遂组能引起血浆葡萄糖、异亮氨酸、亮氨酸、缬氨酸、丙氨酸、乙酸及肌酸/肌酐的升高，同时引起肌酸、肌酐和肾脏内源性代谢物如胆碱、磷酸胆碱、苯丙氨酸、谷氨酰胺的减少，而配伍组仅引起了胆碱、磷酸胆碱和苯丙氨酸的减少。以上结果说明，甘遂配伍甘草后能够下调传统的肾脏毒性指标并减轻甘遂所引起的大鼠肾脏内源性代谢物紊乱。该研究对于揭示传统中药配伍禁忌的现代科学内涵具有一定的指导意义。此外，李莹[62]等采用基于 GC-MS 的代谢组学方法，对四逆汤和缺甘草四逆汤灌胃 7 天后大鼠的血清代谢谱进行了分析，从而对甘草解附子毒的机制进行研究。与正常对照组比较，缺甘草方组中乳酸、L-丙氨酸、β-羟基丁酸、3-磷酸甘油、谷氨酰胺、肌醇等代谢物的含量明显升高，缬氨酸、尿素、L-亮氨酸、苏氨酸、脯氨酸、葡萄糖、胆固醇的含量明显降低。而与缺甘草四逆汤组相比，四逆汤组则明显回调了乳酸、L-丙氨酸、β-羟基丁酸、3-磷酸甘油、谷氨酰胺、葡萄糖和肌醇的水平，提示甘草的减毒作用可能与上述代谢物及其涉及的代谢途径有关。以上两个实验虽然仅对甘草的减毒机制进行了初步研究，两实验中甘草的减毒机制也不尽相同，但上述实验为代谢组学方法应用于中药的配伍减毒研究提供了新思路。

8.5 小结

药物进入人体发挥疗效或产生的不良反应与人体的遗传因素，以及包括肠道菌在内的环境因素密切相关。代谢组学作为系统生物学的研究方法之一,通过对内源性代谢物的检测,可以发现生物体在各种内外环境因素作用下以及遗传因素差异所导致的不同应答,从而为临床上疾病的个体化治疗提供极大的帮助。从上述列举的案例中不难发现,对相同研究对象使用基于不同仪器的代谢组学检测平台进行检测,或者对相同研究对象的不同类型样本(如血液、尿液、粪便等)进行检测,所获得的代谢谱不尽相同。因此,联合应用不同的仪器检测平台(如 GC-MS、LC-MS 或 NMR),以及整合相同个体不同类型样本的代谢谱检测结果,可以获得更为完整的代谢谱信息,从而有助于获得更具代表性的能够反映药物疗效或不良反应的特征代谢物。同样,依据这些特征代谢物所涉及的代谢途径,寻找代谢物上下游关键调控基因及蛋白质表达的变化,可以最终从基因、蛋白质及代谢层面寻找到与药物疗效及不良反应相关的关键机制。

在药物疗效与毒性评价中,不论是对于中药还是对于化学药物,代谢组学都能通过对生物样本的分析,从一个动态的、整体的角度表征药物疗效或毒性相关的代谢改变。通过发现某些关键代谢物的改变,为进一步的机制研究提供线索与方向。通过筛选出潜在的能够反映药物疗效及毒性作用的生物标志物,为临床合理和安全使用药物提供指导。通过发掘不同个体间与药物疗效及毒性作用差异相关的特征代谢物,为建立针对不同患者的个体化治疗策略提供依据,从而最终实现精准治疗的目标。

目前,将代谢组学应用于药物疗效及毒性评价的成功案例还较少,且大多数研究都是在动物中开展。此外,针对代谢组学研究所发现的各种与药物疗效及毒性作用相关的特征代谢物的功能研究仍极为匮乏。因此,建立一个以代谢组学为基础的药物疗效与毒性评价体系还有很长的路要走。随着当今科技的快速进步,代谢组学在硬件与软件两个方面的进步日新月异,针对高通量生物样品进行分析与海量数据挖掘的能力正快速提升。有理由相信,在不久的将来,代谢组学将会在精准医学的发展中扮演重要的角色。

参考文献

[1] Hovens M M, Snoep J D, Eikenboom J C, et al. Prevalence of persistent platelet reactivity despite use of aspirin: a systematic review [J]. Am Heart J, 2007,153(2): 175-181.

[2] Gum P A, Kottke-Marchant K, Welsh P A, et al. A prospective, blinded determination of the natural history of aspirin resistance among stable patients with cardiovascular disease [J]. J Am

Coll Cardiol，2003，41(6)：961-965.

［3］ Frelinger A L 3rd，Li Y，Linden M D，et al. Association of cyclooxygenase-1-dependent and-independent platelet function assays with adverse clinical outcomes in aspirin-treated patients presenting for cardiac catheterization［J］. Circulation，2009，120(25)：2586-2596.

［4］ Ohmori T，Yatomi Y，Nonaka T，et al. Aspirin resistance detected with aggregometry cannot be explained by cyclooxygenase activity：involvement of other signaling pathway(s) in cardiovascular events of aspirin-treated patients［J］. J Thromb Haemost，2006，4(6)：1271-1278.

［5］ Yerges-Armstrong L M，Ellero-Simatos S，Georgiades A，et al. Purine pathway implicated in mechanism of resistance to aspirin therapy：pharmacometabolomics-informed pharmacogenomics ［J］. Clin Pharmacol Ther，2013，94(4)：525-532.

［6］ Ellero-Simatos S，Lewis J P，Georgiades A，et al. Pharmacometabolomics reveals that serotonin is implicated in aspirin response variability［J］. CPT Pharmacometrics Syst Pharmacol，2014，3：e125.

［7］ Ellero-Simatos S，Beitelshees A L，Lewis J P，et al. Oxylipid profile of low-dose aspirin exposure：a pharmacometabolomics study［J］. J Am Heart Assoc，2015，4(10)：e002203.

［8］ Trivedi M H. Major depressive disorder：remission of associated symptoms［J］. J Clin Psychiatry，2006，67 (Suppl 6)：27-32.

［9］ Kaddurah-Daouk R，Bogdanov M B，Wikoff W R，et al. Pharmacometabolomic mapping of early biochemical changes induced by sertraline and placebo［J］. Transl Psychiatry，2013，3：e223.

［10］ Zhu H，Bogdanov M B，Boyle S H，et al. Pharmacometabolomics of response to sertraline and to placebo in major depressive disorder-possible role for methoxyindole pathway［J］. PLoS One，2013，8(7)：e68283.

［11］ Zarate C A Jr，Singh J B，Carlson P J，et al. A randomized trial of an N-methyl-D-aspartate antagonist in treatment-resistant major depression ［J］. Arch Gen Psychiatry，2006，63(8)：856-864.

［12］ Villasenor A，Ramamoorthy A，Silva dos Santos M，et al. A pilot study of plasma metabolomic patterns from patients treated with ketamine for bipolar depression：evidence for a response-related difference in mitochondrial networks［J］. Br J Pharmacol，2014，171(8)：2230-2242.

［13］ Grundy S M，Cleeman J I，Merz C N，et al. Implications of recent clinical trials for the National Cholesterol Education Program Adult Treatment Panel III Guidelines［J］. J Am Coll Cardiol，2004，44(3)：720-732.

［14］ Barber M J，Mangravite L M，Hyde C L，et al. Genome-wide association of lipid-lowering response to statins in combined study populations［J］. PLoS One，2010，5(3)：e9763.

［15］ Mangravite L M，Wilke R A，Zhang J，et al. Pharmacogenomics of statin response［J］. Curr Opin Mol Ther，2008，10(6)：555-561.

［16］ Kaddurah-Daouk R，Baillie R A，Zhu H，et al. Enteric microbiome metabolites correlate with response to simvastatin treatment［J］. PLoS One，2011，6(10)：e25482.

［17］ Trupp M，Zhu H，Wikoff W R，et al. Metabolomics reveals amino acids contribute to variation in response to simvastatin treatment［J］. PLoS One，2012，7(7)：e38386.

［18］ Angus D C，Linde-Zwirble W T，Lidicker J，et al. Epidemiology of severe sepsis in the United States：analysis of incidence，outcome，and associated costs of care［J］. Crit Care Med，2001，29(7)：1303-1310.

［19］ Puskarich M A，Finkel M A，Karnovsky A，et al. Pharmacometabolomics of l-carnitine treatment response phenotypes in patients with septic shock [J]. Ann Am Thorac Soc，2015,12 (1)：46-56.

[20] Thoenes M，Neuberger H R，Volpe M，et al. Antihypertensive drug therapy and blood pressure control in men and women：an international perspective [J]. J Hum Hypertens，2010,24(5)：336-344.

[21] Ma J，Stafford R S. Screening，treatment，and control of hypertension in US private physician offices，2003-2004 [J]. Hypertension，2008,51(5)：1275-1281.

[22] Wikoff W R，Frye R F，Zhu H，et al. Pharmacometabolomics reveals racial differences in response to atenolol treatment [J]. PLoS One，2013,8(3)：e57639.

[23] Kristal B S，Vigneau-Callahan K E，Moskowitz A J，et al. Purine catabolism：links to mitochondrial respiration and antioxidant defenses [J]. Arch Biochem Biophys，1999,370(1)：22-33.

[24] Yao J K，Dougherty G G Jr，Reddy R D，et al. Homeostatic imbalance of purine catabolism in first-episode neuroleptic-naive patients with schizophrenia [J]. PLoS One，2010,5(3)：e9508.

[25] Yao J K，Condray R，Dougherty G G Jr，et al. Associations between purine metabolites and clinical symptoms in schizophrenia [J]. PLoS One，2012,7(8)：e42165.

[26] Mann K，Lemenager T，Hoffmann S，et al. Results of a double-blind，placebo-controlled pharmacotherapy trial in alcoholism conducted in Germany and comparison with the US COMBINE study [J]. Addict Biol，2013,18(6)：937-946.

[27] Wilson I D. Drugs，bugs，and personalized medicine：pharmacometabonomics enters the ring [J]. Proc Natl Acad Sci U S A，2009,106(34)：14187-14188.

[28] Nam H W，Karpyak V M，Hinton D J，et al. Elevated baseline serum glutamate as a pharmacometabolomic biomarker for acamprosate treatment outcome in alcohol-dependent subjects [J]. Transl Psychiatry，2015,5：e621.

[29] Amar P J，Schiff E R. Acetaminophen safety and hepatotoxicity-where do we go from here [J]. Expert Opin Drug Saf，2007,6(4)：341-355.

[30] Clayton T A，Lindon J C，Cloarec O，et al. Pharmaco-metabonomic phenotyping and personalized drug treatment [J]. Nature，2006,440(7087)：1073-1077.

[31] Clayton T A，Baker D，Lindon J C，et al. Pharmacometabonomic identification of a significant host-microbiome metabolic interaction affecting human drug metabolism [J]. Proc Natl Acad Sci U S A，2009,106(34)：14728-14733.

[32] Winnike J H，Li Z，Wright F A，et al. Use of pharmaco-metabonomics for early prediction of acetaminophen-induced hepatotoxicity in humans [J]. Clin Pharmacol Ther，2010,88(1)：45-51.

[33] Decker K，Keppler D. Galactosamine induced liver injury [J]. Prog Liver Dis，1972,4：183-199.

[34] Decker K，Keppler D. Galactosamine hepatitis：key role of the nucleotide deficiency period in the pathogenesis of cell injury and cell death [J]. Rev Physiol Biochem Pharmacol，1974(71)：77-106.

[35] Decker K，Keppler D，Pausch J. The regulation of pyrimidine nucleotide level and its role in experimental hepatitis [J]. Adv Enzyme Regul，1973,11：205-230.

[36] Coen M，Goldfain-Blanc F，Rolland-Valognes G，et al. Pharmacometabonomic investigation of dynamic metabolic phenotypes associated with variability in response to galactosamine hepatotoxicity [J]. J Proteome Res，2012,11(4)：2427-2440.

[37] Yao X，Panichpisal K，Kurtzman N，et al. Cisplatin nephrotoxicity：a review [J]. Am J Med

Sci，2007，334(2)：115-124.

[38] Arany I，Safirstein R L. Cisplatin nephrotoxicity [J]. Semin Nephrol，2003，23(5)：460-464.

[39] Kwon H N，Kim M，Wen H，et al. Predicting idiopathic toxicity of cisplatin by a pharmacometabonomic approach [J]. Kidney Int，2011，79(5)：529-537.

[40] Cao H，Zhang A，Zhang H，et al. The application of metabolomics in traditional Chinese medicine opens up a dialogue between Chinese and Western medicine [J]. Phytother Res，2015，29(2)：159-166.

[41] Zhang Z，Wang X，Wang J，et al. Metabonomics approach to assessing the metabolism variation and endoexogenous metabolic interaction of ginsenosides in cold stress rats [J]. J Proteome Res，2016，15(6)：1842-1452.

[42] Wang X，Zeng C，Lin J，et al. Metabonomics approach to assessing the modulatory effects of St John's wort，ginsenosides，and clomipramine in experimental depression [J]. J Proteome Res，2012，11(12)：6223-6230.

[43] 莫毛燕,朱琼花,兴阳,等.姜炭炮制前后对虚寒性出血症大鼠尿液代谢组学分析[J].中国实验方剂学杂志,2015,21(16)：1-4.

[44] 宋洪运,孙鹏,罗国安,等.经前平颗粒干预经前期综合征肝气逆证患者尿液代谢组学研究[J].世界科学技术：中医药现代化,2010,12(2)：195-201.

[45] 熊莉华,梁伟东,叶瑞,等.双黄益骨方治疗糖尿病骨代谢疾病的代谢组学研究[J].中医药导报,2014,20(10)：18-22.

[46] 顾平,张明雪.镇肝熄风汤治疗阴虚阳亢型高血压的血浆代谢组学研究[J].辽宁中医杂志,2016,43(7)：1353-1355.

[47] 刘彩春,刘欢,谷陟欣,等.基于[1]H-NMR 代谢组学的驴胶补血颗粒补血作用机制研究[J].中草药,2016,47(7)：1142-1148.

[48] 沈淑洁,郭春华,刘少磊,等.基于[1]H-NMR 技术的半夏厚朴汤镇静催眠代谢组学研究[J].中国中药杂志,2016,41(8)：1511-1515.

[49] Chu H，Zhang A，Han Y，et al. Metabolomics approach to explore the effects of Kai-Xin-San on Alzheimer's disease using UPLC/ESI-Q-TOF mass spectrometry [J]. J Chromatogr B Analyt Technol Biomed Life Sci，2016，1015-1016：50-61.

[50] 唐丹丹,袁圣钧,张男,等.基于尿样代谢组学的中药药效及毒性研究进展[J].药物分析杂志,2016,36(1)：1-8.

[51] Mengs U，Stotzem C D. Renal toxicity of aristolochic acid in rats as an example of nephrotoxicity testing in routine toxicology [J]. Arch Toxicol，1993，67(5)：307-311.

[52] 马红梅,张伯礼.不同科属木通比较[J].中国中药杂志,2002,27(6)：412-418.

[53] Isnard Bagnis C，Deray G，Baumelou A，et al. Herbs and the kidney [J]. Am J Kidney Dis，2004，44(1)：1-11.

[54] Chen M，Su M，Zhao L，et al. Metabonomic study of aristolochic acid-induced nephrotoxicity in rats [J]. J Proteome Res，2006，5(4)：995-1002.

[55] Ni Y，Su M，Qiu Y，et al. Metabolic profiling using combined GC-MS and LC-MS provides a systems understanding of aristolochic acid-induced nephrotoxicity in rat [J]. FEBS Lett，2007，581(4)：707-711.

[56] Chan W，Lee K C，Liu N，et al. Liquid chromatography/mass spectrometry for metabonomics investigation of the biochemical effects induced by aristolochic acid in rats：the use of information-dependent acquisition for biomarker identification [J]. Rapid Commun Mass Spectrom，2008，22

（6）：873-880.

[57] Lin S，Chan W，Li J，et al. Liquid chromatography/mass spectrometry for investigating the biochemical effects induced by aristolochic acid in rats：the plasma metabolome ［J］. Rapid Commun Mass Spectrom，2010,24(9)：1312-1318.

[58] Zhao Y Y，Tang D D，Chen H，et al. Urinary metabolomics and biomarkers of aristolochic acid nephrotoxicity by UPLC-QTOF/HDMS ［J］. Bioanalysis，2015,7(6)：685-700.

[59] 邵凤，刘林生，阿基业.GC/TOF-MS 代谢组学技术研究雷公藤甲素在大鼠体内的急性毒性[J].中国药科大学学报,2014,45(6)：703-709.

[60] 谢彤，周学平，林丽丽，等.基于"异类相制"的雷公藤复方配伍减毒代谢组学研究[J].中国中药杂志,2016,41(6)：1124-1129.

[61] 唐冰雯，李俊健，毋福海，等.甘遂-甘草配伍对大鼠肾脏毒性代谢组学的影响[J].中国实验方剂学杂志,2015,21(9)：88-92.

[62] 李莹，傅超美，彭伟，等.四逆汤中甘草减附子之毒的代谢组学研究[J].中国中药杂志,2016,41(8)：1523-1529.

9 微生物代谢组学与疾病

人类生活在一个充满微生物的世界，真核细胞与体内共生的原核细胞共同组成了一个"超级生物体"。微生物主要分布在机体与外界相通的腔道内，形成了胃肠道、口腔、泌尿和皮肤4个微生态系统。人体微生物对人类的健康与疾病发生发展有很大的影响，在人体的保护、免疫、代谢和营养等功能中发挥重要作用。当人体处于健康状态时，微生物与人体各器官组织间互相依存和作用，构成一种微生态平衡，共同维持机体健康。当微生态平衡受到破坏时，就有可能引发疾病。人体微生物犹如一个人体内的"隐形器官"，对人的生命健康产生着巨大的影响。因此，理解人体内微生物与人体间的共生关系对于人们了解自身的健康和疾病的发生发展有非常重要的意义。

9.1 微生物代谢组学概述

9.1.1 微生物代谢组学的研究背景

由于人体微生物种类结构复杂，单一的研究手段很难达到系统性研究的目的。早期的人体微生物研究多以对从粪便或口腔中分离的微生物进行培养为基础。但是，超过99%的环境微生物在目前可提供的培养条件下无法进行人工培养，这使得认识人体微生物多样性具有很大的局限性。近年来，随着分子生物学技术在微生态领域中的应用，人们对微生物的鉴定能力有效增强，进一步推动了人们对人体微生物多样性和功能的研究。比较常用的分子生物学技术有16S rRNA基因测序技术，它是将每个基因插入文库中的单个克隆，通过测序并将测序结果和数据库比对，获得16S rRNA的序列信息及系统发育地位,它是目前微生物群落多样性研究中最常用的方法。此外,元基因组(metagenome)技术已得到广泛应用。元基因组是所有微生物基因组的集合,通过该高通量技术,可直接获得微生物群落的基因组信息,从而全面展示人体微生物的组成和功能,这对于挖掘未知功能菌有着重要的意义。

通过目前的微生物研究方法,虽然能够获得菌群基因组信息,但是菌群中影响宿主代谢谱的关键功能菌的鉴定及其作用模式问题依然没有得到解决。由于基因功能的复杂性和生物系统的完整性,亟须建立从整体层面研究人体微生物功能的方法。生物学研究的深入和生物信息的大量积累,使从系统水平研究生命体系成为可能。系统生物学中的代谢组学是一种相对全面、连续动态的研究方法,以此方法研究人体微生物的状态,能够客观反映宿主与细菌的代谢活动概貌。

9.1.2　微生物代谢组学的概念

微生物代谢组学(microbial metabolomics)是代谢组学研究中的一个重要分支。它是指对某一时刻微生物生化网络中涉及的所有胞内、胞外有生物活性的小分子量代谢物进行定性和定量分析的研究方法。微生物代谢组是一种较为复杂的混合物,这些混合物中的每种物质均可能参与人体多种代谢途径和信号转导途径。与单一的通过抑制、失活或下调蛋白质等扰动机制的研究相比,研究这些高度相互关联的变化能更容易地观察到整体代谢组的变化情况。

微生物代谢组学研究最早开始于 1992 年,由 Ingrid Elmroth 等采用气相色谱-质谱联用(gas chromatography-mass spectrometry,GC-MS)结合化学计量学方法检测分析了脂肪酸、氨基酸和多糖,用以评估肠系膜明串珠菌培养物的细菌污染情况。在之后的10 年中,微生物代谢组学主要用于不同菌株特性的生物学鉴定。其中较有开创性的应用是结合代谢组学和多元统计分析判断出是否为沉默基因敲除突变体,从而可以对沉默基因突变体的表型进行鉴定。研究人员在这期间逐步检测和分析了可以从人体中分离、培养的各种细菌的代谢物。2000 年以后,随着人类基因组计划的完成,人们惊奇地发现人体微生物的细胞数量和所携带的基因信息十分庞大,约十倍于人体细胞、百倍于人体基因,其所产生的代谢物也十分复杂。人体微生物中含有微生物独有的、人类长期进化过程中没有产生的丰富基因,有些基因可以为人体的生化代谢途径提供各种必需的代谢酶。此外,相关研究还表明有许多不确定、未能分离培养的微生物及其代谢产物在人体健康中发挥着至关重要的作用。因此，将微生物代谢组学应用于人体健康研究正日益成为人们关注的热点。

与研究植物和动物代谢组学不同的是，人体中微生物代谢组的检测和分析过程更加困难。一方面，由于所检测样品中的微生物细胞数量较少，其代谢物质量浓度有时低于检测方法的检测限度。一般来说，植物和动物样本的代谢物可达到克级，而微生物培养物样本通常只有毫克级。另一方面，由于微生物的代谢物成分更为复杂，对检测方法也提出了更高的要求。此外，微生物代谢组学研究的最大瓶颈，在于缺乏在高效灭活的同时分离细胞内外代谢物的可靠方法。特别是人体微生物代谢组学研究涉及的胞内的指纹分析、胞外的足迹分析及整个代谢物的靶标和轮廓分析，都需要对细胞内外代谢物进行有效的分离才能够准确进行。

基于代谢组学研究微生物与人体的关系具有很大的优势。近 20 年来，通过对各类微生物基因组的测序研究获得了绝大多数微生物的基因数据，在这个现成的框架内研究人体微生物及其代谢物和人体的关系成为微生物代谢组学的一大优势。对于人体研究来说，使用相关信息对于研究基因调控、代谢网络和微生物细胞生理学也更为简便。因此，基于代谢组学的人体微生物研究必将在今后获得进一步发展。

9.1.3 微生物代谢组学的研究方法

微生物代谢组学的分析研究方法一般包括模型建立、样本采集和数据采集 3 部分。下面对这 3 部分逐一进行详细阐释。

9.1.3.1 模型建立

在肠道菌的代谢物分析中，研究模型可以选择无菌（germ-free，GF）动物和抗生素干预动物。无菌动物是指机体内、外都没有能被检出微生物的动物。然而，此类动物模型由于没有肠道细菌，其机体和普通动物有很大的不同，如淋巴组织发育不良、免疫功能低下、对微生物感染异常敏感、代谢周期比普通动物长等。因此，尽管比较无菌动物和普通动物的代谢可以获得一些和肠道菌群代谢相关的信息，但同时也包含着宿主本身的发育问题带来的代谢差异，并不能完全用于解释正常动物与肠道细菌共代谢的特征。目前比较可行的方法是，对正常动物模型进行抗菌干预，这样的动物模型宿主本身和正常模型更为接近，从而能够得到更为准确的实验结果。贾伟教授团队[1]使用广谱抗生素亚胺培南-西司他丁钠对 Wistar 大鼠灌胃 4 天，然后正常饲养 14 天，最后发现大鼠尿液和粪便中的肠道菌代谢物在抗生素干预期间都发生了明显的扰动,而停止干预后即逐渐恢复,大约 2 周后代谢物水平基本恢复至干预前的状态。

9.1.3.2 样本采集

对于细胞内代谢物的采集主要通过液氮冷冻或高氯酸淬灭技术实现。还有人使用将冷甲醇水溶液与培养物混合以淬灭微生物,然后将混合物离心的方法,但是该方法只适用于革兰阳性细菌或真菌。此外,由于甘油能够使水的熔点降低至 −20℃ 以下,常用于 −80℃ 保存细胞和组织,有学者利用这一点将甘油与水、氯化钠和甘露醇混合成不同的溶液用于微生物细胞的淬灭。但是含甘油成分的淬灭剂黏度太大,应用时要考虑细胞是否很难沉淀而悬浮于溶液当中。因此,实验时应根据微生物细胞的结构特点和研究目的选择相应的淬灭方式。对于胞外代谢物的提取,采集对象主要有粪便、尿液、肠内容物和血液等。粪便和肠内容物样本主要反映肠道细菌本身的代谢活动;尿液、血液等样本则含有宿主整体代谢的终产物信息,不仅含有宿主自身代谢的产物,也包含肠道菌群代谢及细菌与宿主共代谢的产物,能够反映肠道微生物和宿主代谢活动的相互作用。若将两类样本的信息结合起来进行研究分析,就可以全面地反映肠道菌群及其与宿主的共代谢作用。

9.1.3.3 数据采集

根据测试平台不同进行分类,微生物代谢组学的分析方法可分为两类,即基于核磁共振(NMR)和基于质谱(MS)的分析方法。NMR 是利用高磁场中原子核对射频辐射的吸收光谱鉴定化合物结构的分析技术,已有研究利用 NMR 技术分析酵母菌的代谢谱,用于评估模拟的代谢网络模块等。其优点在于能够对复杂样品中的代谢物同时完成定性和定量分析,有较高的稳定性。但是由于 NMR 的灵敏度较低,且设备昂贵,较少用于微生物代谢组学的研究。MS 平台一般结合色谱分离技术进行检测,具体又分为液相色谱-质谱联用(liquid chromatography-mass spectrometry,LC-MS)和 GC-MS 两大类。LC-MS 是代谢组学研究的重要分析平台,具有物质检测分析领域宽、选择性和灵敏度较好、样品制备简单等优势,适合于不稳定、不易衍生化、难挥发和分子量较大的样品。例如,LC-MS 可用于检测不同代谢表型大肠杆菌果糖-1,6-二磷酸、肌苷酸、环腺苷酸、苯丙氨酸和组氨酸等特定代谢物的变化[2],或者用于分析大肠杆菌在碳或氮饥饿状态下 68 种代谢物的响应特征[3]等。GC-MS 是发展最为成熟的分析平台,也是最早用于代谢组学研究的技术。GC-MS 技术具有很好的代谢物分析性能,使用 GC-MS 技术可检测到大肠杆菌的 200 多种代谢物。随着全二维气相色谱-质谱联用（comprehensive two-dimensional gas chromatography-mass spectrometry，GC-GC-MS）技术的引入，它的分离性能得到更大的提高，传统的 GC-MS 技术能够检测 100～500 种化合物，而 GC-GC-MS 技术能够在 65 min 内分析大约 1 200 种化合物。近年来，贾伟教授团队[4]在肠道菌群代谢物检测方面取得了新进展，开发了一种基于气相色谱-飞行时间质谱联用（GC-TOFMS）技术的高通量绝对定量方法，可以检测 150 种重要肠道菌群代谢物，在 15 min 内实现对血清、尿液、粪便或者细菌（如大肠杆菌）等样本中肠道菌群代谢物的全自动化学衍生和定量分析。这些代谢物包括氨基酸、脂肪酸、有机酸、酚类、苯基或苄基衍生物、吲哚等，涉及与肠道菌群代谢相关的多条重要代谢途径。这一方法基于大部分目标代谢物极性强、难挥发的特点，通过全自动氯甲酸酯化衍生方法，选择性对菌群-宿主共代谢物进行高效的衍生，有效排除外源性药物和其他糖类物质的干扰，具有操作简便、利于大批量样本处理的特点。

根据测试方法不同进行分类，又可以将微生物代谢组学研究方法分为代谢全谱分析和代谢靶标分析两类。代谢全谱分析主要针对生物体液或体内某一特定组织包含的所有代谢物进行全面、快速、高通量分析，从而研究该代谢组在外界干预或病理生理条件下的动态变化规律。这一分析方法以定性和半定量分析为主，在尽可能多的微生物代谢谱中筛选得到具有生物学价值的代谢物。然而，代谢组学全谱测试平台无法准确测试所有与肠道细菌相关的代谢物，在物质鉴定和精确定量方面存在一定缺陷。因此，需要引入代谢靶标分析的方法。代谢靶标分析方法主要针对某一个或某几个在化学结构或代谢途径上较相似的物质进行准确定量分析。贾伟教授团队等开发了多种靶标定量检测方法[5]。该方法采用氯甲酸酯作为衍生试剂对短链脂肪酸（short-chain fatty acid，SCFA）进行衍生，再通过 GC-MS 测试，之后利用超高效液相色谱-三重四极杆质谱联用（ultra-high performance liquid chromatography-triple quadrupole mass spectrometry，UPLC-TQMS）技术对胆汁酸谱进行了全定量。快速、灵敏、稳定的靶标分析方法，弥补了全谱测试方法的缺陷，为代谢物与肠道菌群的相关性研究提供了可靠的平台。

9.1.4 肠道菌代谢物的物质分类

微生物能够产生结构新颖、活性多样的代谢物，食物和宿主合成、分泌的物质是肠道细菌主要的代谢底物。食物中不能被小肠消化吸收的成分，主要为糖类、蛋白质和肽类物质,会被肠道细菌代谢。其中,糖类主要来自植物,包括抗性淀粉、非淀粉性多聚糖和寡聚糖物质等。蛋白质和肽类物质主要来源于胶原蛋白和弹性蛋白等。此外,宿主肠壁细胞及其细胞分泌物也可以作为肠道细菌的代谢底物,如一些结缔组织蛋白、脱落的肠上皮细胞裂解物、胰腺分泌的消化酶(淀粉酶、酯酶、蛋白酶和肽酶)等。有研究显示,当肠道上游的营养联系被阻断,直肠内的细菌数量依然可以保持稳定,说明细菌可以通过代谢来源于宿主的物质维持自身的活动。

微生物代谢物按功能分为初级代谢物和次级代谢物。其中初级代谢物又叫内源性代谢物,其种类有几十种。这些代谢物分别代表了包括三羧酸循环在内的多种代谢途径,如糖酵解、戊糖磷酸途径、蛋白质与氨基酸代谢途径、嘌呤与嘧啶代谢、胆碱和有机胺代谢等。这些生理调控的综合作用是微生物生存于生物体内各种环境的重要保障。微生物次级代谢物多数不能对微生物的生长繁殖产生决定性作用,但是往往对其宿主有重要的影响。肠道细菌能够参与宿主代谢,与宿主构成共代谢关系。随着对肠道菌群代谢功能的认识增加,人们逐渐从宿主代谢仅由自身基因调控的狭义认识扩展为由宿主-共生肠道菌的共代谢调控。贾伟教授团队[1]对尿液和粪便中的宿主-共生肠道菌代谢物进行检测,发现了202种尿液相关代谢物和223种粪便相关代谢物,其中74种物质在尿液和粪便中共同存在。这些代谢物主要包括色氨酸代谢、酪氨酸和苯丙氨酸代谢、脂肪酸代谢、糖代谢、嘌呤和嘧啶代谢等代谢途径的代谢物,根据物质的化学结构类型不同主要分为苯酚类、吲哚类、糖类、氨基酸类和脂肪酸类(见图9-1)。

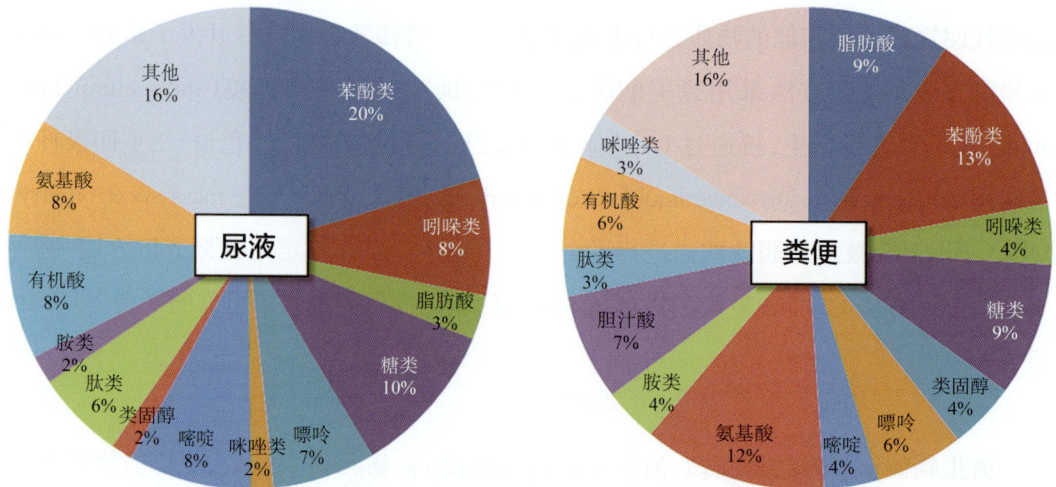

图9-1 尿液(左)和粪便(右)中肠道菌群相关代谢物按化学结构类型分类结果

9.1.4.1 胆汁酸类物质

胆汁酸作为消化液的组成成分之一,是由肝脏合成并随胆汁排入肠道内,促进对脂质物质的消化和吸收。在肝细胞中,胆汁酸通过两种不同的途径合成:经典途径和替代途径。合成的初级胆汁酸与甘氨酸和牛磺酸结合后转运到胆囊中并储存。进食后胆汁酸分泌到小肠中,对脂质和脂溶性维生素进行溶解和吸收。大约95%的胆汁酸在回肠末端重吸收,通过门静脉转运回肝脏,而5%的胆汁酸从粪便中排出。这就是胆汁酸的肠肝循环,为机体提供了一个相对恒定的胆汁酸池。人体的主要胆汁酸包括胆酸(cholic acid,CA)、鹅脱氧胆酸(chenodeoxycholic acid,CDCA)、脱氧胆酸(deoxycholic acid,DCA)和石胆酸(lithocholic acid,LCA)等。结合型的初级胆汁酸到达远端肠道后,首先通过肠道菌的胆盐水解酶作用去结合,部分未被小肠摄取的游离初级胆汁酸则进入结肠,在肠道菌的7α-脱羟基作用下,生成次级胆汁酸。胆汁酸和肠道菌群之间存在依赖和竞争的复杂关系。一方面,肠道菌分泌的胆汁酸盐水解酶和脱羟基酶可以将结合型初级胆汁酸水解并代谢成为非结合型次级胆汁酸;另一方面,胆汁酸具有抗菌性,由于其分子结构的疏水性,增加了与细菌细胞膜磷脂双分子层的亲和力,破坏细菌细胞膜的完整性,导致细菌死亡。

贾伟教授团队[6]通过建立肠道菌结构和代谢谱的相关性,发现高脂饮食干预后,小鼠肠道胆汁酸类代谢物的变化和大部分肠道菌群呈显著相关性,而且与其他代谢物相比,胆汁酸类物质和肠道菌群的相关性最高。高脂饮食干预后,胆汁酸和肠道菌群随时间变化关系显示,胆汁酸的变化先于肠道菌群的变化。研究进一步通过饲料中添加胆汁酸和抑制胆汁酸合成的两个干预实验验证胆汁酸是影响肠道菌的关键因素。此外,有研究发现对高脂饮食喂养的小鼠用抗氧化剂或抗生素处理后,可以改变肠道菌群结构,引起厚壁菌门丰度下降,尤其是乳杆菌属丰度明显下降,拟杆菌门丰度上升,从而引起胆盐水解酶活性下降,导致肠道牛磺-β-鼠胆酸(tauro-β-muricholic acid,TβMCA)累积,而它可以拮抗肠道胆汁酸受体 FXR 信号转导途径,引起体重下降和糖耐量的改善[7-9]。这些研究结果说明改变肠道菌群结构后可以引起胆汁酸组成发生变化,从而对宿主代谢产生影响。

9.1.4.2 脂质及长链脂肪酸类物质

肠道菌能够通过影响循环中饥饿诱导表达的脂肪因子(fasting-induced adipose factor,Fiaf)水平影响脂肪酸的摄取和脂肪的储存[10]。Bäckhed 等发现传统喂养的小鼠肠道 Fiaf 的 mRNA 水平比无菌小鼠低 2 倍,说明肠道菌能够抑制肠道 Fiaf 的释放,导致循环中 Fiaf 的水平下降,对脂蛋白脂肪酶(lipoprotein lipase,LPL)的抑制作用减弱,小鼠的体脂增加。Fiaf 也可以间接调节脂质代谢避免肥胖。研究发现无菌 Fiaf$^{-/-}$小鼠与无菌野生型小鼠相比,不能抵抗西方饮食诱导的肥胖。无菌 Fiaf$^{-/-}$小鼠骨骼肌的过氧化物酶体增殖物激活受体 γ 共激活因子 1α(peroxisome proliferator-activated receptor-γ coactivator-1α,PGC-1α)水平下降,肉碱酰基转移酶 1A(carnitine acyl transferase 1A,CPT1A)等调节脂肪酸氧化的酶的水平也有下降[11]。综上所述,肠道菌群可以通过抑制 Fiaf,调节 LPL 活性和脂肪酸氧化。

腺苷酸活化蛋白激酶(adenosine monophosphate-activated protein kinase,AMPK)是细胞内的能量感受器和代谢调节子,AMPK 的激活能够抑制乙酰辅酶 A 羧化酶的磷酸化,诱导细胞内丙二酰辅酶 A 的水平下降,进一步激活线粒体 β 氧化的限速酶 CPT1A 来刺激脂肪酸氧化。Bäckhed 等发现无菌小鼠与传统喂养的小鼠相比,对高脂饮食诱导的肥胖有抵抗作用,这与无菌小鼠骨骼肌磷酸化的 AMPK 和乙酰辅酶 A 羧化酶增加相关[11]。

此外,肠道菌可能通过其重要代谢物胆汁酸类物质影响脂肪酸代谢。贾伟教授团队[12]近期发现,肥胖糖尿病患者血清中脱氧胆汁酸类胆汁酸明显下降,脂肪酸二高-γ-亚麻酸(dihomo-γ-linolenic acid,DGLA)明显升高。脱氧胆汁酸类胆汁酸和 DGLA 呈显著负相关,DGLA 和脱氧胆汁酸类胆汁酸的比值在肥胖糖尿病患者血清中显著升高,在代谢手术后的肥胖糖尿病患者中则发生明显下调,并且与多个临床血清指标相关。细胞实验表明,在 DGLA 存在下,脱氧胆酸和它的牛磺结合型胆汁酸牛磺脱氧胆酸可以抑制肝细胞脂肪酸转运蛋白 5(fatty acid transport protein 5,FATP5)、过氧化物酶体增殖物激活受体 α(peroxisome proliferator-activated receptor-α,PPAR-α)和 CPT1A 的表达。

9.1.4.3 短链脂肪酸类物质

肠道细菌主要发酵产生短链脂肪酸,包括乙酸、丙酸、丁酸、异丁酸、戊酸和己酸等。直链的短链脂肪酸主要为食物中未吸收的糖类经肠道菌群发酵的产物;支链短链脂肪酸,如 2-甲基丙酸、2-甲基丁酸、3-甲基丁酸是由肠道菌群代谢支链氨基酸(亮氨酸、异亮氨酸和缬氨酸)产生。产生这类脂肪酸的菌株主要有梭菌属、厚壁菌门、优杆菌属、罗氏菌属、尿球菌属和粪球菌属细菌等。短链脂肪酸能够为肠道细菌的生长和繁殖提供所需的环境和营养物质,尤其是丁酸能够为肠道上皮细胞提供能量。这类脂肪酸的主要功能有降低结肠的 pH 值,抑制病原菌的生长,促进水和钠的吸收,参与胆固醇的合成,为结肠上皮细胞提供能量,并且这类脂肪酸的功能在很大程度上影响着人类肥胖、2 型糖尿病和结肠癌的致病和治疗。

9.1.4.4　胆碱及其代谢物

胆碱的代谢物主要包括甲胺、二甲胺、三甲胺、氧化三甲胺、二甲基甘氨酸和甜菜碱等。影响胆碱代谢的肠道微生物主要有屎肠球菌、普拉氏梭杆菌和双歧杆菌属细菌,这几种肠道微生物将摄入的磷脂酰胆碱、胆碱、肉碱等营养素作为碳能量来源。肠道微生物具有哺乳动物无法表达的甲胺裂解酶,该酶可以使营养素中的 C—N 键断裂,甲胺即作为代谢废物释放出来,并通过门脉循环进入肝脏,在肝脏经过黄素单氧化酶氧化生成氧化甲胺。甜菜碱作为胆碱的氧化代谢物可转化为氧化三甲胺。在哺乳动物中,氧化三甲胺被认为是一种重要的渗透物,参与维持细胞内外电解质平衡。氧化三甲胺水平与膳食胆碱的摄入量、肠道微生物的活性及黄素单氧化酶的活性有关。研究显示,应用广谱抗生素抑制肠道微生物的活性后血浆氧化三甲胺的水平降低。胆碱代谢物的主要功能还包括调节脂质代谢和葡萄糖体内平衡,参与非酒精性脂肪肝的发生,以及引起饮食诱导的肥胖、糖尿病和心血管疾病。

9.1.4.5　芳香族类代谢物

肠道菌的芳香族类代谢物主要包括苯甲酸、马尿酸、2-羟基马尿酸、2-羟基苯甲酸、对羟基苯乙酸、间羟基苯乙酸、羟基肉桂酸、苯基戊酸、对氨基苯甲酸、马尿酸、酪氨酸、硫酸苯丙氨酸、乙酸苯酯苯丙酸、苯乙酸盐等,相关的肠道菌包括梭状芽孢杆菌、普拉梭杆菌、双歧杆菌和乳酸菌。这些物质多为肠道菌使芳香族氨基酸如酪氨酸和苯丙氨酸发酵的产物。传统观点认为肠道菌群分泌的苯类物质都是有害物质,然而近年来越来越多的研究表明酚类、苯基衍生物如茶多酚在人体外源性物质的解毒上扮演着重要角色。马尿酸作为一种新的生物标志物在人类高血压和肥胖相关疾病的研究、治疗中起重要作用。还有研究发现,直肠癌患者尿液中的乙酸苯酯含量升高。患有严重自闭症儿童的尿液中 4-甲苯基硫酸含量较高。此外,酪氨酸代谢途径下游的神经递质类物质在肠道菌群受到抑制后浓度也发生了明显的变化,如多巴、多巴胺、去甲肾上腺素和肾上腺素,在大脑和肠道的双向应答系统中发挥重要作用。

9.1.4.6　吲哚类衍生物

吲哚类物质主要是产孢梭菌和大肠杆菌使芳香族氨基酸色氨酸发酵的产物。色氨酸通过肠道菌群，特别是大肠杆菌分泌的色氨酸酶转化成吲哚类物质，再通过肠道吸收进入血液，并在肝脏中代谢成为吲哚硫化物，最终从尿液中排泄出去。目前已发现的吲哚类代谢物主要包括 N-乙酰色氨酸、乙酸乙酯、吲哚乙酰基甘氨酸、吲哚、吲哚酚硫酸盐、吲哚-3-丙酸盐、N-乙酰-5-甲氧基色胺、5-羟色胺（血管收缩素）和 5-羟基吲哚等。其中，色氨酸的主要来源为被细菌蛋白酶分解的蛋白质以及未被小肠吸收的食源性色氨酸。如果肠道菌受到抑制，细菌分泌的色氨酸酶也会受到抑制，从而会影响色氨酸吲哚代谢途径，引起大多数吲哚类物质在尿液和粪便中含量降低。

传统观点认为，吲哚类物质是肠道菌群分泌的有毒代谢物，但近期研究却发现吲哚类物质在体内发挥着积极的生理作用。有报道显示，人粪便中由共生大肠杆菌分泌的吲哚可以降低致病性大肠杆菌的趋化性、活动力及对肠道上皮细胞的黏附性。另外，吲哚作为细菌分泌的信号物质，通过跨界的信号传导，提高黏蛋白基因的表达，从而加强肠道上皮细胞的屏障功能。同时，此类物质能够调节促炎性细胞因子，提高抗炎性细胞因子的表达。还有研究表明，吲哚类物质对肠道菌群代谢有积极的影响，一方面这些物质可以防止胃肠道的应激损伤并增强胃肠上皮细胞的屏障功能，另一方面这些物质还涉及胃肠道疾病、脑-肠轴和一些神经系统疾病的发病和治疗。

9.1.4.7　氨基酸类物质

蛋白质在肠道内首先被肠道菌群分泌的蛋白酶分解成肽或氨基酸，随后被细菌细胞同化后合成细菌蛋白；蛋白质也可被细菌发酵产能，并产生一系列次级代谢物。氨基酸类物质的代谢和肠道细菌有着密切的关系，肠道菌群受到抑制后，除芳香族氨基酸的代谢发生了扰动外，其他类型氨基酸的代谢也发生了变化。

在组氨酸代谢途径中，组氨酸在肠道菌群受到抑制后浓度上升，其代谢物尿刊酸在粪便中的浓度大大下降，这是肠道菌群受到抑制后的直接表现。这是因为消化链球菌能产生组氨酸酶，组氨酸在组氨酸酶的代谢下可产生尿刊酸，当细菌受到抗生素抑制后，组氨酸酶活性降低，这一代谢途径就受到抑制。通过比较不同物质在尿液和粪便中的浓度变化程度发现，组氨酸在尿液中的浓度变化程度小于在粪便中的浓度变化程度，尿刊酸在尿液中的浓度变化程度更小。另外，支链氨基酸（缬氨酸、亮氨酸和异亮氨酸）经肠道菌群发酵后产生支链脂肪酸（如异丁酸、异戊酸和 2-甲基丁酸等）；半胱氨酸和甲硫氨酸经细菌发酵可以产生硫化氢。肠道菌受到扰动后，这些氨基酸代谢途径上的物质在尿液和粪便中都不同程度地发生了变化。

9.1.4.8　维生素

维生素是肠道细菌代谢物之一，也是目前人类能够利用的最多的一类微生物产物。工业发酵生产维生素已经成为目前最主要的维生素生产方式。例如，原料 D-山梨醇经黑醋菌及假单孢菌处理可得到古龙酸钠发酵液，进而可以提取出维生素 C。肠道微生物如双歧杆菌等的维生素产物主要包括维生素 C、维生素 K、维生素 B_{12}、生物素、叶酸、维生素 B_1（硫胺素）、维生素 B_2（核黄素）和吡哆醇。对人类来说，这些维生素产物一方面可以作为补充内源性维生素的来源，加强免疫功能，另一方面还可以影响表观遗传调节，影响细胞增殖。

9.1.4.9　多胺类

多胺是一类含有两个或更多氨基的化合物。肠道微生物产生的多胺主要是腐胺、尸胺、亚精胺和精胺等。肠道中产生多胺的微生物主要有空肠弯曲杆菌和解糖梭菌。多胺有促进人体内某些组织生长的作用，对于膜的正常维持也起着重要作用。此外，多胺还能够降低基因毒性对宿主的作用，具有抗炎和抗癌作用，是一种潜在的肿瘤标志物。

9.1.4.10　其他物质

微生物代谢物还包括一些小分子物质，主要有 D-乳酸、甲醇、乙醇、琥珀酸、赖氨酸、葡萄糖、尿素、α-酮异戊酸、肽类、肌酸、肌酐和内源性大麻素等。产生这些代谢物的肠道菌主要有拟杆菌、假丁酸弧菌属、瘤胃球菌属、柔嫩梭菌、双歧杆菌、奇异菌属和厚壁菌门细菌等。这些代谢物都直接或间接地与脂肪酸、胆汁酸、胆碱、脂质、氨基酸类和寡肽类等的合成代谢以及利用有关，并可以通过神经系统对各项生理功能起到调控作用。

9.1.5　影响肠道菌群代谢活动的因素

1）饮食

饮食成分的种类和含量在很大程度上影响肠道菌群的代谢。不同的多聚糖产生的短链脂肪酸的种类和产量有所不同，如果胶发酵产生较多乙酸，而淀粉发酵则产生较多丁酸。饮食结构不同还可能影响菌群酶的活性。细菌对食物的利用存在相互竞争关系,饮食的微小变化就可能显著地改变肠道菌群的代谢。

2）食物在肠道内的滞留时间

肠道菌群代谢的效率会因为底物在肠道内滞留的时间而发生变化。有研究建立了肠道菌群的体外批式培养装置,发现细菌发酵蛋白的活动会随着消化物的滞留时间增长而增加。

3）益生菌和益生元

益生菌和益生元能够起调节肠道细菌活动的作用。益生菌是活的细菌,通过口服能够在肠道定植;益生元是一种非消化性低聚糖,能选择性促进益生菌生长。服用益生菌或益生元的目标,是通过提高有益菌的数量或肠道菌群选择性发酵,改变肠道菌群的组成和代谢,调节平衡代谢性紊乱,有益于机体健康。

9.2 疾病的微生物代谢组学研究

9.2.1 肠易激综合征的微生物代谢组学研究

肠易激综合征(irritable bowel syndrome,IBS)是一种以反复发作的腹部不适并伴有排便习惯及粪便性状改变为主要特征的肠道功能性疾病,可分为腹泻型肠易激综合征(diarrhea-predominant irritable bowel syndrome,IBS-D)、便秘型肠易激综合征(constipation-predominant irritable bowel syndrome,IBS-C)和腹泻便秘交替型肠易激综合征(alternating type irritable bowel syndrome,IBS-A)三大类。患某些以发热、呕吐和腹泻为主要症状的传染性疾病后也会出现典型的 IBS 症状,这种症状被称为"感染后肠易激综合征"(post-infectious irritable bowel syndrome,PI-IBS)。IBS 患者常伴有其他疾病,如胃食管反流、泌尿生殖系统疾病、慢性疲劳综合征和纤维肌痛综合征等;约 1/3 的 IBS 患者伴有不同程度的性功能障碍;近 60% 的 IBS 患者有心理障碍,表现为典型的焦虑或抑郁。目前,IBS 的发病机制尚不十分清楚。

目前研究认为,肠道菌群的病理性变化是 IBS 产生的原因之一。早在 20 世纪 80 年代就有研究者提出肠道菌群生态失衡可能与 IBS 的发生有关。近年来越来越多的证据表明肠道菌群生态失衡是 IBS 发病的重要原因之一(见表 9-1),主要表现为乳酸菌、双歧杆菌、产丁酸盐类细菌比例降低,梭状杆菌、链球菌、克雷伯菌类细菌比例增高,

表 9-1　与 IBS 相关的代谢组学实验

疾病或干预方式	样本	细菌检测方法	细菌检测结果	代谢物检测方法	代谢物检测结果	参考文献
IBS-C 患者	粪便	荧光原位杂交分析	增多:肠杆菌科、硫化细菌 减少:乳酸生产菌(双歧杆菌、乳杆菌)	GC	产生的硫化物和氢气含量升高,丙酸盐和丁酸盐含量降低	[13]
IBS-C 患者	呼出气、血浆	—	—	乳果糖呼气试验+LC	甲烷增多 5-羟色胺减少 产甲烷患者组:5-羟色胺水平升高 产氢患者组:5-羟色胺水平降低	[14]
IBS 患者	粪便	PCR-变性梯度凝胶电泳	增多:总细菌、拟杆菌、乳杆菌 减少:双歧杆菌、梭状芽孢杆菌	GC-MS	增多:氨基酸、酚类化合物、糖醇类和嘌呤 减少:丙氨酸、氨基丁酸、谷氨酸、羟苯基乙酸酯、羟苯基丙酸、甘油酸和嘌呤	[15]
益生菌(乳酸菌、嗜酸乳杆菌和双歧杆菌)干预 IBS 患者	血清	—	—	MSTFA 衍生-GC-MS	增多:乳酸、谷氨酰胺、脯氨酸/天冬氨酸-肌酸 减少:葡萄糖	[16]
IBS-D 女性和 IBS-C 女性患者	血	—	—	LC-MS	褪黑素/色氨酸和犬尿氨酸/色氨酸在 IBS-D 中降低	[17]
IBS 患者	呼出气	—	—	甲烷/非甲烷总碳氢分析	高甲烷的 IBS 患者平均便秘严重程度为 66.1,非甲烷产生者平均便秘严重程度为 36.2	[18]
PI-IBS 患者	血	—	—		促炎/抗炎性细胞因子失衡和神经递质紊乱	[19]
脾虚型 IBS 给予脐疗和口服匹维溴铵干预患者	尿、血样	—	—	LC	脐疗:影响胆汁酸、内源性大麻素及多种氨基酸代谢 匹维溴铵:影响酶和脂肪酸代谢	[20]
IBS患者43例和健康人16例	呼出气	—	—	乳果糖呼气试验	IBS 患者的 LBT 阳性率高于健康对照组,LBT 阳性 IBS 患者的氢气体积大于 LBT 阴性 IBS 患者	[21]

注:"—"为无相关报道;LBT, lactulose hydrogen breath test,乳果糖氢呼气试验;LC, liquid chromatography,液相色谱

引起肠黏膜屏障功能下降和免疫异常,与其他因素如精神心理因素、内脏高敏感等共同作用,引发 IBS 症状。下面分别结合尿液、粪便和血液中的代谢物变化讨论人体微生物代谢物对 IBS 发生发展的潜在影响。

9.2.1.1 与微生物有关的粪便和尿液代谢物

1) 粪便中的代谢物

(1) 气体和有机酸。粪便中的微生物代谢物主要有甲烷、氢气、硫化氢、有机酸和短链脂肪酸。研究表明,35％的 IBS 患者肠道内存在产甲烷菌,并伴有明显的便秘症状。在一项对 14 例 IBS 女性患者和 12 例健康女性受试者的粪便微生物菌群研究中,研究人员基于荧光原位杂交技术和色谱技术定量分析了其中的厌氧微生物及其代谢物,并研究了这两类人群粪便菌的淀粉发酵能力。结果发现,在 IBS 患者体内细菌代谢物如氢气、甲烷、乳酸和乙酸的含量比健康人低 10 倍。与此同时,消耗乳酸的硫酸盐类还原菌的数量增加了 10～100 倍。此外,在 IBS 患者体内生产丁酸盐的罗氏菌属和大肠肠菌群数量比健康人低。这表明 IBS 患者肠道中的微生物群发生的功能性失调主要体现在肠道发酵功能的改变上。在对便秘型 IBS 患者的研究中发现,其肠道乳酸代谢菌减少,而硫酸盐还原菌增加,因此肠腔中乳酸代谢物丁酸和丙酸盐减少,而硫化物产物增多。丁酸是宿主上皮细胞更新生长的重要能量来源,而硫化物对肠道上皮细胞有毒性作用,诱导上皮细胞异常增殖和代谢。肠道代谢物的改变影响整个肠道的生理状态,造成了 IBS 的发生和发展。

(2) 氨基酸和酚类化合物。使用 16S rRNA 变性梯度凝胶电泳和定量 PCR 方法分析 11 例 IBS 患者和 8 例非 IBS 患者的粪便样本后发现,这两者体内总细菌之间的平均相似度明显不同。IBS 患者具有明显高于非患者的总细菌、拟杆菌和乳杆菌的细菌多样性,但是双歧杆菌和拟球梭菌的细菌多样性较低。多变量分析描绘 IBS 患者粪便代谢物和非 IBS 患者粪便代谢物样本的区别发现,在 IBS 患者的粪便代谢物中丙氨酸、焦谷氨酸以及酚类化合物(羟苯基乙酸和羟苯基丙酸)具有更高的浓度。这些结果与乳杆菌和梭状芽孢杆菌的大量存在高度相关。

2) 尿液中的代谢物

在患有重度抑郁症 IBS 患者的尿液中,与肠道微生物代谢相关的物质对羟基苯乙酸、马尿酸盐、二甲胺、二甲基甘氨酸和氧化三甲胺的含量明显降低,表明 IBS 引起的重度抑郁症与肠道菌群的变化密切相关。在动物模型研究中也发现有类似的结果。

9.2.1.2 与微生物有关的血液代谢物

1）有机酸类

在一项为期 8 周的实验中，30 例 IBS 患者服用了含有益生菌（副干酪乳杆菌 F19、嗜酸乳杆菌 LA-5 和乳双歧杆菌 BB-12）的酸奶调制品，31 例健康人作为对照组使用不含益生菌的酸奶调制品，在实验开始前和开始后对所有人进行血清采集。研究发现在食用酸奶制品后，患者血清中的乳酸、谷氨酰胺、脯氨酸、肌酐、肌酸和天冬氨酸含量均有所升高，而血糖水平有所降低[16]。在另一项研究中，研究人员让 IBS 患者饮用乳双歧杆菌 DN-173 010、典型发酵细菌嗜热链球菌及保加利亚乳杆菌发酵的牛奶后，对患者的腹胀、结肠运动和 IBS 症状进行评估，发现由这 3 种细菌发酵的牛奶能够降低最大腹胀百分比，并改善肠道运动和整体症状的严重程度[22]。

2）5-羟色胺水平

5-羟色胺是神经细胞用来传递信息的一种物质。研究认为压力和缺乏睡眠等机体状态会降低体内 5-羟色胺的水平，进而影响人的胃口和内驱力（如食欲、睡眠和性欲等）。当体内 5-羟色胺降低到一定水平时，人就会表现出精神状态欠佳等症状。现有证据表明，IBS 患者的症状与 5-羟色胺缺乏有一定的联系。在对 IBS 患者的研究中发现，患者进餐后血浆中 5-羟色胺的水平有所减少，继发肠道功能紊乱[14]。在一项为期 7 天的测试中，对比产氢气和产甲烷的 IBS 患者之间的 5-羟色胺情况发现，产甲烷的患者餐后 5-羟色胺水平比产氢气的患者低。在摄入葡萄糖后，产甲烷的患者体内 5-羟色胺水平降低，且产甲烷的 IBS 患者餐后 5-羟色胺水平降低幅度比产氢气患者更大。

3）色氨酸代谢物

有研究表明，患有 IBS 的女性与健康女性相比更容易出现压力情绪和睡眠问题。通过使用代谢组学方法可确定不同 IBS 女性患者的色氨酸代谢物变化，以及与睡眠相关的各项指标和血清皮质醇的水平变化。38 例患有 IBS 的女性和 21 例健康女性受试者首先在睡眠实验室连续睡 3 个晚上。在第 3 天引入一个压力刺激，每隔 20 min 采集血液样本并测量睡眠指数水平。使用 LC-MS 进行代谢物轮廓检测，并分析色氨酸相关代谢物的比值。结果发现与健康组相比，褪黑素与色氨酸浓度比值在 IBS-A 患者中水平较低，并且 IBS 患者中的犬尿氨酸与色氨酸的浓度比值低于健康组。此外，还发现 IBS 患者睡眠质量下降与褪黑素水平降低呈正相关[17]。因此，褪黑素的直接补充对 IBS 患者症状改善的作用值得进一步研究。

9.2.2 结直肠癌的微生物代谢组学研究

结直肠癌是一种常见的恶性肿瘤,该病早期无症状或症状不明显,仅仅感到腹部不适或者消化不良等轻微症状。随着肿瘤的发展症状逐渐出现,表现为大便习惯改变、腹痛、便血等严重症状。最后,肿瘤转移、浸润,引起受累器官改变,进而导致患者死亡。2014 年,世界卫生组织发布的癌症趋势分析表明,中国癌症新增病例和死亡人数居世界首位,其中结直肠癌位列第 3 位,并且有逐年上升趋势。Siegel 等[23]的统计结果显示,在美国结直肠癌仍是致死率位于第 3 位的常见恶性肿瘤。

与其他癌症类似,结直肠癌的早期诊断对于有效治疗具有关键意义。数据显示,Ⅰ期结直肠癌患者的 5 年存活率超过 90%,但只有约 12% 的 Ⅳ期结直肠癌患者可以存活超过 5 年。目前,结直肠癌诊断的"金标准"还是以肠镜检查为主。但该方法对人体侵入性较大,价格昂贵,不适合大规模人群的早期结直肠癌筛查。血清癌胚抗原和粪便隐血检查虽然对人体是非侵入性的,但在灵敏度和特异度方面表现不佳。因此,寻找具有结直肠癌早期诊断价值的、可信的、便于应用于临床的诊断方法是当务之急。大量实验数据表明,结直肠癌的发生与外周环境、生活习惯、饮食偏好有明显的关系,肠道菌群恰恰受到这些因素的影响,因此结直肠癌的发生与肠道菌群有潜在的关系。

人体肠道含有复杂的微生态系统,当肠道内菌群变化时,肠道内环境随之变化,容易诱发各种疾病。1990 年,Mareel 等把微生态学概念引入肿瘤的研究中,提出肿瘤-宿主生态系统的概念。微生物生态研究证实,肠黏膜细胞长期与肠道菌群直接接触,结直肠癌所在区域的微生态系统即宿主环境、菌群环境对细胞共同体肠黏膜上皮细胞的生理功能有着重要影响,与结直肠癌的形成及发展密切相关。有研究显示,结直肠癌患者肠道菌群出现微生态失调时,粪便中厌氧菌与需氧菌的比值显著下降[24]。Scanlan 等比较了结直肠癌患者、结直肠腺瘤患者和健康人粪便中柔嫩梭菌和粪肠球菌的稳定性和多样性,结果显示结直肠癌组、结直肠腺瘤组菌群稳定性较健康组降低、多样性较健康组增加。此外,还有研究发现,目前有许多消化道菌群与结直肠癌的发生具有一定的相关性,主要包括大肠杆菌、幽门螺杆菌和脆弱类杆菌等。

目前,越来越多的研究将结直肠癌和微生物相关联,并发现它们之间的作用关系,为结直肠癌的早期诊断和治疗提供了新的方法。代谢组学可以利用临床上较容易取得的样本,如血浆、血清、尿液、唾液和粪便等,并通过分析其中的代谢物反映不同基因、生理或病理状态。结直肠癌相关的代谢组学研究在近几年发展迅猛,利用代谢组学方法研究肠道微生物和结直肠癌的关系具有较高的实用性和可操作性,并且具有潜在的早期诊断应用可能性。因此,代谢组学方法应用于癌症的早期诊断技术正在得到越来越多的关注。

9.2.2.1 结直肠癌相关的代谢物变化

肠道中的正常菌群组成以厌氧菌为主,正常时与机体处于相对平衡状态,当外界环境因素、饮食等发生改变时,肠道微生态平衡就可能被打破。在一些研究中,人们提出了细菌在结直肠癌致病过程中的"致癌作用"假说,并认为支持这一假说的内在机制可能包括细菌活动导致炎症的发生或产生代谢物,这些代谢物直接或间接地参与了结直肠癌的发生和发展过程。大规模流行病学调查也发现,结直肠癌高发区与低发区人群在肠道菌群组成方面确实有很大的差别。目前已有的研究表明,肠道菌群主要影响的代谢物及相关蛋白质种类包括有机酸类、促胃液素(胃泌素)、细胞因子和与免疫相关的效应蛋白等。

1) 有机酸类

在一项基于 GC-TOFMS 和 UPLC-Q-TOFMS 方法的代谢组学肠癌研究中,研究人员对 101 例结直肠癌患者和 103 例健康人的尿液样本代谢物组成进行了研究,并分析了其中可能与肠道微生物代谢途径相关的代谢物变化情况。与健康人相比,结直肠癌患者体内与能量代谢和肠道菌群相关的几个关键代谢物都发生了显著的变化。图 9-2 为肠道菌群代谢以及与其相关的胆碱、色氨酸、酪氨酸和苯丙氨酸代谢图。在结

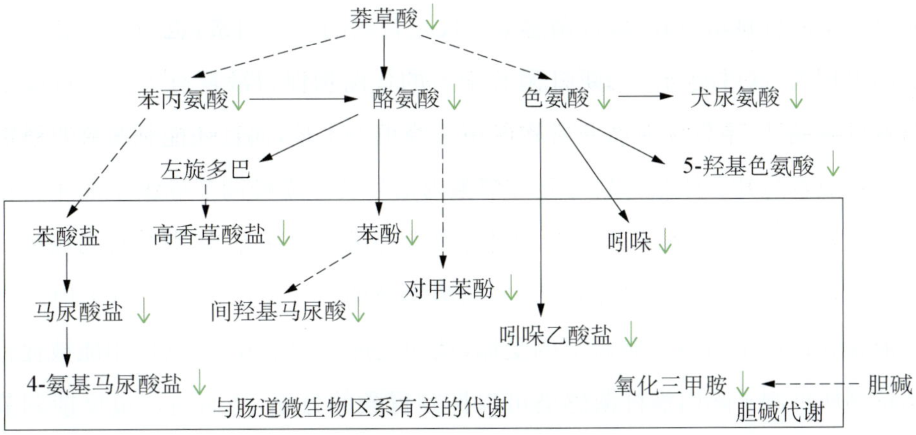

图 9-2　胆碱代谢、色氨酸代谢、酪氨酸代谢和苯丙氨酸代谢图

直肠癌患者尿液样本中,肠道菌群与人体共生代谢的中间代谢物表现出显著扰动,与之相关联的胆碱代谢、色氨酸代谢、酪氨酸代谢和苯丙氨酸代谢也发生了特征性的改变。其中,柠檬酸、马尿酸、对甲酚、氨基丁酸、肉豆蔻酸、腐胺和犬尿烯酸是变化最大的7种代谢物,结直肠癌患者和健康人可以通过这几种代谢物有效区分开来。这7个关键代谢物的变化可能是由于肠道菌群生态组成及分布发生特异性改变造成的。

相关研究还表明,肠道菌群能够将食物代谢为一些更具生物学活性的产物,如不消化的糖类通过肠道菌群代谢转化为短链脂肪酸。短链脂肪酸不仅是一种营养物质,也是肠上皮的生长信号,对预防结直肠癌的发生具有重要作用。丁酸盐是研究最广泛的短链脂肪酸之一,可以降低肠上皮细胞DNA的氧化损伤,诱导DNA损伤的细胞发生分化凋亡,抑制肿瘤细胞生长增殖和降低有促癌作用的酶的活性,从而起到保护肠壁、抑制肠道炎症和肠癌发生等功能。丁酸盐产生菌都属于厚壁菌门,主要为柔嫩梭菌类群和球状梭菌类群。

在一项涉及102名志愿者(46名结直肠癌患者和56名健康人)的结直肠癌研究中,研究人员分析了两组受试者肠道菌群结构的差异。结果显示,有19个操作分类单元(operational taxonomic unit,OTU)的丰度在健康对照组中更高。其中有10个OTU属于未定属种,有4个OTU属于一类丁酸盐产生菌——罗氏菌属,有1个OTU属于毛螺菌科且与丁酸盐产生菌菌株A2-166的序列具有100%的相似度;有29个OTU的丰度在结直肠癌患者中更高,这些OTU主要属于肠杆菌科。该研究显示了丁酸盐产生菌在结直肠癌发生中的重要性。

2) 促胃液素(胃泌素)

流行病学调查显示,幽门螺杆菌感染不仅是胃癌的高危因素,也与结直肠癌的发生和发展高度相关,这可能与幽门螺杆菌感染后的代谢物促胃液素有关。促胃液素作为一种营养性胃肠肽,不仅能刺激正常胃肠道黏膜组织生长,而且还能刺激结直肠癌细胞生长。促胃液素与其受体结合后可通过细胞内信号转导途径调节癌细胞的生长。近年来研究已证实,部分结直肠癌的发生与促胃液素表达异常有关,这类结直肠癌被一些学者称为激素依赖性肿瘤,其促进结直肠癌细胞增殖的机制可能是通过自主地产生和分泌促胃液素并作用于自身细胞膜上的受体,从而发挥生物学效应,其作用能被促胃液素受体拮抗剂所抑制。幽门螺杆菌感染可以抑制胃酸的分泌,从而通过负反馈调节增加促胃液素的分泌,与结直肠癌的发生呈正相关。一项在诊断结直肠癌之前评估促胃液素水平的前瞻性研究也证实幽门螺杆菌感染可能通过促胃液素诱导结直肠癌的发生。

9.2.2.2 微生物代谢物与酶的相互作用

此类致癌物主要是由肠道中的前致癌物通过肠道细菌中酶的作用转化而来,这些酶分别为 7α-脱羟基酶、β-葡萄糖醛酸酶、β-葡萄糖苷酶和偶氮还原酶。Reddy 研究证实,肠道细菌表达的 7α-脱羟基酶能将初级胆汁酸转化成脱氧胆酸和石胆酸,两者均为结肠癌的辅助诱变物[25]。Kim 等研究发现,肠道菌群中 β-葡萄糖醛酸酶介导的葡萄糖醛酸化作用是人体内解毒的主要途径,结直肠癌患者肠道菌群中 β-葡萄糖醛酸酶的活性明显低于正常人群。此外,肠道中某些细菌具有偶氮还原酶,能促进致癌物质如二甲基肼和亚硝酸盐的形成,诱导肠道肿瘤的发生。

1) 细胞因子

菌群失调是导致机体抗肿瘤能力下降的原因。体内正常菌群能激活机体免疫系统中的巨噬细胞和 NK 细胞,使之分泌多种细胞因子,如白细胞介素-1(interleukin-1,IL-1)、白细胞介素-6(interleukin-6,IL-6)、肿瘤坏死因子-α(tumor necrosis factor-α,TNF-α)、γ 干扰素(interferon-γ,IFN-γ)以及一氧化氮等,起到防止结直肠癌发生与发展的作用。当肠道菌群发生紊乱,特别是益生菌减少时,机体免疫力下降,肿瘤细胞逃离机体免疫系统监控的机会将增大。一项关于结直肠癌患者血清代谢物的研究发现,结直肠癌患者精氨酸和脯氨酸水平显著低于健康人,这一代谢差异可能是由肿瘤患者细胞凋亡和一氧化氮代谢异常所引起。Miguel 等研究双歧杆菌在炎症性肠病、结直肠癌和结肠憩室患者黏膜组织中的分布时发现,双歧杆菌在 IBD 和结直肠癌患者中的数量较结肠憩室患者中明显减少。上述结果表明,菌群的改变在结直肠癌发生的早期阶段已经发生,且可能伴随并影响结直肠癌的整个发生发展过程。

2) 效应蛋白

大肠杆菌(*Escherichia coli*)是一种革兰阴性短杆菌,正常时寄生于大肠内,约占肠道菌的 1%。Swidsinski 等发现 3% 的正常人为大肠杆菌阳性,而结直肠癌患者的大肠杆菌阳性率超过 80%。Maddocks 等检测到在结直肠癌患者肠道内的肠致病性大肠杆菌携带有关键成分分泌性效应蛋白 EspF。此种蛋白质可以导致宿主细胞中 DNA 错配修复蛋白的缺失,使得 DNA 无法自身修复,进而通过线粒体靶向的 EspF 显著提高宿主细胞的自发性突变率,通过增加氧自由基的水平诱发结直肠癌的发生。Collins 等发现大肠杆菌可以产生细胞毒性坏死因子,这种坏死因子能激发 G1-S 期细胞诱导宿主基因组的复制,并且激活 Rho GTP 酶,使细胞骨架重塑,从而使细胞转移活性增加,这可能与肿瘤的形成有关。

Boleij 等研究显示,感染牛链球菌的患者中高达 60% 的人肠道伴生腺瘤或癌,而感染牛链球菌Ⅰ型的患者罹患结直肠癌的风险非常高。检测结果也证实,牛链球菌效应蛋白 RpL7/L12 的浓度在早期(Ⅰ期和Ⅱ期)结直肠癌患者中明显增高。Kostic 等发现梭形杆菌属细菌在肿瘤组织内的数量明显多于正常组织,并且组织学和肿瘤转移后的梭形杆菌属细菌 DNA 分析也证实了该结果。Tjalsma 等[26] 提出了一种结直肠癌发生过程中细菌动态变化的模式。该模式认为肠道内有一部分菌群属于"启动"菌群,如肠杆菌科、梭状芽孢杆菌等,它们能够损害肠上皮细胞 DNA,诱导结直肠癌的发生。还有一部分菌群属于"过路"菌群,它们能够适应肠道微环境的改变进而大量增殖,成为肠道内的优势菌群,包括梭形杆菌属细菌、链球菌科细菌等。这些有害菌群通过分泌效应蛋白刺激宿主的免疫功能,引起肠道炎症反应,并通过诱导树突细胞和辅助性 T 细胞 17 (Th17)释放白细胞介素-23(interleukin-23,IL-23)和白细胞介素-17(interleukin-17,IL-17),引起肠上皮细胞分泌 β-防御素、钙防卫蛋白和脂质运载蛋白-2 等抗菌物质,或提供黏附界面帮助某些细菌定植于肿瘤微环境,进而促进肿瘤的生长。

9.2.3 肝癌的微生物代谢组学研究

9.2.3.1 肠道微生物与肝脏

肝细胞癌(hepatocellular carcinoma,HCC)是一种在我国最为常见的肝癌类型,它的发病率和病死率分别居恶性肿瘤的第 4 位和第 2 位,而且有逐年上升趋势。目前治疗肝癌最有效的方法是手术切除和肝移植,但多数患者并不具备手术的指征和条件,加上术后的高复发率,导致肝癌患者的总体 5 年生存率处于极低的水平。

炎症反应所导致的细胞异常增殖是肿瘤发生和发展的重要因素。研究发现,在肝癌的微环境中存在大量的炎症区域,肝癌组织中的免疫细胞群数量和表型改变与患者的预后情况密切相关。自 1853 年肿瘤起源于慢性炎症这一假说被提出后,肿瘤与炎症免疫之间的关系便成为人们研究肿瘤的一个重要途径。而肝细胞癌是炎症转化为肿瘤的一个典型例子,它的发生发展经历了肝炎-肝硬化-肝癌 3 个演变过程。乙型肝炎病毒和丙型肝炎病毒是肝癌发生的主要危险因素,它们引起的慢性肝损伤产生的炎症反应会促进肝脏癌变的发生和发展。随着近些年代谢综合征的患病率增加,由肥胖等代谢性疾病引起的肝癌的发病率也与日俱增,这与肠道微生物和炎症有着密切的关系。

肝脏无论是在生理过程还是病理过程中都与肠道菌群有着十分密切的关系。一方面,肝门静脉系统接收来自肠道的血液,在肝脏所需要的血液中,超过70％由肝门静脉供应。这使得肠毒素和肠道微生物的代谢物源源不断地进入肝脏,同时,肠道血液内的活性分子也能激活肝功能。另一方面,肝脏通过分泌胆汁影响肠道功能。肝损伤能够导致通过肠-肝轴的血液减少,胆汁分泌改变,肠蠕动减弱等,这些都会破坏肠黏膜屏障及肠道菌群的生态平衡。肠道菌群失衡也会进一步促进肝损伤引起的并发症。因此,肠道微生物的组成和功能可以在很大程度上影响肝脏的功能。

有研究发现在发生肝损伤后,小鼠肠道内潜在的致病菌如梭菌属、肠杆菌、粪球菌和拟杆菌的含量明显增加,而益生菌双歧杆菌和乳杆菌的含量明显下降,肠道菌群发生明显的紊乱,并且这种紊乱与单纯的致病菌肠道感染导致的紊乱有着显著的不同。当使用益生菌灌胃以后发现,小鼠肠道内的潜在致病菌数量明显减少,肠道菌群失衡得到明显的纠正,并且益生菌对肝组织损伤和肝功能具有部分保护作用。在正常情况下,少量的细菌或细菌代谢物进入肝脏,其中多数会被库普弗细胞钝化。但当出现肠道炎症或门静脉高压时,肠黏膜屏障会受到损伤,造成大量的细菌进入肝脏,并激活库普弗细胞和肝脏星形细胞。其中脂多糖是重要的致病因素,可以通过与促炎性细胞因子受体结合激活这些细胞。激活后的细胞会释放促炎性细胞因子,进而造成肝损伤。例如,酒精可以破坏肠上皮细胞的紧密连接蛋白,从而损害肠道的功能并导致细菌及其代谢物更容易进入门静脉,这也是酗酒者更容易发生肝脏疾病的原因之一。

9.2.3.2　肠道微生物对肝癌的影响因素

1) 脂多糖的积累

目前,关于肠-肝轴的作用机制已经有大量研究。胃肠道作为最常见的代谢部位,包含最为复杂的人类微生物生态系统,是一个巨大的细菌和脂多糖库。肠道屏障的任何损伤都可以增加肠道通透性,导致细菌的侵入和脂多糖的积累,诱发肝脏疾病。血浆脂多糖水平升高与小肠细菌过度生长有关,而肠道菌群组成的改变会增加肠道的通透性。此外,肝脏在脂多糖解毒过程中也发挥了重要的生理作用,主要是肝细胞参与了肠道脂多糖的清除。如果肝脏受损,脂多糖的降解就会受到影响,而脂多糖的增加反过来会加重肝损伤的程度。因此,肠道菌群所产生的脂多糖促进了肝癌的发展,肠道菌群干预是潜在的预防和治疗肝癌的有效方法。

Yu 等发现，在使用化学致癌物二乙基亚硝胺构建的小鼠肝癌模型中，脂多糖的含量明显增加，同时伴随肠道菌群的紊乱和肠道上皮细胞的组织损伤。Zhang 发现，肝硬化和肝细胞癌患者血清中脂多糖水平显著升高，脂多糖的积累对肝细胞增殖有直接的调控作用。例如，当给予肝癌模型小鼠抗生素时，小鼠体内脂多糖水平下降，能够降低肝癌的生长并阻止肝癌的多样性发展。

2）Toll 样受体家族

肠道内腔中的 Toll 样受体（Toll-like receptor，TLR）家族通常在库普弗细胞、肝脏星形细胞和肝细胞中表达并激活，与急、慢性肝脏疾病有密切的关系。Dapito 等在小鼠模型中证明，肠道菌群产生的脂多糖可以通过激活 TLR4 促进由于肝脏损伤和炎症反应所导致的肝癌的发展。因此，在长期受伤的肝脏中，肠道菌群与 TLR4 相关的炎症和致癌作用直接相关。肠道内的共生细菌可以通过不同的方式激活 TLR，影响肠道内细菌的平衡以及紧密连接蛋白的调控和抗菌肽的分泌。在肝脏病变的全程（无论是早期还是晚期），肠道菌群均会通过病原相关分子模式（pathogen-associated molecular patterns，PAMP）经 TLR 途径触发炎症反应。脂多糖、肽聚糖和鞭毛蛋白都是 TLR 途径的特异性配体，它们通过门静脉到达肝脏。

在分子机制方面，肝脏星形细胞、库普弗细胞和肝细胞中的 TLR4 受体对其激动剂脂多糖具有较高的敏感性。一种理论认为，在长期受伤的肝脏中，肝癌的发生取决于肠道菌群和 TLR4 在非骨髓源间充质干细胞中的激活。另一种理论认为，库普弗细胞作为脂多糖和 TLR4 信号的主要受体细胞可以感应 TNF-α 和 IL-6 的浓度，从而在肝脏癌变过程中发挥关键的作用。因此，还需要进行进一步研究来区分肝癌基因 *TLR4* 在不同细胞类型中表达的影响。另有报道显示，肠道细菌的代谢物运送到肝脏后，可以激活 TLR，促进衰老相关分泌表型（senescence-associated secretory phenotype，SASP）的产生，这也会促进肝癌细胞的生长。

3）IL-17

Th17 细胞产生的 IL-17 与肝癌患者的预后有显著的关系，与肠道菌群有交互作用。Th17 细胞具有独特的分化发育机制，可以分泌特征性细胞因子 IL-17，并与新生血管的生成有关。目前研究认为，Th17 细胞参与了病毒性肝炎及肝癌等多种肝病的发病过程，与肝癌的发生有着密切的关系。在肝组织内，这类细胞集中于纤维化区，与肝纤维化程度呈正相关,并且乙型肝炎患者肝组织中的 Th17 数量与疾病严重程度呈正相关。此外,临床研究还表明,在肝细胞癌患者中,这类细胞主要聚集于肝癌组织中,正常组织很少,且晚期肝癌患者肝癌组织中 IL-17 的表达水平明显高于早期肝癌患者;IL-17 在肿瘤中的表达水平都与肿瘤的血管浸润相关,并与临床预后呈负相关。研究认为,胃肠道中的微生物可以诱导 IL-17 的产生。例如,在幽门螺杆菌感染患者的胃组织中,IL-17 均呈高表达。IL-17 进而通过免疫调节过程影响肝细胞的病变过程。这说明微生物对肝癌的发生和发展有调节作用,是治疗肝癌的潜在靶点。

4)脱氧胆酸

脂肪肝或肝癌患者的肠道菌群发生紊乱,导致次级胆汁酸脱氧胆酸(deoxycholic acid,DCA)的含量明显升高,脱氧胆酸通过活性氧导致 DNA 损伤。在饮食或遗传肥胖人群中也观察到这一现象。在肠肝循环中,脱氧胆酸水平的升高诱发肝脏星形细胞中衰老相关分泌表型的产生,导致更多促炎性细胞因子产生。而使用抗生素消减生成脱氧胆酸的细菌,肝癌的发展也同时受到抑制。这表明脱氧胆酸在促进肥胖相关的肝癌发展中有重要作用,阻止脱氧胆酸的产生或消耗肠道产脱氧胆酸的菌群可能会减少肝癌的发展,这也为通过调节肠道菌群治疗肥胖型肝癌提供了思路。

5)棕榈油酸

棕榈油酸作为肠道微生物的代谢物之一,对肝癌的发展起到一定作用。在一项关于肝癌发展机制的研究中,使用益生菌干预后与长链脂肪酸合成相关的代谢途径上的物质如棕榈油酸和二十二碳六烯酸发生了上调。目前,棕榈油酸已被证明在小鼠体内可以抑制促炎性细胞因子的产生,可以减少血管内皮细胞中促炎性细胞因子的含量,通过提供抗炎症代谢环境,减少 Th17 细胞的分泌活动,进而抑制肝癌细胞的生长。

9.2.3.3   益生菌治疗肝癌

由于肠道菌群可以通过肠-肝轴影响肝癌的生长,通过调控肠道益生菌干预肠道菌群有可能成为一个新的治疗或预防肝癌发展的途径。肠道菌群类型和数量的改善不仅能够促进肠道菌群平衡,减少肠道炎症和增强肠道黏膜屏障功能,而且还可以改善肝脏病变,防止肝细胞癌的发生。此外,补充益生菌菌株还是一种更安全、更便宜的治疗方法。

补充益生元、益生菌及其复合物的方法可以用于防止有害肠道菌群的过度生长。这些有益物质可以通过改善和减少病原菌的数量,改善脂多糖等有害代谢物的产生。理想的益生菌菌株还应该具有特殊的功能,如刺激免疫系统,这样它们可以黏附在肠道上皮细胞上,进而可以改善肠道的功能。此外,当这些菌株刺激免疫系统时,它们必须能够在体内长时间生存并持续影响机体健康。

虽然肝癌发展与肠道菌群生态失调的关系已经逐步被人们理解,也有研究显示抗生素的使用可以有效降低肝癌患者的慢性肝损伤,但是目前仍然没有有效的基于肠道菌群调节的预防和治疗肝癌的方法。目前,仅有有限的实验报道了应用微生物制剂治疗黄曲霉毒素引起的肝癌。研究人员通过一组使用混合乳杆菌 LC705 等益生菌复合制剂,另一组使用安慰剂进行了研究,结果发现与对照组相比,益生菌可以有效降低肝癌患者尿液中黄曲霉毒素 B_1-N^7-鸟嘌呤的含量[27],这可能是因为肠道菌吸附并降解了一部分黄曲霉毒素,进而抑制了肝癌的发展。在另一项研究中使用益生菌发酵牛奶和叶绿酸可以有效预防黄曲霉毒素引起的肝癌患者中原癌基因的过量表达,如 *c-myc*、*bcl-2*、细胞周期蛋白(cyclin)D1 基因和 *rasp-21*[28]。

9.2.4　口腔癌的微生物代谢组学研究

口腔癌是口腔疾病的一种,也是全球好发恶性肿瘤之一,90％以上是口腔黏膜来源的鳞状细胞癌,我国每年口腔癌的新发病例就有近 4.65 万。由于口腔癌发病率高,预后较差,主要累及颌面部,对人的身心健康影响大,防治工作不容忽视。研究证实,微生物感染与 15％～20％ 的癌症有关,如幽门螺杆菌与胃腺癌和黏膜相关淋巴样组织淋巴瘤的发生密切相关,EB病毒与伯基特(Burkitt)淋巴瘤、鼻咽癌有关。目前已有一些研究发现,口腔微生物可能与口腔癌的发生有关,但是其机制尚不明确。目前,一些研究对口腔癌患者口腔内不同位点的微生物群落进行分析,以期找到与口腔癌发生发展相关的口腔微生物群落的改变,这些位点包括癌组织表面、癌组织内以及唾液中(见表9-2)。

表 9-2　口腔癌患者口腔内不同部位的微生物存在状况

分布部位	研究方法	菌群检测结果及其变化情况	参考文献
癌组织表面	16S rDNA	韦荣球菌属、梭杆菌属、卟啉单胞菌属、放线菌属、梭菌属、嗜血杆菌属、肠杆菌属、链球菌属增加	[29]
	16S rDNA	癌组织表面的生物膜有更多厌氧菌,而且微生物的种类和数量增多	[30]
	16S rDNA	链球菌属和罗氏菌属明显减少	[31]
	16S rDNA	梭菌属数量显著增多	[32]

（续表）

分布部位	研究方法	菌群检测结果及其变化情况	参考文献
癌组织内	16S rDNA	毗邻颗粒链球菌、牙龈卟啉单胞菌、鞘氨醇单胞菌属、轻型链球菌、口腔链球菌在癌组织中相对较多	[33]
	16S rDNA 和变性梯度凝胶电泳	口腔消化链球菌、唾液链球菌、格氏链球菌、溶血孪生球菌、麻疹孪生球菌、约翰森菌、副血链球菌Ⅰ型等与口腔癌高度相关	[34]
唾液	16S rDNA 和变性梯度凝胶电泳	链球菌属、孪生球菌属、罗氏菌属、消化链球菌属、乳杆菌属和卟啉单胞菌属为主要菌属	[35]
	16S rDNA	牙龈二氧化碳噬纤维菌、产黑色素普雷沃菌、轻型链球菌含量增加	[36]

9.2.4.1　微生物分布

1）癌组织表面的分布

与正常人相比，口腔鳞状细胞癌（oral squamous cell carcinoma，OSCC）患者癌组织表面的生物膜有更多厌氧菌，而且微生物的种类和数量增多。这可能是由于癌组织影响宿主的免疫反应，改变了细菌的定植环境，促进了微生物的生长。同时，肿瘤坏死组织为微生物的生长代谢提供了大量的营养物质，其内的溃烂和潜行腔隙造成氧化还原电位降低，有利于厌氧菌定植和生长。此外，口腔黏膜分泌功能降低和病灶表面不光滑，影响了唾液的清洁作用，这些因素为厌氧菌的定植和生长创造了有利条件。链球菌属为早期定植的细菌，梭菌属是形成桥连接、发挥共聚集作用的重要成分。上述结果表示：一方面，链球菌属和梭菌属的改变，反映了癌组织表面物质发生改变，不再适合链球菌属的黏附；另一方面，链球菌属能够减弱具核梭杆菌对口腔上皮细胞的促炎作用[36]，因此菌群的改变增强了癌组织周围的促炎环境。表9-2为基于16S rDNA技术研究口腔癌患者口腔内各部分的微生物存在情况。

2）癌组织内的分布

研究发现，癌组织内的大多数细菌是耐酸细菌，这可能与癌组织呈酸性、氧含量低的微环境有关，癌组织中的大多数微生物可以在酸性环境的牙齿龋损（细菌附着在牙齿表面破坏牙体，造成牙体缺损）中检测出。值得注意的是，链球菌属与胃、食管和咽部肿瘤关系密切,其在口腔鳞状细胞癌中的定植也被一些实验证实,这也提示它在口腔癌发展中具有重要作用。

3) 唾液中的分布

口腔癌患者与非患者唾液中的微生物构成也存在差异。这种菌群结构的改变,可能是由于口腔微环境的改变干扰了正常菌群,为条件致病菌的植入提供了条件。通过对口腔癌患者与健康人唾液中常见细菌进行比较发现,牙龈二氧化碳噬纤维菌、产黑色素普雷沃菌、轻型链球菌在口腔癌患者唾液中的含量明显增加。如果将以上 3 种细菌作为口腔癌的诊断标志物,其敏感性和特异性可达到 80% 以上。还有研究发现在癌症初期,病损表面的链球菌属细菌较正常口腔黏膜表面明显减少,这就提示口腔菌群的改变发生在癌症初期,并伴随癌症的发展,可以指示癌症的进程。虽然将这项成果应用到临床还需要进一步验证,但是将唾液中的细菌作为标志物进行口腔癌的早期诊断,具有很高的临床应用价值。

9.2.4.2　微生物代谢物

代谢组学技术已经广泛应用于口腔癌的机制研究和诊断中。代谢组学利用高通量、高灵敏度与高精确度的现代仪器分析技术,对机体整个代谢谱进行动态跟踪分析,发现了肿瘤的一组特征性生物标志物,有助于实现肿瘤的早期诊断。基于 NMR 的代谢组学方法已经应用于发现口腔鳞状细胞癌、口腔白斑(oral leukoplakia, OLK)以及健康人之间血浆中的代谢物差异。该方法也被用于不同分期口腔癌患者血清样本中代谢特征的研究,早期口腔癌也能得到明显区分。除血液外,在口腔癌代谢组学研究中唾液也是重要的生物体液。与尿液相似,唾液获得方便且不会引起患者的紧张及疼痛。LC-MS 方法已应用于唾液代谢轮廓分析,可准确地区分口腔鳞状细胞癌、口腔白斑和扁平苔藓的病理特征。最近,毛细管电泳-飞行时间质谱方法也用于唾液中代谢物的分析。

1) 血液中的代谢物

采用基于 NMR 的代谢组学技术检测口腔癌患者、口腔白斑患者、正常健康者血清中的代谢物,结合 PLS-DA 的统计方法可以将以上 3 组人有效地区分开来,该技术可以在口腔癌早期诊断的评价中发挥重要作用。Tiziani 等[37] 利用 NMR 检测口腔癌患者、正常者血清中代谢谱的变化,认为 PLS-DA 统计方法不但可以有效区分口腔癌患者和正常人,还可以进一步区分早期癌症患者和晚期癌症患者。深入研究发现,口腔癌患者体内缬氨酸、乳酸盐、丙氨酸、柠檬酸盐等代谢物的含量降低，葡萄糖、丙酮酸盐、乙酰乙酸、胆碱等代谢物的含量升高。与早期口腔癌患者相比，晚期口腔癌患者血清中的丙酮、乙酰乙酸、肌酐和葡萄糖等代谢物的含量有所升高，而缬氨酸、乳酸盐、丙氨酸和丙酮酸盐等代谢物的含量降低。有研究表明，用 ^{1}H 和 ^{31}P 标记的磁共振波谱（magnetic resonance spectroscopy，MRS）技术分析鳞状细胞癌、良性肿瘤和正常组织，发现胆碱和肌酸的比值在口腔癌中高于正常组织。

一项研究发现，口腔癌患者血清中乳酸的含量比正常人低，这表明在口腔癌患者血清代谢中无氧糖酵解减少，这与鼻咽癌血清代谢中乳酸的变化一致。磷脂酰胆碱和胆碱是存在于细胞膜上的磷脂，口腔癌患者血清胆碱含量的降低可能与细胞膜破坏、细胞凋亡过程出现失衡有关。此外，亮氨酸、异亮氨酸、缬氨酸、酪氨酸、苯丙氨酸和组氨酸在口腔癌患者血清中的含量明显增加。

2）唾液中的代谢物

Yan 等运用 LC-MS 对口腔癌、口腔扁平苔藓、口腔白斑患者和正常人的唾液样本进行检测，利用唾液代谢谱信息建立了基于逐步 PCA 的分步诊断方法，该方法与核 Fisher 判别分析相结合，优于 PCA 分析技术和其他分析技术，可以 100％精确区分口腔鳞状细胞癌、口腔扁平苔藓、口腔白斑患者及正常人的样本，该方法具有非侵入性、有效、低成本的优点，有望成为口腔癌和口腔癌前病变人群筛查的方法。

对吸烟者唾液中微生物代谢物乙醛的研究发现，从吸烟者口中提取的微生物生成乙醛的能力要大大强于非吸烟者。这与吸烟者患口腔癌的概率较高可能有直接联系。此外，Wei 等通过对口腔癌和口腔白斑患者的唾液进行代谢组学分析，发现了一组与口腔癌相关的唾液代谢物，分别为氨基丁酸、苯丙氨酸、缬氨酸、二十碳饱和脂肪酸和乳酸。其中，在通过监测代谢物区分口腔癌患者与正常人的过程中，将缬氨酸、乳酸和苯丙氨酸结合取得了令人满意的结果，具有较高的敏感性和特异性。这表明对唾液中的代谢物进行分析是一种有效的口腔癌早期筛查方法。

葡萄糖和乳酸是能量代谢糖酵解的中间代谢物。在一项实验中，与健康对照组相比，良性和恶性口腔肿瘤患者唾液中的葡萄糖水平显著降低，有可能是因为口腔肿瘤组织中糖酵解作用增强，导致葡萄糖大量消耗。此外，良性和恶性口腔肿瘤患者唾液中的乳酸水平也有显著降低。琥珀酸是三羧酸循环的中间代谢物，它在恶性口腔癌患者中显著升高，可能是口腔癌细胞三羧酸循环上调的结果。因此，口腔肿瘤患者的典型特征还包括糖代谢和能量代谢异常等。

3）尿液中的代谢物

在一项针对口腔癌和口腔白斑患者的研究中，通过 GC 分析尿液代谢物，并使用多元统计分析后发现，与健康人相比口腔癌患者尿液中的代谢物有明显的差异，如缬氨酸、6-羟基烟酸、半胱氨酸和酪氨酸等。这说明尿液代谢物可以有效地区分口腔癌患者和健康人。

9.2.5　肾功能损伤和肾衰竭的微生物代谢组学研究

肾衰竭在临床上分为急性肾衰竭与慢性肾衰竭。急性肾衰竭（acute renal failure，ARF）是指人体肾单位的肾小球滤过率突然或持续下降，引起体内氮质废物及其他毒素堆积潴留，人体水、电解质及酸碱平衡紊乱，进而导致全身各大系统受累的临床综合征。慢性肾衰竭（chronic renal failure，CRF）是各种慢性肾脏疾病发展到晚期所致的一种严重综合征。病情稳定的慢性肾脏疾病患者也可以发生肾功能急剧恶化的急性肾衰竭，需要超声等检测手段予以鉴别。当肾衰竭患者体内的尿毒素达到一定程度，具有血液净化指征时，临床上采取血液透析、腹膜透析及血液滤过治疗，但是目前的治疗容易诱发多种并发症。目前，肾衰竭的肠道治疗越来越受到人们的广泛重视，成为近年来的研究热点。

肾衰竭患者的肠道生物屏障受到破坏后，肠道内的细菌呈现过度生长，特别是致病菌数量增长明显，而原籍的乳杆菌与双歧杆菌等益生菌的数量在逐渐减少甚至消失。造成肠道内菌群失调的原因与很多因素有关，肾衰竭时人体的肠道通过一些物质代谢调节肾脏的功能，蛋白质的代谢物及患者体内的高血尿素氮浓度都为细菌的生长与繁殖提供了良好的营养和生存条件；同时，肾衰竭伴有人体免疫功能损伤，会造成肠道细菌大量生长。研究证实，当小鼠肠道内分泌型免疫球蛋白 IgA 的分泌量减少时，肠道细菌繁殖明显；肾衰竭患者的饮食为素食，会增加粪便中大肠杆菌的数量。当患者出现菌群失调、肠道生物屏障受损时，大量生长的细菌产生脂多糖并且由于肾衰竭使脂多糖在肠腔内聚集，肠黏膜上皮遭到破坏，导致肠黏膜的通透性增加。当肠黏膜通透性增加至一定程度时，肠道中大量繁殖的细菌及细菌毒素进入血液，激活人体的单核-巨噬细胞系统，表达释放大量炎症介质、蛋白酶类和氧自由基细胞因子。这些"毒性因子"进入肠道，增加肠道黏膜的炎性反应，促使细菌及脂多糖进一步进入血液，造成恶性循环；同时血液循环中的大量细胞"毒性因子"会促进全身炎症反应的发生，造成多器官功能障碍的发生。微生物在肾损伤的发生和发展过程中扮演了重要的角色。

9.2.5.1 急性肾损伤

IgA 肾病（IgA nephropathy，IgAN）是以系膜增生及系膜区显著弥漫的 IgA 沉积为特征的一组肾小球疾病，以血尿最为常见。对 16 个 IgA 肾病的良性患者、16 个 IgA 肾病的恶性患者和 16 个健康人的代谢物分析发现，IgA 肾病的良性患者和恶性患者及健康人的肠道菌群具有一些明显不同的特征，各组之间的尿液和粪便代谢物也有显著的不同。菌群分析发现，在 IgA 肾病患者体内，细菌总密度和厌氧生物较正常人有所减少，尤其在恶性患者体内减少得更多，梭状芽孢杆菌、肠球菌、乳酸菌、明串珠菌属和双歧杆菌属均呈现减少趋势。

在马兜铃酸干预急性肾损伤大鼠模型的研究中发现，肠道细菌参与了马兜铃酸的代谢。研究首先发现了大鼠模型中马兜铃酸的代谢物马兜铃内酰胺Ⅰ、马兜铃内酰胺Ⅰa 和马兜铃内酰胺Ⅱ，这些物质一般通过细菌的硝基还原酶催化生成，通过形成马兜铃酸-核酸复合物的前体加速组织纤维化。研究还通过检测内源性代谢物发现，含苯基的代谢物，如对甲酚、对羟基苯乙酸和间羟基苯丙酸酯等都发生了显著变化，其中对甲酚和对羟基苯乙酸发生上调，间羟基苯丙酸酯发生下调。这些代谢物是肠道菌群通过发酵膳食多酚类化合物和芳香族氨基酸产生，该结果同时反映肠道菌群参与了急性肾损伤的发生发展。

9.2.5.2 慢性肾损伤

在一项诱导小鼠慢性肾损伤的实验中，慢性肾损伤小鼠的粪便微生物多样性显著减少，且在恶性个体中表现尤为明显，这与过敏性或炎症性肠道疾病有类似的趋势。在健康人和慢性肾损伤患者体内的粪便微生物群显著不同，主要有厚壁菌门、拟杆菌、变形菌门和放线菌，慢性肾损伤患者体内厚壁菌门中的毛螺旋菌科增加较多。此外，对慢性肾损伤后的尿液代谢组进行 GC-MS 分析还发现，与肠道微生物有关的一些芳香族化合物，如苯乳酸和羟基苯丙酸酯，均发生上调。与健康人相比，慢性肾损伤患者粪便样本中的游离氨基酸含量显著增加，这在恶性患者中尤为明显。此外，由于患者结肠内微生物的改变打破了脂质代谢平衡，这也造成患者粪便中脂质物质的含量多于正常人。健康人体中的肠球菌和乳杆菌水平显著高于患者组，这也为通过补充益生菌降低 IgA 肾病的发生提供了一条治疗途径。

9.2.5.3 三聚氰胺致肾损伤

2008年9月,我国多个省份陆续报道了多例婴幼儿患泌尿系统结石病例,调查发现此类患儿多有食用过非法添加三聚氰胺的三鹿牌婴幼儿奶粉。本身毒性较弱的三聚氰胺是如何引发肾结石、肾衰竭甚至婴儿死亡的,原因不甚明确。

贾伟教授研究团队[38]基于代谢组学-肠道菌的研究思路揭开了三聚氰胺致肾毒性的机制。研究团队首先构建了三聚氰胺肾毒性大鼠模型,发现三聚氰胺在病理和生化指标上都显示出强烈的肾毒性。对模型的尿液进行代谢组学全谱检测,结果显示有大于60%的差异代谢物是肠道菌群相关代谢物,提示三聚氰胺所致肾毒性和肠道菌群有相关性。研究继而在三聚氰胺建模的同时,给动物灌服广谱抗生素。结果显示,肠道细菌的生长和代谢作用被抑制后,三聚氰胺的肾毒性大大削弱。三聚氰胺所致肾毒性对肠道细菌相关代谢物如芳香族氨基酸、氧化三甲胺产生扰动,在肠道菌群被抗生素抑制后,这些代谢物的浓度变化也变小,更接近于正常对照组的代谢物浓度水平。这一实验验证了肠道菌群代谢在三聚氰胺所致肾毒性中的作用。

临床毒理实验表明三聚氰胺本身的肾毒性很小。若三聚氰胺和三聚氰酸同时摄入体内,依靠氢键作用生成稳定且难溶于水的大分子复合物氰尿酸三聚氰胺,毒性会大大增加。而肠道菌群中某些细菌如土生克雷伯菌(*Klebsiella terrigena*)DRS-1菌株内有转化酶,可以对三聚氰胺进行生物降解,通过连续脱氨基作用逐步形成三聚氰酸二酰胺、三聚氰酸一酰胺和三聚氰酸。为了证实肠道菌群有能力代谢三聚氰胺成为三聚氰酸,研究取大鼠的新鲜粪便进行体外培养和转化。实验结果显示,粪便中的肠道菌在含三聚氰胺的培养基中培养24 h后,培养基中开始能够测得三聚氰酸,说明肠道菌群有能力将三聚氰胺转化为三聚氰酸。并且,研究还找到了对三聚氰胺转化贡献较大的肠道菌种克雷伯菌,将克雷伯菌定植于Wistar大鼠肠道内后,三聚氰胺的毒性大大增加,显微镜下观察到的肾脏结晶确实为三聚氰胺和三聚氰酸结合的大分子结构,同时在肾脏内测得了三聚氰胺和三聚氰酸。这一系统研究显示了肠道菌代谢组学在三聚氰胺导致肾衰竭机制研究中的重要作用。

9.2.6 糖尿病和肥胖的微生物代谢组学研究

肠道菌群通过宿主和饮食的交互作用调节能量代谢,既可以调节能量吸收和营养代谢,也可以从饮食中获取能量。目前发现,微生态系统的改变会影响宿主的代谢组,在肥胖的发生、发展及肥胖相关的炎症、心脑血管并发症等方面扮演重要角色。这提示微生态系统的改变对宿主的生理状态会产生较大影响，如无菌小鼠的脂代谢及血清代谢物与野生小鼠就有很大不同。然而在很多临床情况下，目前还很难说清肠道菌群的改变究竟是疾病的原因还是疾病代谢异常所导致的结果，以及菌群改变对疾病的贡献到底有多大。

9.2.6.1　肠道菌群与 1 型糖尿病

1 型糖尿病（type 1 diabetes mellitus，T1DM）是自身免疫病，以胰岛 β 细胞的特异性破坏、胰岛素绝对缺乏为主要发病基础。1 型糖尿病的发病机制十分复杂，目前认为其与遗传、免疫、环境等因素有关。而自身免疫病的发病往往具有性别差异，大部分自身免疫病都是女性多于男性，而 1 型糖尿病则是个例外。青春期后的男女 1 型糖尿病患病比例约为 3∶2，提示女性激素可能对 1 型糖尿病发病具有一定的保护作用[39]。有研究发现，男性 1 型糖尿病患者肠道的普雷沃拟杆菌较女性患者多，但这能否解释男性 1 型糖尿病高发尚不得而知[40]。

1）肠道菌群在 1 型糖尿病人群中的结构分布

迄今，围绕 1 型糖尿病与肠道菌群的研究大多来自芬兰（见表 9-3）。有研究发现，1 型糖尿病儿童在发病前即存在肠道产生丁酸盐及降解黏蛋白的菌群较对照组儿童减

表 9-3　1 型糖尿病与肠道菌群变化

研究者	国家或地区	研 究 设 计	方 法 学	主 要 结 果
Giongo 等[42]（2011）	芬兰	病例-对照研究：4 例胰岛自身抗体转阳进展为 1 型糖尿病儿童及 4 例正常对照	16S rRNA	1 型糖尿病组中拟杆菌门与厚壁菌门的比例升高，香农多样性指数下降，尤其在胰岛自身抗体转阳后
Brown 等[41]（2011）	芬兰	病例-对照研究：4 例胰岛自身抗体转阳进展为 1 型糖尿病儿童及 4 例正常对照	鸟枪法测序、宏基因组学方法	1 型糖尿病组中产丁酸盐及降解黏蛋白的菌群减少，产短链脂肪酸的菌群增多
de Goffau 等[43]（2013）	芬兰	横断面病例-对照研究：18 例至少 2 项自身抗体阳性的患者及 18 例正常对照	16S rRNA，焦磷酸测序法	1 型糖尿病组中产乳酸及丁酸盐的菌群减少，两种占优势的双歧杆菌属菌种减少并且拟杆菌属增多

（续表）

研究者	国家或地区	研究设计	方法学	主要结果
Endesfelder 等[45]（2014）	德国	病例-对照研究：22 例至少 1 项自身抗体阳性的患者及 22 例正常对照	16S rRNA、焦磷酸测序法	胰岛自身抗体阳性组及阴性组菌群多样性、菌群组成、菌群种属丰度无差异；病例组患儿的微生物交互网络在 0.5 岁及 2 岁时有较大变化
Davis-Richardson 等[44]（2014）	芬兰	病例-对照研究：29 例自身抗体阳性的患者及 47 例正常对照	16S rRNA、焦磷酸测序法，部分采用鸟枪法测序及宏基因组学方法	病例组中胰岛自身抗体转阳前惜通拟杆菌及普通拟杆菌的丰度较高且惜通拟杆菌的丰度在 7.6 月龄时达到高峰
Kostic 等[46]（2015）	芬兰及爱沙尼亚	病例-对照研究：4 例进展为 1 型糖尿病的患者、7 例胰岛自身抗体转为阳性的患者、22 例正常对照	16S rRNA，部分采用鸟枪法测序及宏基因组学方法	菌株组成在个体间变异较大，但在个体的婴幼儿期内相对稳定；进展为 1 型糖尿病的患儿在抗体转阳至临床诊断为 1 型糖尿病这段时间内菌群多样性明显降低
Alkanani 等[47]（2015）	美国	横断面病例-对照研究：①35 例新近诊断的 1 型糖尿病患者，②21 例 1 型糖尿病一级亲属且至少一项胰岛自身抗体阳性者，③32 例 1 型糖尿病一级亲属且至少胰岛自身抗体阴性者，④23 例正常对照	16S rRNA	组②及组③的菌群多样性无差异，组②中拟杆菌门菌种减少，但链型杆菌属及普雷沃菌科增多；多项自身抗体阳性者较单个抗体阳性者拟杆菌属及艾克曼菌属的丰度增高，但普雷沃菌属的丰度降低
Mejía-León 等[48]（2014）	墨西哥	横断面病例-对照研究：8 例新近诊断的 1 型糖尿病患者，13 例既往诊断为 1 型糖尿病的患者及 8 例正常对照	16S rRNA、焦磷酸测序法	新诊断病例组中拟杆菌属含量增高，而正常对照组中普雷沃菌属含量增高；既往确诊组与正常对照组菌群无差异
de Goffau 等[49]（2014）	芬兰、法国、立陶宛、爱沙尼亚及希腊	横断面病例-对照研究：28 例新近诊断的 1 型糖尿病患者及 27 例正常对照	HIT 芯片法	1 型糖尿病患儿在 3 岁以下时拟杆菌门及链球菌增高，但梭菌属Ⅳ簇和梭菌属ⅩⅣa簇减少；1 型糖尿病患儿 3 岁后菌群多样性增加，产丁酸盐的梭菌属Ⅳ簇和梭菌属ⅩⅣa簇下降

少,而产生短链脂肪酸的菌群则增多[41, 42]。另有研究发现[43],18 例自身抗体阳性的 1 型糖尿病儿童肠道产丁酸及乳酸的菌群较对照者减少,这可能与胰岛 β 细胞的自身免疫损伤有内在联系;另外,病例组还伴有双歧杆菌的减少及拟杆菌的增多。最近,一项芬兰的研究又发现[44],29 例血清胰岛自身抗体阳性的儿童(其中 22 例尚未发生临床 1 型糖尿病)与 47 例血清胰岛自身抗体阴性的对照组相比,肠道惜通(dorei)拟杆菌及普通(vulgatus)拟杆菌较多,宏基因组分析提示主要以惜通拟杆菌增多为主,并且在 7.6 月龄时达到数量高峰,而此时正是婴儿添加辅食的时期。进一步的研究发现[50],其中 1 例患儿肠道惜通拟杆菌基因组中含有超过 20 000 个甲基化位点,而 1 例对照组儿童肠道惜通拟杆菌基因组中则不含有甲基化位点及腺嘌呤甲基转移酶基因,这一初步的结果提示肠道菌群的 DNA 甲基化与菌群功能有关,因为 DNA 甲基化可以改变其编码蛋白质的功能。另一项研究发现[45],11 个血清胰岛自身抗体阳性的患儿在血清阳性至临床 1 型糖尿病发病这段时间内肠道菌群的多样性与血清抗体阴性的对照组儿童相比明显下降,其布劳特氏(Blautia)菌属、理研菌科(Rikennellaceae)、瘤胃球菌属(Ruminococcus)及链球菌属(Streptococcus)的相对含量明显上升,而毛螺菌科(Lachnospiraceae)和韦荣氏球菌科(Veillonellaceae)的相对含量则明显下降。通过宏基因组血检测方法进一步研究发现粪球菌(Coprococcuseutactus)和隐蔽小杆菌属(Dialister invisus)是完全消失的。另一项美国的横断面研究[46]比较了 4 组儿童的肠道菌群情况,分别是:①35 例确诊为 1 型糖尿病的患儿;②21 例 1 型糖尿病患儿的一级亲属且血清中 1 型糖尿病自身抗体至少一项为阳性者;③32 例 1 型糖尿病患儿的一级亲属且血清中 1 型糖尿病自身抗体阴性者;④23 例正常对照。结果发现,组②中拟杆菌门较组③减少,而链型杆菌属(Catenibacterium)和普雷沃菌科(Prevotellaceae)则是增加的。1 型糖尿病患儿的一级亲属中血清多个抗体阳性者与单个抗体阳性者相比拟杆菌门和艾克曼菌属(Akkermansia)增加,而普雷沃菌属(Prevotella)减少。

　　2)可能参与的机制

　　肠道菌群参与 1 型糖尿病的免疫学机制尚不明确。目前认为,肠道菌群可能通过改变肠道的屏障功能及肠道免疫系统参与了 1 型糖尿病的发病过程。人体宿主通过黏膜屏障与肠道菌群隔离,黏膜屏障包括肠上皮细胞间的紧密连接及其分泌的黏蛋白层。通常情况下,细菌很难穿透这层屏障到达肠上皮细胞,但某些特定的细菌可影响黏蛋白的合成和降解,从而影响肠黏膜屏障的完整性。当外界环境因素如饮食结构发生改变时,肠道菌群的变化可影响肠黏膜屏障的通透性,使肠道更易受到致病菌或病毒的感染。一般情况下,病原体侵入人体后,首先遇到的是天然免疫功能的抵御,而 Toll 样受体(TLR)和主要组织相容性复合体(major histocompatibility complex,MHC)Ⅱ类分子是重要的抗原提呈分子,可活化 T 细胞,介导特异性免疫应答。调节性 T 细胞(regulatory T cells,Treg)则是调节自身免疫反应的一类细胞群,可分泌 IL-10、转化生长因子-β(transforming growth factor-β,TGF-β)等细胞因子,调节免疫耐受。肠道菌群的缺乏可以引起辅助性 T 细胞(Th1、Th17)、调节性 T 细胞分化的失衡及性激素水平异常,从而产生易患 1 型糖尿病的倾向。例如,分节丝状菌产生的血清淀粉样蛋白可通过活化 NLRP3 炎症小体,促进 Th17 细胞分化;某些细菌的鞭毛蛋白可通过刺激 TLR5 诱导 CD103$^+$ 的树突状细胞分泌 IL-6,促进 Th17 细胞的生成。这些途径诱导的 Th17 细胞能够介导肠道黏膜抗细菌和真菌感染的能力。这些证据表明肠道菌群具有调控 T 细胞分化的潜能。

还有研究发现,拟杆菌属和梭菌属可促进 Treg 的生成,增加 IL-10、TGF-β 的分泌,减少机体对免疫球蛋白 IgE 的反应,从而调节免疫耐受。当肠道菌群的结构发生改变后,肠道的免疫功能受到影响,免疫系统的激活和局部炎症状态导致某些自身免疫疾病如 1 型糖尿病的发生。另外,转接分子 MyD88 可以参与 TLR 的信号转导,它对肠道的生态有重要的调节作用。Wen 等在非肥胖型糖尿病(non-obese diabetic,NOD)小鼠中观察到,敲除 *MyD*88 基因,*MyD*88 基因缺陷的 NOD 小鼠表现出对 1 型糖尿病的"抗性"。如果将该小鼠的肠道菌群过继定植给 *MyD*88 非缺陷型 NOD 小鼠,可减轻其胰岛免疫性炎症并延缓 1 型糖尿病的发生;连续定植菌群 3 周后,发现受者小鼠梭菌科菌群增多而乳杆菌科菌群减少,并且大肠固有层 CD8$^+$、CD103$^+$ 及 CD8 α β$^+$ 的 T 细胞增加。上述结果提示 MyD88、肠道菌群及小鼠内在免疫系统存在交互影响和作用。

另外,如果肠道中能产生丁酸盐的柔嫩梭菌菌群减少,则常规喂养的 NOD 小鼠易发生自身免疫异常而易患 1 型糖尿病。丁酸盐属于短链脂肪酸,是一种抗炎性因子,它可诱导产生黏蛋白并参与维持肠道黏膜屏障的完整性,从而抑制细菌穿过肠上皮。将包含梭菌的细菌移植给无菌小鼠发现,其可促进 Treg 在肠道的聚集并诱导肠黏膜的免疫耐受,导致 Th2 细胞介导的免疫反应被削弱;丁酸盐还可直接作用于 T 细胞或辅助性树突状细胞诱导产生 Treg,并且可以增强 Treg 的抑制功能,提示产丁酸的菌群对机体免疫功能具有负调控作用。

9.2.6.2　肠道菌群与肥胖及 2 型糖尿病

2 型糖尿病(type 2 diabetes mellitus，T2DM)的发生以胰岛素抵抗(insulin resistance，IR)为主伴胰岛素相对不足或以胰岛素分泌不足为主伴胰岛素抵抗为基本特征。胰岛素抵抗以慢性系统性低水平炎症反应为特征，促炎性细胞因子和氧化应激在胰岛素抵抗过程中发挥重要作用。肠道菌群与宿主的消化、营养、代谢、免疫等方面密切相关，是人体的"内环境"因素，其地位与作用相当于后天获得的一个重要"器官"。近年来，对肠道菌群的研究发现，肠道菌群不仅能够通过从饮食中增加额外的能量参与肥胖的发病，还能通过脂多糖血症、调节组织生物活性脂肪酸的构成、调节肠源性肽的分泌参与肥胖、2 型糖尿病等代谢性疾病的发生发展。在动物实验中，Bäckhed 等发现，尽管无菌 C57BL/6 小鼠进食更多，但还是明显瘦于普通喂养的含有正常菌群的小鼠。如将普通喂养小鼠的盲肠内容物经沉淀等处理后洒在无菌 C57BL/6 小鼠的皮毛上使之获得相同的菌群，则 10～28 天后，尽管无菌 C57BL/6 小鼠的摄食量有所减少，但其全身脂肪组织增加 60% 并产生了胰岛素抵抗。Bäckhed 等开展的另一研究发现，即便给无菌小鼠喂食高糖高脂的饲料，它们也很难发生肥胖及胰岛素抵抗，这提示肠道菌群在饮食诱导的肥胖发生发展过程中起到很重要的作用，它们能量获取表型的改变可能是由肠道菌群传递的。Fleissner 等的研究进一步发现，如果给无菌小鼠定植 C3H 菌株，小鼠在高蔗糖、高棕榈油的喂养下能够耐受，不易产生肥胖，而对低蔗糖、高猪油的饲料却不能耐受。可见，不同的饮食结构和遗传背景与肠道菌群的相互作用不尽相同，所以致肥胖作用也存在差异。

当然，也有观点认为饮食因素才是肠道菌群改变的原因。在人体研究中，Jumpertz 等招募了 12 个正常体型个体及 9 个肥胖个体，观察他们在不同热量摄入情况下(2 400 或 3 400 kcal/d)肠道菌群的变化。结果发现，即使在短时间内(3 天)改变营养负荷，肠道菌群也会产生明显变化。粪便中所含热量的排出(弹式热量测量法检测)与肠道菌群的改变有直接关系。当人体多吸收 150 kcal 热量时，肠道厚壁菌门即增加 20%，而拟杆菌门则相应减少 20%，这进一步提示不同热量的营养负荷可以在短时间内改变肠道的菌群结构；反之，肠道菌群结构的变化也可能影响宿主对能量吸收的多少。

1) 肠道菌群在肥胖、2 型糖尿病人群中的结构分布

Larsen 等首先报道了 2 型糖尿病人群中肠道菌群的特点(见表 9-4)。研究人员发现，2 型糖尿病患者厚壁菌门减少(包括梭状菌属)而变形菌门增多，并且这些变化与血

表 9-4　肥胖、2 型糖尿病与肠道菌群变化

研究者	国家或地区	研究设计	方法学	主要结果
Larsen 等[54]（2010）	丹麦	病例-对照研究：18 例男性 2 型糖尿病患者及 18 例男性正常对照	定量 PCR、16S rRNA、焦磷酸测序法	2 型糖尿病中厚壁菌门及梭菌纲显著减少,拟杆菌门和厚壁菌门的数量比值与血糖呈正相关;而 β-变形菌纲在 2 型糖尿病中增多且与血糖呈正相关
Karlsson 等[51]（2013）	瑞典	病例-对照研究：53 例 2 型糖尿病女性、49 例糖耐量减低女性及 43 例正常女性对照	鸟枪法测序、宏基因组学方法	梭状梭菌、格氏乳杆菌及变形链球菌在 2 型糖尿病中增多;梭状梭菌与血甘油三酯及 C 肽水平呈正相关,格氏乳杆菌与空腹血糖及 HbA1c 呈负相关;罗氏菌、两种未命名的梭菌菌种、梭菌目、挑剔真杆菌及红蜡菌科则在 2 型糖尿病中明显减少;通过宏基因组学建立的这一模型对 2 型糖尿病有较好的预测作用
Qin 等[52]（2012）	中国	病例-对照研究：71 例 2 型糖尿病患者、74 例正常对照	鸟枪法测序、宏基因组学方法	发现近 60 000 个 2 型糖尿病相关的菌群基因标志物,2 型糖尿病存在中等程度的肠道菌群生态失调,表现为产丁酸菌类(如普氏粪杆菌、肠罗氏菌、食菊粉罗氏菌及直肠真杆菌)的减少、条件致病菌的增多、硫酸盐还原能力及抗氧化应激能力增强
Zhang 等[53]（2013）	中国	病例-对照研究：64 例 2 型糖尿病前期受试者、13 例新诊断 2 型糖尿病患者、44 例正常对照	16S rDNA、高通量测序	正常对照及 2 型糖尿病前期组中产丁酸菌增加,2 型糖尿病组中拟杆菌属较正常对照及 2 型糖尿病前期组降低 50%,疣微菌纲在 2 型糖尿病组中显著升高,可能成为 2 型糖尿病潜在的标志物
Collado 等[55]（2008）	芬兰	病例-对照研究：18 例超重孕妇及 36 例正常体重孕妇	FCM-FISH 及定量 PCR	拟杆菌属及葡萄球菌属在超重孕妇中增加,母亲孕前的 BMI 与高水平的拟杆菌属、梭菌及葡萄球菌属有关;高拟杆菌属水平与孕妇妊娠期体重增加有关

糖水平相关;研究人员还发现,拟杆菌门和厚壁菌门的数量比值与体重指数(body mass index,BMI)呈负相关,而与血糖呈正相关。上述结果提示肥胖和 2 型糖尿病与菌群结构的改变可能存在内在联系。Karlsson 等[51]通过研究发现,欧洲 2 型糖尿病患者肠道梭状芽孢杆菌属较正常对照者降低,他也证实空腹血糖水平与梭状芽孢杆菌数量呈正相关,而与乳杆菌属数量呈负相关。中国学者 Qin 等[52]建立了宏基因组关联分析

(MGWAS)，分析了 71 例中国 2 型糖尿病患者及 74 例正常对照者肠道菌群的 DNA 序列，他们发现了近 60 000 个 2 型糖尿病相关的菌群基因标志物，发现 2 型糖尿病存在中等程度的肠道菌群生态失调，表现为产丁酸菌类（如普氏粪杆菌、肠罗氏菌、食菌粉罗氏菌及直肠真杆菌）的减少、条件致病菌的增多、硫酸盐还原能力及氧化应激增强等。这一结果提示，可以在肠道菌群"种（species）"这一层次上建立与 2 型糖尿病的联系。另一项来自国内的研究[53]比较了 2 型糖尿病前期、2 型糖尿病以及正常对照组之间肠道菌群的差异，发现 2 型糖尿病前期及 2 型糖尿病患者肠道变形菌增加、梭菌属升高，同时还发现普拉梭杆菌及嗜黏蛋白-艾克曼菌在 2 型糖尿病患者中下降。

目前的研究表明，肥胖及 2 型糖尿病患者肠道菌群的主要特点为条件致病菌增加及产短链脂肪酸的细菌减少。例如，在超重/肥胖的孕妇及在童年时超重的婴幼儿肠道中，厚壁菌门金黄色葡萄球菌含量丰富且双歧杆菌减少，因此高双歧杆菌及低金黄色葡萄球菌可能对避免儿童今后发展为肥胖具有保护作用[55,56]。病态肥胖患者（平均 BMI 为 58.8 kg/m²）的肠道中肠杆菌科产气杆菌属有过度生长现象，还可检出高水平的嗜盐梭菌（*Clostridium hathewayi*）、多枝梭菌（*Clostridium ramosum*）及迟缓埃格特菌（*Eggerthella lenta*）等[51]。与健康同类相比，高脂饮食喂养肥胖小鼠的肠道内柔膜菌门（Mollicutes）水平上升，同时拟杆菌门（Bacteroidetes）水平下降。而 Zhao 等的研究却发现，高脂饮食喂养导致柔膜菌门中主要的 4 类菌属的变化并不一致，有的升高，有的降低，所以总体上没有变化；但发现对硫酸盐有还原作用并能产生脂多糖的变形杆菌门（Proteobacteria）、脱硫弧菌科（Desulfovibrionaceae）是增加的。遗传性肥胖的 Zucker 大鼠（fa/fa）肠道中嗜盐单胞菌属（*Halomonas*）以及鞘氨醇单胞菌属（*Sphingomonas*）较同类野生型大鼠多。双歧杆菌属（*Bifidobacterium*）的减少也与肥胖有关。在遗传性 ob/ob 肥胖小鼠及高脂饮食喂养诱导的肥胖小鼠中，肠道双歧杆菌数量下降，同时伴有肠屏障功能下降及代谢性脂多糖血症。人体研究也证实，无论是在超重的成人还是儿童或是妊娠期体重增加的妇女中，肠道双歧杆菌的数量是下降的。普氏粪杆菌属于厚壁菌门，它可以将未吸收的糖类分解产生丁酸，同时还可以产生抗炎因子阻断 NF-κB 信号转导途径从而对宿主代谢产生有益效应。普拉梭杆菌（*F. prausnitzii*）在病态肥胖合并 2 型糖尿病患者中显著减少，且其水平与血中促炎性细胞因子水平呈明显负相关。

总之，肠道微生物组研究的目的之一就是找出可以识别、预测某些疾病如肥胖、糖尿病发生的生物标志物。正常体型的个体较肥胖个体更具有菌群的多样性，以往的研究大多表明厚壁菌门和拟杆菌门的比值高低与肥胖程度有关,比值增高往往提示肥胖。这一现象在多个人体及动物研究中均得到证实,即肥胖鼠和患肥胖的人与健康的同类相比,厚壁菌门和拟杆菌门的比值更大。反之,当经过饮食干预体重下降后,拟杆菌门的比例会上升,厚壁菌门和拟杆菌门的比值会下降,且比值下降的幅度与体重下降的程度相关。当然,也有人体和动物研究并不支持这一结论,发现肥胖的程度和变化与厚壁菌门及拟杆菌门没有显著的关系,有的甚至发现与上述结果完全相反的结果。可见根据现有研究,厚壁菌门和拟杆菌门与肥胖的关系还有待证实。

2)可能的机制

关于肠道菌群的改变究竟是肥胖的原因还是肥胖的结果可谓众说纷纭。有观点认为菌群改变并不是肥胖的原因,仅是反映饮食和代谢等因素对肠道的改变。抵抗素样分子 β(resistin-like molecule β, RELM β)是一个富含半胱氨酸的分泌蛋白家族,现有的研究显示其在维持肠道黏膜局部免疫、调节肠道对葡萄糖吸收等过程中扮演十分重要的角色。RELM β 基因敲除的小鼠即使在高脂饮食喂养下也不会发胖,体重明显低于同等饲养条件的野生型小鼠,而两组的肠道菌群组成是接近的。可见,影响肠道菌群组成的主要因素是食物而并非基因背景。但目前通常认为,肠道菌群参与肥胖以及 2 型糖尿病的发生与以下机制有关。

(1)代谢性内毒素血症与肠道炎性。众所周知,肥胖是一种慢性低度的炎症状态。"代谢性内毒素血症"概念首先由 Cani 提出。细菌脂多糖是存在于革兰阴性菌(G^-)细胞壁的一种脂多糖,细菌裂解后被释放出来,是革兰阴性菌感染时激活机体固有免疫系统、启动炎性反应的主要成分。人体肠道菌群的 90% 属于拟杆菌门(革兰阴性菌)或厚壁菌门(革兰阳性菌),人体肠道中大量的革兰阴性菌可产生超过 1 g 的脂多糖,这是非感染状态下血中脂多糖的主要来源。Cani 等发现,高脂饮食诱导的肥胖小鼠体内血清脂多糖水平比瘦型小鼠高 2~3 倍,因而首次提出了"代谢性内毒素血症"的概念。脂多糖与血中的脂多糖结合蛋白结合输送,在骨骼肌和脂肪等外周组织结合 CD14 后成为 TLR4 的配体,TLR4 被激活后可引起脂肪组织巨噬细胞聚集,促进促炎性细胞因子释放,诱导胰岛素受体底物-1 异常磷酸化,导致胰岛素抵抗的发生。因此,脂多糖/CD14/TLR4 系统似乎是高脂饮食诱导胰岛素抵抗的重要环节。给野生型小鼠皮下注射脂多糖 4 周,结果导致小鼠体重增加,出现空腹高血糖及高胰岛素血症,血清中 TNF-α、IL-1、IL-6、纤溶酶原激活物抑制剂-1(plasminogen activator inhibitor-1, PAI-1)等促炎性细胞因子水平升高。

　　除了细菌的片段可以进入体内,活细菌也可以进入体内。小鼠经过 1 周的高脂饮食喂养后,即便在高血糖尚未出现时,通过 16S rRNA 检测也可发现在小鼠肠腔、回肠黏膜血液及肠系膜脂肪组织中有完整的大肠杆菌。Amar 等采用焦磷酸测序法检测了 3 280 名代谢综合征患者血液中的 16S rRNA 水平,并对这些患者连续随访了 9 年左右。结果发现,所有受试者在基线时血液中的菌类以变形菌门为主(85%～90%),然而那些存在腹型肥胖及 9 年后发展为糖尿病的受试者在基线时血液中变形菌门的比例更高。因此,16S rRNA 水平的高低可能成为一个新的、有潜力的糖尿病风险预测的指标。

　　de La Serre 等[57]研究了肠道炎症与肠道菌群的关系,他们设计了 3 组 Sprague-Dawley(SD) 大鼠:①高脂饮食诱导肥胖易感型(dietary induced obesity prone,DIO-P);②高脂饮食诱导肥胖抵抗型(dietary induced obesity resistant,DIO-R);③低脂饮食喂养。与两组表型正常的大鼠相比,肥胖的 DIO-P 大鼠具有肠道上皮炎症、肠道碱性磷酸酶(具有脂多糖解毒作用)活性下降、TLR4 活性上升、肠道通透性增高及血清脂多糖升高等表现。高脂饮食使 DIO-P(肥胖)及 DIO-R(非肥胖)两组大鼠的肠道细菌总数显著降低、拟杆菌目和梭状菌目的相对比例升高,这也提示肠道菌群的改变是由高脂饮食导致的,与是否肥胖无关。因此,高脂饮食先引起了肠道炎症和菌群改变,导致脂多糖增多,再进一步导致肥胖表型的出现。然而在 Zhao 等[58]的一项研究中,研究人员从病态肥胖患者的粪便中分离出一种肠杆菌,如将这种细菌定植于无菌小鼠,可使无菌小鼠在高脂饮食喂养的条件下产生全身性脂多糖血症、炎性反应、肥胖及胰岛素抵抗,而无菌小鼠原本对高脂饮食是能够耐受的。因此,从这项研究来看,似乎肠道内存在的能产生脂多糖的菌群是肥胖产生的原因而非结果。由此可见,菌群与肥胖之间的关系错综复杂、互为因果,不同的设计可能得到不同甚至相反的结果。

　　(2) 肠黏膜通透性改变。人连蛋白(zonulin)为一种肝细胞及肠上皮细胞分泌的结合球蛋白,主要功能是调节细胞的紧密连接。人连蛋白浓度的升高往往提示肠道细胞紧密连接及肠道通透性的改变。高脂饮食能通过肠道菌群降低肠上皮细胞紧密连接蛋白包括人连蛋白等的表达从而增加肠黏膜的通透性。

　　(3) 肠道碱性磷酸酶。肠道碱性磷酸酶(intestinal alkaline phosphatase,IAP)对肠道稳态起关键性作用,它可以通过小肠上皮细胞顶端膜调节脂类吸收。肠道碱性磷酸酶在肠道的表达受到饮食因素及肠道菌群的调节。高脂饮食可以通过菌群改变增加脂多糖的释放并减少肠道碱性磷酸酶的表达,肠道过多的乳糜微粒可以通过降低肠道碱性磷酸酶表达引起脂多糖易位,诱导炎症及胰岛素抵抗。

(4) 膳食多糖的酵解。肠道菌群可通过其水解及酵解作用增加宿主对能量的吸收,否则宿主无法吸收利用能量,这就可以理解为什么无菌的裸鼠"光吃不胖"。如果将普通小鼠的菌群定植给无菌的裸鼠,则其能量吸收增强,全身脂肪增加,小肠绒毛上皮毛细血管生长旺盛且肠上皮钠-葡萄糖协同转运蛋白 1(sodium-glucose cotransporter 1,SGLT1)被诱导表达。

细菌可将膳食中难以消化的多糖酵解为短链脂肪酸,包括乙酸、丙酸、丁酸及在盲肠和结肠中形成的次级代谢物。短链脂肪酸还可调节肠道激素的分泌。低聚果糖在肠道菌群作用下可以产生较多的短链脂肪酸,它们可以刺激肠道胰高血糖素样肽-1(glucagon-like peptide-1,GLP-1)及多肽 YY(PYY)的分泌并减少食欲刺激素(ghrelin)的分泌,直接在小鼠或猪的肠道灌注短链脂肪酸也可刺激 PYY 的分泌,这些肠道激素都可以作用于下丘脑、脑干等各级中枢,抑制或诱导摄食行为。因此,短链脂肪酸在肠道的增多可以增加宿主的饱腹感从而减少摄食。菌群产生的短链脂肪酸主要为乙酸、丁酸和丙酸,它们都可被肠道上皮细胞吸收,其中乙酸可到达外周组织,而丁酸和丙酸则大多被肝脏和肠所利用,乙酸和丁酸本身亦有减肥作用,在肥胖鼠模型中给予乙酸和丁酸可以帮助减重,但这并不是通过抑制食欲来实现的。Lin 等发现在老鼠饲料里添加乙酸、丁酸或丙酸可以对抗高脂饮食诱导的肥胖和胰岛素抵抗,但只有丁酸和丙酸可以刺激肠道激素分泌及抑制食欲。Soliman 等还发现,丁酸或丙酸能诱导脂肪组织产生瘦蛋白而影响食欲。GPR43 是一种孤儿 G 蛋白偶联受体(G-protein-coupled receptor,GPR),近年的研究发现其可在脂肪组织、免疫细胞、肠道组织表达。有研究发现,短链脂肪酸可以激活 GPR43,刺激瘦蛋白分泌、脂肪合成及抑制脂解,因而对能量代谢有调控作用。Kimura 等研究发现,短链脂肪酸可以通过 GPR43 抑制胰岛素介导的脂肪细胞中脂肪的集聚,同时还可以提高肝脏及肌肉组织的胰岛素敏感性,从而增加能量消耗,有助于减重。GPR43 过表达的小鼠模型对高脂饮食有很好的耐受,这些结果提示短链脂肪酸及 GPR43 的代谢途径有可能成为肥胖和糖尿病的治疗靶点。

3) 肠道菌群干预与肥胖、2 型糖尿病防治

了解了肠道菌群与宿主能量代谢间复杂的相互作用,干预肠道菌群可能是今后 2 型糖尿病防治的重要手段之一。

（1）肠道菌群移植。在动物实验中发现，给无菌小鼠移植肥胖小鼠供体的肠道菌后，其肥胖程度明显高于从瘦型供体小鼠获得移植菌。这方面的人体研究刚起步。2012年，一项随机、双盲、对照试验首次应用肠道菌群移植的方法治疗代谢综合征。该试验在18例男性代谢综合征患者中进行，先通过洗肠法去除受试者自身的肠道菌群，再将这些受试者随机分为异体移植组与自体移植组，异体移植组接受年龄、性别匹配的健康者的肠道菌移植，自体移植组接受自身原有的肠道菌移植。结果发现移植6周后，异体移植组粪便中有16种菌数量丰富包括产丁酸的肠罗氏菌，肠道黏膜有7种菌数量丰富包括产丁酸的霍氏真杆菌，且其外周胰岛素敏感性显著改善，肝脏胰岛素敏感性有好转趋势，而自体移植组移植前后无明显改变。嗜黏蛋白艾克曼菌属疣微菌门中的艾克曼菌目，为革兰阴性黏膜降解菌，是目前疣微菌门中唯一可被分离培养的菌种。嗜黏蛋白艾克曼菌定居于肠黏膜表面的黏液层中，在人体结肠腔内含量丰富，占结肠总菌量的1%~4%。目前在小鼠研究中发现，嗜黏蛋白艾克曼菌对肥胖及2型糖尿病有治疗作用，采用该菌治疗可以逆转高脂饮食诱导的肥胖及代谢紊乱、代谢性内毒素血症、脂肪组织炎症及胰岛素抵抗。

（2）代谢手术。目前的动物模型和人体研究都证实：代谢手术，尤其是Roux-en-Y胃转流术（Roux-en-Y gastric bypass，RYGB）后，肠道菌群会产生明显变化，主要表现为变形菌门增多和厚壁菌门减少。肥胖时厚壁菌与拟杆菌的比值升高，体重下降后该比值也同时降低。当进行RYGB手术后，厚壁菌与拟杆菌的比值降低，同时变形菌门增加，而变形菌门的增加似乎与RYGB术后胆结石高发有关。另外，如果给RYGB术后的患者补充乳酸菌则能加强手术的减重疗效。

RYGB与肠道微生态改变的机制主要包括：①手术改变了残胃和肠道的解剖结构，故pH值环境发生变化；②术后胆汁酸的流程及其肠肝循环发生改变。RYGB术后乳酸减少，可能与术后葡萄糖摄入减少、糖异生增加有关；RYGB术后饮食摄入减少，故脂肪酸（fatty acid，FA）氧化增强，乙酸盐增加。Mutch等的研究证实了上述变化，提示RYGB对能量稳态产生影响，糖异生和三羧酸循环较术前加强。另外，Liou等将RYGB术后小鼠的肠道菌群移植给一组无菌小鼠，另一组无菌小鼠则接受假手术小鼠的肠道菌群移植，结果发现：在进食量接近的情况下，前一组小鼠的体重、全身脂肪组织比例等都明显低于后一组，提示RYGB不仅改变了其肠道菌群，且这些菌群还具有治疗价值。

另外，在与肠道菌群有关的代谢物研究方面发现，血清中对甲酚及吲哚在RYGB手术 3～6 个月后上升；在脂蛋白研究方面发现，RYGB 术后极低密度脂蛋白、不饱和脂肪酸及 N-甲基胶原蛋白都是下降的，高密度脂蛋白、磷脂酰胆碱和磷酸胆碱升高，这些变化提示非脂肪组织的脂肪动员加强，同时由于 N-甲基胶原蛋白也是一种促炎性细胞因子，其下降提示术后炎症状态的改善。在脂肪酸代谢研究方面发现，必需脂肪酸如 C18：3n3 及 C18：2n6 在 RYGB 术后下降，多不饱和脂肪酸如 C20：5n3、C20：4n6、C20：3n6 及 C22：6n3 也有下降；而内源性脂肪酸如 C14：0、C16：0、C18：0 及 C22：0 在术后 12 个月明显上升；变化最大的是奇数碳原子脂肪酸如 C15：0 和 C17：0 等，这些脂肪酸主要由肠道菌群合成，它们的升高提示术后肠道菌群有较大改变。

代谢手术与胆汁酸的变化密切相关，而后者的改变也与术后肠道菌群的改变有密切关系。肥胖者空腹胆汁酸水平是升高的，但餐后胆汁酸的分泌较体型瘦者则是降低的，故胆汁酸变化曲线较正常对照低平；体重下降后空腹胆汁酸水平也逐渐降低。对于代谢手术后胆汁酸变化的研究以 RYGB 为多，绝大部分研究发现 RYGB 术后总胆汁酸或某些胆汁酸组分水平上升，上升的原因可能是胆汁酸流程缩短，在进入回肠前未能和食物充分混合，故在小肠回吸收时仍保持较高浓度。回肠的胆汁酸激活法尼醇 X 受体（FXR），再进一步激活成纤维细胞生长因子 19（FGF19），FGF19 可激活肝脏胆汁酸合成的限速酶 CYP7A1，这是一个典型的正反馈环路。在 2 型糖尿病发生时 FGF19 是下降的，RYGB 术后 FGF19 及胆汁酸均有回升，可能就是由于胆汁酸水平的升高增加了 FGF19 的表达，进而促使胆汁酸进一步升高。肠道升高的胆汁酸对肠道菌群产生重要的影响，它可以促进对胆汁酸耐受性好的菌群生长，如变形菌门（Proteobacter）中的沃氏嗜胆菌（*Bilophila wadsworthia*）；同时，肠道菌群的改变也直接影响胆汁酸在肠道的代谢。5％～10％的胆汁酸在其肠肝循环中要经过肠道菌群的生物转化和降解，这主要涉及一些厌氧菌如拟杆菌属、梭菌属、真杆菌属、乳酸菌属及埃希菌属。这些菌群具有水解作用，可以将与甘氨酸和牛磺酸结合的结合型胆汁酸水解为相应的非结合型胆汁酸。RYGB 术后，小肠的菌群发生改变，γ-变形菌纲（Gammaproteobacteria）增加，变形菌纲亦属于肠杆菌。RYGB 术后变形菌纲的增加，可以使更多的结合型胆汁酸水解为游离型胆汁酸，而后者恰是肠道 FXR 更强的配体。因而，肠道菌群引起的宿主代谢表型的改变可能有一部分是通过胆汁酸实现的，即存在肠道菌群-胆汁酸-内分泌轴。

（3）益生菌及益生元治疗。联合国粮食及农业组织（FAO）和世界卫生组织（WHO）对"益生菌"的定义是一类对宿主有益的活性微生物，是定植于人体肠道、生殖系统内,能产生确切健康功效从而改善宿主微生态平衡、发挥有益作用的活性有益微生物的总称。乳酸菌、双歧杆菌、嗜酸乳杆菌等可通过多种机制如抑制致病菌对肠黏膜的黏附、改善肠黏膜的完整性和屏障功能以稳定菌群结构,改善肥胖、炎症及相关代谢并发症。Griffiths 等给新出生的 BALB/c 小鼠补充婴儿双歧杆菌(*Bifidobacterium infantis*)及两歧双歧杆菌(*Bifidobacterium bifidum*)28 天。与接受安慰剂的小鼠相比,服用益生菌的小鼠肠道脂多糖明显减少。给予饮食诱导的肥胖小鼠鼠李糖乳杆菌(*Lactobacillus rhamnosus*)干预 8 周,在饮食摄入未改变的情况下,其体重及附睾和肾周白色脂肪组织减少。Ma 等给予 C57BL/6 野生型雄性小鼠高脂饮食喂养 8 周,诱导出肥胖后再予以 VSL♯3 配方益生菌(含 3 种双歧杆菌菌株及 4 种乳杆菌菌株)干预 4 周后,其脂肪肝及胰岛素抵抗得以改善,肝脏自然杀伤 T 细胞(natural killer T cell, NKT)数目上升、免疫功能恢复,炎症反应也相应减轻。

Yin 等从健康人的粪便中筛选出 4 种双歧杆菌菌株,给高脂饮食喂养的肥胖大鼠予以补充。结果发现,4 种菌株中有一种可以帮助减重,有一种有增重作用,另外两种对体重无影响,但这 4 种菌株都可以降低血清甘油三酯水平并减轻肝脏脂肪沉积。这提示并非所有的双歧杆菌菌株都有减重作用,只有特定的菌株才具有减重作用。An 等从健康的个体中分离出 3 种双歧杆菌菌株(*B. pseudocatenulatum SPM 1204*,*B. longum SPM 1205* 及 *B. longum SPM 1207*),将其混合补充给高脂饮食喂养的大鼠。7 周后,接受双歧杆菌菌株的大鼠全身脂肪组织减少,糖脂代谢改善。尽管其中的机制尚不清楚,但上述结果提示健康人体的菌株可以作为减重管理和代谢干预的有效手段。同理,当需要增加体重时,也可以选择某些特定菌株作为干预手段。在一项多中心、随机安慰剂对照研究中,87 例超重肥胖个体(BMI:24.2～30.7 kg/m²)被随机分为酸奶加格氏乳杆菌(*Lactobacillus gasseri SBT2055*)组(n＝43)及酸奶组(n＝44),每日的酸奶饮用量均为 200 g。经过 12 周干预后,酸奶加格氏乳杆菌组的腹内及皮下脂肪分别减少 4.6％和 3.3％,体重和 BMI 也分别下降 1.4％和 1.5％,而在对照组中上述人体测量学指标没有变化;但两组血清脂连蛋白水平均有升高,分别增加 12.7％和 13.6％。

益生元则是一种膳食补充剂,通过选择性刺激一种或少数种类菌落中细菌的生长与活性而对宿主产生有益影响的不可被消化的食品成分。它在通过上消化道时,大部分不被消化而能被肠道菌群所发酵。另外,它只是刺激有益菌群的生长,而不是有潜在致病性或具有腐败活性的有害细菌。人体及啮齿类动物研究均证实,它可以增加饱腹感,减少摄食。其机制可能与益生元可以产生短链脂肪酸进而刺激 GLP-1 等肠道激素分泌及改善肠道屏障功能有关。关于益生元对肥胖干预的临床研究较少。雪莲果糖浆由于富含低聚果糖被认为是天然的保健食品。Genta 等将 55 名肥胖(BMI>30 kg/m²)的绝经前妇女随机分为 3 组,分别为低剂量雪莲果糖浆组(0.14 g/kg 体重·天⁻¹,$n = 20$)、高剂量雪莲果糖浆组(0.29 g/kg 体重·天⁻¹,$n = 20$)及安慰剂组($n = 15$),但由于受试者对高剂量雪莲果糖浆不能耐受,出现胃肠道反应,研究提前终止。经过 120 天的干预,低剂量雪莲果糖浆组的平均体重减轻 15 kg,平均 BMI 减少 6 kg/m²,空腹胰岛素水平及低密度脂蛋白胆固醇(LDL-C)水平分别下降了 50% 和 30%。Parnell 等进行了一项随机、双盲、安慰剂对照研究,48 例超重/肥胖(BMI>25 kg/m²)受试者被随机分为低聚果糖组及安慰剂(麦芽糖糊精)组。经过 12 周的干预,低聚果糖组体重下降(1.03±0.43)kg 而安慰剂组体重则上升了(0.45±0.31)kg;虽然两组 GLP-1 水平变化并无差异,但低聚果糖组的食欲刺激素曲线下面积下降而 PYY 曲线下面积上升,同时自我上报的进食减少,提示低聚果糖可能可以通过减少摄食来减重。

(4) 抗生素治疗。众所周知,抗生素可以抑制菌群的生长和繁殖,因此选择性地应用抗生素调节肠道菌群的结构也是肥胖、2 型糖尿病干预的重要措施。Membrez 等研究了诺氟沙星和氨苄西林对 ob/ob 小鼠肠道菌的影响,干预 2 周后,小鼠的空腹血糖及口服葡萄糖耐量得到显著改善,同时血清脂多糖水平下降而脂连蛋白水平上升,炎症反应减轻。Carvalho 等还发现,诺氟沙星、氨苄西林和甲硝唑联用 8 周还可以升高高脂饮食喂养小鼠的血清乙酸盐水平,激活其 AMPK 信号转导途径,引起其血清 TNF-α 和 IL-6 水平降低、巨噬细胞浸润减少等。另外,Murphy 等采用万古霉素治疗高脂诱导的肥胖小鼠,发现可减轻其体重并降低其空腹血糖及血清 TNF-α 水平。

抗生素在人体肥胖及 2 型糖尿病中的治疗目前还不可行,因为已有数据表明某些抗生素使用与肥胖风险增加有关。Thuny 等报道采用大剂量万古霉素和庆大霉素治疗感染性心内膜炎,治疗 6 周后体重增加风险较其他抗生素组提高,表现为 1 年后 BMI 增加 2.3 kg/m²($P = 0.03$)。因此,通过应用抗生素调节肠道菌群改善肥胖和 2 型糖尿病仍需要进一步的研究。

(5) 降糖药治疗。已有越来越多的研究开始关注降糖药物对肠道菌群变化的影响,目前在该领域得到一定循证医学证据的降糖药物主要是阿卡波糖和二甲双胍。以往认为,阿卡波糖的作用机制是通过竞争性抑制小肠黏膜刷状缘上 α-葡萄糖苷酶的活性,阻碍肠道内糖的降解,减缓糖的吸收,从而降低餐后血糖。目前有研究发现,阿卡波糖还能改善2型糖尿病患者的肠道菌群,这可能是阿卡波糖独立于降糖之外的心血管获益机制之一。张秀英等对25例2型糖尿病患者用阿卡波糖干预4周后,患者肠道双歧杆菌数量较服药前增加,肠球菌、乳杆菌数量则明显下降,提示阿卡波糖可以调整肠道菌群的结构。

目前发现,二甲双胍与肠道菌群之间也有一定关系。Shin的研究发现,高脂饮食喂养的小鼠在给予二甲双胍治疗后肠道内黏液素降解菌嗜黏蛋白艾克曼菌明显增多,产生黏液素杯状细胞的数量也明显增加,口服嗜黏蛋白艾克曼菌可使高脂饮食喂养的小鼠糖耐量显著改善,脂肪组织慢性炎症明显缓解。由此推测肠道菌群的调节,尤其是嗜黏蛋白艾克曼菌的增加可能是二甲双胍降糖的一种新机制。

9.3　小结

人体微生物群落在宿主代谢中起着重要作用。一方面,菌群时刻影响着宿主的整体代谢;另一方面,改变菌群结构可以相应改变宿主的生理代谢。宿主的代谢特性受到自身基因和体内菌群基因的双重控制和影响,宿主和菌群之间进行着活跃的代谢交换及"共代谢"过程。综合利用元基因组学、代谢组学和微生态学方法,并充分结合多维统计的分析方法深入地研究微生物与宿主之间的交互作用,将成为揭示人体微生物与健康和疾病关系的突破口,为与肠道菌相关的疾病的诊断和治疗提供全新的思路。

参考文献

[1] Zheng X, Xie G, Zhao A, et al. The footprints of gut microbial-mammalian co-metabolism [J]. J Proteome Res, 2011,10(12): 5512-5522.

[2] Bajad S U, Lu W, Kimball E H, et al. Separation and quantitation of water soluble cellular metabolites by hydrophilic interaction chromatography-tandem mass spectrometry [J]. J Chromatogr A, 2006,1125(1): 76-88.

[3] Bm R H, Woo W, Walker P. Internal Federation for Cervical Pathology and Colposcopy nomenclature and treatment for cervical preinvasive disease [J]. J Low Genit Tract Dis, 2006,10 (1): 51-54.

[4] Zhao L, Ni Y, Su M, et al. High throughput and quantitative measurement of microbial metabolome by gas chromatography/mass spectrometry using automated alkyl chloroformate

derivatization [J]. Anal Chem, 2017,89(10)：5565-5577.

［5］ Ferslew B C，Xie G，Johnston C K，et al. Altered bile acid metabolome in patients with nonalcoholic steatohepatitis [J]. Dig Dis Sci, 2015,60(11)：3318-3328.

［6］ Zheng X，Huang F，Zhao A，et al. Bile acid is a significant host factor shaping the gut microbiome of diet-induced obese mice [J]. BMC Biol, 2017,15(1)：120.

［7］ Sayin S I，Wahlström A，Felin J，et al. Gut microbiota regulates bile acid metabolism by reducing the levels of tauro-beta-muricholic acid, a naturally occurring FXR antagonist [J]. Cell Metab, 2013,17(2)：225-235.

［8］ Jiang C，Xie C，Li F，et al. Intestinal farnesoid X receptor signaling promotes nonalcoholic fatty liver disease [J]. J Clin Invest, 2015,125(1)：386-402.

［9］ Jiang C，Xie C，Lv Y，et al. Intestine-selective farnesoid X receptor inhibition improves obesity-related metabolic dysfunction [J]. Nat Commun, 2015,6：10166.

［10］ Bäckhed F，Ding H，Wang T，et al. The gut microbiota as an environmental factor that regulates fat storage [J]. Proc Natl Acad Sci U S A, 2004,101(44)：15718-15723.

［11］ Bäckhed F，Manchester J K，Semenkovich C F，et al. Mechanisms underlying the resistance to diet-induced obesity in germ-free mice [J]. Proc Natl Acad Sci U S A, 2007,104(3)：979-984.

［12］ Lei S，Huang F，Zhao A，et al. The ratio of dihomo-γ-linolenic acid to deoxycholic acid species is a potential biomarker for the metabolic abnormalities in obesity [J]. FASEB J, 2017,31(9)：3904-3912.

［13］ Chassard C，Dapoigny M，Scott K P，et al. Functional dysbiosis within the gut microbiota of patients with constipated-irritable bowel syndrome [J]. Aliment Pharmacol Ther, 2012,35(7)：828-838.

［14］ Pimentel M，Kong Y，Park S. IBS subjects with methane on lactulose breath test have lower postprandial serotonin levels than subjects with hydrogen [J]. Dig Dis Sci, 2004,49(1)：84-87.

［15］ Ponnusamy K，Choi J N，Kim J，et al. Microbial community and metabolomic comparison of irritable bowel syndrome faeces [J]. J Med Microbiol, 2011,60(Pt 6)：817-827.

［16］ Pedersen S M M，Nebel C，Nielsen N C，et al. A GC-MS-based metabonomic investigation of blood serum from irritable bowel syndrome patients undergoing intervention with acidified milk products [J]. Eur Food Res Technol, 2011,233(6)：1013-1021.

［17］ Heitkemper M M，Han C J，Jarrett M E，et al. Serum tryptophan metabolite levels during sleep in patients with and without irritable bowel syndrome (IBS) [J]. Biol Res Nurs, 2016,18(2)：193-198.

［18］ Chatterjee S，Park S，Low K，et al. The degree of breath methane production in IBS correlates with the severity of constipation[J]. Am J Gastroenterol, 2007，102(4)：837-841.

［19］ Osipov G A，Parfenov A I，Verkhovtseva N V，et al. Clinical significance of studies of microorganisms of the intestinal mucosa by culture biochemical methods and mass fragmentography [J]. Eksp Klin Gastroenterol, 2003(4)：59-67,115.

［20］ 张晓宁，马玉侠. 脐疗法与匹维溴铵治疗脾虚型肠易激综合征的血液代谢组学机制研究比较[J]. 针灸临床杂志, 2015, 31(2)：1-4.

［21］ 李韦.肠易激综合征患者症状与乳果糖呼气试验中产生的氢气和甲烷相关性研究[D].天津：天津医科大学, 2014.

［22］ Kassinen A，Krogius-Kurikka L，Makivuokko H，et al. The fecal microbiota of irritable bowel syndrome patients differs significantly from that of healthy subjects [J]. Gastroenterology,

2007,133(1): 24-33.

[23] Siegel R, Desantis C, Jemal A. Colorectal cancer statistics, 2014 [J]. CA Cancer J Clin, 2014, 64(2): 104-117.

[24] Nalini N, Manju V, Menon V P. Effect of coconut cake on the bacterial enzyme activity in 1,2-dimethyl hydrazine induced colon cancer [J]. Clin Chim Acta, 2004,342(1-2): 203-210.

[25] Jia W, Xie G, Jia W. Bile acid-microbiota crosstalk in gastrointestinal inflammation and carcinogenesis [J]. Nat Rev Gastroenterol Hepatol, 2018,15(2): 111-128.

[26] Tjalsma H, Boleij A, Marchesi J R, et al. A bacterial driver-passenger model for colorectal cancer: beyond the usual suspects [J]. Nat Rev Microbiol, 2012,10(8): 575-582.

[27] El-Nezami H S, Polychronaki N N, Ma J, et al. Probiotic supplementation reduces a biomarker for increased risk of liver cancer in young men from Southern China [J]. Am J Clin Nutr, 2006, 83(5): 1199-1203.

[28] Kumar M, Verma V, Nagpal R, et al. Effect of probiotic fermented milk and chlorophyllin on gene expressions and genotoxicity during AFB(1)-induced hepatocellular carcinoma [J]. Gene, 2011,490(1-2): 54-59.

[29] Krogh P, Holmstrup P, Thorn J J, et al. Yeast species and biotypes associated with oral leukoplakia and lichen planus [J]. Oral Surg Oral Med Oral Pathol, 1987,63(1): 48-54.

[30] Nagy K N, Sonkodi I, Szoke I, et al. The microflora associated with human oral carcinomas [J]. Oral Oncol, 1998,34(4): 304-308.

[31] Shiboski C H, Schmidt B L, Jordan R C. Tongue and tonsil carcinoma: increasing trends in the U. S. population ages 20-44 years [J]. Cancer, 2005,103(9): 1843-1849.

[32] Bebek G, Bennett K L, Funchain P, et al. Microbiomic subprofiles and MDR1 promoter methylation in head and neck squamous cell carcinoma [J]. Hum Mol Genet, 2012,21(7): 1557-1565.

[33] Hooper S J, Wilson M J, Crean S J. Exploring the link between microorganisms and oral cancer: a systematic review of the literature [J]. Head Neck, 2009,31(9): 1228-1239.

[34] Pushalkar S, Ji X, Li Y, et al. Comparison of oral microbiota in tumor and non-tumor tissues of patients with oral squamous cell carcinoma [J]. BMC Microbiol, 2012,12: 144.

[35] Pushalkar S, Mane S P, Ji X, et al. Microbial diversity in saliva of oral squamous cell carcinoma [J]. FEMS Immunol Med Microbiol, 2011,61(3): 269-277.

[36] Mager D L. Bacteria and cancer: cause, coincidence or cure? A review [J]. J Transl Med, 2006, 4: 14.

[37] Tiziani S, Lopes V, Günther U L. Early stage diagnosis of oral cancer using 1H NMR - based metabolomics [J]. Neoplasia, 2009,11(3): 269-276.

[38] Zheng X, Zhao A, Xie G, et al. Melamine-induced renal toxicity is mediated by the gut microbiota [J]. Sci Transl Med, 2013,5(172): 172ra22.

[39] Gale E A, Gillespie K M. Diabetes and gender [J]. Diabetologia, 2001,44(1): 3-15.

[40] Mueller S, Saunier K, Hanisch C, et al. Differences in fecal microbiota in different European study populations in relation to age, gender, and country: a cross-sectional study [J]. Appl Environ Microbiol, 2006,72(2): 1027-1033.

[41] Brown C T, Davis-Richardson A G, Giongo A, et al. Gut microbiome metagenomics analysis suggests a functional model for the development of autoimmunity for type 1 diabetes [J]. PLoS One, 2011,6(10): e25792.

［42］ Giongo A，Gano K A，Crabb D B，et al. Toward defining the autoimmune microbiome for type 1 diabetes ［J］. ISME J，2011,5(1)：82-91.

［43］ de Goffau M C，Luopajarvi K，Knip M，et al. Fecal microbiota composition differs between children with beta-cell autoimmunity and those without ［J］. Diabetes，2013,62(4)：1238-1244.

［44］ Davis-Richardson A G，Ardissone A N，Dias R，et al. Bacteroides dorei dominates gut microbiome prior to autoimmunity in Finnish children at high risk for type 1 diabetes ［J］. Front Microbiol，2014,5：678.

［45］ Endesfelder D，zu Castell W，Ardissone A，et al. Compromised gut microbiota networks in children with anti-islet cell autoimmunity ［J］. Diabetes，2014,63(6)：2006-2014.

［46］ Kostic A D，Gevers D，Siljander H，et al. The dynamics of the human infant gut microbiome in development and in progression toward type 1 diabetes ［J］. Cell Host Microbe，2015,17(2)：260-273.

［47］ Alkanani A K，Hara N，Gottlieb P A，et al. Alterations in intestinal microbiota correlate with susceptibility to type 1 diabetes ［J］. Diabetes，2015,64(10)：3510-3520.

［48］ Mejía-León M E，Petrosino J F，Ajami N J，et al. Fecal microbiota imbalance in Mexican children with type 1 diabetes ［J］. Sci Rep，2014,4：3814.

［49］ de Goffau M C，Fuentes S，van den Bogert B，et al. Aberrant gut microbiota composition at the onset of type 1 diabetes in young children ［J］. Diabetologia，2014,57(8)：1569-1577.

［50］ Leonard M T，Davis-Richardson A G，Ardissone A N，et al. The methylome of the gut microbiome：disparate Dam methylation patterns in intestinal Bacteroides dorei ［J］. Front Microbiol，2014,5：361.

［51］ Karlsson F H，Tremaroli V，Nookaew I，et al. Gut metagenome in European women with normal，impaired and diabetic glucose control ［J］. Nature，2013,498(7452)：99-103.

［52］ Qin J，Li Y，Cai Z，et al. A metagenome-wide association study of gut microbiota in type 2 diabetes ［J］. Nature，2012,490(7418)：55-60.

［53］ Zhang X，Shen D，Fang Z，et al. Human gut microbiota changes reveal the progression of glucose intolerance ［J］. PLoS One，2013,8(8)：e71108.

［54］ Larsen N，Vogensen F K，van den Berg F W，et al. Gut microbiota in human adults with type 2 diabetes differs from non-diabetic adults ［J］. PLoS One，2010,5(2)：e9085.

［55］ Collado M C，Isolauri E，Laitinen K，et al. Distinct composition of gut microbiota during pregnancy in overweight and normal-weight women ［J］. Am J Clin Nutr，2008,88(4)：894-899.

［56］ Kalliomaki M，Collado M C，Salminen S，et al. Early differences in fecal microbiota composition in children may predict overweight ［J］. Am J Clin Nutr，2008,87(3)：534-538.

［57］ de La Serre C B，Ellis C L，Lee J，et al. Propensity to high-fat diet-induced obesity in rats is associated with changes in the gut microbiota and gut inflammation ［J］. Am J Physiol Gastrointest Liver Physiol，2010,299(2)：G440-G448.

［58］ Zhao L，Shen J. Whole-body systems approaches for gut microbiota-targeted，preventive healthcare ［J］. J Biotechnol，2010,149(3)：183-190.

大数据时代的代谢组学

2015 年 1 月 20 日，美国总统奥巴马在国情咨文中提出"精准医学计划"，计划投入 2.15 亿美元启动美国百万人精准医学研究，希望以此"引领一个医学新时代"[1]。而早在 2012 年，英国就开展了"10 万人基因组计划"，欲成为癌症和罕见病遗传研究的全球领先者。从大数据角度理解，精准医学就是对来自临床和实验室的大量信息（包括各种分子层面的检测数据、患者的生活环境和生活方式、临床健康记录等）进行科学的处理和解读，实现精准的疾病诊断、分类和预测，制订具有个性化的疾病预防和治疗方案，对疗效进行精确评估，对预后进行精确预测等。因此，大规模标准化信息库的建设是精准医学的数据基础。在不久的将来，只要把个人的健康数据输入到庞大的健康和疾病相关的数据库中，通过科学选用生物信息学的方法，就可以准确地分析个体的特异性，从而指导精准的疾病预防和治疗。由此可见，各层次数据库的建设与多源信息的整合和深度解读已成为精准医学时代代谢组学取得突破性进展和走向临床应用的关键。本章将分别介绍：①代谢组学相关的各种数据库以及数据库标准化建设中的若干关键环节；②代谢组学与其他组学的整合和深度解读。

10.1 代谢组学相关的数据库

代谢组学的飞速发展，尤其是分析技术的进步、样本数量的增加、样本类型的多样化以及多平台的联合应用，使代谢组数据在数量和复杂性上急剧增加。代谢组学数据库的开发对于归纳总结这些大数据、提高数据的使用率、进行深层次的交叉分析，以及揭示隐藏在大数据背后的生物学机制都有重要的作用。

当前,代谢组学研究中涉及的数据库大致可划分为 3 个层次(见图 10-1):存储原始检测数据的原始数据库、存储代谢物和代谢途径相关信息的代谢物库及存储各表型代谢特征的代谢模式库。产生最早且发展相对成熟的是代谢物库。早期的代谢物库主要存储各种代谢物的基本信息,包括代谢物的简介、化学式、分子量、化学分类、化学性质、所在的代谢途径和图谱等。用户可以将待检测物质的信息与库中代谢物的信息进行一一比对,对目标物质进行定性。2010 年以来,随着精准医学和生物信息学的发展,在一些国际组织的倡导和大力推动下,原始数据库开始出现。尽管基因组数据库建设的成功先例对该类数据库的建立和发展具有一定的促进和借鉴作用,但是原始数据库在完善、标准化和推广上仍存在很多困难。代谢模式库是智能医疗和大数据时代的产物。与前两种数据库相比,该库还处于概念阶段。虽然已有科研团体开始尝试建立小型的正常人和某些代谢性疾病表型的模式库,但都处于调研和预试阶段,在数据体量和质量、涵盖的表型数量、标准化程度、服务模式和范围等方面都与真正意义上的代谢模式库有明显差距。表 10-1 列出了一些典型的数据库及其主要性能。

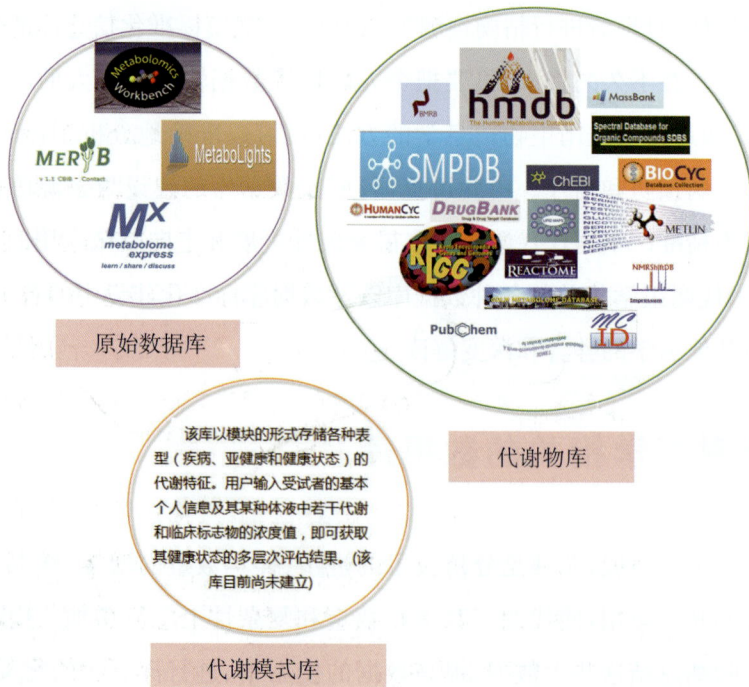

原始数据库

代谢物库

该库以模块的形式存储各种表型(疾病、亚健康和健康状态)的代谢特征。用户输入受试者的基本个人信息及其某种体液中若干代谢和临床标志物的浓度值,即可获取其健康状态的多层次评估结果。(该库目前尚未建立)

代谢模式库

图 10-1　代谢组学研究中涉及的数据库

表 10-1　典型数据库及其主要性能比较

数据库	网 页 链 接	质谱分析	核磁共振谱	代谢途径	结构信息	综合性
HMDB	http://www.hmdb.ca	√	√	√	√	√
KEGG	https://www.genome.jp/kegg/			√	√	√
METLIN	https://metlin.scripps.edu/index.php	√			√	
SMPDB	http://smpdb.ca/			√	√	
GMD	http://gmd.mpimp-golm.mpg.de/	√			√	
PubChem	http://pubchem.ncbi.nlm.nih.gov/				√	
MMCD	http://mmcd.nmrfam.wisc.edu/	√	√		√	
ChEBI	http://www.ebi.ac.uk/chebi/				√	
SDBS	http://sdbs.db.aist.go.jp	√	√		√	
BioCyc	http://biocyc.org/			√	√	
Reactome	http://www.reactome.org/				√	
代谢组学工作平台	http://www.metabolomicsworkbench.org	√	√		√	
MetaboLights	http://www.ebi.ac.uk/metabolights	√	√		√	√
Metabolome-Express	https://www.metabolome-express.org	√			√	
波尔多代谢谱库	http://services.cbib.u-bordeaux2.fr/MERYB/home/home.php	√			√	

　　在数据库的建设过程中存在建设模式、标准化、对内及对外知识产权、资源共享等诸多问题。其中,标准化是建设高质量数据库的前提与保障。

　　本节分为两个部分,分别介绍代谢组学研究相关的三大类数据库以及数据库标准化建设中的若干关键环节。

10.1.1　代谢组学原始数据库

　　原始数据库的出现和标准化建设将为更多的科研工作者提供交流合作的机会,也是进一步提高数据利用率和挖掘深度的有效途径,将大大促进代谢组学技术的进步,也会为各种组学的整合分析以及组学与其他学科的交叉研究奠定数据基础。因此,虽然这类数据库的建设和完善难度较大,但却是组学发展的必然趋势。自 2010 年以来,欧洲和美国的多个机构逐步建立了一系列原始数据库,并组建了专业团队致力于这些数据库的维护和推广应用。当前,有代表性的四大库是代谢组学工作平台(http://www.metaboLomicsworkbench. org)、MetaboLights(http://www. ebi. ac. uk/metabolights)、MetabolomeExpress (https://www. metabolome-express. org)和波尔多代谢谱库(http://services. cbib. u-bordeaux2. fr/MERYB/home/home. php)。我国尚未见到有该类数据库的报道。

1) 代谢组学工作平台

代谢组学工作平台(Metabolomics Workbench)数据库由美国国立卫生研究院(NIH)资助,由加州大学圣地亚哥超级计算机中心(San Diego Supercomputer Center,SDSC)和数据存储与协调中心(Data Repository and Coordinating Center,DRCC)共同开发[2]。Metabolomics Workbench 不仅是国家级的代谢组学原始数据存储平台,还提供各种实验设计、分析工具、代谢物标准、教程和培训等。

2) MetaboLights

MetaboLights 数据库[3-5]于 2012 年创建,被称作代谢组学领域的"基因银行",是一个跨物种且跨平台的代谢组学原始数据和代谢物知识库。该库由英国生物技术和生物科学研究委员会(Biotechnology and Biological Sciences Research Council,BBSRC)资助建设,由欧洲生物信息学研究所(European Bioinformatics Institute,EMBL-EBI)进行维护,支持用户上传其原始代谢组学数据。截至 2015 年 6 月,MetaboLights 库已囊括 99 项研究、两个分析平台(即核磁共振光谱和质谱分析)。MetaboLights 库主要包括两部分资源:①原始数据和相关信息;②代谢物在代谢组学实验中的生物作用信息、位置、浓度及原始图谱。

3) MetabolomeExpress

MetabolomeExpress[6]是一个文件传输协议(FTP)服务器和网络工具,可以与多种基于互联网的数据分析工具协同工作,对所有提交的 GC-MS 代谢组学数据集进行在线的存储、处理、可视化和统计分析。用户能够通过各种参数(如代谢物名称、物种、样本类型等)从公开提交的数据集中搜索合适的代谢组数据重新进行统计分析并给出标准化的报告。用户也能够对多个独立的实验数据进行整合分析和荟萃分析。用户还能够通过文件传输协议将自己的检测数据上传到服务器上,利用标准化的数据处理流程进行在线的数据处理。

4）波尔多代谢谱库

波尔多代谢谱库（Metabolomic Repository of Bordeaux，MeRy-B）[7]是首个基于[1]H-NMR 平台的植物代谢组学专用数据库。该数据库主要存储植物代谢谱原始数据和代谢物信息，也提供可视化的工具对数据进行基本的统计分析。库中现有一千余项[1]H-NMR 检测的植物代谢数据和对应的实验条件、一系列已鉴定的和未知的植物代谢物信息以及一系列植物代谢物的浓度。

MSI（Metabolomics Standards Initiative，http://msi-workgroups. sourceforge. net/）和 COSMOS（Coordination of Standards in Metabolomics，https://link. springer. com/article/10. 1007/s11306-015-0810-y)标准是当前原始数据库建设的公认标准。上述数据库基本都符合这两个标准。有些组织也公布了自己的标准，但与这两个标准高度一致。按照 MSI 和 COSMOS 标准的要求，数据库要求资源提供者在提供规定格式（如 ISA-TAB)原始数据的同时，还必须提供以下信息：提交者的基本信息、实验设计、研究对象及相应处理、样本搜集和存储条件、样本前处理、仪器平台和分析条件、样本的临床信息和代谢物信息等。其中代谢物信息包括基本描述、外部数据库识别代码、化学式、简化分子线性输入规范（simplified molecular-input line-entry system，SMILES)、国际纯粹与应用化学联合会国际化合物标识（the International Chemical Identifier of IUPAC)、峰强度或浓度，以及用来识别代谢物的相关信息，如质荷比、保留指数、碎片信息等。如果资源提供者提交的资源已公开发表过，还需提供文章全文。只有满足以上要求的资源才会被加入数据库中。

10.1.2　代谢物库

人类代谢组数据库（Human Metabolome Database，HMDB，http://www. hmdb. ca/)、京都基因与基因组百科全书（Kyoto Encyclopedia of Genes and Genomes，KEGG，https://www. kegg. jp/或 https://www. genome. jp/kegg/)、代谢物质谱数据库（Metabolite Link，METLIN，https://metlin. scripps. edu/index. php）、格勒姆代谢组数据库（the Golm Metabolome Database，GMD，http://gmd. mpimp-golm. mpg. de/)和小分子途径数据库（the Small Molecule Pathway Database，SMPDB，http://smpdb. ca/)等代谢物库发展相对成熟，应用广泛，是该类数据库的代表。

1）人类代谢组数据库

人类代谢组数据库（HMDB）[8-10]是加拿大代谢组学创新中心（The Metabolomics Innovation Centre，TMIC）于 2007 年创立的代谢组学综合数据库。该数据库主要收录人体内源性代谢物的信息，包括化合物简介、化学式、分子量、化学分类、化学性质、代谢途径、部分代谢物的浓度、部分 MS-MS 图谱等。自发布以来，HMDB 已有 4 个版本，2007 年的第 1 版包含 2 180 个代谢物，2009 年的第 2 版增加至 6 408 个代谢物，2013 年的第 3 版包括 37 170 个代谢物。目前最新版本即第 4 版的 HMDB4.0 包含 41 993 个代谢物、700 多条疾病链接、2 200 张^{1}H-NMR 图谱、7 600 张 MS 质谱图和 2 000 张 GC-MS 质谱图。此外，HMDB 还支持很多用户需要的搜索方式，包括化合物名字搜索、分子量搜索、分子结构搜索和二级质谱搜索。该数据库目前不支持批量搜索，仅限于单个代谢物的搜索，搜索效率较低。该数据库也不支持代谢途径搜索、代谢化合物浓度搜索等。

HMDB 是当前世界上最完整且最全面的人类代谢物和人类代谢数据精选收集库。我国科学家对该库的完善也有一定贡献。

2）京都基因与基因组百科全书

京都基因与基因组百科全书（KEGG）[11]是基因组破译方面的数据库，包括 17 268 种代谢物和 460 条代谢途径，整合了基因组、化学和系统功能信息。把从已经完整测序的基因组中得到的基因目录与更高级别的细胞、物种和生态系统水平的系统功能关联起来是 KEGG 数据库的特色之一。与其他数据库相比，KEGG 的一个显著特点就是具有强大的图形功能，它利用图形而不是烦琐的文字来介绍众多的代谢途径及各途径之间的关系，可以使研究者对其所要研究的代谢途径有一个直观全面的了解。

KEGG 作为一个参考知识库，广泛用于基因组测序和其他高通量实验技术得到的大规模数据集的整合和解释当中。目前 KEGG 正在朝着更加偏重于实际应用的方向发展，这些应用主要集中在整合人类疾病、药物和其他与健康相关的物质方面。

3）代谢物质谱数据库

代谢物质谱数据库（METLIN）[12, 13]由美国斯克里普斯研究院（the Scripps Research Institute）的 Gary Siuzdak 教授组创立，侧重于非靶向代谢组学（non-targeted metabolomics）代谢物鉴定领域，目前包括 240 558 种代谢物，65 776 幅高分辨率 MS-MS 质谱图（其中 8 000 幅为多肽类化合物的质谱图）。网站的主要特征是具有大量的代谢物二级质谱图，可以清晰地找到代谢物的碎片离子。用户还可以获得分子量、化学结构式、化学结构等信息。该数据库的主要缺陷是没有代谢物在生物体中的浓度、代谢途径等信息，也没有临床相关的信息，偏重于化学分析。

4）格勒姆代谢组数据库

格勒姆代谢组数据库（GMD）[14]是由德国马克斯-普朗克研究所的科学家建立的植物代谢组学数据库，包含 1 450 种已被鉴定的代谢物和 10 336 幅相关的质谱图。该数据库资源侧重于非靶向的代谢组学，其最大特点是含有大量植物代谢物的 GC-MS 图谱（特别是衍生化后的 GC-MS 图谱）。用户可以导入自己的 GC-MS 数据进行搜索比对和鉴定。另外，该数据库还含有部分代谢物在植物中的浓度，可以按照植物名、部位等进行搜索。但是，该数据库仅收录 GC-MS 平台检测的植物样本的代谢组数据，应用范围有一定限制。

5）小分子途径数据库

小分子途径数据库（SMPDB）[15, 16]是由加拿大卫生研究院、阿尔伯塔大学和加拿大代谢组学创新中心共同创建的，是一个交互的、可视的小分子途径数据库，包含近 900 条手绘小分子代谢途径，其中有 384 条药物代谢途径、232 条疾病代谢途径、220 条代谢途径及 40 多条其他途径。这些途径中 70% 以上在任何其他代谢途径数据库中都找不到。SMPDB 是为支持临床代谢组学、转录组学、蛋白质组学和系统生物学中途径阐明和途径发现而特别设计的。SMPDB 详细而巧妙地提供了人类代谢途径、疾病代谢途径、代谢物信号转导途径和药物活性代谢途径的超级链接图表，对每个小分子和人类代谢组数据库（HMDB）或 DrugBank 数据库（加拿大阿尔伯塔大学提供的一个生物信息学和化学信息学数据库）中包含的详细描述进行超链接，并且对每个蛋白质或酶复合物和通用蛋白质知识库（UniProt）进行超链接。该库方便浏览，并支持全文搜索。用户能够用一系列代谢物名字、药物名字、基因/蛋白质名字、Swiss-Prot 数据库标识、Affymetrix 数据库标识或 Agilent 微阵列数据库标识进行 SMPDB 查询。这些查询将产生一列匹配的途径，并在每个途径图表中高亮显示匹配的分子。基因、代谢物和蛋白质浓度数据也可以通过 SMPDB 的映射界面实现可视化。所有 SMPDB 的图像、图像映射、描述和表格都是可以下载的。

10.1.3 代谢模式库

10.1.3.1 代谢模式库建设的战略意义

学术界逐渐认识到，更加准确、系统、高效地对人体的健康状态进行描述，将成为未来机制研究和生物医药产业发展的突破口。我国的人群遗传资源丰富,各民族人群具有丰富的表型多样性和代谢多样性,已积累了大量的人类代谢组学数据。当前,亟需利用大数据和先进的模式识别手段,建立代谢组与表型组的关联,系统挖掘并全面揭示特定表型的代谢模式,为有效利用生命组学、临床检测、环境、生理和行为等资源,系统发现更多新的健康评估、疾病诊断和治疗靶标,为我国大健康和生物医药产业的自主创新和跨越式发展提供科技支撑,促进整个医疗体系重心前移,把诊断治疗推向健康评估和健康干预。代谢模式库的建立将是实现该目标的起点和关键环节。现阶段,代谢模式库建设的核心目标是以模块的形式建立并存储各种表型(各种疾病和疾病亚型、亚健康和健康状态)的代谢特征。用户输入受试者的基本个人信息及某种体液中若干代谢和临床标志物的浓度值,即可获取其健康状态的多层次评估结果,如受试者整体代谢状态评分、患有各种代谢性疾病的风险指数、可选用的干预方法等。当前,代谢模式库的建设还处于起步阶段,虽然尚未有成型的代谢模式库的报道,但是已有研究人员以不同的方式进行了大胆尝试并取得了有价值的成果。

10.1.3.2 代谢模式库的典型建设途径

Guo 等[17]研究人员通过对 80 个健康志愿者进行血浆代谢组学全谱分析和全外显子测试分析,发现血浆代谢组学数据可用于评估基因变异外显率;相反,对代谢组学数据进行统计学分析得出的代谢异常情况,可揭示先前并未发现的潜在有害的基因突变。此外,Cobb 等[18]利用 LC-MS 平台,对来自欧洲 13 个国家基线糖耐量正常的人群进行了 3 年的随访,通过对基线和随访的代谢组学数据进行分析,将具有预测能力的一些代谢物与其他指标共同组成评分系统,用于预测糖耐量受损,在 2 型糖尿病的风险评估中发挥了重要作用。以上研究以建立正常人的代谢库为基础,将其作为各种代谢异常的基线参考,是建立代谢模式库的有效方式之一。

上海市第六人民医院转化医学中心和美国夏威夷大学癌症中心的研究人员基于一个 10 年随访样本集(上海市第六人民医院的糖尿病研究队列)、一个横断面研究样本集(来自上海市肥胖病研究队列)和一个代谢手术后 2 年持续随访样本集,采用定量代谢组学的方法对血清中的氨基酸谱、游离脂肪酸谱和胆汁酸谱分别进行了研究,证实了 2 种脂肪酸[19]、5 种氨基酸[20]、2 种脂肪酸的比值[21]以及 3 种胆汁酸与中国人群糖尿病的发生风险关系密切,提出这些代谢物可作为预测糖尿病发生风险的生物标志物。进一步研究证明,将上述氨基酸、脂肪酸和胆汁酸等代谢标志物与精选的临床指标(如甘油三酯)进行整合,可建立一个简单小型的未来糖尿病患者特有的代谢模式。在此之前,研究人员还采用代谢组学技术成功建立了肠癌[22-25]、肝癌[26]、乳腺癌[27]、关节炎[28]、肥胖[29,30]、糖尿病[31,32]和暴发型糖尿病[33]等多种疾病表型的代谢模式。上述研究不仅再次证实代谢组学在疾病评估、疾病监控和药物管理的过程中发挥了重要作用,是精准医疗不可缺少的一部分,同时也为代谢模式库的建设提供了另一条有效途径。

不管是采用以上哪一种模式,代谢模式库的建设都大致由以下环节组成:

(1) 获取足够多的个人信息和数据资料。

(2) 建立经过临床验证的被广泛接受的特征代谢物和临床指标列表。

(3) 针对多种受试者的表型,采用特征物质表,分别建立有一定敏感性和特异性的代谢模式。

(4) 结合个体健康记录、长期或短期的随访和监控数据(实验室和临床)、生活习惯等信息,对已建立的代谢模式进行个性化完善,提高其适用范围,增强鲁棒性。

(5) 对数据获取和分析整个流程中的误差进行有效控制,提供每个结果的可信度分析。

(6) 对数据库建立、完善和使用流程进行标准化建设。

10.1.3.3 代谢模式库建设的挑战和机遇

代谢模式库建设面临的最大挑战是规模化。建立一个高质量的真正可以为精准医学提供服务的模式库的基础是足够大的体量和足够全面的信息。这需要得到各国不同领域研究人员甚至官方的支持。2005 年,加拿大基因委员会(Genome Canada)投资750 万美元创建了"人类代谢组计划"(Human Metabolome Project,HMP),旨在通过促进代谢组学研究改善疾病诊断、鉴别诊断、预防和监测方式,提高对药物代谢和毒理学的认识,在人类基因组和人类代谢组间架起联结桥梁,并开发代谢组学研究工具。该计划将对人体组织中可能发现的代谢物及浓度大于 1 μmol/L 的体液进行定性、定量分析并对其进行分类和存储。相关信息存储在人类代谢组数据库(Human Metabolome Database,http://www.hmdb.ca)中,而相关化合物将存储在人类代谢组图书馆(Human Metabolome Library,http://www.hmdb.ca/hml/)中。另外,还将开发定量研究代谢组学的新方法、新技术和新工具,并构建代谢组学样本库。参与该计划的人员主要由来自加拿大阿尔伯塔大学和卡尔加里大学的 50 多名研究人员组成。2007 年,研究人员宣布完成了人类代谢组的首个草图,编制并描绘了人体内的 2 500 种代谢物、

1 200种药物以及3 500种食品的成分,该研究结果发表在《核酸研究》(*Nucleic Acids Research*)上。该计划的负责人、阿尔伯塔大学计算科学与生命科学教授David Wishart介绍说:"通过研究这个数据库,任何人都可以知道什么代谢物与什么疾病有关,什么是正常的代谢水平,什么是不正常的代谢水平,什么地方能找到某种代谢物,以及哪种代谢物与哪个基因有关。这是世界上首次将这些数据汇集到一起。通过解密人类代谢组,我们可以用极低的成本发现和确诊大量的疾病。"这是一个好的开始。精准医学大潮和大数据时代为代谢模式库的建设提供了契机。越来越多的政府机构和科研组织在组学数据库建设的重要性和必要性上已经达成了共识。如果有政策和技术的双重保障,代谢模式库建设和应用的速度和质量都将得到显著提升。

10.1.4 代谢组学数据库的标准化

标准化是高质量代谢组学数据库建设的关键。数据库的标准化建设大体可分为3个模块(见图10-2)。首先,是数据库运行大环境的标准化,主要包括对数据库操作和

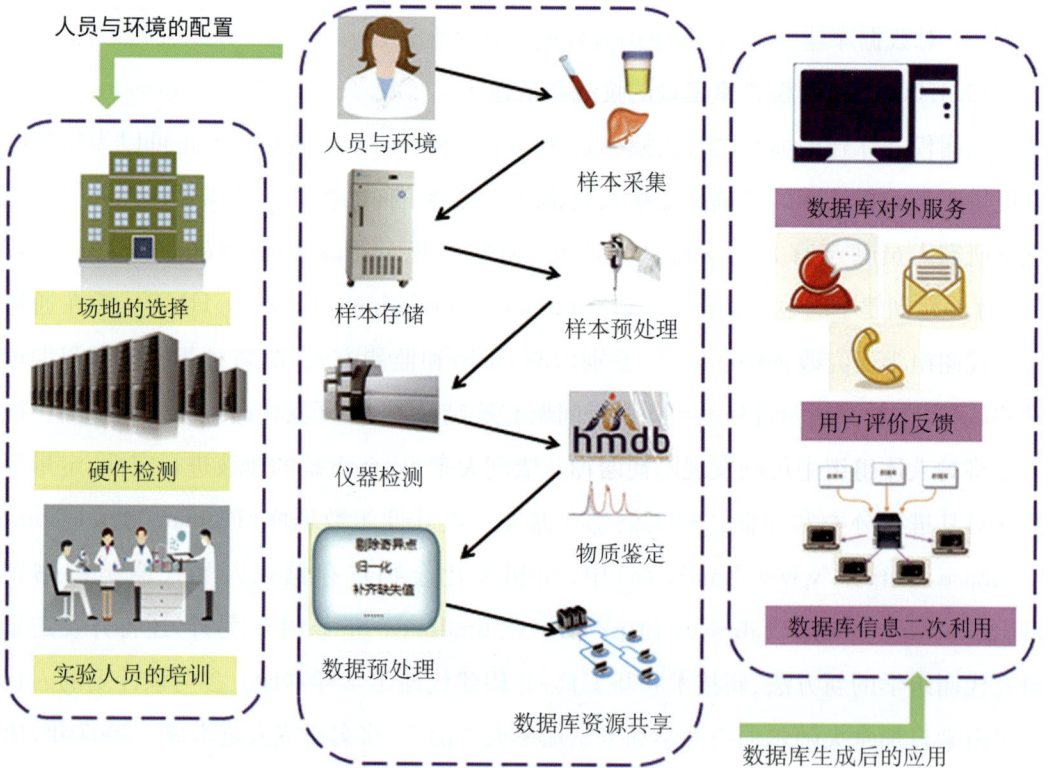

图 10-2 数据库标准化建设的关键环节

管理人员的培训、相关制度建设、运行的各种软件和仪器设备、环境控制等方面的标准化。其次，是代谢组学研究涉及的各个环节的标准化，主要包括但不限于实验设计、样本收取和存储、配套临床信息的管理、分析测试、代谢物定性和定量、数据预处理和统计分析等环节。最后，是数据库服务的标准化，包括服务模式、伦理、知识产权分配、数据安全和保密等环节的标准化。以下就若干关键环节的标准化建设进行阐述。

10.1.4.1　人员与环境的要求

1）人员的要求

首先，数据库应该有足够的管理和操作人员。其次，人员应有必要的教育背景、相应的工作经验并受过一定程度的专业培训，以掌握必需的知识和技能，有效地开展工作。此外，由于工作人员有机会获得受试者和病患的隐私和保密信息、公共和私人机构的研究计划和研究结果，保密制度尤为重要。

2）环境的要求

基本的工作环境和软硬件设施是为了保障数据库相关资源、人员和设备有一个适宜和安全的环境，可实现数据库的所有功能，方便升级和扩展。应定期对设施进行维护和清洁，并做记录。

（1）环境控制。为数据库系统提供独立的空间和双路供电。提供合适的温度、相对湿度，以及振动、噪声、电力控制系统，保证所有电器和机械设备的工作环境恒定可控，减少设备的损耗和故障。提供足够的通风设备以保持空气流通，过滤空气防止设施设备上大量灰尘的聚集。提供充足的照明。在紧急情况下，有后备照明设备提供必要的照明。

（2）软硬件仪器设备。数据库的建立是为了保存和管理数据。用于信息储存的软硬件设备对保证数据质量十分重要。随着计算机和微电子技术的进步，用于信息储存和管理的软硬件设备的种类也不断增加。储存设备、操作系统、数据库软件及内网外网连接结构应主要根据预期储存数据的量和使用方式来确定。所有的设备都应有标准化的操作程序，并由专业人员进行操作。

10.1.4.2　样本存储的要求

越来越多的实验表明，样本存储环境，包括存储时间、存储温度及冻融次数等对样本质量和后续代谢组学分析有不可忽视的影响。入库前，需明确相关样本的存储历史。

1) 样本的存储

低温运输至实验室的组织、血液、尿液和粪便样本应及时放入深低温冰箱或者液氮中的指定位置,同时将相关信息手工或自动(如通过扫描设备)录入数据库。病历号、姓名、性别、病理号、临床各项检查和诊断及问卷等资料应尽量齐全,至少应有年龄、性别、人种、临床诊断等基本信息。不满足要求的样本应暂缓入库。

2) 样本的质控和选取

代谢组学研究对生物样本的质量和选择有一定的要求。可通过以下几个方面提高样本的质量,优化选择规则。

(1) 对样本采集和处理相关人员进行定期培训。

(2) 对样本进行定期核查和评估,确保其存储在正确位置、状态正常且信息齐全。可通过定期检测样本中特定代谢物的浓度评估样本的可用性。及时处理已降解或质量不达标的样本。

(3) 设计专门的实验明确存储时间、存储温度、样本类型、冻融次数和温度梯度等因素对样本质量的影响,为样本存储方案的改善提供参考。

(4) 建立样本使用后的反馈机制,就存储和选用中可能存在的问题加以分析。

(5) 充分考虑年龄、性别、人种、生活习惯、BMI 等内部和外部因素对人体代谢谱的影响,为样本选取提供参考。

10.1.4.3　仪器检测

在代谢组学研究中,样本预处理后的上机检测,也是标准化的关键环节。不同研究之间仪器初始化和运行状态的不同、操作人员技术的差异、进样序列的设置等,都可能使实验结果具有一定的差异。

近来,英国曼彻斯特大学等几所大学合作建立的网站 HUSERMET(Human Serum Metabolome in Health and Disease,http://www. husermet. org/),旨在建立人类血清代谢组学研究不同平台的标准操作规程(standard operating procedures,SOP)。随着代谢组学数据库标准化的不断进展,血、尿和组织 SOP 的构建和完善需要更多国家和机构加强合作,共同促进代谢组学及相关领域研究的发展和进步。

10.1.4.4　物质鉴定

当前,代谢物的鉴定主要有两种方式:一是借助公共代谢物库(如 HMDB)提供的工具进行鉴定;二是采用自己建立的标准品库进行鉴定。第 1 种方式的使用门槛低且操作简单方便,但准确度稍低。第2种方式的准确度相对较高,但对平台的要求较高。首先,可鉴定物质的数量受自建标准品库大小的限制。库中没有的物质无法鉴定。为了提高物质鉴定的数量和质量,各代谢组学平台都会花费大量人力、物力和财力建立并积累自己的标准品库。该库也逐渐成为衡量一个平台能力的指标之一。其次,该方式对平台的标准化要求较高。因为样本前处理、仪器检测、峰提取和数据预处理等操作均对数据结果有一定的影响,所以必须尽量保证样本与标准品整个处理过程的一致性才能保证物质鉴定的高度准确性。

采用公共的 HMDB 库进行物质鉴定有两种方法。第一,采用相似结构搜索工具 ChemQuery。用户可在 ACD(Advanced Chemistry Development)ChemQuery 搜索框中描述或粘贴待查物质的 SMILES 字符串,找到与库相匹配的待查物质的常见子结构。ChemQuery 也支持输入化学式和分子量范围。第二,采用 ^{1}H-NMR 和 MS 搜索模块。用户可上传原始谱图(MS)或峰列表(^{1}H-NMR),从库中搜寻与之相匹配的物质。

用户也可以将新发现的物质信息上传到 HMDB 库,参与该库的建设。所有上传的信息需满足一定的入选标准并经过 2 名管理人员进行验证核实。此外,所有数据都将被输入专门的信息管理系统并接受系统的自动核查和高级管理人员的定期抽查,再次确保分子量与化学式匹配,状态与熔点一致,没有负分子量,名字格式正确,等等。

10.1.4.5 数据预处理

剔除奇异点、归一化、缺失值的自动补齐等是代谢组学数据预处理中常用的方法,对于增加数据的可读性和一致性及优化统计结果都有明显的作用。然而,任何数据处理方法都会对原始信息有一定的影响,且在绝大多数情况下该影响难以数字化衡量。所以,应尽量减少对原始数据进行预处理,将更多的主动权留给数据的真正使用者。当前,各个原始数据库均要求资源提供者上传未经处理的原始数据。如果已对数据进行了必要的调整,需在提交数据资源的同时说明原因和具体的处理方式。

10.1.4.6 数据库资源共享(根据 MSI、COSMOS 标准)

未来,代谢组学数据库的建设必然由多个机构合作完成。如何加强和完善数据共享机制将成为数据库科学管理和可持续发展的重要挑战。对于合作单位、非合作单位甚至全世界的研究机构和个人,分别设置合理可行的共享原则,尽一切可能增加数据库的使用率,充分发挥其对代谢组科学发展的促进作用。当前,几大代谢物公共数据库均可免费访问。原始数据库中资源的使用普遍需要经过申请、审核、批准、使用和反馈等环节,较为复杂。

当前已建立的共享机制主要有以下特点:

(1)数据库资源的共享对学术的、私人的和公共的机构和研究者应是平等的,不论其是为营利还是为非营利的组织工作。

(2)针对不同的申请者和不同的资源分别建立不同的共享规则。

(3)不论有偿还是无偿使用,使用者、数据库建设和维护方以及资源提供方应就资源共享和相关知识产权的分配达成共识。

(4)为扩大数据来源,鼓励更多的学者和研究机构参与到数据库的建设中,资源提供者在使用数据库中的特定资源时有一定的优先权。

(5)各数据库建设方均已组建专门的专家委员会对申请进行审批。审批的标准包括但不限于伦理、所用研究的科学价值和创新性、被申请资源的价值、申请者的研究能力、依托单位或机构的软硬件资源、知识产权分配方式及申请者使用数据库的记录,等等。

10.1.5　代谢组学数据库的应用

当前,各大代谢物库的应用广泛成熟,对代谢组学发展的贡献有目共睹。代谢模式库还处于需求调研和技术摸索阶段,还有很长的路要走。原始数据库虽然发展势头强劲但仍处于建设初期,尚未有大量应用的报道。而且,该类数据库在结构设计、性能优化、标准化及推广应用等方面都有大量工作亟待完成。

可喜的是,已有学者将多个原始数据库或某一库中的多项资源进行整合使用,进一步提高了数据资源的利用率。2015 年,荷兰的莱登大学、欧洲生物信息研究所和德国的莱布尼茨植物生物化学研究所等多家机构共同建立了一个跨库原始数据检索平台——MetabolomeXchange(http://metabolomexchange. org/site/),为数据库资源的整合和扩展应用提供了另一快捷途径。

10.1.6　代谢组学数据库的发展前景

当今,各大代谢组学数据库发展迅速,应用范围日益扩大,相关体系和制度建设趋于完善,标准化程度逐步提高。代谢组学数据库的发展大致呈现两个方向。一种以HMDB、KEGG 等综合性较强的代谢物库为代表,其目标是进一步扩大规模,推广应用,巩固在领域内的权威性和引领地位。另一种以 GMD 为代表,致力于加强某一领域的信息,成为更专业、更精细的数据库。它们的结合应用和信息共享将成为科研的一大助力。

当然,数据库建设中还存在一些有待提高和完善的方面。首先,动态数据和个人历史数据的记录是衡量数据库质量和可持续发展的一个重要指标。时间轴的引入将是提升库存信息价值和信息纵向整合的基础,也是个体化精准化医疗的特殊需求。其次,为了提高库存信息使用的效率,应对数据进行分层管理。数据等级越高(如定量数据或信息完善的患者数据),其可信度和参考价值越大。使用低等级数据时需要格外小心。最后,在全球众多数据库的建设中,如何把各个库整合使用、将所有信息进行沟通,进而建立简便快捷的沟通渠道,这是需要各方共同努力才能解决的问题。当今,已有软件和平台能够将各个库的标识互相转换,也可提供极为有限的原始数据跨库检索服务,这是一个好的开始。

10.2 代谢组学与其他组学的整合

精准医学成功的关键在于大规模地召集志愿者,采集多种来源的个人数据,并建立庞大的健康信息数据库。各层次数据库的建设是代谢组学乃至精准医学研究的数据基础。对海量数据进行科学筛选和有效整合不仅是代谢组学和其他组学也是精准医学研究的热点课题。在不久的将来,只要把个人的健康数据整合并输入这个庞大的数据库,通过生物信息学的方法,就可以准确地分析个体的特异性,从而实现精准的疾病分类及诊断,制订个性化的疾病预防和治疗方案,包括对风险的精确预测、对疾病的精确诊断和分类、对药物的精确应用、对疗效的精确评估、对预后的精确预测等。采集多种来源的数据可以全面反映一个人的健康状态,并且可以交互验证。根据数据的来源,可以简单地将精准医学领域的大数据信息概括为 5 类:个人健康记录、临床检验指标、生活环境因素、生活方式信息及采用现代高科技分析技术采集到的各种生物分子层面的信息(见图 10-3)。

1) 个人健康记录

个人健康记录可以是一份电子档案,存有食物、药物或蚊虫等变应原,用药记录,以往疾病诊断、检测和治疗记录,家族遗传疾病史等各种健康相关的信息,是当前医生获

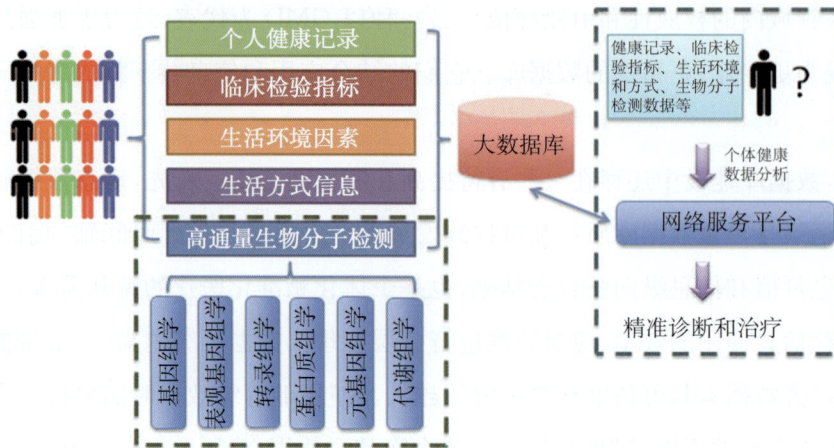

图 10-3　精准医学中的大数据来源及应用

得患者健康信息最快速有效的途径，帮助疾病的诊断和治疗。

2）临床检验指标

临床检验指标一般是通过采集患者的血液、体液、分泌物或组织等样本送往分析实验室，并采用目视观察、物理、化学、仪器或分子生物学方法检测得到的。这些检验指标应提供有临床价值并且尽可能准确的结果，即具有高灵敏度和特异性（sensitivity and specificity），以使临床医生能对患者的疾病做出正确的诊断和及时的治疗，并为观察疗效、推测预后以及疾病的预防等提供有关信息。例如，常规肝功能检测通过丙氨酸转氨酶（ALT）、天冬氨酸转氨酶（AST）、碱性磷酸酶（ALP）、γ-谷氨酰转肽酶（γ-GT）等指标评价肝细胞损伤与否及损伤程度和相关疾病。而血清标志物甲胎蛋白（AFP）对肝癌的诊断具有相对特异性，常用于临床检测和诊断。结合影像学检查如超声和 MRI 检查，可以提高诊断的准确率。

3）生活环境因素

世界卫生组织（WHO）提出环境卫生涉及个人以外的所有物理、化学和生物因素，以及影响行为的一切相关因素。环境卫生包括评估和控制可能影响健康的那些环境因素，并以预防疾病和创造有益健康的环境为目标。很多环境污染物（如室外空气化学污染、室内杀虫剂、周围抽烟环境）及个人生活物品（如药物和化妆品）中的添加剂被报道可能会诱发癌症[34]。

4）生活方式信息

生活方式与个人健康息息相关。不良的饮食和生活习惯，精神因素，吸烟、酗酒等因素会造成各种疾病,如肥胖、心脑血管疾病和癌症等。很多流行病学调查通过采集大量环境和生活习惯相关的数据信息,研究疾病、健康和卫生事件的分布和相关因素,提出合理的预防保健对策和健康服务措施。

5) 高通量生物分子检测

随着现代分析技术的飞速发展,高通量的组学研究已经广泛应用于医药健康领域。通过多组学研究,包括基因组学、表观基因组学、转录组学、蛋白质组学、元基因组学和代谢组学,关注不同生物分子层次之间的途径及网络的动态变化和关系,从而整体反映遗传背景和所处环境对生物个体的作用和影响。单个组学,或者多组学整合,将在精准医学中"唱主角",对健康的监控和疾病的预防起到关键作用,将会推动精准医学的发展。细胞内的生命活动大多发生于代谢层面,故代谢组学被认为是"组学"研究的最终方向,是基因组学和蛋白质组学的延伸。

本节将重点介绍代谢组学和其他组学的整合分析及其在精准医学中的应用。

10.2.1　其他组学研究及数据特点

1) 基因组学

基因组学研究的是生物体内遗传物质的结构序列及相互关系和表达调控的科学,其研究领域主要包括比较基因组学(进化研究)、结构基因组学(蛋白质三维结构预测)和功能基因组学(基因的功能性研究)。基因组学的技术平台主要包括传统的第一代测序技术平台(如化学降解法测序、双脱氧链终止法测序)、高通量的第二代测序技术平台(如454测序、Illumina的边合成边测序)以及最新的第3代单分子测序技术平台(如单分子荧光测序和纳米孔测序等)。高通量测序技术的飞速发展及成本的大幅度降低加速了人们对基因组学的研究,但一些传统的测序方法,如双脱氧链终止法在针对不同的研究目标时仍然有其应用价值。在生物医疗领域,尤其是癌症的研究中,基因组学扮演着重要的角色。医学基因组学主要研究各种突变(mutation)对疾病表型的影响,包括单位点和多位点的替换(substitution)、插入(insertion)、缺失(deletion)等。还有一类变异是基因组中大于 1 kb 范围的缺失、插入、重复等,称为拷贝数变异(copy number variation,CNV)。拷贝数变异在癌症研究中也是值得关注的领域[35]。变异又可根据其获得途径分为种系突变(germline mutation)和体细胞突变(somatic mutation),种系突变即遗传性突变,体细胞突变即后天性突变。

常见的全基因组关联分析(genome-wide association analysis,GWAS)研究种系突变与疾病表型的关联,以发现疾病相关的遗传变异风险因素。全基因组关联分析一般着眼于单位点的种系突变,即研究单核苷酸多态性(single nucleotide polymorphism,SNP)在大规模不同表型(如病例/对照)人群中的分布,筛选出与疾病表型相关的SNP。其数据特征通常为:因变量为病例/对照的分类标签,自变量为大量SNP在不同样本中的基因型,也是分类型变量。随着基因组学研究的不断深入,体细胞突变越来越受到人们的重视,尤其是在癌症研究领域。体细胞突变是后天因素导致正常机体细胞发生突变(非生殖细胞),这种突变不会遗传给后代。一些研究表明,癌症患者的肿瘤细胞内与细胞修复和细胞凋亡有关的基因往往有相对较高的体细胞突变率[36]。体细胞突变数据可以通过外显子组测序(exome-sequencing)获得,这种研究的实验设计常采用配对样本(paired-sample)的自身对照(self-control)。例如,在癌症体细胞突变研究中,一般同时对肿瘤组织与癌旁组织进行测序,以癌旁组织为正常的自体对照样本对肿瘤组织中的突变进行研究。由于体细胞突变的异质性,在基因组层面这种数据非常稀疏,通常需要富集到基因层面进行分析。常用的分析思路是,首先计算出基因的背景突变率(background mutation rate),然后将目标基因的突变频率与背景突变率作对比,得到高突变的基因[37]。

2) 表观基因组学

表观基因组学研究的是对遗传物质的表观修饰,其中包括DNA甲基化、组蛋白修饰、微RNA(miRNA)等,这种修饰不涉及DNA序列本身的变化,但这种修饰可以通过细胞分裂得以保留和遗传。表观遗传修饰对于基因表达水平有着重要的调控作用。DNA甲基化是表观遗传学的一个重要研究方向,其测序的技术平台包括特异性甲基化分析和高通量的全基因组甲基化分析,其中高通量的甲基化分析包括不同的芯片技术(如HumanMethylation450K)和第二代测序技术平台[如全基因组亚硫酸氢盐测序(whole-genome bisulfite sequencing,WGBS)]。基于芯片技术采集的甲基化数据需要进行预处理,得到相对甲基化水平β值或对数转换后的M值。基于第二代测序技术平台的甲基化分析可以实现单碱基分辨率的甲基化水平检测,通过不同算法处理原始数据,最终可获得0~1之间的DNA甲基化水平(β值)。在不同疾病表型的甲基化分析中,可以通过对甲基化数据进行差异性分析,寻找差异的甲基化位点,帮助进一步进行疾病研究。DNA甲基化水平也与癌症息息相关,肿瘤的一个重要特点就是甲基化的失衡。例如,人们发现在肿瘤组织中全基因组的甲基化水平降低、肿瘤抑制基因的甲基化水平增高等[38]。

3）转录组学

转录组学研究的是细胞或机体内所有转录出的 RNA 的水平，包括信使 RNA（mRNA）、核糖体 RNA（rRNA）、转运 RNA（tRNA）及非编码 RNA（ncRNA）等。从狭义上讲，转录组的研究对象为所有成熟 mRNA，因为其水平直接反映基因的表达水平，因此转录组学研究也被称为基因表达谱研究。近年来，非编码 RNA 对基因调节功能的研究也越来越受到人们的重视。由于真核生物的基因包括外显子和内含子，同样的基因可以通过不同的剪接方式获得不同的 mRNA 进而产生不同的蛋白质，因此可变剪接（alternative splicing）也是转录组学的重要研究内容之一。转录组研究的技术平台主要包括基于探针杂交的基因芯片技术（microarray）、基于短标签的大规模平行测序技术（massively parallel signature sequencing，MPSS）和高通量的 RNA 测序技术（RNA-Seq）。在 RNA-Seq 的数据分析中，利用基因外显子区域读段的计数（count）估计基因的表达量，为了使不同长度的基因以及不同测序深度的结果之间具有可比性，RNA-Seq 的读段计数通常被转换为 RPKM（reads per kilobase per million reads，每百万读段中比对到转录本每千碱基长度的读段数）或 FPKM（fragments per kilobase of transcript per million fragments，每百万双端读段中比对到转录本每千碱基长度的双端读段数）进行后续分析。对于不同疾病表型的基因表达分析，通常先进行差异分析以寻找差异表达的基因，再进一步对这些基因进行功能注释或富集分析。

4）蛋白质组学

蛋白质组学是一种大规模研究蛋白质的结构和功能的组学研究。蛋白质作为基因的产物，是发挥生物学功能的基本单位，是生物医疗领域的研究重点之一。蛋白质的检测通常包括抗体检测（antibodies）、凝胶电泳（gel electrophoresis）和质谱分析（mass spectrometry），其中蛋白质组学的研究主要是基于高通量的质谱分析。

5）元基因组学

元基因组学研究的是某一环境中的所有遗传物质，主要研究对象为微生物群落的基因组。人体的微生物群落对人体健康有着非常重要的作用，在某种意义上，它是人的一种"隐藏器官"。其中种类最为丰富的是肠道菌群，因此对肠道菌群与人体健康状态之间关联的研究是医学元基因组学研究的重点之一。元基因组学的研究手段主要包括：①16S rRNA 基因测序分析，16S rRNA 基因是一种系统发育的标记基因，通过测定这些基因序列可以实现对菌群"物种"分类和相对丰度的定量研究;②全基因组测序分析,它是对样品中总 DNA 的全基因组进行测序研究,该研究不仅可以实现对菌群的"物种"分类,也可以进一步进行功能层面的研究。两种分析手段的数据分析流程也有所不同,其中 16S rRNA 基因测序数据通过预处理、去噪等一系列处理可以生成操作分类单元(operational taxonomic unit,OTU)及其相对丰度,在此数据的基础上可以进行进一步的统计分析。对于全基因组的测序数据分析包括预处理、去噪、组装以及基因的功能化注释等,但由于目前比较缺乏可用于组装的参考基因库,不同的研究者会采用不同的方法进行组装,缺乏统一的标准。

10.2.2 代谢组学与其他组学的整合分析

10.2.2.1 多维数据整合分析的必要性

生物体是一个多因素的复杂系统。在对疾病的研究中,经典的分子生物学研究多集中于单因素或少量因素的机制性研究。然而很多疾病,以癌症为例,其背后的机制是复杂的多层次的非线性网络变化。这种变化可能包括生物体自身的变化,如基因变异、表观遗传的改变、基因或蛋白质表达量的变化、下游代谢物的变化和生物体内微生物群落的变化,而这些变化可能互为因果,相互转换。基因突变会影响基因或蛋白质表达,蛋白质/miRNA 也可以作用于基因,影响其复制或表达。代谢物的含量受酶活性的调控,但往往在一条代谢途径中,下游代谢物的积累又可以反馈性抑制上游酶的活性,从而降低其含量。在癌症研究中,人们常常发现与 DNA 修复相关的基因(如抑癌基因 TP53)存在较高的突变率,这种基因的突变会作用于其他基因,使其复制时产生的突变无法及时修复,间接导致了更多突变的形成。传统的分子生物学很难全面系统地研究这种复杂的网络变化,而假设驱动型(hypothesis driven)的科研在缺乏合适的假设前提下,难免浪费科学工作者大量的时间和精力。高通量的组学技术着眼于捕捉机体内某一层面的所有或尽可能多的信息,这大大提高了人们对于复杂疾病机制的理解和认知,也帮助人们发现了大量潜在的疾病预测或预后生物标志物。组学技术的发展产生出海量的生物数据,进而催生了数据驱动型(data driven)的科研思路,即利用统计学、信息学和机器学习的技术对高维组学数据进行深入挖掘,发现生物数据中的模式和疾病背后的多层面变化,进而产生更好的科研假设,这也极大地帮助了后续的分子生物学研究。然而,随着组学数据量的急速扩增,人们也发现单一的组学信息通常只能捕获某一层面的生物学变化,而很多疾病的发生与发展背后的机制是多层次交互作用的,这意味着单组学的数据信息可能无法覆盖复杂疾病的完整信号,不同组学之间的信息既有相互交叠的部分,也有相互补充的部分。一方面,某一个或某几个组学数据可能包含了某种疾病特定亚型的分类信息,而单一组学数据对于疾病表型的解释率往往有限,通过多组学数据的整合可以提高对疾病表型的解释率以及预测能力,这些都表明人们对复杂疾病进行研究时多组学数据整合分析的必要性。另一方面,通过多组学数据的整合,可以对不同组学之间的关联性进行研究,获得不同层面信息之间的机制性联系,发现新的潜在的生物学途径。引入疾病表型信息后,人们可以更加系统地理解疾病的发生发展过程,产生出有价值的假设,为进一步进行分子生物学研究提供帮助。组学数据的整合分析不仅帮助了对复杂疾病机制层面的研究,也促进了更加精确的疾病分类,推动了精准医学的发展。

10.2.2.2　整合分析的类型和介绍

组学数据的整合分析,从不同的角度可以有不同的划分标准。下面对几种不同的整合分析类型进行介绍(见表 10-2)。

表 10-2　组学数据整合分析方法分类

整合角度	整合方法	概念
数据类型	横向整合 纵向整合	同一组学跨平台、跨项目研究 多种组学交叉研究
数据关系	关联性整合 补充性整合	寻找不同数据之间的共表达信息 寻找不同数据之间的正交信号
统计方法	有监督 无监督	通常整合临床的表型数据进行监督分析 采用无监督的模式进行数据挖掘
整合方法	多阶段整合 元维整合	不同组学数据分阶段整合分析 不同组学数据同时整合分析

按照数据类型分类,整合分析可以分为横向整合和纵向整合。横向整合,就是同一类组学研究进行跨平台、跨样本的整合,可以认为是一种荟萃分析(meta-analysis)。可以整合多个研究的数据以扩大数据量,通过扩大样本量提高检验效能(power),或通过扩大检测范围提高信息的覆盖面,发现单一研究中被忽略的信号或其中假阳性的结果。例如,在 Chen 等[26]的研究中,分别检测了肝癌患者和正常人的血液和尿液两种样本,

找到一系列关键的差异代谢物可以辅助肝癌的诊断和分类。又如，在肥胖中有代谢正常和患有代谢性疾病的两类人群，通过对 4 个关联人群代谢数据的整合研究，Ni 等[19]研究人员发现一组特殊的游离不饱和脂肪酸与代谢健康状态紧密相关，它们有望作为标志物用于评价肥胖人群的健康状态并预测其将来发生代谢综合征的风险。这种类型数据整合的难点在于如何消除不同实验条件产生的差异和提高不同样本之间的可比性。从实验设计上来说，常用的方法包括在不同实验平台检测时插入相同的质量控制标准样本进行校正，或通过样本内部某个稳定信号进行自校正（如尿肌酐）；而在数据处理上，可以通过不同标准化（normalization）方法，如 Z 分数转换、分位数标准化，以及采用非参数检验的方法避免具体数值本身的不可比性。Li 等[39]开发了一种简便的基于重新抽样（resampling）的非参数检验方法应用于 RNA-Seq 数据的差异分析，与常用的基于负二项分布或泊松分布的参数检验相比，这种非参数检验方法的结果更加稳定。纵向整合，即不同组学数据的整合。基于组学之间的紧密联系，下面分别对代谢组与其他组学的整合分析进行举例。

1）代谢组学与基因组学整合分析

从中心法则的生物信息流方向来看，基因组学处于最上游位置，而代谢组学处于直接与生物功能相关的最下游位置，基因型的变化必然会对代谢谱产生影响。Gieger 等[40]同时采用基因组学和代谢组学的研究方法研究了人类血液样本中基因型与代谢谱，并通过将代谢谱数据作为表型（代谢表型），与基因型之间进行全基因组关联分析，得到对代谢表型发挥着重要作用的不同基因型。

2）代谢组学与表观基因组学整合分析

一般表观遗传上的改变会导致基因表达水平发生变化，进一步影响生物代谢谱的变化。表观遗传对于代谢谱的影响可能独立于基因变异对代谢谱产生的影响。基于此种假设，Petersen 等[41]同时检测了人类血液样本的 DNA 甲基化水平和代谢谱变化。通过对 DNA 甲基化水平与代谢表型的关联性研究，他们发现了两类甲基组-代谢表型的关联，即受到基因型调控的关联性，以及独立于基因型的关联性，这种关联性可能与环境或生活习惯等因素有关。这样的研究进一步加深了人们对于不同表型的生物机制的理解，也促进了更加精确的人群分类标准的建立。

3）代谢组学与转录组学整合分析

通过结合先验的生物学途径信息，可以将代谢物与基因关联起来分析，获得对于疾病表型更加准确、全面、稳定的信号。如 Zhang 等[42]通过转录组与代谢组研究发现了脂肪酸网络在人类胰腺癌中的变化和影响。在研究中他们进行了代谢全谱分析,基于全谱分析结果构建了共表达网络图,发现了与胰腺癌相关的 8 种共调控脂肪酸代谢物,再利用基因表达谱数据与这 8 种脂肪酸代谢物进行相关性分析,发现了 157 个相关基因,最后通过生物学途径层面的富集分析,进一步说明了胰腺癌与脂肪分解途径之间的关联。Borgan 等[43]采用基因芯片和 ^{1}H-NMR 技术对 46 个乳腺癌组织样本做了基因表达谱和代谢谱分析,他们首先对基因表达和代谢组数据进行了层次聚类分析,发现了乳腺癌的疾病亚型,同时对基因表达与某些关键代谢物进行了相关性研究,对代谢水平变化的生物机制提出了一些新的假设。

4) 代谢组学与蛋白质组学整合分析

蛋白质组学的研究内容在生物学上与同样采用质谱分析的代谢组学有着紧密的关联,将这两种组学进行整合研究比较常见。如在 Ma 等[44]的结直肠癌研究中,他们整合运用了蛋白质组学和代谢组学技术发现了相关的癌症生物标志物。Yizhak 等[45]开发了一种可以整合定量蛋白质组和代谢组数据的计算方法,可以用来预测代谢流量。

5) 代谢组学与元基因组学整合分析

人体的菌群与代谢物是直接相关的,很多化合物在菌群的作用下才能够进行代谢,被转换成其他物质,如次级胆汁酸的形成是由于肠道菌群对人体分泌的初级胆汁酸进行分解并经由肠肝循环后形成的产物。这种由菌群产生的代谢物在人体内发挥了重要作用。因此,目前通过元基因组学和代谢组学相结合对不同的生物学表型进行研究是一个热门的领域。Zheng 等[46]通过采用两种组学技术相结合的方法发现三聚氰胺的肾毒性与一种肠道菌有关,并通过动物模型进行了验证。Marcobal 等[47]将人体肠道菌移植到小鼠体内,观察其产生的代谢特征变化,并发现与人体肠道菌群特征相关的代谢物。Chen 等[48]提出了一种代谢组-肠道菌群分层关联分析的方法,相关软件正在研发中。

从多组学信号之间的关系来看,整合分析又可以分为关联性整合和补充性整合。具体来说,关联性整合是试图发现不同组学数据之间在正常或疾病状态下的关联性,构建一个系统的机制性网络,如某种疾病状态下的基因-蛋白-代谢的共表达网络。这种整合分析侧重于机制层面的研究,可以帮助人们产生更好的实验假设,进一步进行分子生物学研究,以及发现潜在的治疗靶点。而补充性整合是试图找到不同组学数据之间的正交信号(彼此之间相互独立的标志物),并采用这种正交信号组成的变量集合实现疾病表型的预测和预后评估。然而,这两种整合思路也并非完全独立,试想一种复杂疾病表型,基因组学的数据可以从一定程度上解释这种疾病的发生发展(方差解释率),但代谢组学的数据可以提供一些额外的解释,然而这两种数据之间也存在着一定程度上的相关性。所以,在多组学的研究中往往会同时包含这两种思路的研究方法,将不同组学的相关信号和正交信号整合到一起进行分析。例如,Xia 等[49]开发了一整套代谢组学数据处理工具包(MetaboAnalyst 3.0)。其中的整合途径分析(integrated pathway analysis)模块可以同时接受转录组学和代谢组学数据,利用代谢物和基因在从属的生物学途径情况以及途径中的位置和拓扑学关系,将信号整合富集起来,帮助发现与疾病表型相关的关键性生物学途径。个体化的途径信息整合也是整合分析的研究热点之一。例如,Vaske 等[50]基于概率图模型(probabilistic graphical models,PGM)开发了PARADIGM,它可以整合多组学数据得到个体化的整合途径活性(integrated pathway activities)矩阵,进而可以进行下一步表型相关的预测或预后研究。这种个体化的途径信息的富集使得生物学途径作为研究单位,不仅提高了信息密度,也有助于转化医学和精准医学的推进。

从统计学习(statistical learning)的角度分类,可以把数据整合分析分为有监督(supervised)模式和无监督(unsupervised)模式。在统计学习领域还存在更复杂的半监督(semi-supervised)模式,在此不进行深入讨论。其中,有监督模式指的是在整合分析过程中根据研究目的引入合适的输出变量(因变量),通常这种输出变量是临床的表型数据,如病例-对照的分类标签、疾病分期信息、生存时间数据或其他临床指标。在以病例-对照作为输出变量构建的统计模型中,可以寻找具有疾病预测价值的生物标志物,辅助疾病的早期诊断。例如,在 Chen 等[26]的研究中,他们分别检测了肝癌患者和正常人的血液和尿液样本,利用 OPLS-DA 模型找到了关键性的差异代谢物,可以辅助肝癌的诊断和分类。在以不同健康状态作为输出变量的模型中,寻找到的差异性变量可以帮助更好地解释疾病病程中的生物学变化,以及预测疾病病程的转变。例如,在肥胖人群中有代谢正常和患有代谢性疾病的两类人群,通过两组对照及跟踪同一组人群长达10 年的研究,Ni 等[19]研究人员发现一组特殊的游离不饱和脂肪酸与代谢健康状态紧密相关,这组不饱和脂肪酸将有望作为标志物用于评价肥胖人群的健康状态并预测其将来发生代谢综合征的风险。在 Yu 等[51]的研究中发现,血清中一种初级胆汁酸(鹅脱氧胆酸)的基础代谢水平与糖尿病患者接受代谢手术 2 年后的疾病复发显著相关,因此鹅脱氧胆酸有望作为临床代谢手术的一个预后指标。在以生存时间为输出变量构建的模型中,能够寻找到与疾病预后相关的预后标志物。例如,在 Huang 等[52]的研究中,他们将转录组的数据通过一种名为主曲线(principal curve)的算法富集到代谢途径层面得到个体化的代谢途径失常得分(pathway deregulation score,PDS),再引入生存时间数据,通过 L1-LASSO Cox 回归模型筛选出乳腺癌生存相关的重要代谢途径作为预后标志物。在生物医疗的研究中,关于药物的敏感度或耐药性测试一直是人们研究的重点之一。结合多组学的信息,可以帮助人们获得关于药物敏感度的生物学特征,有助于针对不同个体的精准治疗。例如,在 Barretina 等[53]的研究中,他们对 947 种人类癌症细胞系分别进行了测序,获得了包括基因表达谱、拷贝数变异和突变的数据,并采用 24 种抗癌药物对其中 479 种细胞系进行了药物敏感度测试,通过弹性网络回归(elastic net regression)模型[一种整合了岭回归(ridge regression)和 LASSO 回归的模型],筛选出与不同药物敏感度相关的基因特征,这种基因特征的获得对于临床上的精准治疗有重要的指导作用。在 Morvan 等[54]的研究中,他们通过细胞培养和小鼠模型研究发现了肿瘤模型在接受化疗药物治疗后不同治疗效果对应的代谢变化,这表明代谢组学对于药物敏感度的预测有重要的价值。另一种模式是无监督模式,一般是指在没有表型数据等作为输出变量时对数据本身的模式进行识别的统计学习,常用的包括聚类分析(clustering analysis)、相关性分析(correlation analysis)和主成分分析(PCA)等。随着各类组学技术的快速发展,生物数据量急剧增大,越来越多的研究者开始采用无监督模式识别对跨平台多组学数据进行研究,以发现数据本身的特征,从而挖掘出更深层次有生物学意义的信息。通过无监督模式对疾病相关的多组学数据进行更精确的亚型分类,可以提高人们对疾病的认识和促进治疗手段的改进。例如,Wang 等[55]开发出了一种相似网络融合(similarity network fusion,SNF)的算法,该算法可以实现不同组学数据的网络融合,融合后的网络具有稳定的聚类特征,可以对患者进行分类。他们将这个方法应用于 5 种不同癌症的数据集,证明这种基于多组学网络融合后的分类可以帮助发现癌症的亚型,并具有预后价值。在他们的研究中,虽然使用了生存数据,但是是用于检测患者分类是否具有预后价值,而不是作为输出变量参与模型构建,所以属于无监督模式。而在 Tan 等[56]的研究中,他们开发了一种基于自编码器(一种无监督的神经网络算法)的可用于基因表达谱的算法。通过给这种算法输入大量关于铜绿假单孢菌基因表达的公共数据(一种横向数据整合),在完全无监督的情况下,该算法通过多层神经网络的自动编码和解码识别出了不同菌株之间的差异,以及处于相同或类似生物学途径中的基因。这提示在多组学研究的生物大数据时代,对于数据内在模式的挖掘有着重大的意义。无监督的分析也可以采用某种有监督的方式展开,如上述介绍的纵向整合以下游的代谢组学数据作为输出变量、上游的其他组学数据作为预测变量进行的模型构建,这种模型里并不包括任何临床的表型数据,通过这种分析可以获得不同组学之间的关联性,从而帮助人们对机制进行理解。例如,在 Gieger 等[40]的研究中,他们收集正常人群的血清样本进行代谢组学和基因组学的分析。他们将代谢组学信息作为表型数据进行全基因组关联分析,发现某些基因型对于不同代谢表型有较好的解释。

从整合分析的方法来看,整合分析又包括多阶段(multi-stage)整合和元维(meta-dimensional)整合[57]。多阶段整合:是指按照实验目标需求将数据分析的流程拆分为不同的阶段,在不同的阶段里,信号会得到富集。例如,在 Qiu 等[25]对人类结直肠癌的研究中,他们通过代谢组学的方法寻找到关键代谢物,然后通过研究与关键代谢物相关的基因表达,进一步证实他们的发现。而在 Chen 等[58]对急性髓细胞性白血病的研究中,他们通过代谢组学手段发现了与糖代谢相关的差异代谢物,通过差异代谢物的组合对患者进行预后分组,结合基因表达谱的分析,从 mRNA 水平进一步证实了不同组别之间的代谢差异。上述两个研究都是以与表型最接近的代谢组学为起点,发现和筛选出疾病表型相关的差异代谢物,再进一步回溯到上游基因表达水平的研究,从机制上更全面系统地认识疾病变化。Brink-Jensen 等[59]试图构建一个代谢组学和转录组学的统计学模型,他们先通过对代谢组学数据进行矩阵分解得到新的预测变量,再将基因表达值作为预测因子采用最小角回归(least angle regression,LARS)模型进行回归分析。这种模型能够帮助人们筛选出一部分与总体代谢表型高度相关的基因。通过这种多阶段的整合分析,能够得到不同组学信息之间交互作用的信息,帮助人们更加系统和全面地理解不同疾病表型的机制。元维整合:通常是指对不同类型的数据同时进行分析。这类整合分析又可以进一步分为以下 3 种。

(1)串联整合(concatenation-based):指的是将不同层面的组学数据经由预处理后整合成为一个总矩阵,然后对总矩阵进行建模分析。由于不同层面的组学数据为不同的数据类型(如基因组的分类型变量、转录组和代谢组的连续型变量),常常需要对数据进行合适的预处理以保证建模时变量的可比性。在 Zeevi 等[60]的研究中,他们将来自

800 个人的肠道菌群、血检结果、问卷、人体测量及移动终端记录的日常习惯这些类型完全不同的数据整合在一起,以连续的血糖响应检测值作为输出变量进行分析,试图建立一个对个体化营养有指导价值的模型。在他们的建模分析中,考虑到输出变量与预测变量之间可能存在复杂的非线性关系,他们设计了一种梯度提升(gradient boosting)的回归模型,模型将大量的决策树(decision tree)进行整合,获得了一个具有较强泛化能力的非线性模型,对独立的 100 人构成的测试集有着很好的预测能力。这里值得一提的是,在对于不同类型数据进行整合建模时,这种基于决策树的模型通常不需要进行数据间的预处理或标准化,这大大降低了不同类型数据整合的难度。Fridley 等[61]通过贝叶斯层次模型(Bayesian hierarchial model),将分类型变量的 SNP 数据和连续型变量的基因表达量数据整合到一起对药物敏感性进行预测。在 Hirai 等[62]对转录组数据和代谢组数据的整合研究中,他们收集了不同时间点的两种组学数据,将两组数据经过预处理后整合成为一个矩阵,然后采用了批量学习-自组织映射(batch-learning self-organized map,BL-SOM)得到贯穿时间轴的基因表达量与代谢物之间的关联性,并对这样的关联性进行了进一步的机制研究。BL-SOM 是一种将高维数据映射到低维网络的无监督神经网络算法,映射后的低维网络可以涵盖高维数据的拓扑学特征,因此可用于变量或样本之间的聚类。虽然他们的研究是针对植物(拟南芥)进行的,但这种多组学数据的整合分析思路可以被应用到生物医疗的研究中。

(2) 变换整合(transformation-based):指的是先将不同层面的组学数据经由数据变换成为一种中间结构(如图结构、核矩阵等),再对其进行整合,这种方法避免了不同数据类型整合时的麻烦。例如,在 Wang 等[55]的相似网络融合算法中,他们首先分别对不同组学的数据构建样本相似性矩阵(这一步类似对样本进行相关性分析),再将这种相似性矩阵转换为相似网络,每种组学数据都会获得一个相似网络,然后通过迭代融合的方法,将多个相似网络整合成为一个相似网络,整合后的网络既包括了不同组学之间相互支持的信息,也包括了每个组学内部的特征性信息。整合后的样本相似网络更加稳定,还可以进行聚类或其他分析。

(3) 模型整合(model-based):对于不同层面的数据建立不同的模型进行分析,然后再对不同的模型进行整合。这种模型层面的整合允许数据来源于不同的样本,但不同样本必须具有相同的疾病表型。Holzinger 等[63]开发了一套计算工具,可以分别对不同数据类型的组学数据进行独立的建模分析和特征选择(feature selection),再进一步整合成为一个预测模型。另一种针对来源于不同样本的多组学数据的分析思路是将不同的组学数据先各自富集到同一层面后再进行整合。例如,现有同一种疾病的全基因组关联分析数据、基因表达和代谢组学数据,但这些数据可能来自不同的人群,可以结合疾病表型分别对不同数据进行代谢途径富集分析得到代谢途径层面结果,再统一对这一层面结果进行整合研究,帮助发现贯穿不同机制层面的与疾病相关的重要生物学途径变化。但值得注意的是,这种模型层面的整合可能会忽视一些不同数据层面之间的交互作用,因为每个模型只是针对单一层面组学数据构建的。

10.2.3　大数据整合分析在精准医学中的挑战和机遇

10.2.3.1　大数据整合分析的挑战

在高维组学数据分析中一个最常遇到的问题就是假阳性结果,即通过一个数据集的分析得到的阳性结果无法在其他独立数据集中重现。这是因为高维的组学数据,尤其是串联整合后获得的更高维度的数据随着被检验变量个数的增加,采用传统的 $P<0.05$ 或 0.01 的筛选标准,会出现大量的假阳性结果,因此需要采用更为严格的多重检验(multiple-test)对假阳性率进行控制,其中常用的方法包括 Bonferroni 校正法(Bonferroni correction)、假阳性率(false discovery rate, FDR)、总体错误率(family-wise error rate, FWER)等。另外,在多组学研究中通常需要设置独立的验证数据集,用以验证基于训练数据得到的结果。其中需要注意的是,验证数据集不应该参与模型构建的任何环节,利用验证数据集对模型进行选择和模型参数调整是一种有偏的做法(注意,这里的独立验证并非常用的交叉验证)。但在某些情况下,由于实验设计或其他原因,无法获得独立的数据集用以验证,也可以采用将已有的数据集划分为训练集和测试集的方式,对结果的可重现性进行测试。在上述讨论中,已经知道组学数据,尤其是整合后的组学数据通常具有很高的维度。因此,在这种高维数据的统计学习中,会遇到的另外一个问题就是通过损失函数(loss function)优化得到的模型很容易产生过拟合的现象,类似上面提到的假阳性,但这里的过拟合一般指的是模型本身而非检验的结果。过拟合的模型在训练集中有很好的表现,但对于不参与建模的测试集预测性很差。对于这种过拟合问题,目前存在多种解决思路。①重抽样(resampling)方法,其中包括自助法(bootstrap method)、交叉验证法(cross-validation)等,这种重抽样的思路在于训练模型时不直接对全部样本进行训练,而是多次抽取部分样本训练,这样最终得到的模型更

加稳定,具有较好的泛化能力。②正则化(regularization)方法,一般是指对模型损失函数引入适当的惩罚项(penalty term)。例如,引入 L2 惩罚项的岭回归和引入 L1 惩罚项的 LASSO。通过引入惩罚项,削弱模型参数对于模型的影响,虽然增加了训练误差,但提高了模型的稳定性和泛化能力,使其在测试集中的表现得到改善。其中,LASSO 因为 L1 惩罚项的特性,不仅可以实现模型的正则化,还可以同时进行特征变量的选择,因此在组学数据研究中被大量使用。③减少特征数方法。例如,降维法对高维数据降维,再使用降维后的特征变量进行建模,典型的如主成分回归(principal component regression);或选取部分关键变量进行建模,刚刚提到的 LASSO 可以在建模的同时实现特征变量的选取。在统计学习领域,如何降低模型复杂度,提高泛化能力的研究和方法不胜枚举。需要结合自己的研究目标,有选择地使用其中的某些方法,提高多组学整合分析模型的稳定性和实用性,进一步加速科研向临床应用的转化。

10.2.3.2 后续研究

在之前的讨论中发现,多组学整合研究需要大量利用生物学途径或生物网络信息。现有的较为成熟的代谢途径数据库包括 KEGG、SMPDB、Reactome 等,相互作用网络信息数据库包括蛋白质相互作用(protein-protein interaction,PPI)网络的数据库 STRING、基因和蛋白质相互作用网络的数据库 BioGRID 等。但这些数据库依然存在一些不足之处,如覆盖面依然有限,新的研究结果和发现的纳入速度较慢,不同数据库采用的名称系统不统一等。信号网络分析(Ingenuity Pathway Analysis,IPA)是一款商业化的代谢途径分析软件,在近些年的生物医学研究中大受欢迎。IPA 的后台包括了一个从文献中提取出的基因、蛋白质、代谢物、药物等信息的大型数据库,利用这一数据库,可以扩展现有的代谢途径信息,对研究者所感兴趣的目标提供全面的基于现有文献的信息汇总,并提供网络结构的可视化工具,以及相应的分析。目前,自然语言处理(nature language processing,NLP)技术的飞速发展,使得机器从自然语言的文本中提取有效信息的能力越来越强。利用自然语言处理技术,自动对海量文献进行系统的挖掘和整理成为格式统一的数据库,可以大大扩展现有的生物学途径信息,为生物医学研究者提供既全面又有针对性的帮助。例如,PharmGKB 就是一个采用自然语言处理技术对文献中的药物和基因信息进行挖掘并整理而成的数据库。在 Mallory 等[64]的研究中,他们利用自然语言处理技术开发了一种可以对文献全文进行挖掘获得基因-基因相互作用的方法,他们对比了利用该方法进行文本挖掘的结果和已有的数据库信息,得到

76％的准确率和49％的召回率,同时还发现了大量未被纳入已有数据库的潜在基因-基因相互作用。这种采用自然语言处理技术整理和归纳已有研究结果的方法,扩展了现有的生物知识信息库,对于推动大数据的系统生物学研究有着巨大意义。这种技术还可以用于临床实践中。例如,Xu 等[65]开发了一种开源的自然语言处理系统(MedEX),该系统可以从大量的电子病历中抽取与药物相关的大量信息,具有巨大的临床研究价值。

10.3　小结

多组学数据的整合分析提高了人们对于复杂疾病的理解,产生出更多新的发现和假设。但这往往只是科研的第一步。如何验证这些假设并揭示一个完整的机制,如何利用这些发现构建出新的潜在的治疗干预方案,这些都需要研究者在多组学整合分析后进行大量的分子生物学研究,真正让多组学的研究从数据走向应用。例如,基于多组学筛选出的癌症预后生物标志物,利用分子生物学手段制造出可以应用于临床和健康医疗行业的试剂盒,真正服务于患者,推进精准医疗。

参考文献

[1] The Precision Medicine Initiative [EB/OL]. https://www. whitehouse. gov/precision-medicine.

[2] Sud M, Fahy E, Cotter D, et al. Metabolomics Workbench: An international repository for metabolomics data and metadata, metabolite standards, protocols, tutorials and training, and analysis tools [J]. Nucleic Acids Res, 2016,44(D1):D463-D470.

[3] Haug K, Salek R M, Conesa P, et al. MetaboLights-an open-access general-purpose repository for metabolomics studies and associated meta-data [J]. Nucleic Acids Res, 2013,41(Database issue):D781-D786.

[4] Salek R M, Haug K, Conesa P, et al. The MetaboLights repository:curation challenges in metabolomics [J]. Database (Oxford), 2013,2013:bat029.

[5] Steinbeck C, Conesa P, Haug K, et al. MetaboLights:towards a new COSMOS of metabolomics data management [J]. Metabolomics, 2012,8(5):757-760.

[6] Carroll A J, Badger M R, Harvey Millar A. The MetabolomeExpress Project:enabling web-based processing, analysis and transparent dissemination of GC/MS metabolomics datasets [J]. BMC Bioinformatics, 2010,11:376.

[7] Ferry-Dumazet H, Gil L, Deborde C, et al. MeRy-B:a web knowledgebase for the storage, visualization, analysis and annotation of plant NMR metabolomic profiles [J]. BMC Plant Biol,

2011,11:104.

[8] Wishart D S, Jewison T, Guo A C, et al. HMDB 3. 0—The Human Metabolome Database in 2013 [J]. Nucleic Acids Res, 2013,41(Database issue):D801-D807.

[9] Wishart D S, Knox C, Guo A C, et al. HMDB:a knowledgebase for the human metabolome [J]. Nucleic Acids Res, 2009,37(Database issue):D603-D610.

[10] Wishart D S, Tzur D, Knox C, et al. HMDB:the Human Metabolome Database [J]. Nucleic Acids Res, 2007,35(Database issue):D521-D526.

[11] Kanehisa M, Goto S, Sato Y, et al. Data, information, knowledge and principle:back to metabolism in KEGG [J]. Nucleic Acids Res, 2014,42(Database issue):D199-D205.

[12] Smith C A, O'Maille G, Want E J, et al. METLIN:a metabolite mass spectral database [J]. Ther Drug Monit, 2005,27(6):747-751.

[13] Tautenhahn R, Cho K, Uritboonthai W, et al. An accelerated workflow for untargeted metabolomics using the METLIN database [J]. Nat Biotechnol, 2012,30(9):826-828.

[14] Kopka J, Schauer N, Krueger S, et al. GMD@CSB. DB:the Golm Metabolome Database [J]. Bioinformatics, 2005,21(8):1635-1638.

[15] Jewison T, Su Y, Disfany F M, et al. SMPDB 2. 0:big improvements to the Small Molecule Pathway Database [J]. Nucleic Acids Res, 2014,42(Database issue):D478-D484.

[16] Frolkis A, Knox C, Lim E, et al. SMPDB:The Small Molecule Pathway Database [J]. Nucleic Acids Res, 2010,38(Database issue):D480-D487.

[17] Guo L, Milburn M V, Ryals J A, et al. Plasma metabolomic profiles enhance precision medicine for volunteers of normal health [J]. Proc Natl Acad Sci U S A, 2015,112(35):E4901-E4910.

[18] Cobb J, Eckhart A, Perichon R, et al. A novel test for IGT utilizing metabolite markers of glucose tolerance [J]. J Diabetes Sci Technol, 2015,9(1):69-76.

[19] Ni Y, Zhao L, Yu H, et al. Circulating unsaturated fatty acids delineate the metabolic status of obese individuals [J]. EBioMedicine, 2015,2(10):1513-1522.

[20] Chen T, Ni Y, Ma X, et al. Branched-chain and aromatic amino acid profiles and diabetes risk in Chinese populations [J]. Sci Rep, 2016,6:20594.

[21] Zhao L, Ni Y, Yu H, et al. Serum stearic acid/palmitic acid ratio as a potential predictor of diabetes remission after Roux-en-Y gastric bypass in obesity [J]. FASEB J, 2017,31(4):1449-1460.

[22] Qiu Y, Cai G, Su M, et al. Urinary metabonomic study on colorectal cancer [J]. J Proteome Res, 2010,9(3):1627-1634.

[23] Tan B, Qiu Y, Zou X, et al. Metabonomics identifies serum metabolite markers of colorectal cancer [J]. J Proteome Res, 2013,12(6):3000-3009.

[24] Cheng Y, Xie G, Chen T, et al. Distinct urinary metabolic profile of human colorectal cancer [J]. J Proteome Res, 2012,11(2):1354-1363.

[25] Qiu Y, Cai G, Zhou B, et al. A distinct metabolic signature of human colorectal cancer with prognostic potential [J]. Clin Cancer Res, 2014,20(8):2136-2146.

[26] Chen T, Xie G, Wang X, et al. Serum and urine metabolite profiling reveals potential biomarkers of human hepatocellular carcinoma [J]. Mol Cell Proteomics, 2011,10(7):M110. 004945.

[27] Qiu Y, Zhou B, Su M, et al. Mass spectrometry-based quantitative metabolomics revealed a distinct lipid profile in breast cancer patients [J]. Int J Mol Sci, 2013,14(4):8047-8061.

[28] Jiang M, Chen T, Feng H, et al. Serum metabolic signatures of four types of human arthritis

[J]. J Proteome Res，2013,12(8):3769-3779.

[29] Gu Y, Zhao A, Huang F, et al. Very low carbohydrate diet significantly alters the serum metabolic profiles in obese subjects [J]. J Proteome Res，2013,12(12):5801-5811.

[30] Xie G, Ma X, Zhao A, et al. The metabolite profiles of the obese population are gender-dependent [J]. J Proteome Res，2014,13(9):4062-4073.

[31] Bao Y, Zhao T, Wang X, et al. Metabonomic variations in the drug-treated type 2 diabetes mellitus patients and healthy volunteers [J]. J Proteome Res，2009,8(4):1623-1630.

[32] Wu T, Xie G, Ni Y, et al. Serum metabolite signatures of type 2 diabetes mellitus complications [J]. J Proteome Res，2015,14(1):447-456.

[33] Lu J, Zhou J, Bao Y, et al. Serum metabolic signatures of fulminant type 1 diabetes [J]. J Proteome Res，2012,11(9):4705-5711.

[34] Irigaray P, Newby J A, Clapp R, et al. Lifestyle-related factors and environmental agents causing cancer:an overview [J]. Biomed Pharmacother，2007,61(10):640-658.

[35] Zack T I, Schumacher S E, Carter S L, et al. Pan-cancer patterns of somatic copy number alteration [J]. Nat Genet, 2013,45(10):1134-1140.

[36] Kandoth C, Mclellan M D, Vandin F, et al. Mutational landscape and significance across 12 major cancer types [J]. Nature, 2013,502(7471):333-339.

[37] Lawrence M S, Stojanov P, Polak P, et al. Mutational heterogeneity in cancer and the search for new cancer-associated genes [J]. Nature, 2013,499(7457):214-218.

[38] Esteller M. Epigenetics in cancer [J]. N Engl J Med, 2008,358(11):1148-1159.

[39] Li J, Tibshirani R. Finding consistent patterns:a nonparametric approach for identifying differential expression in RNA-Seq data [J]. Stat Methods Med Res, 2013,22(5):519-536.

[40] Gieger C, Geistlinger L, Altmaier E, et al. Genetics meets metabolomics:a genome-wide association study of metabolite profiles in human serum [J]. PLoS Genet, 2008,4(11):e1000282.

[41] Petersen A K, Zeilinger S, Kastenmuller G, et al. Epigenetics meets metabolomics:an epigenome-wide association study with blood serum metabolic traits [J]. Hum Mol Genet，2014, 23(2):534-545.

[42] Zhang G, He P, Tan H, et al. Integration of metabolomics and transcriptomics revealed a fatty acid network exerting growth inhibitory effects in human pancreatic cancer [J]. Clin Cancer Res，2013,19(18):4983-4993.

[43] Borgan E, Sitter B, Lingjærde O C, et al. Merging transcriptomics and metabolomics—advances in breast cancer profiling [J]. BMC Cancer, 2010,10:628.

[44] Ma Y, Zhang P, Wang F, et al. An integrated proteomics and metabolomics approach for defining oncofetal biomarkers in the colorectal cancer [J]. Ann Surg，2012,255(4):720-730.

[45] Yizhak K, Benyamini T, Liebermeister W, et al. Integrating quantitative proteomics and metabolomics with a genome-scale metabolic network model [J]. Bioinformatics, 2010,26(12): i255-i260.

[46] Zheng X, Zhao A, Xie G, et al. Melamine-induced renal toxicity is mediated by the gut microbiota [J]. Sci Transl Med，2013,5(172):172ra122.

[47] Marcobal A, Kashyap P C, Nelson T A, et al. A metabolomic view of how the human gut microbiota impacts the host metabolome using humanized and gnotobiotic mice [J]. ISME J, 2013,7(10):1933-1943.

[48] Chen T, You Y, Xie G, et al. Strategy for an association study of the intestinal microbiome and

brain metabolome across the lifespan of rats[J]. Anal Chem, 2018,90(4): 2475-2483.

[49] Xia J, Sinelnikov I V, Han B, et al. MetaboAnalyst 3. 0—making metabolomics more meaningful [J]. Nucleic Acids Res, 2015,43(W1):W251-W257.

[50] Vaske C J, Benz S C, Sanborn J Z, et al. Inference of patient-specific pathway activities from multi-dimensional cancer genomics data using PARADIGM [J]. Bioinformatics, 2010,26(12): i237-i245.

[51] Yu H, Ni Y, Bao Y, et al. Chenodeoxycholic acid as a potential prognostic marker for Roux-en-Y gastric bypass in Chinese obese patients [J]. J Clin Endocrinol Metab, 2015, 100 (11): 4222-4230.

[52] Huang S, Yee C, Ching T, et al. A novel model to combine clinical and pathway-based transcriptomic information for the prognosis prediction of breast cancer [J]. PLoS Comput Biol, 2014,10(9):e1003851.

[53] Barretina J, Caponigro G, Stransky N, et al. The Cancer Cell Line Encyclopedia enables predictive modelling of anticancer drug sensitivity [J]. Nature, 2012,483(7391):603-607.

[54] Morvan D, Demidem A. Metabolomics by proton nuclear magnetic resonance spectroscopy of the response to chloroethylnitrosourea reveals drug efficacy and tumor adaptive metabolic pathways [J]. Cancer Res, 2007,67(5):2150-2159.

[55] Wang B, Mezlini A M, Demir F, et al. Similarity network fusion for aggregating data types on a genomic scale [J]. Nat Met, 2014,11(3):333-337.

[56] Tan J, Hammond J H, Hogan D A, et al. ADAGE-based integration of publicly available Pseudomonas aeruginosa gene expression data with denoising autoencoders illuminates microbe-host interactions [J]. mSystems, 2016,1(1). pii: e00025-15.

[57] Ritchie M D, Holzinger E R, Li R, et al. Methods of integrating data to uncover genotype-phenotype interactions [J]. Nat Rev Genet, 2015,16(2):85-97.

[58] Chen W L, Wang J H, Zhao A H, et al. A distinct glucose metabolism signature of acute myeloid leukemia with prognostic value [J]. Blood, 2014,124(10):1645-1654.

[59] Brink-Jensen K, Bak S, Jørgensen K, et al. Integrative analysis of metabolomics and transcriptomics data: a unified model framework to identify underlying system pathways [J]. PLoS One, 2013,8(9):e72116.

[60] Zeevi D, Korem T, Zmora N, et al. Personalized nutrition by prediction of glycemic responses [J]. Cell, 2015,163(5):1079-1094.

[61] Fridley B L, Lund S, Jenkins G D, et al. A Bayesian integrative genomic model for pathway analysis of complex traits [J]. Genet Epidemiol, 2012,36(4):352-359.

[62] Hirai M Y, Klein M, Fujikawa Y, et al. Elucidation of gene-to-gene and metabolite-to-gene networks in arabidopsis by integration of metabolomics and transcriptomics [J]. J Biol Chem, 2005,280(27):25590-25595.

[63] Holzinger E R, Dudek S M, Frase A T, et al. ATHENA: the analysis tool for heritable and environmental network associations [J]. Bioinformatics, 2014,30(5):698-705.

[64] Mallory E K, Zhang C, Ré C, et al. Large-scale extraction of gene interactions from full-text literature using DeepDive [J]. Bioinformatics, 2016,32(1):106-113.

[65] Xu H, Stenner S P, Doan S, et al. MedEx: a medication information extraction system for clinical narratives [J]. J Am Med Inform Assoc, 2010,17(1):19-24.

缩　略　语

英文缩写	英文全称	中文全称
AAA	aromatic amino acid	芳香族氨基酸
Aβ	β-amyloid protein	β淀粉样蛋白
ACD	Advanced Chemistry Development	高级化学发展有限公司
ACE	angiotensin converting enzyme	血管紧张素转换酶
ACS	acute coronary syndrome	急性冠状动脉综合征
AD	Alzheimer's disease	阿尔茨海默病
ADK	adenylate kinase	腺苷酸激酶
ADMA	asymmetric dimethylarginine	不对称二甲基精氨酸
AFP	α-fetoprotein	甲胎蛋白
ALD	alcoholic liver disease	酒精性肝病
ALL	acute lymphocytic leukemia	急性淋巴细胞白血病
ALOX5AP	5-lipoxygenase activating protein	5-脂氧合酶激活蛋白
ALP	alkaline phosphatase	碱性磷酸酶
ALT	alanine transaminase	丙氨酸转氨酶
AMH	anti-Müllerian hormone	抗苗勒氏管激素
AML	acute myelogenous leukemia	急性髓细胞性白血病
AMP	adenosine monophosphate	腺苷一磷酸
AMPK	adenosine monophosphate（AMP）-activated protein kinase	AMP 激活的蛋白激酶
AODS	antioxidant defense system	抗氧化防御系统
ApoE	apolipoprotein E	载脂蛋白 E
ARF	acute renal failure	急性肾衰竭
ART	assisted reproductive technology	辅助生殖技术
AS	atherosclerosis	动脉粥样硬化

（续表）

英文缩写	英文全称	中文全称
ASRM	American Society for Reproductive Medicine	美国生殖医学学会
AST	aspartate transaminase	天冬氨酸转氨酶
ATP	adenosine triphosphate	腺苷三磷酸
AUC	area under the curve	曲线下面积
AUD	alcohol use disorder	酒精使用障碍
BA	bile acid	胆汁酸
BAT	brown adipose tissue	棕色脂肪组织
BBSRC	Biotechnology and Biological Sciences Research Council	（英国）生物技术和生物科学研究委员会
BCAA	branched-chain amino acid	支链氨基酸
BHBA	β-hydroxybutyrate	β-羟基丁酸
BL-SOM	batch-learning self-organized map	批量学习-自组织映射
BM	bone marrow	骨髓
BMI	body mass index	体重指数
BNP	brain natriuretic peptide	脑钠肽
BPD	biliopancreatic diversion	胆胰转流术
BUN	blood urea nitrogen	血尿素氮
C	carnitine	肉碱
CA	cholic acid	胆酸
CA125	carbohydrate antigen 125	糖类抗原 125
CAH	congenital adrenal cortical hyperplasia	先天性肾上腺皮质增生症
cAMP	cyclic adenylic acid	环腺苷酸
CAP study	Cholesterol and Pharmacogenetics study	胆固醇和遗传药理学研究
CCl_4	carbon tetrachloride	四氯化碳
CDCA	chenodeoxycholic acid	鹅脱氧胆酸
CEA	carcinoembryonic antigen	癌胚抗原
CHB	chronic hepatitis B	慢性乙型肝炎
CHC	chronic hepatitis C	慢性丙型肝炎
CHD	coronary atherosclerotic heart disease	冠状动脉粥样硬化性心脏病（简称冠心病）

（续表）

英文缩写	英文全称	中文全称
ChEBI	chemical entities of biological interest	生物相关的化学实体
CI	confidence interval	可信区间
CMA	chromosomal microarray analysis	染色体微阵列分析
CML	chronic myelogenous leukemia	慢性髓细胞性白血病
CNV	copy number variation	拷贝数变异
COPR	coprostanol	粪固醇
COSMOS	Coordination of Standards in Metabolomics	（欧洲）代谢组学标准协调委员会
COX	cyclooxygenase	环加氧酶
CPMG	Carr-Purcell-Meiboom-Gill	弛豫时间编辑
Cr	creatinine	肌酐
CR	complete remission	完全缓解
CRC	colorectal cancer	结直肠癌
CRF	chronic renal failure	慢性肾衰竭
CRP	C-reactive protein	C 反应蛋白
CYP	cytochrome	细胞色素
DART	direct analysis in real time	实时直接分析
DCA	deoxycholic acid	脱氧胆酸
DESI	desorption electrospray ionization	解吸电喷雾电离技术
DESI-MS	desorption electrospray ionization mass spectrometry	解吸电喷雾电离质谱
DGGE	denaturing gradient gel electrophoresis	变性梯度凝胶电泳
DHEA-S	dehydroepiandrosterone sulfate	硫酸脱氢表雄酮
DILI	drug-induced liver injury	药物性肝损伤
DIO-P	dietary induced obesity prone	饮食诱导肥胖易感型
DIO-R	dietary induced obesity resistant	饮食诱导肥胖抵抗型
D-Man	D-mannose	D-甘露糖
DM	diabetes mellitus	糖尿病
DMG	dimethylglycine	二甲基甘氨酸
DRCC	Data Repository and Coordinating Center	数据存储与协调中心
EAC	esophageal adenocarcinoma	食管腺癌
EMBL-EBI	European Bioinformatics Institute	欧洲生物信息学研究所

（续表）

英文缩写	英文全称	中文全称
EOC	epithelial ovarian cancer	卵巢上皮癌
EOSP	early onset severe preeclampsia	早发型重度先兆子痫
ESHRE	European Society of Human Reproduction and Embryology	欧洲人类生殖与胚胎学会
ESI	electrospray ionization	电喷雾电离
FA	fatty acid	脂肪酸
FCM	flow cytometry	流式细胞术
FDR	false discovery rate	假阳性率
FF	follicular fluid	卵泡液
FFA	free fatty acid	游离脂肪酸
FGF19	fibroblast growth factor 19	成纤维细胞生长因子 19
FGR	fetal growth restriction	胎儿生长受限
FISH	fluorescence *in situ* hybridization	荧光原位杂交
fMRI	functional magnetic resonance imaging	功能性磁共振成像
FOBT	fecal occult blood test	粪便隐血试验
FPKM	fragments per kilobase of transcript per million fragments	每百万双端读段中比对到转录本每千碱基长度的双端读段数
FT-ICRMS	Fourier transform-ion cyclotron resonance mass spectrometry	傅里叶变换离子回旋共振质谱
FTIR	Fourier transform infrared spectroscopy	傅里叶变换红外光谱
FTP	file transfer protocol	文件传输协议
FWER	family-wise error rate	总体错误率
FXR	farnesoid X receptor	法尼醇 X 受体
G	guanine	鸟嘌呤
GABA	γ-aminobutyric acid	γ-氨基丁酸
γ-GT	γ-glutamyl transpeptidase	γ-谷氨酰转肽酶
GBP	gastric bypass	胃旁路术
GCA	glycocholic acid	甘氨胆酸
GCDCA	glycochenodeoxycholic acid	甘氨鹅脱氧胆酸
GC-GC-MS	comprehensive two-dimensional gas chromatography-mass spectrometry	全二维气相色谱-质谱联用

（续表）

英文缩写	英文全称	中文全称
GC-MS	gas chromatography-mass spectrometry	气相色谱-质谱联用
GC-TOFMS	gas chromatography time-of-flight mass spectrometry	气相色谱-飞行时间质谱联用
GDCA	glycodeoxycholic acid	甘氨脱氧胆酸
GDM	gestational diabetes mellitus	妊娠糖尿病
GF	germ-free	无菌
GLCA	glycolithocholic acid	甘氨石胆酸
GLP-1	glucagon-like peptide-1	胰高血糖素样肽-1
GLUT	glucose transporter	葡萄糖转运蛋白
GMD	the Golm Metabolome Database	格勒姆代谢组数据库
GnRH	gonadotropin-releasing hormone	促性腺激素释放激素
G6P	glucose-6-phosphatase	葡萄糖-6-磷酸酶
Gpbar1（TGR5）	G-protein-coupled bile acid receptor 1	G 蛋白偶联胆汁酸受体 1
GPC	glycerophosphocholine	甘油磷酸胆碱
GPR	G-protein-coupled receptor	G 蛋白偶联受体
Gr	guanosine	鸟苷
GS	glutamine synthetase	谷氨酰胺合成酶
GWAS	genome-wide association analysis	全基因组关联分析
HA	hyperandrogenism	高雄激素血症
HAPI	Heredity and Phenotype Intervention	遗传与表型干预（心脏研究）
HB	hepatitis B	乙型肝炎
HbA1c	glycosylated hemoglobin	糖化血红蛋白
HCA	hierarchical cluster analysis	层次聚类分析
HCC	hepatocellular carcinoma	肝细胞癌
Hcy	homocysteine	高半胱氨酸
HDL	high-density lipoprotein	高密度脂蛋白
HE	hepatic encephalopathy	肝性脑病
15-HETE	15-hydroxyeicosatetraenoic acid	15-羟二十碳四烯酸
12-HETE	12-hydroxyeicosatetraenoic acid	12-羟二十碳四烯酸
HF	heart failure	心力衰竭

（续表）

英文缩写	英文全称	中文全称
2-HG	2-hydroxyglutarate	2-羟基戊二酸
HILIC	hydrophilic interaction liquid chromatography	亲水作用液相色谱法
HIV	human immunodeficiency virus	人类免疫缺陷病毒
HMDB	Human Metabolome Database	人类代谢组数据库
HMG-CoA	3-hydroxy-3-methylglutaryl coenzyme A	3-羟-3-甲戊二酸单酰辅酶 A
HMP	Human Metabolome Project	人类代谢组计划
^{1}H-NMR	^{1}H nuclear magnetic resonance spectroscopy	核磁共振氢谱
HOMA-IR	homeostasis model assessment of insulin resistance	稳态模型胰岛素抵抗指数
HPLC-CMEAS	high-pressure liquid chromatography coupled with a 16-channel coulometric multi-electrode array system	高效液相色谱联用 16 通道电量多极阵列系统
HPLC-MS	high-performance liquid chromatography-mass spectrometry	高效液相色谱-质谱联用
HPLC-Q-TOFMS	high-performance liquid chromatography-quadrupole time-of-flight mass spectrometry	高效液相色谱-四极杆-飞行时间质谱联用
HRMAS	high-resolution magic-angle-spinning	高分辨魔角旋转
HRMAS ^{1}H NMRS	high-resolution magic-angle-spinning proton nuclear magnetic resonance spectrum analysis	高分辨魔角旋转核磁共振氢谱分析
HRMS	high-resolution mass spectrometry	高分辨质谱
hs-CRP	hypersensitive C-reactive protein	超敏 C 反应蛋白
5-HTP	5-hydroxytryptophan	5-羟基色氨酸
HUSERMET	Human Serum Metabolome in Health and Disease	健康和疾病状态下人体血清代谢组
HVA	homovanillic acid	高香草酸
Hx	hypoxanthine	次黄嘌呤
IAP	intestinal alkaline phosphatase	肠道碱性磷酸酶
IBS	irritable bowel syndrome	肠易激综合征
IBS-A	alternating type irritable bowel syndrome	腹泻便秘交替型肠易激综合征
IBS-C	constipation-predominant irritable bowel syndrome	便秘型肠易激综合征
IBS-D	diarrhea-predominant irritable bowel syndrome	腹泻型肠易激综合征
ICRMS	ion cyclotron resonance mass spectrometry	离子回旋共振质谱
ICSI	intracytoplasmic sperm injection	卵胞浆内单精子注射

（续表）

英文缩写	英文全称	中文全称
IDH	isocitrate dehydrogenase	异柠檬酸脱氢酶
IFN-γ	interferon-γ	γ干扰素
IgAN	IgA nephropathy	IgA肾病
IGF/GH	insulin-like growth factor/growth hormone	胰岛素样生长因子/生长激素
IGT	impaired glucose tolerance	糖耐量减低
IL	interleukin	白细胞介素
IMD	inherited metabolic disorders	遗传代谢病
IPA	Ingenuity Pathway Analysis	信号网络分析
IRS-1	insulin receptor substrate 1	胰岛素受体底物1
IUPAC	International Union of Pure and Applied Chemistry	国际纯粹与应用化学联合会
IVF-ET	*in vitro* fertilization and embryo transfer	体外受精胚胎移植术
KEGG	Kyoto Encyclopedia of Genes and Genomes	京都基因与基因组百科全书
KYN	kynurenine	犬尿氨酸
LAGB	laparoscopic adjustable gastric banding	腹腔镜可调节胃绑带术
LARS	least angle regression	最小角回归
LCA	lithocholic acid	石胆酸
LC	cirrhosis of liver	肝硬化
LCECA	liquid chromatography electrochemical array	液相色谱电化学阵列
LCFA	long-chain fatty acid	长链脂肪酸
LC-MS	liquid chromatography-mass spectrometry	液相色谱-质谱联用
LDL	low-density lipoprotein	低密度脂蛋白
LDL-C	low-density lipoprotein cholesterol	低密度脂蛋白胆固醇
LDLR	low-density lipoprotein receptor	低密度脂蛋白受体
LH	luteinizing hormone	黄体生成素
LNAA	large neutral amino acid	大分子中性氨基酸
LOX	lipoxygenase	脂氧合酶
LPC	lysophosphatidylcholine	溶血磷脂酰胆碱
LPE	lysophosphatidylethanolamine	溶血磷脂酰乙醇胺
LPL	lipoprotein lipase	脂蛋白脂肪酶
LPS	lipopolysaccharide	脂多糖

（续表）

英文缩写	英文全称	中文全称
LSD	lysosomal storage disease	溶酶体贮积症
LSG	laparoscopic sleeve gastrectomy	腹腔镜袖状胃切除术
LVEF	left ventricular ejection fraction	左室射血分数
MA	mass accuracy	质量精度
MALDI-MS	matrix-assisted laser desorption/ionization mass spectrometry	基质辅助激光解吸电离质谱
MCA	muricholic acid	鼠胆酸
MCADD	medium-chain acyl-CoA dehydrogenase deficiency	中链酰基辅酶 A 脱氢酶缺乏症
MCI	mild cognitive impairment	轻度认知功能障碍
MD	mixed dementia	混合性痴呆
MDD	major depressive disorder	重度抑郁症
MDS	myelodysplastic syndrome	骨髓增生异常综合征
MEE	myocardial energy expenditure	心肌能量消耗
MEL	melatonin	褪黑素
MeRy-B	Metabolomic Repository of Bordeaux	波尔多代谢谱库
METLIN	Metabolite Link	代谢物质谱数据库
MHC Ⅱ	major histocompatibility complex Ⅱ	主要组织相容性复合体Ⅱ
MHE	minimal hepatic encephalopathy	轻微型肝性脑病
MIBC	muscle-invasive bladder cancer	肌层浸润性膀胱癌
MM	multiple myeloma	多发性骨髓瘤
MMCD	Madison-Qingdao Metabolomics Consortium Database	麦迪逊-青岛代谢组学联盟数据库
MMSE	mini-mental state examination	简易精神状态检查
MPSS	massively parallel signature sequencing	大规模平行测序技术
MRI	magnetic resonance imaging	磁共振成像
MRS	magnetic resonance spectroscopy	磁共振波谱
MS	mass spectrometry	质谱
MSI	Metabolomics Standards Initiative	代谢组学标准倡议组织（隶属欧洲生物信息研究所）
MS-MS	tandem mass spectrometry	串联质谱
MTX	methotrexate	氨甲蝶呤

（续表）

英文缩写	英文全称	中文全称
NAD	nicotinamide adenine dinucleotide	烟酰胺腺嘌呤二核苷酸
NAFLD	non-alcoholic fatty liver disease	非酒精性脂肪性肝病
NAFL	non-alcoholic fatty liver	非酒精性脂肪肝
NAPQI	N-acetyl-p-benzoquinone imine	N-乙酰对苯醌亚胺
NASH	non-alcoholic steatohepatitis	非酒精性脂肪性肝炎
NFT	neurofibrillary tangles	神经原纤维缠结
NGS	next generation sequencing	下一代测序技术
NHL	non-Hodgkin lymphoma	非霍奇金淋巴瘤
NIH	National Institutes of Health	美国国立卫生研究院
NIMS	nanostructure-indicator mass spectrometry	纳米结构启动质谱
NIR	near infrared spectrum	近红外光谱
NIST	National Institute of Standards and Technology	美国国家标准与技术研究院
NKT	natural killer T cell	自然杀伤 T 细胞
NLP	nature language processing	自然语言处理
NMIBC	non-muscle-invasive bladder cancer	非肌层浸润性膀胱癌
NMNA	N-methylnicotinic acid	N-甲基烟酸
NMND	N-methylnicotinamide	N-甲基烟酰胺
NMR	nuclear magnetic resonance	核磁共振
NOS	nitric oxide synthase	一氧化氮合酶
NRDS	neonatal respiratory distress syndrome	新生儿呼吸窘迫综合征
NSCLC	non-small cell lung carcinoma	非小细胞肺癌
OA	oligo-anovulation	稀发排卵或无排卵
OGTT	oral glucose tolerance test	口服葡萄糖耐量试验
3-OHKY	3-hydroxykynurenine	3-羟基犬尿氨酸
OLK	oral leukoplakia	口腔白斑
OPLS-DA	orthogonal partial least squares discriminant analysis	正交偏最小二乘法判别分析
OR	odds ratio	比值比
OSCC	oral squamous cell carcinoma	口腔鳞状细胞癌
OSC-PLS	orthogonal signal correction-partial least squares	正交信号校正-偏最小二乘法
OTU	operational taxonomic unit	操作分类单元

英文缩写	英文全称	中文全称
PA	palmic acid	棕榈酸
PAG	phenylacetylglutamine	苯乙酰谷氨酰胺
PAI-1	plasminogen activator inhibitor-1	纤溶酶原激活物抑制剂-1
PAMP	pathogen-associated molecular patterns	病原相关分子模式
PARP	poly（ADP-ribose）polymerase	多腺苷二磷酸核糖聚合酶
PB	peripheral blood	外周血
PBC	primary biliary cholangitis	原发性胆汁性胆管炎
PCA	principal component analysis	主成分分析
PCO	polycystic ovary	卵巢多囊样改变
PCOS	polycystic ovary syndrome	多囊卵巢综合征
PCS	p-cresol sulfate	硫酸对甲酚
PDS	pathway deregulation score	代谢途径失常得分
PE	preeclampsia	先兆子痫
PEAR study	Pharmacogenomic Evaluation of Antihypertensive Responses study	药物基因组学评估降压药反应研究
PEPCK	phosphoenolpyruvate carboxykinase	磷酸烯醇丙酮酸羧化酶
PET	positron emission tomography	正电子发射断层成像
PFAA	plasma free amino acid	血浆游离氨基酸
PGM	probabilistic graphical models	概率图模型
PGS	preimplantation genetic screening for aneuploidy	胚胎植入前非整倍体筛查
Phe	phenylalanine	苯丙氨酸
PI-IBS	post-infectious irritable bowel syndrome	感染后肠易激综合征
P-IPG	inositol phosphoglycan P-type	P 型肌醇磷酸聚糖
PLS-DA	partial least squares discriminant analysis	偏最小二乘法判别分析
PMF	primary myelofibrosis	原发性骨髓纤维化
PMS	premenstrual syndrome	经前期综合征
PPI	protein-protein interaction	蛋白质相互作用（网络）
Pro	proline	脯氨酸
PRPP	phosphoribosyl pyrophosphate	磷酸核糖焦磷酸
PSA	prostate specific antigen	前列腺特异性抗原

（续表）

英文缩写	英文全称	中文全称
RCC	renal cell carcinoma	肾细胞癌
RCT	randomized controlled trial	随机对照试验
REIMS	rapid evaporative ionization mass spectrometry	快速蒸发电离质谱
RELMβ	resistin-like molecule β	抵抗素样分子 β
ROC	receiver operating characteristic	接受者操作特征（曲线）
ROS	reactive oxygen species	活性氧
RPC	reversed-phase chromatography	反相色谱法
RPKM	reads per kilobase per million reads	每百万读段中比对到转录本每千碱基长度的读段数
RPLC	reversed-phase liquid chromatography	反相液相色谱法
RT	retention time	保留时间
RYGB	Roux-en-Y gastric bypass	Roux-en-Y 胃转流术
SASP	senescence-associated secretory phenotype	衰老相关分泌表型
SBP	systolic blood pressure	收缩压
SCFA	short-chain fatty acid	短链脂肪酸
SCLC	small cell lung carcinoma	小细胞肺癌
SDBS	Spectral Database for Organic Compounds	有机化合物光谱数据库
SDSC	San Diego Supercomputer Center	加州大学圣地亚哥超级计算机中心
SGLT1	sodium-glucose cotransporter 1	钠-葡萄糖协同转运蛋白 1
SIMS	secondary ion mass spectrometry	次级离子质谱
SMILES	simplified molecular-input line-entry system	简化分子线性输入规范
SMPDB	the Small Molecule Pathway Database	小分子途径数据库
SNF	similarity network fusion	相似网络融合
SNP	single nucleotide polymorphism	单核苷酸多态性
SOP	standard operating procedures	标准操作规程
SSRI	selective serotonin reuptake inhibitors	选择性 5-羟色胺重摄取抑制剂
SZ	schizophrenia	精神分裂症
TAA	thioacetamide	硫代乙酰胺
TAU	taurine	牛磺酸

（续表）

英文缩写	英文全称	中文全称
TCA	taurocholic acid	牛磺胆酸
TCAC	tricarboxylic acid cycle	三羧酸循环
TCDCA	taurochenodeoxycholic acid	牛磺鹅脱氧胆酸
TDCA	taurodeoxycholic acid	牛磺脱氧胆酸
T1DM	type 1 diabetes mellitus	1 型糖尿病
T2DM	type 2 diabetes mellitus	2 型糖尿病
TG	triglyceride	甘油三酯
TGF-β	transforming growth factor-β	转化生长因子-β
Th17	helper T cell 17	辅助性 T 细胞 17
TLCA	taurolithocholic acid	牛磺石胆酸
TLI	time-lapse imaging	时差成像（技术）
TLR	Toll-like receptor	Toll 样受体
TMAO	trimethylamine oxide	氧化三甲胺
TMIC	The Metabolomics Innovation Centre	加拿大代谢组学创新中心
TNBC	triple-negative breast cancer	三阴性乳腺癌
TNF-α	tumor necrosis factor-α	肿瘤坏死因子-α
Treg	regulatory T cell	调节性 T 细胞
TSP	trimethylsilylpropionic acid	三甲基甲硅烷基丙酸
TUDCA	tauroursodeoxycholic acid	牛磺熊脱氧胆酸
Tyr	tyrosine	酪氨酸
UA	uric acid	尿酸
UCP	uncoupling protein	解偶联蛋白
UniProt	Universal Protein Knowledgebase	通用蛋白质知识库
UPLC-ESI-Q-TOF HDMS	ultra-high performance liquid chromatography-electrospray ionization-quadrupole time-of-flight high definition mass spectrometry	超高效液相色谱-电喷雾电离-四极杆-飞行时间高分辨质谱联用
UPLC-MS	ultra-high performance liquid chromatography-mass spectrometry	超高效液相色谱-质谱联用
UPLC-Q-TOFMS	ultra-high performance liquid chromatography-quadrupole time-of-flight mass spectrometry	超高效液相色谱-四极杆-飞行时间质谱联用

（续表）

英文缩写	英文全称	中文全称
UPLC-TQMS	ultra-high performance liquid chromatography-triple quadrupole mass spectrometry	超高效液相色谱-三重四极杆质谱联用
VD	vascular dementia	血管性痴呆
VIP	variable importance in projection	变量投影重要性指标
VLDL	very-low-density lipoprotein	极低密度脂蛋白
VMA	vanillylmandelic acid	香草扁桃酸
VOC	volatile organic compounds	挥发性有机化合物
WAT	white adipose tissue	白色脂肪组织
WGBS	whole-genome bisulfite sequencing	全基因组亚硫酸氢盐测序
WHO	World Health Organization	世界卫生组织
WRST	Wilcoxon rank-sum test	Wilcoxon 秩和检验
ZAG	zinc-a2-glycoprotein	锌-α2-糖蛋白

索　引